GESTALTWANDEL KLASSISCHER KRANKHEITSBILDER

EINE KRITISCHE STUDIE
ZUR THERAPEUTISCH BEDINGTEN PATHOMORPHOSE
AUS DER SICHT DES PATHOLOGISCHEN ANATOMEN

VON

KURT KÖHN
PRIV. DOZ., DR. MED., OBERARZT

HANS HELMUT JANSEN
DR. MED., VORM. WISS. ASSISTENT

MIT EINEM BEITRAG VON

KARL FREUDENBERG
PROFESSOR DR. PHIL. ET MED.

HERAUSGEGEBEN VON

WILHELM DOERR
O. PROFESSOR, DR. MED., DIREKTOR DES PATHOLOGISCHEN
INSTITUTES DER FREIEN UNIVERSITÄT BERLIN

MIT 61 ABBILDUNGEN

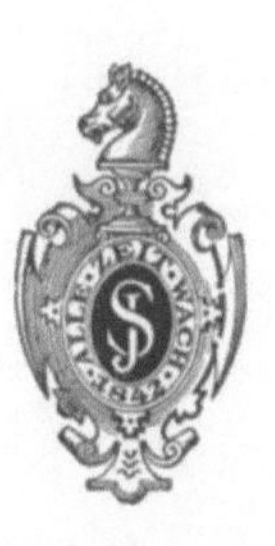

SPRINGER-VERLAG
BERLIN · GÖTTINGEN · HEIDELBERG
1957

ISBN 978-3-540-02145-2 ISBN 978-3-642-49213-6 (eBook)
DOI: 10.1007/ 978-3-642-49213-6

Softcover reprint of the hardcover 1st edition 1957

HERRN PROFESSOR DR. MED.

DR. MED. VET. H. C. DR. RER. NAT. H. C. DR. MED. H. C.

ROBERT RÖSSLE

ZUR VOLLENDUNG DES 80. LEBENSJAHRES

IN DANKBARER VEREHRUNG GEWIDMET

Vorwort des Herausgebers

Die bewußte Berührung mit dem Thema dieses Buches verdanke ich der Teilnahme an einem *klinisch-pathologischen Kolloquium* mit Studenten in den Jahren 1948 bis 1950 in *Heidelberg*. Seitdem ich im Januar 1952, ebenfalls noch von Heidelberg aus, gemeinsam mit den inzwischen nach auswärts berufenen Kollegen J. KIMMIG (Hamburg), F. LINDER (Berlin-Westend) und H. SCHWIEGK (Marburg/L.) eine *Gastvorlesung* an der Freien Universität *Berlin* über moderne chemische Therapie und deren Leistungen in pathologisch-anatomischer Sicht gehalten habe, beschäftigte mich das Bild der therapeutisch bedingten Pathomorphose in zunehmendem Maße.

So mag es kein Zufall sein, daß mich im Jahre 1954 Herr Professor Dr. E. LETTERER, damaliger Vorsitzender der Deutschen Gesellschaft für Pathologie, ersuchte, auf der 39. Tagung dieser Gesellschaft in Zürich ein Referat zum Thema „Der Wandel klassischer Krankheitsbilder unter chemischer und antibiotischer Therapie" zu erstatten. Ich wäre angesichts des außerordentlichen Umfanges des zu bewältigenden Stoffes und bei der starken Durchflechtung des Themas mit Problemen, welche dem Pathologen im allgemeinen ferner liegen, kaum in der Lage gewesen, die gestellte Aufgabe in der verfügbaren Zeit zu lösen, wenn ich mich nicht der hingebungsvollen Hilfe meiner Institutsmitarbeiter, namentlich bei der Sammlung, Ordnung und statistischen Aufbereitung des Beobachtungsgutes, zu erfreuen gehabt hätte. Ich möchte auch an dieser Stelle den Herren Dr. Dr. V. BECKER, DIENEROWITZ, ENCKE, GOERTTLER, JANSEN, KELP und KÖHN, sowie Fräulein cand. med. RICHTER herzlich danken. Mein besonderer Dank gilt meinem Fakultätskollegen, Herrn Professor Dr. Dr. KARL FREUDENBERG, weithin anerkanntem Medizinalstatistiker, der sich immer wieder mit sehr sachverständigem Rat zur Verfügung gestellt und manchen Fehlschluß zu verhüten geholfen hat.

Von Zürich zurückgekehrt, habe ich meinen Oberarzt, Herrn Priv.-Doz. Dr. K. KÖHN, sowie meinen klinisch erfahrenen Mitarbeiter, Herrn Dr. H. H. JANSEN, gebeten, das gesamte in unserem Institut zusammengetragene literarische und Beobachtungsgut zu nutzen und zu einer eigenen Monographie zu verarbeiten. Ich selbst konnte infolge drängender anderweitiger literarischer Verpflichtungen an dem weiteren Verfolg des Themas keinen aktiven Anteil nehmen; ich habe nur noch *ein* Mal kritisch zum Begriffe der Pathomorphose Stellung genommen[1].

[1] Sitzung der Berl. med. Ges. vom 26. Oktober 1955

Herr Dr. Köhn und Herr Dr. Jansen sind zwar im ganzen den von mir in Zürich vorgetragenen gedanklichen Linien gefolgt, haben aber weiter ausgeholt, ungleich mehr Tatsachen und literarische Daten erarbeitet, als dies in einem Kongreßreferat möglich ist und den Komplex der mit dem Gestaltwandel der Krankheitsbilder zusammenhängenden Fragen prüfend und wägend angegangen. Sie haben sich bemüht herauszuarbeiten, was sicheres Wissen und was Vermutung ist und, wie ich meine, das Verdienst erworben, die Behandlung der Probleme in vieler Hinsicht vertieft zu haben. Es ist mir eine besondere Genugtuung, daß Herr Professor Freudenberg seine reiche Erfahrung wiederum in den Dienst unserer Arbeit gestellt und die Abhandlung durch ein eigenes Kapitel (S. 185) bereichert hat. Ich danke ihm nochmals aufrichtig. — Die Abbildungen vorliegender Monographie wurden, soweit sie meinem Referat entnommen sind, besonders gekennzeichnet (D.).

Die Untersuchung des Gestaltwandels der Krankheiten hat uns gezeigt, wie unklar viele Begriffe sind, und wie oft leichtfertig von einer Leistung der chemischen Therapie gesprochen wird, wo grundsätzlich Gleichartiges auch ohne Behandlung vorkommt. Das Thema der Abhandlung findet eine Abgrenzung dadurch, daß wir uns an die Veränderung einer Krankheit durch chemische Therapie (Chemotherapie im Sinne von Paul Ehrlich, Therapie durch Antibiotica, Cytostatica, Thyreostatica und chemische Prophylaxe der Thrombose) gehalten haben. Die Verff. haben sich daher mit den erregerbedingten Krankheiten einschließlich der Endokarditis, mit Arteriitis, Rheumatismus, Geschwulstkrankheiten, endlich und anhangsweise mit der Behandlung der hyperrhoischen Schilddrüse und der Thromboembolie beschäftigt. Auf die Chemotherapie der Tuberkulose wurde nicht eingegangen. Dies mag als Mangel erscheinen. Allein die pathologische Anatomie der chemotherapeutisch angegangenen Tuberkulose ist mehrfach und grundsätzlich abgehandelt worden, so daß wir eigene und neue Befunde schwerlich hätten vorlegen können. Ich verweise auf das Referat von Willy Giese auf der 39. Tagung der Deutschen Gesellschaft für Pathologie.

Die Behandlung des ,,Gestaltwandels" ist methodisch dadurch begrenzt, daß wir uns als pathologische Anatomen, wenn auch nicht ausschließlich, so doch überwiegend auf die Besprechung jener Befunde beschränkt haben, welche *morphologisch* faßbar sind. Gleichwohl wendet sich das Buch weniger an den Pathologen vom Fache als an den *Arzt*. Ihm, dem praktischen Arzte und dem Kliniker, in dessen Hände die Therapie gelegt ist, möchten wir zeigen, welche Veränderungen die pathologisch-anatomischen Bilder der *behandelten* Krankheiten bieten *können*. Dabei besteht das Kernstück unserer Ausführungen darin, jeweils kritisch abzuwägen, was als eigentliche therapeutische Leistung gewertet werden und was auch ohne echte Chemotherapie, also spontan entstehen kann. Der Leser wird erfahren, wie therapeutisch induzierte und spontan entstandene Pathomorphose einander überlagern, larvieren und die Beurteilung erschweren können.

Möchte es der Arzt nicht als vermessen empfinden, daß sich der pathologische Anatom zur Therapie äußert. Man spricht heute gern davon, daß die stark wirkende chemische Behandlung vieles verändert habe; man müsse umlernen, denn die Therapie verderbe die Semiotik. Wir sind davon überzeugt, daß dieser Standpunkt nicht verallgemeinert werden sollte und gefährlich ist. Die sorgfältige

Kenntnis der Anamnese, der klinischen und anatomischen Pathologie werden heute so gut wie gestern und morgen die richtige Diagnose ermöglichen. Möchten also die vorliegenden Zeilen geeignet sein, dem Arzte zu zeigen, welch innige Bindung die pathologische Anatomie auch heute an die klinische Medizin besitzt, wie reich ihr Beobachtungsfeld und daß sie berufen ist, bei der Erkennung therapeutisch induzierter gestaltlicher Veränderungen mitzuarbeiten.

Wir *widmen* dieses Buch Herrn Professor Dr. R. RÖSSLE, dem allseits verehrten Meister unseres Faches, dem auch wir zahlreiche Anregungen verdanken, zur Vollendung seines 80. Lebensjahres.

Ich danke Herrn Dr. FERDINAND SPRINGER und seinem Verlag für die freundliche Aufnahme und umsichtige Betreuung des Buches.

Berlin-Charlottenburg, den 15. Juni 1956 W. DOERR

Inhaltsverzeichnis

Einleitung

Seitdem im Jahre 1910 das Präparat „EHRLICH-HATA 606“, das nach 605 mühevollen Versuchen endlich als brauchbar befundene „Salvarsan“, in die menschliche Heilkunde Eingang fand, ist fast ein halbes Jahrhundert vergangen. PAUL EHRLICH und EMIL V. BEHRING schufen die Fundamente, auf denen die heutige forschende Medizin noch immer baut. In diesen 50 Jahren wurde die durch EHRLICH begründete Chemotherapie eine der kräftigsten und wirksamsten Waffen der modernen Medizin. Sie ermöglichte uns erstmalig, eine *kausale* Therapie zu treiben, im Laboratorium und im Tierversuch gewonnene Erfahrungen zum Wohle des kranken Menschen zu verwerten. Die Erfolge dieser Therapie sind unumstritten.

Es wäre aber weit gefehlt, wollten wir jede Wandlung einer Krankheit zu prognostisch gutartigem Verlauf als den alleinigen Erfolg der modernen Chemotherapie ansprechen. Wir würden vergessen, daß in unsere Zeit eine bisher unerklärbare, vielleicht durch die Hebung des sozialen Niveaus und der hygienischen Verhältnisse bedingte, *spontane* Charakteränderung vieler Krankheiten fällt; wir würden vergessen, daß z. B. die Infektionskrankheiten ihren Typus im Laufe der Generationen auch infolge gegenseitiger Anpassung von Mikro- und Makroorganismus spontan verändern.

Trotz der Erfolge der Chemotherapie fehlt es jedoch nicht an kritischen Stimmen, die vor den „Schattenseiten“ dieser Therapie (ZINZIUS, 1954) warnen. Schon fiel das Wort vom „Danaer-Geschenk“ (LETTERER) und P. H. ROSSIER u. Mitarbeiter (1952) lassen sich zu den skeptisch-pessimistischen Worten hinreißen: „Erst heute erkennen wir langsam, daß wir die bakterielle Flora unseres Körpers nicht ungestraft ändern dürfen, und manchmal haben wir den Eindruck, daß wir nicht über das Stadium des Zauberlehrlings herausgekommen sind.“ Haben wir mit unseren chemischen Mitteln am Gesamtbild der Krankheiten etwas geändert, altbekannte klassische Krankheitsbilder bis zur Unkenntlichkeit entstellt oder etwa neue Erkrankungen heraufbeschworen?

Wir sprechen vom „Gestaltwandel“ der Krankheiten (W. DOERR), von der „Pathomorphose“ (HELLPACH), von der „Veränderung von Krankheiten im Laufe der Zeiten“ (A. HIRSCH, H. HAMPERL), der „Chronopathologie“ (L. R. GROTE), wir haben unterscheiden gelernt zwischen einem „spontanen“ und „therapeutisch bedingten“ Gestaltwandel, wir hören vom „Panoramawandel“ (F. HENSCHEN, H. H. BERG) und sogar von der „Pathologie der Therapie“ (H. MEESSEN). Alle diese zum Teil völlig neu geprägten Namen, deren Bedeutung von den Inauguratoren willkürlich festgelegt wurde, dienen nicht immer der Klärung des wahren

Sachverhaltes. W. DOERR stellte erst kürzlich fest, ,,daß es nahezu kein Gebiet ärztlicher Beobachtung gibt, auf dem sich nicht tatsächlich oder scheinbar neuartige nosographische Phänomene präsentieren", und er glaubt hinzufügen zu müssen, daß es dabei ,,um die Sauberkeit des Denkens, die Klärung der Denkansätze, nicht immer gut bestellt" ist.

Wir werden in unseren Ausführungen den Begriff ,,Pathomorphose" als identisch mit dem des Gestaltwandels gebrauchen. Er wurde von dem Heidelberger Gelehrten WILLY HELLPACH im Hinblick auf die Veränderung der Syphilis geprägt und wird besonders gern von den Epidemiologen für die Wandelbarkeit der Infektionskrankheiten an Stelle des veralteten ,,Genius epidemicus" verwendet. Er ist in Anlehnung an die Ausdrücke ,,Metamorphose", ,,Heteromorphose", ,,Allo- und Dysmorphose" gebildet worden. Aber auch der Ausdruck ,,Gestaltwandel" verlangt eine kurze Interpretation des Wortes ,,Gestalt", da das pathologisch-anatomische, also das eigentliche gestaltliche Geschehen nur einen Teil der Krankheit ausmacht, d. h. Krankheit an sich mehr ist als mit dem Worte ,,Gestalt" in seiner rein sprachlichen Bedeutung umrissen werden kann.

So sehen wir unsere Aufgabe in einer umfassenden Klärung der Frage des therapeutisch bedingten Gestaltwandels und damit gleichzeitig in dem Versuch einer Abgrenzung, welche Faktoren überhaupt gestaltliche Änderungen eines Krankheitsbildes verursachen können und welchen Anteil hieran die moderne Chemotherapie, sei es zum Nutzen oder zum Schaden des Kranken, nimmt.

I. Allgemeiner Teil

A. Allgemeine Betrachtungen zum Thema „Gestaltwandel“

„Die Idee der Metamorphose ist eine höchst ehrwürdige, aber zugleich höchst gefährliche Gabe von oben. Sie führt ins Formlose, zerstört das Wissen, löst es auf.“

JOHANN WOLFGANG V. GOETHE: „Probleme“

„Der Deutsche hat für den Komplex des Daseins eines wirklichen Wesens das Wort Gestalt. Er abstrahiert bei diesem Ausdruck von dem Beweglichen, er nimmt an, daß ein Zusammengehöriges festgestellt, abgeschlossen und in seinem Charakter fixiert sei. Betrachten wir aber alle Gestalten, besonders die organischen, so finden wir, daß nirgend ein Bestehendes, nirgend ein Ruhendes, ein Abgeschlossenes vorkommt, sondern daß vielmehr alles in einer steten Bewegung schwanke.“

JOHANN WOLFGANG V. GOETHE:
„Bildung und Umbildung organischer Naturen“

Diese Worte GOETHES sollen uns als Geleit durch das Dickicht des Gestaltwandelproblems begleiten. Sie führen uns das Gefahrvolle unseres Beginnens vor Augen und mahnen zur Vorsicht, nicht durch uferlose Spekulationen „ins Formlose“ zu geraten, sondern auf dem nüchternen Boden empirischen Wissens unsere Aufgabe zu lösen. Das zweite Zitat möge darüber hinaus stets daran erinnern, daß die Frage des Gestaltwandels, die „Idee der Metamorphose“ aller organischer Naturen keine Neuentdeckung der medizinischen Wissenschaft des 20. Jahrhunderts sei; — ein Eindruck, den das Studium unserer heutigen medizinischen Literatur dem Nichteingeweihten zu vermitteln fast in der Lage wäre.

Die spontanen Veränderungen der Krankheiten im Laufe der Zeiten (vgl. H. HAMPERL) sind an sich ebenso Selbstverständlichkeiten im Naturgeschehen wie der Einfluß der Zeit beim Ablauf von Infektionen oder anderer Erkrankungen (vgl. HÖRING). Nur die zeitweise starre Loslösung der Medizin vom reinen naturwissenschaftlichen und auch vom naturphilosophischen Denken erklärt die Notwendigkeit, auf diese früheren Generationen geläufigen Zusammenhänge heute vermehrt hinzuweisen. Nicht *ob* ein Gestaltwandel allen organischen Geschehens, also auch der Krankheiten vorliege, kann hier zur Frage stehen, sondern lediglich *in welcher Form* sich diese Metamorphose „organischer Naturen“ am Beispiel der menschlichen Krankheiten äußere.

Die Naturgeschichte in ihrer Gesamtheit ist die Geschichte des Gestaltwandels schlechthin, besonders aber die Lehre vom Werden und Vergehen der organischen Welt. Phylogenie und Ontogenie sind ihre Ausdrucksformen. Dieses Wissen war schon den vorsokratischen Philosophen Griechenlands eigen. HERAKLIT (um 500 v. Chr.) bezeichnet als den Grundirrtum der Menschen die durch die Sinneserfahrung herbeigeführte Meinung, es gebe bestehende unveränderliche Dinge, er stellt die Lehre von der ewigen Bewegung der Gegensätze auf. Wenn auch von seinem großen Antipoden, dem Eleaten PARMENIDES, der sich mit seiner Lehre der „unveränderlichen Bewegungslosigkeit" den Ruf des „Weltallstillstellers" und „Unnaturforschers" (ARISTOTELES) erwarb, auf das schärfste befehdet, so wirkten seine Gedankengänge doch über die faustische Persönlichkeit EMPEDOKLES', über die Atomistik DEMOKRITS bis zu PLATON und ARISTOTELES fort. Man zerlegt das Unvergänglich-Seiende, die Substanz in eine Mehrheit von Elementen, bei DEMOKRIT von Atomen, und denkt sich die Vielheit der Dinge durch Verbindung und Trennung der unvergänglichen Elementarstoffe entstanden. Auch für ARISTOTELES ist die Welt Entwicklung, alles Geschehen Bewegung, und dieser Gedanke beherrscht die mittelalterliche Mystik ebenso wie das Denken des 18. und 19. Jahrhunderts, „das Jahrhundert des von der Geschichte der Menschheit auf die Natur übertragenen Entwicklungsgedankens" (v. ASTER). Sprachlich und begrifflich konnten diese Ideen wohl kaum klarer und schöner formuliert werden als durch HERDER (1791) in seinen „Ideen zur Philosophie der Geschichte".

Entwicklung und Veränderlichkeit zeigen weiter die Abhängigkeit alles Seienden vom *Zeitfaktor*. Auch das war dem philosophischen Denken schon vor 4000 Jahren etwas Selbstverständliches, obwohl diese Erkenntnis erst durch EINSTEIN und PLANCK ihren mathematisch-wissenschaftlich fundierten Ausdruck gefunden hat, als die Zeit „symbolisch als 4. Dimension" (vgl. C. F. v. WEIZSÄCKER) eingeführt wurde. Zeit und Raum sind in unserer Vorstellung untrennbar (IMMANUEL KANT, ARTHUR SCHOPENHAUER), jedes gestaltliche Sein existiert lediglich in seiner Abhängigkeit von der Zeit. Die Naturwissenschaften handeln überhaupt von nichts anderem als von räumlich-zeitlichen Veränderungen (K. GOERTTLER). Ist aber die „Krankheit" auch ein Teil organischen Geschehens, so muß sie selbstverständlich ebenso der Abhängigkeit von Zeit und Raum unterliegen, und es wäre müßig, hierüber in unserem Zeitalter und in unserem Kreise Worte zu verlieren, würde uns nicht stets die Frage nach den Auswirkungen dieses Wandlungsprozesses interessieren, den Auswirkungen auf das klinische und pathologisch-anatomische Gesicht jeder einzelnen Erkrankung.

Wir werden zu prüfen haben, inwieweit angenommene Wandlungen im Naturgeschehen allein durch die Änderung unseres Betrachterstandpunktes, durch die Erweiterung unseres Wissens vorgetäuscht werden (*scheinbarer* Gestaltwandel): „*Wissenschaft enthält jeweils die geordnete Gesamtmenge wahrer Erkenntnisse und Begriffe zu einem bestimmten Zeitpunkt der Forschung. Die Richtigkeit der Begriffe ist in weitem Maße abhängig vom Stande des Gesamtwissens der Zeit*" (H. SIEGMUND).

Ein grobes, aber klassisches Beispiel: Den Pythagoräern wie den Platonikern war die Bewegung der Erde um die Sonne nicht unbekannt. Die Autorität des ARISTOTELES erstickte dieses Wissen, die Erde wurde wieder zum Mittelpunkt des Weltalls und es bedurfte Jahrhunderte später eines harten Kampfes bedeutender Männer wie KOPERNIKUS, GIORDANO BRUNO, JOHANN KEPLER und GALILEO GALILEI, der Erde ihre Stellung als Planet der Sonne zurückzugeben. Nicht die Natur hatte sich gewandelt, sondern das menschliche Wissen. Dies mag auch für manchen „Gestaltwandel" im Reiche der Krankheiten zutreffen.

W. DOERR fragt in diesem Zusammenhang. „unter welcher Diagnose ist z. B. früher die Makroglobulinämie WALDENSTRÖM gelaufen?" und „sollte es eine fibrocystische Erkrankung des Pankreas erst seit der Beschreibung von LANDSTEINER gegeben haben?". S. WEISS und C. P. RHOADS (1928) beginnen ihre Veröffentlichungen über die Endokarditis lenta mit den Worten: "*The nature of disease changes but seldom, our conception of it frequently*" und M. KIBLER (1954) faßt seine recht einseitigen Ausführungen über das wechselnde Gesicht der

Krankheit in dem Satz zusammen: „*Die Krankheit ändert ihr Gesicht je nach Auswahl, Standpunkt und Blicklinie des Arztes.*“

Sprechen wir über Veränderungen von Krankheiten im Laufe der Zeiten, so müssen wir zunächst zur Vermeidung von Mißverständnissen unseren Standpunkt, den Standpunkt des Betrachters festlegen. Wir können einmal das *gesamte Krankheitspanorama*, sozusagen das gesamte Gebiet der menschlichen Pathologie einer diesbezüglichen Prüfung unterziehen, zum anderen aber auch nur das *einzelne Krankheitsbild*, d. h. diese oder jene spezielle Erkrankung ins Auge fassen. DOERR bedient sich hier zur Erläuterung der verschiedenen Betrachterstandpunkte des von OPPENHEIM gebrauchten Gleichnisses vom Aussichtsturm. Je höher wir diesen ersteigen, um so mehr verschwinden die unter uns liegenden Einzelheiten der Landschaft, um so größer wird der Gesamtüberblick, um so besser die Erfassung des gesamten Panorama.

Der von H. H. BERG verwendete Begriff des *Panoramawandels* bedeutet somit *Veränderung des gesamten ärztlichen Beobachtungsfeldes* (W. DOERR). Er beinhaltet die Verschiebung der Häufigkeiten der Einzelerkrankungen sowie der Art ihrer Abläufe in Relation zum Gesamtkrankheitsvorkommen. Sprechen wir vom „Panorama“ in der Krankheitslehre, so verstehen wir darunter eine Gesamtbetrachtung verschiedener Krankheitsbilder, das Verhältnis ihrer Häufigkeiten zueinander und die Art ihrer Verläufe im Vergleich untereinander. Sprechen wir dagegen von der „*Gestalt*“ einer Krankheit, so meinen wir lediglich das eine oder andere Krankheitsbild ohne Zusammenhangsbetrachtung zu den übrigen Erkrankungen.

Gestaltwandel und Panoramawandel sind natürlich willkürlich gewählte Ausdrücke mit ebenso willkürlich gezogenen Grenzen. Schon in der Deutung der Begriffe „Gestalt“ und „Panorama“ können die Ansichten der einzelnen Bearbeiter voneinander abweichen und sich in spekulativen Betrachtungen verlieren. Panorama und Gestalt sind keine Begriffe, die grundsätzlich Verschiedenes ausdrücken.

Für den Pathologen gewinnt der Begriff des „Panorama“ auch im Hinblick auf die Zusammensetzung seines Obduktionsgutes Bedeutung. Durch die therapeutische Beherrschung, durch den Rückgang der Letalität sind viele Krankheitsbilder aus dem Sektionssaal nahezu geschwunden, so daß wir hier von einem Panorama-Wandel sprechen können, ohne daß damit über das pathologisch-anatomische Verhalten einer bestimmten Krankheit etwas ausgesagt würde.

Was verstehen wir unter der *Gestalt* einer Krankheit?

H. SIEGMUND: „Der wichtigste biologische Begriff, der auch das gesetzmäßige Verständnis für die Selbsterhaltung und Regulation erschließt, ist der der Gestalt geworden. Eine Gestalt ist ein Gefüge aus verschiedenen Teilkörpern und Elementen, die in bestimmten gesetzmäßigen Beziehungen zueinander stehen. Sie ist mehr als die Summe ihrer Teile und ihre Gesetzlichkeit läßt sich nicht ohne weiteres aus den Eigenschaften der Einzelglieder verstehen. In Gestalten herrschen bestimmte Ordnungs- und Systemgesetzlichkeiten, die den Zustand des dynamischen Gleichgewichtes bedingen, so daß jede Änderung des einen Teilkörpers zwangsläufig eine solche im ganzen System unter Einstellung auf einen neuen Gleichgewichtszustand zur Folge hat.“

W. Doerr definiert den Gestaltbegriff in seiner Bedeutung für die Krankheitslehre: „Der Gestaltbegriff in der Krankheitslehre kann morphologisch, und zwar topistisch, nämlich als auf eine bestimmte räumliche Zuordnung der einzelnen pathologisch-anatomisch nachweisbaren Befunde begründet verstanden werden. Er ist aber auch chronologisch, nämlich als Ausdruck einer zeitlichen Folgeordnung in der Ausbildung der einzelnen Befunde und Veränderungen zu begreifen. *Raumgestalt* und *Zeitgestalt* hängen eng miteinander zusammen."

An dieser Stelle sei kurz der auf den Prager Philosophen Christian v. Ehrenfels zurückgehenden Gestaltphilosophie gedacht, die von Wolfgang Köhler für den Bereich der sogenannten psychischen Gestalten entwickelt und von L. v. Bertalanffy (1928) in die theoretische Biologie eingeführt worden ist. Auch an die Ausführungen W. J. Feuerborn's zum „Begriff der Ganzheit lebender Systeme" und L. R. Grote's „Über die biotische Zeit" und über „Zeit und Leben" sei erinnert.

Wir stellen fest: Nicht allein das statische morphologische Bild offenbart die Gestalt der Krankheit, sondern erst die Summe aller klinischen, epidemiologischen, pathogenetischen und anatomischen Daten. Das Krankheitsbild, d. h. die Gestalt der Krankheit ergibt sich aus der Erfahrung unzähliger einzelner individueller Krankheitsfälle; die zahlreichen Einzelmerkmale der Krankheiten aber folgen in den Möglichkeiten ihrer Kombination den Gesetzen der Ereignisstatistik. Daraus geht bereits hervor, daß das Krankheitsbild nichts Starres sein kann, sondern wie eine binomische Verteilungskurve *Streuungsbereiche* zeigen muß. Alle biologischen Vorgänge zeigen eine in weiten Bereichen auffallende Variabilität durch das Hereinspielen einer großen Zahl zusätzlicher Umstände, die für den Reaktionsablauf von Bedeutung sein können (B. de Rudder, 1950). Auch die Häufigkeit des Auftretens einer Krankheit gehört im weiteren Sinne zu ihrer Gestalt, so wird z. B. die „Gestalt" einer Seuche ganz wesentlich von ihren epidemiologischen Eigenschaften bestimmt, zu denen in erster Linie aber ihr „zeitliches" Bild gehört (vgl. de Rudders Schrift über die akuten Zivilisationsseuchen). Wandel in der Häufigkeit einer Krankheit kann insofern ebenfalls Gestaltwandel sein. An diesem Beispiel wird deutlich, wie willkürlich die Abgrenzung der Begriffe Gestaltwandel und Panoramawandel im Grunde genommen ist und wie Überschneidungen dieser Begriffe zuweilen unvermeidbar werden können.

B. Gestaltwandel und Heilung

Die Beschäftigung mit einem Thema, das die morphischen Äußerungen der Therapie in den Mittelpunkt der Betrachtungen stellt, verlangt einige einleitende Worte zur Therapie selbst.

„Therapie ist die Krönung ärztlichen Tuns, der Kranke kommt zum Arzt, damit dieser ihm helfe", sagt H. Bohnenkamp. Zweck und Ziel jeglicher Therapie ist somit die *Heilung* des Kranken, d. h. im idealen Falle die Beseitigung sowohl der klinischen Krankheitssymptome als auch der diesen zugrunde liegenden pathophysiologischen und pathomorphologischen Veränderungen des Organismus, kurz die Wiederherstellung eines in geordneten Bahnen ablaufenden Lebensvorganges. Therapeutisches Handeln treffen wir überall dort, wo es Menschen gibt und gegeben hat, es ist so alt wie der Mensch selbst und soweit es sich auf seine Mitmenschen erstreckt, in seinem ethischen Wesen verankert (vgl. A. SCHOPENHAUER, „Die beiden Grundprobleme der Ethik").

Die großen Ärzte des Altertums und Mittelalters, die noch keine wissenschaftliche Medizin in unserem heutigen Sinne kannten, waren ausschließlich „Therapeuten" (H. KASSEL, P. DIEPGEN). Jede wirksame Therapie aber — und diese muß keinesfalls immer in der Behandlung mit chemischen Arzneimitteln bestehen — ist in der Lage, den Ablauf eines Krankheitsgeschehens sowohl seines zeitlichen Verlaufes als auch seiner Intensität und damit auch seines pathophysiologischen sowie pathomorphologischen Bildes zu beeinflussen. In diesem Sinne ist der Gestaltwandel der Krankheiten durch die Therapie nichts Neues, im Gegenteil, er gehört zum ältesten menschlichen Erfahrungsgut, denn allein dieses Wissen um einen durch die Therapie verursachten Gestaltwandel der Krankheiten hat den Menschen zum Ausbau der therapeutischen Maßnahmen veranlaßt und ist somit zum Grundstein der medizinischen Wissenschaft überhaupt geworden. Dort, wo man glaubte, in den naturgegebenen Verlauf einer Krankheit nicht eingreifen zu können und kein anderes Heil- und Vorbeugungsmittel gegen Krankheit und Tod kannte, als die schleunige Flucht, wie DIEPGEN von den malaischen Kubus berichtet, konnte kein therapeutischer Wissensschatz erworben werden, konnte sich keine, wenn auch noch so primitive empirische „Medizin" entwickeln.

Und doch sind wir *nicht* berechtigt, die auf dem Wege der Heilung liegenden therapeutischen Wirkungen eines Medikamentes als „Gestaltwandel" zu bezeichnen. „Heilungsvorgänge" — hier im weitesten Sinne als Abwehr und Heilung verstanden — gehören zum *Wesen* einer jeden Krankheit, wie am Beispiel der Infektionskrankheiten besonders deutlich wird. Die Krankheit ist keine von außen an den Körper herangebrachte Erscheinung, wie man es sich zur Zeit der „Fremdkörpertheorie" im präanimistischen Zeitalter vorstellte, sondern sie ist die *zeitlich begrenzte Auseinandersetzung* unseres Körpers mit eingedrungenen oder im Körper selbst entstandenen, lebenden oder unbelebten „Schädlichkeiten" bzw. die Reaktion unseres Organismus auf endogene oder exogene Reize, sie ist in jedem Falle ein Vorgang, etwas *Dynamisches,* niemals aber etwas Statisches, sie ist kurz gesagt, ihrem Wesen nach ein Geschehen und somit selbst ein „Gestaltwandel". Der im allgemeinen schnelle Ablauf der Infektionskrankheiten bringt es mit sich, daß diese Dynamik hier besonders kraß hervortritt.

Wenn im folgenden vom „Gestaltwandel" gesprochen wird, so meinen wir damit nicht diesen „gestaltwandelnden" Ablauf der Krankheit selbst, auch nicht die biologischen Schwankungen innerhalb eines Krankheitsprozesses, sondern den außerhalb des natürlichen Ablaufes der Krankheit gelegenen Wandel. Wir sprechen also nur dort vom Gestaltwandel, *wo seit langem bekannte, immer wieder in einer gewissen gestaltlichen und zeitlichen Gleichartigkeit verlaufende Krankheitsprozesse plötzliche oder allmähliche, aus dem Rahmen der natürlichen Schwankungsbreite herausfallende Veränderungen ihres klinischen oder pathomorphologischen Bildes zeigen. Die „Heilung"* ganz allgemein kann *nicht* als Veränderung in diesem Sinne, also nicht als Gestaltwandel, gewertet werden.

Die Grenzen zwischen einem einfachen Heilungsvorgang und einem echten Gestaltwandel können verwaschene sein. Betrachten wir die Dinge ausnahmsweise einmal von der teleologischen Seite, so müssen wir die bei vielen Krankheiten auftretenden morphischen Veränderungen ganz allgemein im Sinne zielbewußter Abwehr- oder Kompensationsmaßnahmen interpretieren, als einen in Richtung auf die Heilung abzielenden Vorgang. Danach stellen die im Verlauf der Krankheit auftretenden morphischen Veränderungen, ganz gleich, ob sie zum gewohnten Bild der Krankheit gehören, ob sie spontan oder durch die Therapie veranlaßt aufgetreten sind, lediglich eine Art Abwehrreaktion, d. h. eine zum Zwecke der Heilung vom Körper veranlaßte Maßnahme dar. Hiergegen spricht keineswegs die Erfahrung, daß im weiteren Verlauf des Krankheitsgeschehens diese an sich zur Heilung auf den Plan gerufenen Veränderungen ein derartiges Ausmaß annehmen können, daß sie nun selbst den natürlichen Lebensablauf hindern oder sogar zur Todesursache werden können. Auch der durch die Chemotherapie hervorgerufene Gestaltwandel ist lediglich ein, wenn auch durch das Medikament induzierter, so doch vom Körper veranlaßter Heilungsvorgang. „Die Heilungsvorgänge unter dem Einfluß der Medikation verlaufen grundsätzlich nicht anders als diejenigen unter gewöhnlichen Bedingungen“ (W. Doerr und Fr. Stein, 1954), d. h. *grundsätzlich* unterscheiden sich die durch unsere modernen chemischen Mittel verursachten, gegen die Krankheiten gerichteten morphischen Reaktionen *nicht* von den sonstigen im Dienste der Abwehr und Heilung stehenden Gewebsveränderungen, sie können lediglich durch eine bisher unbekannte Intensität bzw. durch die von uns bislang nicht beobachtete Quantität der Veränderungen wie auch durch den veränderten zeitlichen Ablauf auffallen.

Aus diesen Überlegungen versteht sich, daß die Abgrenzung zwischen einem therapeutisch bedingten Gestaltwandel und einem echten Heilungsvorgang im engeren Sinne nicht immer leicht und oft der Willkür des Betrachters überlassen sein wird.

Nachdem wir versucht haben, den Begriff des *Gestaltwandels* klarzulegen, ihn vom sogenannten Panoramawandel abzugrenzen und seine Beziehungen zum Heilungsvorgang aufzuzeigen, befassen wir uns mit den Schwierigkeiten, die diesem Begriff selbst innewohnen. Wir müssen vier verschiedene, häufig als Gestaltwandel hingestellte Vorkommnisse unterscheiden und soweit wie möglich gegeneinander abklären:

Der echte Gestaltwandel

a) Von der Therapie unabhängig. *Spontaner Gestaltwandel* = Spontanpathomorphose im Sinne W. Hellpachs. Er kann sowohl durch eine spontane oder infolge der Abwehrmaßnahmen des Körpers erfolgte Änderung der von außen eingedrungenen Schädlichkeiten (z. B. der Infektionserreger) als auch durch eine veränderte Reaktionslage des Wirtsorganismus hervorgerufen werden.

b) Therapeutisch bedingt. Er führt zu neuen durch die besondere Wirkung des Medikamentes hervorgerufenen und speziell „gegen die Krankheit gerichteten“ Gewebsveränderungen, die uns bislang unbekannt waren.

Der scheinbare Gestaltwandel

a) Veränderungen innerhalb der biologischen Variationsbreite. Die uns auffallenden klinischen und morphologischen Abweichungen vom gewohnten Bild der Krankheit liegen innerhalb einer zulässigen biologischen Schwankung, d. h. einer natürlichen, wenn auch vielleicht selten zu beobachtenden Variabilität und stellen Streuungen im Sinne der binomischen Kurve dar.

b) Die Arzneimittelschäden. Hierbei handelt es sich um von der Primärerkrankung völlig unabhängige, lediglich durch die Therapie verursachte Nebenerkrankungen („Pathologie der Therapie“, MEESSEN).

Die Entscheidung, ob im Falle eines abgewandelten Krankheitsbildes ein *echter* oder nur ein *scheinbarer* Gestaltwandel vorliegt, und ob es sich ferner um eine *therapeutisch bedingte* oder eine sogenannte *Spontanpathomorphose* handelt, kann äußerst schwierig, ja unmöglich werden; das gleiche gilt für die Abgrenzung des *Arzneimittelschadens* vom echten Gestaltwandel. Denken wir nur an das Auftreten allergisch bedingter Phänomene unter der Chemotherapie sowie an die durch die Chemotherapie häufig veränderten Immunitätsverhältnisse (G. HENNEBERG, 1955). Daß es im Laufe der Zeiten zu Veränderungen klassischer Krankheitsbilder gekommen ist, daran kann kaum gezweifelt werden; die Beurteilung dieser Veränderungen namentlich im Hinblick auf ihre kausale Klassifizierung ist aber weitgehend von der subjektiven Einstellung des Bearbeiters abhängig.

C. Die Chemotherapie und ihre Schäden

Sprechen wir von „modernen Arzneimitteln“, so meinen wir im engeren Sinne folgende fünf Gruppen von Therapeutica:

1. Die Chemotherapeutica im Sinne von PAUL EHRLICH, insbesondere die *Sulfonamide.*
2. Die sogenannten *Antibiotica.*
3. Die *Cytostatica* und *Thyreostatica.*
4. Die *Hormone.*
5. Die Mittel der chemischen Thromboseprophylaxe.

EHRLICH bezeichnete es als die Hauptaufgabe der Chemotherapie „in systematischer Weise Heilmittel ausfindig“ zu machen, „die sich als spezifisch gegen die Krankheitserreger richten“, als parasitotrop ausweisen würden, ohne den Kranken zu schädigen. Antibiotica und Chemotherapeutica sind demnach keine wesensverschiedenen Begriffe (WALTER u. HEILMEYER). Alle diese Mittel sind in dem Streben nach einer kausalen Therapie entwickelt worden, sei es, daß man dem eingedrungenen Erreger direkt „zu Leibe rücken“ will, sei es, daß man dem Organismus fehlende Wirkstoffe von außen zuführt bzw. fehlgesteuertes funktionelles Geschehen an der Quelle des Übels anzupacken versucht. Da es in der Tat gelungen ist, derartige kausalwirksame Arzneimittel zu finden, kann die Frage nach einem etwaigen therapeutisch bedingten Gestaltwandel nicht wunder nehmen, könnten wir uns doch leicht vorstellen, daß ein durch die Chemotherapie beeinflußter Krankheitserreger ein morphologisch und klinisch anders geartetes Krankheitsbild zur Entstehung kommen läßt als ein in seiner ursprünglichen Vitalität ungeschwächter Keim.

Betrachten wir die erwähnten Therapeutica, insbesondere die durch sie hervorgerufenen Schäden genauer! Die *Arzneimittelschäden* bilden eine eigene, in der neuen Literatur des öfteren abgehandelte Krankheitsgruppe, die in keiner Beziehung zu der Primärerkrankung, gegen die die betreffenden Mittel gegeben wurden, steht. Sie sind somit typische *Nebenwirkungen,* „die mit dem angestrebten Ziele der günstigsten Beeinflussung der eigentlichen Grundkrankheit unmittelbar nichts zu tun haben" (W. DOERR). Sie können durch die Schwere der verursachten Veränderungen das Krankheitsgeschehen völlig beherrschen und zuweilen die eigentlichen Primärerkrankungen weit in den Hintergrund drängen.

Es existiert heute bereits eine fast unübersehbare Literatur über die Nebenwirkungen der Chemotherapie. ST. L. LANE, A. H. KUTSCHER u. R. SEGALL (1953) zitieren 796 Veröffentlichungen über 104672 Fälle von Sulfonamid- und Antibioticaschäden. Auch J. ZINZIUS (1954) sagt, daß „das gesamte Schrifttum über die Nebenwirkungen der Antibiotica heute kaum mehr zu übersehen ist". Wir müssen uns also auf einige wenige Hinweise beschränken, die wir aber doch zur Abrundung unseres Themas für unumgänglich notwendig halten.

Schädliche, namentlich durch Überdosierung verursachte Nebenwirkungen von Arzneimitteln sind seit jeher bekannt (Digitalis-Vergiftung, Überdosierungsschäden der Alkaloidmedikation). E. B. LE WINN (1953) beobachtete als Nebenwirkung längerer Digitalisverabreichung das Auftreten einer Gynäkomastie. Wir können derartige Arzneimittelwirkungen selbstverständlich nicht als Gestaltwandel der Primärerkrankung ansprechen. Soweit liegen die Dinge klar. Die eben erwähnten Nebenwirkungen der Therapie bieten morphologisch wenig Charakteristisches und zeigen oft nur die gestaltlichen Äußerungen eines Status toxicus. Abweichend hiervon sind die sogenannten Chemotherapeutica in der Lage, als unbeabsichtigte Nebenwirkungen gestaltliche Veränderungen an den Organen hervorzurufen, die wir bei der früher geübten, zumeist symptomatischen Therapie nicht zu sehen gewohnt waren!

Die „Nebenwirkungen der modernen medikamentösen Therapie mit besonderer Berücksichtigung der allergischen Reaktionen" sind erst unlängst von K. HANSEN, J. KIMMIG, P. PETRIDES und K. SOEHRING auf dem 60. Kongreß der Deutschen Gesellschaft für Innere Medizin in München 1954 abgehandelt worden. Es wurde festgestellt, daß allergische Reaktionen nach Anwendung der Chemotherapeutica in zunehmender Zahl zur Beobachtung kommen. HANSEN schloß sein Referat mit den Worten: „Von den Gefahren der Medikamente habe ich hier lediglich die allergischen Nebenwirkungen dargestellt. Ein Teil derselben bedeutet wenig, ja angesichts mancher behobenen Krankheitsgefahr nichts. Ein anderer Teil kann zu einer schlimmeren Gefahr für den Kranken werden als die Grundkrankheit selbst."

Über die Erzeugung allergischer Zustände durch die Chemotherapie liegt ein sehr ausgedehntes Schrifttum vor; vor allem seien die Beobachtungen von RICH genannt. RICH vertritt den Standpunkt, daß eine übermäßige Einverleibung von Sulfonamiden eine Hyperergie („Hypersensivity") erzeuge, auf die viele Fälle der in den letzten Jahren anscheinend vermehrt auftretenden Periarteriitis nodosa zurückzuführen seien.

Die allergischen Phänomene, die an sich als von der Primärkrankheit unabhängige Nebenwirkungen ausgelöst werden, sind in ihrer Auswirkung auf die Primärkrankheit nicht immer klar zu überblicken. Die Allergisierung des Organismus, selbst wenn sie zunächst nur eine unbeabsichtigte Nebenwirkung darstellt, kann für das Grundleiden, vor allem wenn dieses selbst allergisch bedingt ist (Arteriitis, Endokarditis, Rheumatismus), nicht gleichgültig sein und ist durchaus in der Lage, Veränderungen der Primärkrankheit zu provozieren. Wir werden darauf zurückkommen. Gerade dieses Beispiel führt uns die großen Schwierigkeiten einer richtigen Grenzziehung zwischen Arzneimittelschaden und Gestaltwandel vor Augen.

Zu den einzelnen Arzneimittelgruppen

Die von G. DOMAGK (1947) seit 1935 in Deutschland eingeführten *Sulfonamide* entfalten ihre therapeutische Wirkung, in dem sie selbst oder im Körper aus ihnen entstandene Spaltprodukte das Wachstum der Bakterien hemmen. Es gehört nicht zu unserem Thema, auf die Art der Wirkungsweise der Sulfonamide näher einzugehen. Diese ist von DOMAGK u. v. a. (JENSEN u. Mitarb. 1942, MELLON, LOCKE u. SHINN 1940, FODOR u. NEUMANN 1941, H. SCHMIDT 1941, FREI 1942, HIRSCH 1942, GREEN u. BIELSCHOWSKY 1942, W. GRUNKE 1949 u. a.) eingehend untersucht worden. Wichtig erscheint uns lediglich, daß unter der Sulfonamidwirkung *echte morphologische Veränderungen* einiger Bakterienarten beobachtet werden konnten, z. B. der Streptokokken, der Gasödem- und Ruhrbacillen (vgl. G. DOMAGK). Hieraus können verständlicherweise Abweichungen des durch sie hervorgerufenen Krankheitsbildes resultieren, die nicht mehr in den Rahmen einer biologischen Variation einzuordnen wären.

Über *Unverträglichkeiten* von Sulfonamiden hat DOMAGK bereits berichtet: „Es gibt kein Sulfonamid, bei dem nach sehr hohen Dosen nicht derartige kleine Unbequemlichkeiten auftreten können.“ Gemeint sind Überempfindlichkeitsreaktionen wie Exantheme und Arzneifieber. M. LEDERER u. TH. ROSENBLATT (1942), später auch R. RÖSSLE (1944) beobachteten Todesfälle durch Nierenschädigung nach Sulfonamidtherapie. G. BILECKI (1947) beschreibt die Sulfonamidnephrose. Er unterscheidet zwei Arten des Sulfonamidschadens der Niere: Die mechanische Schädigung durch Bildung von Sulfonamidkristallen in den harnableitenden Wegen und die toxische Nierenschädigung unter dem Bilde der sogenannten Sulfonamidnephrose.

Allergisch bedingte Nierenschäden werden von W. RÖLLINGHOFF (1949) erwähnt, P. THIESSEN u. E. AUGUSTIN (1950) sahen im histologischen Bild ausgedehnte nekrotisierende Nephrosen nach Sulfonamidgaben, deren Hauptsitz von den Hauptstücken bis in die Schaltstücke der Tubuli hinabreichte, Veränderungen an Blut, Nieren, Leber und am Nervensystem fand P. UHLBACH (1949/50). K. V. LODGE u. A. S. WOODCOCK (1954) sahen massive Lebernekrosen als Folge der Sulfonamidtherapie. H. G. MERTENS (1948) macht die toxische Wirkung der Sulfonamide für beobachtete Neuritiden verantwortlich. Außerordentlich zahlreiche Arbeiten liegen über das Auftreten der Periarteriitis nodosa nach Sulfonamidanwendung vor (M. J. GOODMAN, 1948; M. L. GELFAND u. S. ARONOFF, 1949; H. OLESON u. A. MYSCHETZKY, 1949; R. H. RIGDON, W. H. SIDDON u. D. E. FLETCHER, 1949).

M. CORSTEN (1950) gibt eine ausführliche Zusammenstellung der wichtigsten Veröffentlichungen der Weltliteratur über die Sulfonamidschäden (vgl. auch R. HEGGLIN, 1942; W. GRUNKE, 1949). An erster Stelle rangieren die „Magenbeschwerden“ (Gastritiden?), dann folgen der Häufigkeit nach Nierenkomplikationen, Hauterscheinungen, Blutbildveränderungen von der Anämie bis zur Agranulocytose, Leberschädigungen und Neuritiden.

Wir selbst hatten Gelegenheit, eine schwere Sulfonamid-Schädigung bei einem 63jährigen Manne, der an einem Magen-Carcinom erkrankt war, zu beobachten (SN. 676/49): Nach einer Magenresektion (BILLROTH II) waren annähernd 40 g Supronal verabfolgt worden. Hierauf kam es zur Methämoglobinbildung und einer sich anschließenden Niereninsuffizienz. Der Tod trat in Urämie ein. Im histologischen Bild fand sich eine ausgedehnte *nekrotisierende Nephrose.*

Die Ära der *antibiotischen Behandlung* begann mit dem *Penicillin*, das 1928 von FLEMING entwickelt wurde (vgl. W. EGGERT, 1946), jedoch erst rund 10 Jahre später zur therapeutischen Anwendung gelangte. Seitdem sind zahlreiche weitere Antibiotica hinzugekommen (O. GSELL, 1955), u. a. das *Streptomycin*, das *Achromycin*, *Aureomycin*, *Terramycin*, *Chloronitrin*, *Chloromycetin*, sowie die Antibiotica mit *begrenztem* Wirkungsbereich (*Erythromycin*, *Carbomycin*, *Thyrothricin*, *Bacitracin*, *Neomycin*, *Viomycin* u. a.). Der Anwendungsbereich der Antibiotica wächst von Jahr zu Jahr, so daß die durch diese Therapie hervorgerufenen „Schäden" immer mehr an Bedeutung gewinnen (vgl. H. MEESSEN, „Die Pathologie der Therapie"; J. ZINZIUS, „Die Antibiotica und ihre Schattenseiten"[1]).

L. WEINSTEIN (1955) faßt die Komplikationen dieser Behandlung in drei Hauptgruppen zusammen: 1. die Überempfindlichkeitsreaktionen, 2. die toxischen und reizenden Wirkungen, 3. die Komplikationen durch therapeutisch ausgelöste biologische Änderungen im Wirtsorganismus und infizierenden Bakterien.

Allergisch toxische Dermatosen durch hohe Penicillin-Gaben sind keineswegs selten (erstmalig 1943 von KEEFER, BLAKE, MARSHALL u. Mitarb. beschrieben), auch Todesfälle durch anaphylaktischen Schock sind bekannt geworden (STEEN u. BAKER, STROUD, BERNE). Im deutschen Schrifttum finden sich ähnliche Vorkommnisse bei P. BEICKERT u. H. NOETZEL, 1952; F. MEIER, 1952; F. LINDER, 1955 u. a. G. HUBER (1954) u. G. LIEBEGOTT (1955) besprechen den *Penicillin-Schaden des Zentralnervensystems* (dort weitere Literatur). E. KOCH (1954) berichtete auf dem 60. Kongreß der Deutschen Gesellschaft für Innere Medizin über die Penicillin- und Terramycin-Intoxikation. Er konnte auf Grund seiner Untersuchungen mit BOHN, HEISS u. SCHNEIDER drei typische klinische Standardsymptome hierfür aufstellen: *Enterokolitis*, *Lungenödem* und *Lungenbluten*. Bei der Penicillin-Gruppe sollen neurotoxische, bei der Aureo-Terramycin-Gruppe hepatotoxische und bei der Chloromycetin-Gruppe hämatotoxische Folgen vorherrschen. I. FRESU u. N. F. MANCALEONI beschreiben Fettdegenerationen und Nekrosen der Leber nach Terramycin und Aureomycin.

Wir wissen ferner, daß es unter der Penicillin-Therapie zum Aufleben von *Pilzinfektionen* kommen kann (R. MÜLLER u. H. VOGT, 1951; W. MOHR, T. L. A. DE BRUINE u. A. J. C. RODENBURG, 1954; H. STAUB, 1954; K. H. KÄRCHER, 1954; ALSLEV, JENS u. U. GESSLER, 1955; P. RIMBAUD u. J. A. RIOUX, 1955). T. WEGMANN (1954) befaßt sich sehr eingehend mit derartigen provozierten Pilzerkrankungen der inneren Organe unter besonderer Berücksichtigung des Respirationstraktes. Er schildert letale Fälle von Lungenmoniliasis und Lungengeotrichose, sowie zwei durch Pilze hervorgerufene Sepsisfälle im Gefolge der antibiotischen Therapie. Voraussetzung zur Entstehung einer solchen Mykose ist nach seiner Anschauung eine hochdosierte und protrahierte Verabreichung eines Breitspektrum-Antibioticum sowie eine besondere Ausgangs- und Resistenzlage des kranken Individuum. Durch quantitative und qualitative Veränderungen der physiologischen Körperflora in den verschiedenen Organen komme es unter Umständen zu schwerwiegenden Störungen des für zahlreiche Funktionen des Körpers unerläßlichen biologischen Zusammenspiels zwischen Mikro- und Makro-

[1] Es sei auch auf die erst kürzlich publizierten Ausführungen von H. FISCHER (Münch. med. Wschr. **1956, 913, 951**) „Über Nebenwirkungen von Antibiotika" hingewiesen.

organismus. Auch können Penicillin-resistente Bakterienstämme zur Wirkung kommen (O. VIVELL u. J. GERMER, 1952; H. DENNIG, 1954; F. W. RODMAN, 1954; H. KNOTHE u. J. DEL CAMPO, 1955), die nun ihrerseits durch Virulenzsteigerung neue Krankheitsbilder entfachen (ZINZIUS, 1954, 1956; WALTER u. HEILMEYER, 1954; HÄMEL, 1955).

„Der kausale Zusammenhang zwischen Antibiotica-Therapie und Zunahme resistenter pathogener Keime, insbesondere Staphylokokken, ist häufig und eindeutig erwiesen. Seit 1948 wiederholt sich diese Resistenzentwicklung mit jedem neuen Antibioticum. Wir sind wieder bei einer hohen Mortalität der Staphylokokken-Sepsis und außerdem bei Erythromycin-resistenten Staphylokokken angelangt. Der Wettlauf zwischen Adaptationsvermögen der pathogenen Mikroben und der Darstellung neuer Antibiotica ist in ein aufsehenerregendes Stadium getreten" (H. STAUB).

Vom Streptomycin sind grundsätzlich die gleichen schädlichen Wirkungen wie vom Penicillin bekannt, erwähnt seien zusätzlich die Schädigungen des *Vestibularis- und Cochlearis-Apparates* (FELDMAN u. HINSHAW, sowie R. CAUSSÉ, 1949). Dem Aureomycin wird nach WEINSTEIN (1947) die Provokation *eitriger Otitiden* nachgesagt. Als besonders erwähnenswert müssen die oft schweren *pseudomembranösen Darmentzündungen* in der Folge antibiotischer Therapie genannt werden. Es liegt hierüber bereits eine umfangreiche Literatur vor (KRAMER, 1948; BERNHART; REINER, SCHLESINGER u. MILLER, 1952; DEARING u. HEILMANN, 1953; WELCH, 1954; BICKEL, 1955; KUHLMANN, 1955; LIEBEGOTT u. DOLFF, 1955; GAUTHIER-VILLARS u. G. TANNIÈRES, 1955; LINDER, 1955; RIECKERT, 1955; RENTCHNICK, 1955; MÖBIUS, 1956; SENN u. LUNDSGAARD-HANSEN, 1956). Auch die experimentelle Reproduktion dieser Darmveränderungen beim Meerschweinchen ist gelungen (RUSCHMANN). BERNHART unterscheidet nach UEHLINGER katarrhalische Enterocolitiden, die durch funktionell toxische Alteration entstehen, ferner jene, die der Colitis ulcerosa gravis ähneln und schließlich Formen mit tiefen geschwürigen Einbrüchen und Durchbrüchen sowie Darmwandphlegmonen und allgemeiner Sepsis.

1951/52 wurden bereits von G. G. JACKSON, T. H. HAIGHT, E. H. KASS, C. R. WOMACK, T. M. GOCKE u. M. FINLAND sowie von JANBON u. Mitarb. gastrointestinale Nebenwirkungen nach Terramycin-Gaben beschrieben. CH. W. FAIRLIE u. R. E. KENDALL (1953), G. H. FRIEDELL u. E. PAIGE (1954) sowie S. RUMMELHARDT (1955) sahen tödliche Staphylokokkenenteritiden nach Penicillin- und Streptomycin-Therapie, auch O. GSELL u. F. KESSELRING berichten über eine „letale Staphylokokken-Enterocolitis nach Achromycin".

Drei eigene Beobachtungen

1. SN. 624/54, 23jähriger Mann. **Klinische Diagnose.** Akute *Paramyeloblasten-Leukämie.* Seit Dezember 1953 häufig Nasenbluten, Halsschmerzen und Fieber. Seit Anfang 1954 plötzlich auftretende und rasch an Größe zunehmende, harte druckempfindliche Schwellung der li. Halsseite. Aufnahme in die I. Med. Klinik der Freien Univ. Berlin (Direktor: Prof. H. FRHR. v. KRESS) am 22. 3. 1954.

Klinischer Befund und Verlauf. Hühnereigroße abscedierte Lymphknotenschwellung der li. Halsseite mit Kiefersperre. Geringe supraclaviculäre Lymphknotenschwellungen. Vergrößerung von Leber und Milz. Im Blutbild 2900 Leukocyten, davon 96% Paramyeloblasten. Im Sternalmark ebenfalls massenhafte Paramyeloblasten.

Therapie. 12,5 g Aminopterin, 500 mg Purinethol, 2,8 Mill. E Penicillin, 64,5 g Achromycin, 4,75 g Leucomycin. Unter dieser Therapie entwickelte sich eine ausgedehnte und mit anhaltenden Diarrhoen verbundene ulceröse Colitis, die zusammen mit einem erneuten leukämischen Schub am 19. 7. 1954 zum Tode führte.

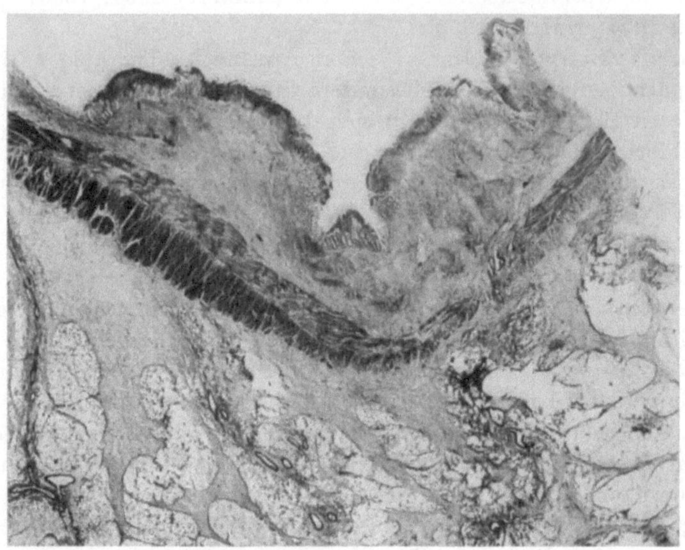

Abb. 1. SN. 624/54, 23jähr. ♂. *Klinische Diagnose:* Akute Paramyeloblastenleukämie. *Therapie:* 64,5 g Achromycin, 2,8 Mill. E Penicillin, 4,75 g Leukomycin, 12,5 g Aminopterin, 500 g Purinethol. *Pathologisch-anatomischer Befund* der Darmschleimhaut: Schwere verschorfende Colitis. *Keine* leukämischen Darmwandinfiltrate (HE, Vergr. 1:2) (D.)

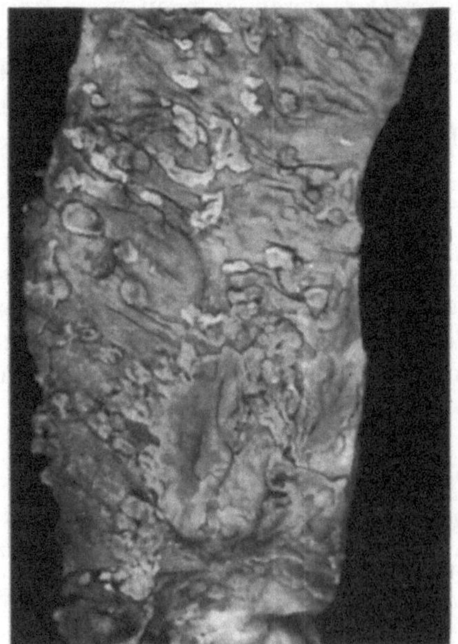

Abb. 2. SN. 294/55, 73jähr. ♂. *Diagnose:* Inoperables Sigma-Carcinom. *Therapie:* 3250 mg Terramycin, 3000 mg Achromycin, 1200 mg Tetracyn, 1 Mill. E Penicillin, 5 Mill. E Supracillin, 2 g Streptomycin. *Pathologisch-anatomischer Befund* der Darmschleimhaut: Fleckförmige verschorfende Enterocolitis

Die am 20. 7. 1954 ausgeführte **Obduktion** bestätigte den Befund einer Paramyeloblasten-Leukämie und zeigte (als Folge der antibiotischen Therapie) eine *herdförmige und konfluierende, exulcerierende und verschorfende Entzündung des gesamten Dickdarmes* (Abb. 1).

Es fanden sich dagegen *keine* leukämischen Darmwandinfiltrate!

2. SN. 294/55, 73jähriger Mann. *Inoperables Sigma-Carcinom,* das zum Zeitpunkt der Operation am 14. 3. 1955 (Chir. Univ.-Klinik der Freien Univ. Berlin, Direktor: Prof. Dr. LINDER) bereits Lebermetastasen aufwies und nur durch Anlage eines Anus praeternaturalis palliativ behandelt werden konnte. Während der Operation sowie in der Folgezeit wurden reichliche Antibiotica gegeben: 3250 mg Terramycin, 3000 mg Achromycin, 1200 mg Tetracyn, 1 Mill. E Penicillin, 5 Mill. E Supracillin, 2 g Streptomycin.

Der Pat. verstarb am 25. 3. 1955 am Herz und Kreislaufversagen.

Die am 26. 3. 1955 durchgeführte **Obduktion** zeigte neben dem hochgradig metastasierenden Sigma-Carcinom eine ausgedehnte *fleckförmige, verschorfende, pseudomembranöse Enterocolitis* (Abb. 2 u. 3).

3. SN. 475/55, 41jährige Frau. Wurde am 27. 10. 1954 in die I. Med. Univ-Klinik der Freien Univ. Berlin (Direktor: Prof. H. Frhr. v. Kress) wegen einer *myeloischen Leukämie* aufgenommen. Es fanden sich bei 20000 Leukocyten 84% Myeloblasten.

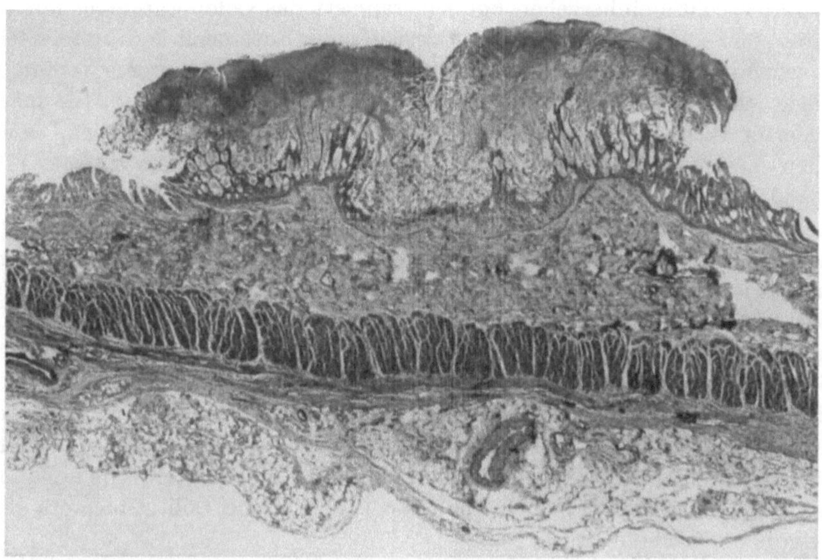

Abb. 3. SN. 294/55, 73jähr. ♂. *Diagnose:* Inoperables Sigma-Carcinom. *Therapie:* Vgl. Abb. 2. *Histologisches Bild* der in Abb. 2 dargestellten Veränderungen: Verschorfende fibrinöse Colitis. (HE, Vergr. 1:4)

Therapie. Aminopterin. Zunächst Besserung, vorübergehende Entlassung aus der Klinik. Wiederaufnahme am 29. 4. 1955. Septische Temperaturen, ulceröse Entzündung der Mund- und Rachenschleimhaut. Leber und Milz gut tastbar. Im Sternalpunktat erhebliche graue Hyperplasie mit vorwiegend kleinen Myeloblasten-ähnlichen Zellen bei nur schwacher Erythropoese.

Gesamttherapie. 22,0 g Achromycin, 9,5 g Terramycin, 2,8 g Erycin, 48,5 g Aminopterin.

Der Tod trat am 20. 5. 1955 unter zunehmender Somnolenz ein. Die Obduktion bestätigte die Diagnose der Paramyeloblasten-Leukämie, es fand sich ferner eine hochgradige *ulceröse und verschorfende* Colitis. *Keine* leukämischen Darmwandinfiltrate.

Histologisch erinnern die von uns und anderen Autoren beobachteten Veränderungen der Darmschleimhaut an die Frühstadien der bacillären Ruhr (Rieckert). Wir müssen uns das Zustandekommen dieser Colitis etwa so vorstellen, daß durch die Unterdrückung der natürlichen Darmflora therapieresistente hämolytische Staphylokokken zur Wirkung gelangen und die beschriebenen Darmveränderungen verursachen. Die üblichen pathogenen Darmkeime aus der Typhus-, Paratyphus- und Ruhrgruppe wurden bei bakteriologischen Untersuchungen dieser Fälle stets vermißt. Rieckert stellt als Ergänzung hierzu fest, daß „die Ausbildung dieses besonderen Krankheitsbildes nicht unbedingt die Anwesenheit hämolysierender Staphylokokken erfordere, sondern wohl auch durch andere Keime hervorgerufen werden kann, die bei starker Vermehrung und Zurückdrängung der übrigen Darmflora im Zusammenwirken mit verschiedenen, noch zu besprechenden Faktoren einen schädigenden Einfluß auf die Darmschleimhaut auszuüben vermögen".

Von Interesse sind in diesem Zusammenhang Ausführungen von I. D. PETTET, A. H. BAGGENSTOSS, E. S. JUDD u. W. H. DEARING: „Unter den chirurgischen Krankheitsbildern, die mit dem Auftreten einer postoperativen pseudomembranösen Enterocolitis einhergehen können, rangiert das Colon-Carcinom mit einer Letalität von 10,3% infolge foudroyant verlaufender Enterocolitis an erster Stelle." Verff. sehen die Ursache dieser Darmentzündungen ebenfalls in dem veränderten Gleichgewicht der Darmflora mit Auftreten pathogener Bakterien. Sie machen aber hierfür *nicht* die Verabreichung von Antibiotica verantwortlich, sondern sprechen von kausalen Beziehungen zu Darmpassagehindernissen. HELMER (1955) konnte in den letzten 5½ Jahren 38 Patienten mit einer postoperativen Enterocolitis ulcerosa beobachten. 11 dieser Patienten hatten überhaupt keine Antibiotica erhalten und 22 nur Penicillin oder Streptomycin. HELMER sieht in dieser Enterocolitis ein „schockartiges Geschehen". Als auslösende Allergene zieht er die bei den modernen Narkosen verwendeten Curarepräparate in Betracht. Es gelang ihm, durch Verabfolgung von Antihistaminica 11 der 38 dieser Art erkrankten Patienten am Leben zu erhalten.

Selbstverständlich darf nicht jede unter der antibiotischen Therapie auftretende Enterocolitis als Arzneimittelfolge gedeutet werden, sondern es gilt, die Klärung der ätiologischen und pathogenetischen Faktoren in jedem einzelnen Falle gesondert durchzuführen, ist doch auch die unspezifische Colitis ulcerosa gravis keineswegs eine seltene Erkrankung!

WALTER u. HEILMEYER betonen unter Heranziehung eines großen Schrifttums die Bedeutung des sogenannten „Infektionswechsels": „Bei Mischinfektionen wird durch ein Antibioticum mit kleinem Wirkungsspektrum nur eine Reduzierung der empfindlichen Keime erzielt, während die resistenten Erreger überwuchern können." Ferner können Mikroorganismen zum vermehrten Wachstum gelangen, die vorher als physiologische Symbionten keine pathogene Bedeutung hatten. Auch außerhalb des eigentlichen Krankheitsprozesses können durch Verschiebung innerhalb der physiologischen Bakterienflora mit Eliminierung der empfindlichen Keime und der damit verbundenen Beseitigung eines physiologischen Antagonismus neue Krankheitsbilder auftreten (WALTER).

Die gleiche Darstellung geben RENTCHNICK (1954) und auch H. GRIMMER. Letzterer nennt als Ursache der Nebenwirkungen der Antibiotica drei Faktoren: 1. die Störung des Gleichgewichtes in der normalen mikrobiellen Symbiose, 2. das störende Eingreifen der Antibiotica in den Vitaminstoffwechsel und 3. die Herabsetzung der lokalen Gewebsresistenz durch die medikamentöse Sensibilisierung und damit Entfaltung pathogener Eigenschaften der hefeartigen Organismen.

WALTER u. HEILMEYER weisen darauf hin, daß die Zunahme der resistenten Staphylokokken zu einigen therapieresistenten Krankheitsbildern geführt habe, die vorwiegend während einer Antibioticatherapie oder als Folge von Krankenhausinfektionen beobachtet werden können. In Krankenhäusern mit hohem Antibiotica-Verbrauch muß auch mit sehr hohen Anteilen an resistenten Staphylokokken gerechnet werden; so sehen wir dort häufiger Staphylokokken-Dysenterien, Staphylokokken-Pneumonien und auch Staphylokokken-Mastitiden, -Meningitiden und -Conjunktivitiden.

Auch von den *Cytostatica* (z. B. vom Urethan, Colchicin, TEM, Sanamycin) sind unbeabsichtigte Nebenwirkungen bekanntgeworden. R. RÖSSLE (1949) berichtet über eine verschorfende Darmschleimhautentzündung nach 140 g Urethan. Toxische Prophyrinurie wurde von H. BÖTTCHER (1948) nach Urethanbehandlung beobachtet. Bekannt sind die mehr oder weniger ausgedehnten fibrösen Veränderungen nach Behandlung mit Cytostatica auch an den nicht erkrankten Organen, so z. B. am Hoden. Diese Veränderungen können zwar als *unbeabsichtigte* Wirkungen, jedoch eigentlich nicht als *Neben*wirkungen bezeichnet werden (HEILMEYER u. ALTMANN), da die zur Verödung des Parenchyms führende cytostatische Wirkung als solche für das Medikament charakteristisch und an den erkrankten Organen auch erwünscht ist. Lediglich die Lokalisation der Wirkung dürfte hier unerwünscht sein. Unter dem gleichen Aspekt sind die nach Urethan-Behandlung auftretenden agranulocytären Pneumonien (E. LETTERER), sowie die durch Atophanyl verursachten Hodenschädigungen (H. MERKEL u. J. FALCAO, 1955) zu sehen.

Umfangreich ist ebenfalls das Schrifttum über die schädigenden Wirkungen der *Hormontherapie*. Es liegt auf der Hand, daß Hormone bei überdosierter Verabreichung zu schwerwiegenden Störungen des hormonellen Gleichgewichtes führen können. K. H. BAUER (1953) zieht als Beispiel für die Gefahren der Hormontherapie zwei besonders eindrucksvolle Fälle heran:

„Der 1. Fall betrifft eine Mutter, die wegen eines Handekzems 300 g einer 0,1%igen Stilboestrolsalbe verwendete. Ihr Säugling bekam eine Gynäkomastie und alle Erscheinungen einer Pubertas praecox.

Der 2. Fall betrifft eine Frau, die nur zur Hebung ihrer Gesundheit über 2 Jahre hindurch täglich 1 Tabl. Stilboestrol genommen hatte. Nach 3 Jahren bekam sie ein Mammacarcinom."

R. R. HOWARD u. W. A. GROSJEAN (1949) beobachteten ähnliche Entwicklungen von Mammacarcinomen (z. B. bei einem 71 jährigen Mann nach protrahierter Behandlung mit oestrogenen Substanzen wegen Prostatakrebses), auch G. LIEBEGOTT (1952) publizierte ein nach Follikelhormontherapie entstandenes Mammacarcinom beim Manne.

K. KRÜCKEMEYER (1954) berichtet von einem tödlichen Leberschaden nach Cortison-Behandlung einer Dermatitis herpetiformis, und S. DE SÈZE, A. HUBAULT u. J. CL. RENIER sahen Spontanfrakturen unter Cortisonapplikation, A. BUTENANDT (1950) wies ebenfalls mehrfach auf die Gefahren der Hormontherapie hin.

Zum Schluß dieser Betrachtungen sei an die „Nebenwirkungen" der besonders an der Freiburger Klinik unter E. REHN entwickelten *Thromboseprophylaxe* mit chemischen Mitteln (Heparin, Heparinoide, Dicumarol) erinnert (TH. HALSE 1950), die wir an Hand einer eigenen Beobachtung zur Darstellung bringen:

SN. 989/54, 73jährige Frau. Nachdem 1953 im Alter von 71 Jahren bereits eine Staroperation auf dem re. Auge durchgeführt war, wurde im Februar 1955 auch das li. Auge wegen Altersstar operiert. In der Folgezeit nach der Operation traten ausgedehnte *Thrombosen* der rechtsseitigen Unterschenkelvenen auf, die am 18. 11. 1955 die Einweisung in die I. Med. Univ.-Klinik der Freien Univ. Berlin notwendig machten.

In den Morgenstunden des 19. 11. 1954 kam es zu einer arteriellen Thrombose im Bereiche des re. Beines mit beginnenden Durchblutungsstörungen. Da eine hohe Beinamputation wegen der schnellen Form der Arrhythmie aussichtslos erschien, wurde versucht, durch eine *intensive Antikoagulantien-Therapie* der Thrombose Herr zu werden. Insgesamt wurden

250000 E Heparin und 18 mg Marcumar verabreicht. Während dieser Therapie sank der Prothrombinindex von 60% auf 22%, vorübergehend sogar auf 10% ab. — Am 28. 11. *verstarb* die Frau unter den Zeichen des toxischen Herz- und Kreislaufversagens.

Die am 2. 12. 1954 durchgeführte **Obduktion** zeigte neben hochgradigen arteriosklerotischen Veränderungen aller großen Arterien ausgedehnte Herzmuskelschwielen sowie eine Arteriolosklerose der Nieren. Als wohl eindeutiger Zustand nach der durchgeführten Heparin- und Marcumar-Therapie fand sich eine hochgradige *hämorrhagische Diathese* mit sehr ausgedehnten *Hämatomen* im Bereiche der Haut und der Schleimhäute des Magen-Darm-Tractus, so daß man annehmen konnte, es habe ein Blutaustritt von etwa 1200—1500 cm^3 stattgefunden. Dieser Befund dürfte an dem Zustandekommen des Herz- und Kreislaufversagens wesentlichen Anteil gehabt haben.

KOLLER kam auf Grund eingehender Untersuchungen zu dem Ergebnis, daß Dicumarol „höchstens bei schon bestehender Leberläsion eine zusätzliche reversible hepatocelluläre Schädigung hervorrufen kann". Nach Tromexan-Überdosierung kann als Folge einer Capillarschädigung Hämaturie auftreten (REINIS u. KUBIK, 1948), auch Urticaria und Enterocolitiden sind beobachtet worden (HALSE). J. W. DUFF u. W. H. SHULL (1949) haben 22 tödliche, durch toxische Gefäßwandschädigung hervorgerufene Blutungsfälle nach Dicumarol-Behandlung zusammengestellt. R. JOHOW u. T. H. THIES (1950) sahen sogar eine Massenblutung des Gehirns nach Dicumarol-Applikation. Weitere Dicumarol-Schäden sind in den Publikationen von A. J. DRAPER (1948), R. SCHOEN, W. TISCHENDORF u. W. WEPLER (1950), O. HUECK (1951), W. R. MERZ u. A. AUFDERMAUR (1952) erwähnt.

Wir schließen hiermit unsere Ausführungen über die unmittelbaren und mittelbaren Schäden der modernen Therapie. Wir sind uns bewußt, daß diese kurzen Bemerkungen zum Thema „Arzneimittelschaden" nur *Hinweise* sein können, Hinweise darauf, wie verwoben die Frage des therapeutisch bedingten Gestaltwandels mit der des sekundären Arzneimittelschadens sein kann. Es gibt ohne Zweifel Vorkommnisse, da der durch die Therapie gesetzte Schaden klinisch und anatomisch einwandfrei von der Primärerkrankung abgrenzbar ist, aber darüber hinaus können gerade auf dem großen Gebiet der Allergie und der Immunisierungsvorgänge die (allergischen) Nebenwirkungen eines Medikamentes richtunggebend in das primäre Krankheitsgeschehen eingreifen. Dann wird eine Aufgliederung der jeweils vorliegenden Veränderungen unmöglich und es bleibt ein Streit um Worte, ob wir von einem echten Gestaltwandel der Primärkrankheit oder von einer durch die allergisierende oder toxische Wirkung des Arzneimittels entstandenen Komplikation sprechen wollen.

Die Verflechtung der verschiedenen Möglichkeiten einer Abwandlung des primären Krankheitsgeschehens, die uns auf Schritt und Tritt bei der Behandlung unseres Themas begegnen wird, besteht nicht nur auf dem Gebiet der Arzneimittelschäden, sondern, wie wir bereits gezeigt haben, auch in bezug auf den spontanen Gestaltwandel, ferner in bezug auf die Heilungsvorgänge und auf die einzelnen biologischen Varianten der Krankheit. Dieses Verhalten macht unsere Aufgabe der Darlegung des therapeutisch bedingten Gestaltwandels klassischer Krankheitsbilder nicht allein schwer, sondern oft nur in Form von Kompromissen oder Interpretationen lösbar.

Hierzu ein von W. DOERR bereits zitiertes Beispiel aus dem eigenen Erfahrungsgut:

SN. 273/55, 51jährige Frau, erkrankt am 13. 2. 1955 plötzlich an einem hochfieberhaften Prozeß mit auffallender Tachykardie und brennenden Schmerzen hinter dem Brustbein.

Zeichen einer feuchten Perikarditis. Am 25. 2. 1955 Aufnahme in die I. Med. Univ.-Klinik der Freien Univ. Berlin (Direktor: Prof. H. Frhr. v. Kress).

Die Perikarditis wird klinisch bestätigt und als rheumatische Perikarditis gedeutet.

Therapie. 870 IE ACTH, 805 Mill. E Penicillin, 600 mg Terramycin, 9,5 Mill. Supracillin, 67,5 g Irgapyrin (vgl. Abb. 4). Der Zustand besserte sich zunächst ganz hervorragend, dann plötzliche Verschlechterung und schließlich am 20. 3. 1955 Exitus letalis.

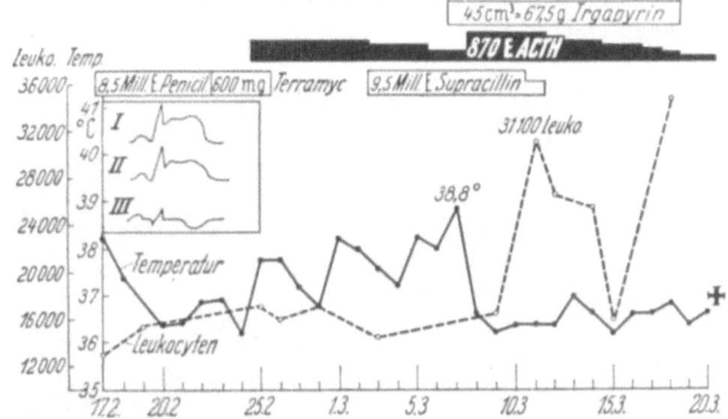

Abb. 4. SN. 273/55, 51jähr. ♀. Graphische Darstellung der Krankheitsfolge. *Klinische Diagnose:* „Rheumatische Perikarditis.“ Verhältnismäßig lange Dauer der Gabe von ACTH. Im EKG Hebung der ST-Strecke in den Ableitungen I u. II (D.)

Die am 21. 3. durchgeführte **Obduktion** ergab folgenden Befund: Nicht ganz frische, durch Perforation eines Oesophagusdivertikels in den Herzbeutel entstandene „Schluck-Perikarditis“ (Abb. 5). Pericardiomalacia acida. Jauchig-fötide Flüssigkeit im Herzbeutel. Bleistiftweite, durch Adhäsionen bedingte und

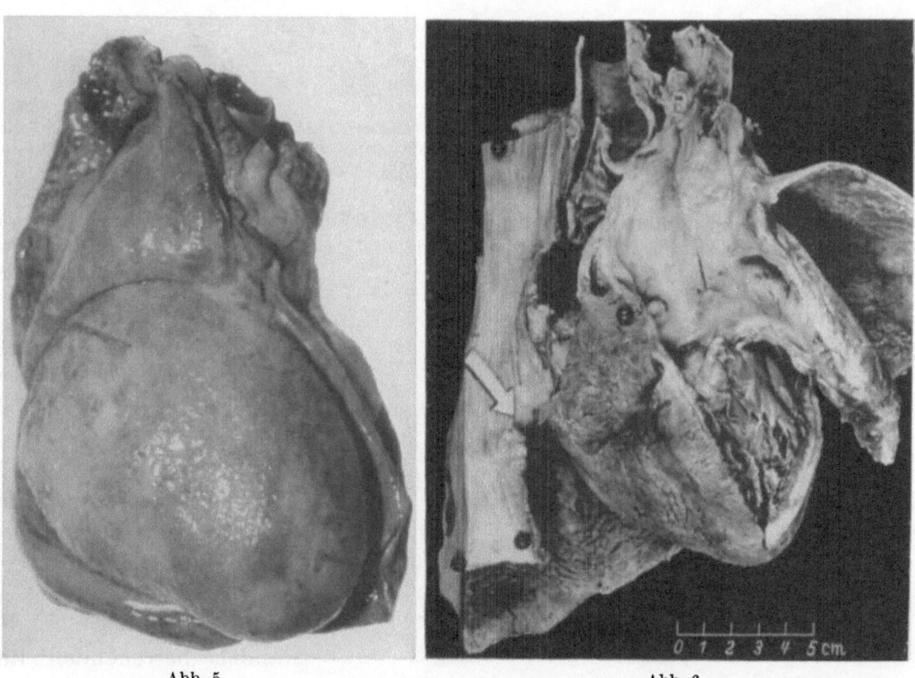

Abb. 5 Abb. 6

Abb. 5. SN. 273/55, 51jähr. ♀. Gleicher Fall wie Abb. 4. *Obduktionsbefund des Herzens mit Herzbeutel:* Ausgedehnte (eitrig-) fibrinöse Perforationsperikarditis

Abb. 6. SN. 273/55, 51jähr. ♀. Gleicher Fall wie Abb. 4 u. 5. *Obduktionsbefund des Herzens:* Herz und Herzbeutel aufgeschnitten, dicke fibrinöse Beläge auf visceralem und parietalem Blatt des Herzbeutels. Links neben dem Herzen der aufgeschnittene Oesophagus, der Pfeil zeigt auf die sondenstarke Perforation eines Oesophagusdivertikels in den Herzbeutel

abgegrenzte Kommunikation zwischen dem Oesophagus und dem Herzbeutel etwa 8 cm oberhalb des Zwerchfelldurchtrittes der Speiseröhre (Abb.6). Trübes Myokard. Hypostase der Lungen. Mäßig starke Dilatation der Herzhöhlen. Kein Anhalt für Oesophagitis oder größeres Oesophagusgeschwür.

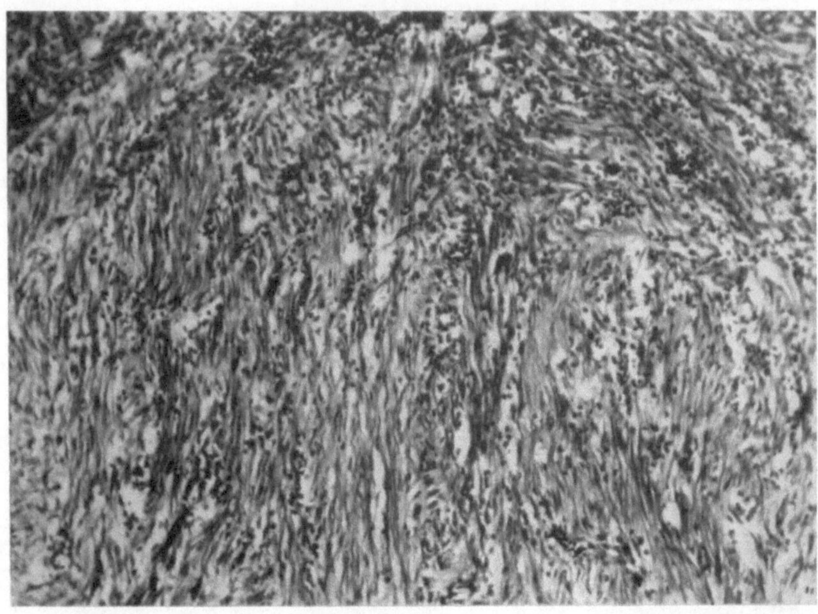

Abb. 7. SN. 273/55, 51 jähr. ♀. Granulationsgewebe aus der Wand der Oesophagusperforation des gleichen Falles wie in Abb. 4, 5 u. 6. Derbes fibrillenreiches Granulationsgewebe, keine eitrige Entzündung. Zustand nach Gabe von 870 E ACTH (MASSON-GOLDNER, Vergr. 1:80) (D.)

Die **histologische Untersuchung** im Bereiche der Perforation zeigt ein auffallend geringes, nur sehr schmales Granulationsgewebe, worin wir die *granulationshemmende Wirkung* des ACTH und des Penicillins zu erkennen glauben (vgl. S. RAUCH). Mit starker Vergrößerung zeigt sich ein Granulationsgewebe, das zwar reich an Fibrillen, jedoch arm an Bindegewebszellen ist (Abb. 7).

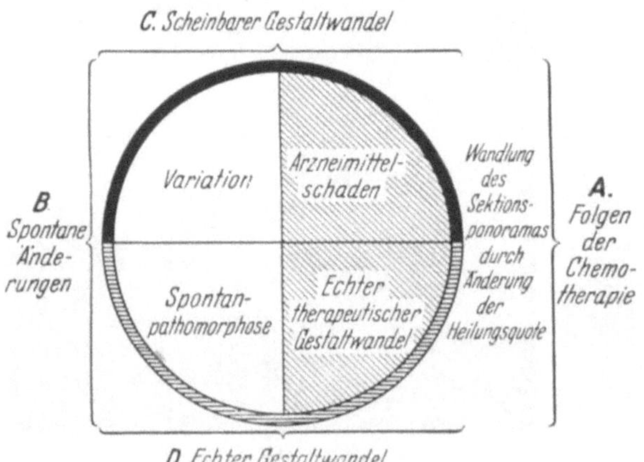

Abb. 8. Schematische Darstellung der Möglichkeiten eines Zustandekommens „abgewandelter" Krankheitsbilder

Zweck unserer allgemeinen Betrachtungen war es, neben der Klärung der in der Literatur nicht immer eindeutig gebrauchten, das Problem des Gestaltwandels betreffenden Begriffe, die Abgrenzung des *scheinbaren Gestaltwandels*, der sich sowohl in Form einfacher, im Bereiche der Zufallsschwankungen liegender Variationen, als auch in Form der von der Primärkrankheit unabhängigen Nebenerkrankungen äußern kann, herauszuarbeiten. Wir werden im speziellen Teil unserer Betrachtungen bei jedem Krankheitsbild, das uns heute in abgeänderter Form vorzuliegen scheint, die Frage zu klären haben, ob ein *echter* oder ein *scheinbarer* Gestaltwandel vorliegt. Bei Feststellung eines wahren Gestaltwandels werden wir darüber hinaus zu untersuchen haben, inwieweit dieser durch die moderne Chemotherapie entstanden ist oder die Folge einer spontanen Pathomorphose darstellt (Abb. 8).

II. Spezieller Teil

A. Die Infektionskrankheiten

Wir beginnen den speziellen Teil unserer Ausführungen über den Gestaltwandel klassischer Krankheitsbilder mit den *erregerbedingten Krankheiten* und stellen somit bewußt die Gruppe von Erkrankungen voran, die in ganz besonderem Maße geeignet ist, die großen Schwierigkeiten einer kritikvollen Beurteilung aller jener Erscheinungen, die wir unter dem Begriffe der Pathomorphose zusammenfassen, aufzuzeigen. Das Wissen um einen im Laufe der geschichtlichen Zeiten, ja selbst im Verlaufe einzelner Epidemien erfolgten Gestaltwandel der Infektionskrankheiten muß weit zurückdatiert werden, jedenfalls lange vor die Zeit der Einführung der eigentlichen Chemotherapie.

Es ist nicht unsere Aufgabe, die Pathomorphose der Infektionskrankheiten im allgemeinen abzuhandeln, hier sei auf die neueren ausführlichen Darstellungen von K. KISSKALT (1926, 1930), B. DE RUDDER (1934), H. SCHLOSSBERGER (1952), H. SCHLOSSBERGER u. I. ECKART (1952) verwiesen. Wir halten es aber dennoch für erforderlich, einige Faktoren, die dem *spontanen* Gestaltwandel, d. h. der Änderung des epidemiologischen Charakters einer Infektionskrankheit zugrunde liegen mögen, etwas eingehender zu besprechen, um eine spätere Beurteilung der allein durch die Chemotherapie bedingten Veränderungen in kritischer Weise vornehmen zu können.

Seit HIPPOKRATES und TH. SYDENHAM (1624—1689) war es der *Genius epidemicus*, der temporäre Schwankungen einzelner Krankheitsbilder und damit auch eine auffällige Änderung des „Gesichtes“ einer Seuche verursachte. W. HELLPACH (1929) führte den Begriff der „*Pathomorphose*“ ein. Bekannte Infektionskrankheiten, zum Teil gefürchtete Seuchen, scheinen heute gänzlich erloschen, wie z.B. der von 1485—1551 bekannte „englische Schweiß“, neue bisher unbekannte Krankheiten treten sprunghaft auf oder bisher wenig beachtete, weil ausgesprochen selten zu beobachtende, nehmen langsam an Bedeutung zu. E. GOTSCHLICH (1919, 1928) sprach vom „Werden und Vergehen“ der Infektionskrankheiten oder vom „Kommen und Gehen“ der Epidemien. H. H. BERG sprach im gleichen Sinne vom „Panoramawandel“. F. PRINZING befaßte sich bereits 1889 mit dem spontanen Gestaltwandel der Diphtherie, ebenso A. GOTTSTEIN (1896), und seitdem liegen zahlreiche Abhandlungen dieses Themas vor (vgl. DE RUDDER, 1934). Nicht nur das klinische und pathologisch-anatomische Bild vieler Seuchen hat sich im Laufe der Jahrhunderte gewandelt, sondern oftmals auch ihr *Verbreitungsgebiet*. Dies rief Begriffe wie „historisch-geographische Pathologie" (HIRSCH, 1886), „geomorphologische Analyse" (RODENWALDT, 1925), „Geomedizin" (ZEISS, 1931, 1937) und „Geoepidemiologie" (RIMPAU, 1937) auf den Plan.

H. SCHLOSSBERGER definiert in dem von ihm neu herausgegebenen Buch „Experimentelle Bakteriologie und Infektionskrankheiten" von W. KOLLE u. H. HETSCH, die *Infektion* als „das Eindringen pathogener Mikroorganismen in das Körpergewebe und die Auslösung bestimmter Krankheitserscheinungen, die eine Folge der Vermehrung und der Wirkung der Infektionserreger sind". F. O. HÖRING (1948) stellt besonders die „Wirt-Gast-Beziehungen von Mensch und Keimen" heraus. Wir haben bei jeder Infektionskrankheit also mit den Reaktionen, mit den Lebensäußerungen mindestens zweier Lebewesen zu rechnen, die sich gegenseitig in mannigfacher Beziehung beeinflussen können. So ist ohne weiteres verständlich, daß ein etwaiger Gestaltwandel im Bilde einer Infektionskrankheit, sei er nun *spontan* oder durch die *Therapie* bedingt, entweder durch die Veränderung der Reaktionslage des „Wirtes" oder des „Gastes", also des Erregers, ausgelöst werden kann. Diese Veränderungen können a) die Folge einer gegenseitigen Wechselwirkung darstellen oder b) unabhängig hiervon, aus endogenen Ursachen heraus, sprunghaft auftreten. Fassen wir die Erreger ganz allgemein als „Lebewesen" auf, so kann es nicht wunder nehmen, daß die einzelnen *konstanten* Arten zahlreiche *Varianten* und auch *Mutanten* erkennen lassen, also *reversible und irreversible Variationen* (A. BOIVIN, 1947). Die reversiblen Variationen sind zumeist durch äußere Verhältnisse bedingt und erstrecken sich auf Änderungen der Größe, Form und des Enzymgehaltes der Erreger. KARSTRÖM sprach auch von *„enzymatischer Adaptation"*. Die irreversiblen Varianten stellen demgegenüber neue Unterarten oder Typen dar, die nun zum Teil eigene, jedoch der Ausgangskrankheit immerhin noch ähnliche Krankheitsbilder verursachen können.

So hat man z. B. versucht die *Syphilis*, die angeblich im Jahre 1494 ihren geschichtlich ersten verheerenden epidemischen Ausbruch bei der Belagerung Neapels durch den französischen König Karl VIII. zeigte (R. MÜLLER, 1946), als Mutationsform der Frambösie zu erklären (KATNER, 1955). Andere Autoren (vgl. C. SONNENSCHEIN) halten die Syphilis- und die Frambösie-Spirochäten für Mutationsformen einer gemeinsamen Mutterspirochäte, und wieder andere (z.B. R. MÜLLER) wollen in der Frambösie eine Art Variation der Syphilis sehen.

GOTSCHLICH führt das seit 1894 zu beobachtende Wiederaufleben der *Pest*, und zwar in der früher selteneren Form der Lungenpest (HIRSCH, 1853), auf eine sprunghafte Variation des ursprünglichen Erregers zurück: „Die Häufigkeit des Hervorgehens der Lungenpest aus der ursprünglichen Drüsenpest ist von den äußeren Verhältnissen in weitem Maße unabhängig und nur durch ursprüngliche Keimvariation zu erklären."

Eine weitere bekannte, von vielen Autoren als irreversibel gedeutete Variation eines klassischen Krankheitserregers stellt das *Alastrimvirus* dar (DE RUDDER, H. SCHLOSSBERGER); es soll sich aus dem Variolavirus gebildet haben. Auch hier ist eine „neue" Krankheit, die „Alastrim" entstanden, die, obwohl in vielem der Pockenkrankheit ähnlich, doch als selbständige Erkrankung aufgefaßt werden muß. Vom *Fleckfieber* ist uns als fragliche Mutation die in Amerika bekannte BRILLsche Krankheit geläufig (C. PRAUSNITZ, 1927). Ähnliche Verhältnisse darf man bei der nahen Verwandtschaft der Erreger wohl auch für den Zusammenhang zwischen der *Tularämie* und der *Pest* annehmen (H. SCHLOSSBERGER), und vielleicht können in gleicher Weise die zahlreichen Varianten der Typhus-Coligruppe verstanden werden (R. MÜLLER). Interessant ist in diesem Zusammenhang die Bemerkung GOTSCHLICHS, daß 1905—1907 im Pilgerlazarett El Tor auf der Sinai-Halbinsel echte Choleravibrionen beobachtet wurden, die nicht nur abgewandelte bakteriologische Eigenschaften erkennen ließen, sondern auch klinisch *nicht* das Bild der uns bekannten Cholera *asiatica* verursachten.

Die Frage, ob auch harmlose Parasiten zu pathogenen Mikroben mutieren können, muß offengelassen werden. R. DOERR (1939) äußerte sich hierzu wie folgt: „Es ergibt sich aus dem Gesetz der Konstanz der Arten zunächst die Konsequenz, daß spontane oder experimentelle Infektionen nur durch einen in der Natur schon vorhandenen pathogenen Parasiten hervorgerufen werden können. Für die Umwandlung eines Saprophyten in einen Parasiten haben wir keine zuverlässigen Anhaltspunkte. Wir lassen diese Möglichkeit nur theoretisch zu, um die erste Entstehung der Infektionskrankheiten in prähistorischer oder das Auftreten bisher unbekannter Seuchen in historischer Zeit zu erklären." R. DOERR betont aber, daß es Beispiele für *willkürlich* beginnende Infektketten gibt, so das ROUSsche Hühnersarkom und der Herpes facialis beim Menschen.

Der Anstoß zur Bildung irreversibler spontaner Mutationen der Mikroben mag in vielen Fällen durch die Auseinandersetzung „Wirt—Gast" gegeben werden. Verfügt unser Organismus doch über zahlreiche Abwehrmechanismen gegen eindringende Keime bzw. gegen ihre Endo- und Exotoxine: z. B. über Leukocyten und Phagocyten mit ihren Opsoninen, über BUCHNERsche Alexine, Antitoxine u. a. m., die nun ihrerseits die Erreger in ihrer Virulenz erheblich schwächen können. Die Virulenzänderung der Bakterien, die keineswegs immer einen echten irreversiblen Mutationsvorgang darstellt, sondern oft durch eine Zunahme der sogenannten „Aggressine" (BAIL), der „Serumfestigkeit" bedingt sein kann, ist auch nicht annähernd befriedigend geklärt. So kann ein Erreger beim Durchgang durch einen abwehrschwachen Körper Virulenzsteigerung, umgekehrt bei Durchgang durch einen abwehrstarken Virulenzabnahme erfahren, auch fortgesetzte Passagen durch Menschen oder Tiere, Übergänge von Mensch auf Tier und umgekehrt können derartige Virulenzänderungen hervorrufen (ROBERT KOCH, E. GOTSCHLICH, F. NEUFELD, 1924; H. SCHLOSSBERGER u. I. ECKART). Diese Tatsache hat sich bekanntlich die Präventivmedizin bei der Pockenschutzimpfung und anderen ähnlich gearteten Schutzimpfungen zunutze gemacht.

Bei anderen Krankheitskeimen soll wiederum durch Wirtswechsel eine *Virulenzsteigerung* oder zumindest die Aufrechterhaltung einer bestimmten Virulenz gewährleistet werden, so z. B. bei der Pest (H. SCHLOSSBERGER). Die *Tollwut* erfährt beim Kaninchen durch häufige Übertragungen eine Zunahme der Bösartigkeit und ähnlich hat auch das Poliomyelitis-Virus in den letzten Jahren ganz sicher eine Virulenzsteigerung erfahren. Die Poliomyelitis, die zunächst als sporadische Erkrankung in England und Deutschland bekannt war, gilt heute als die einzige schwere Infektionskrankheit, die — in großen Epidemien auftretend — ständig im Anwachsen begriffen ist (D. M. HORSTMANN, 1948; H. PETTE, 1949). Ob der plötzliche Wandel in der geographischen Verbreitung vieler Seuchen ebenfalls einer Änderung der Virulenz ihrer Erreger zuzuschreiben ist oder vielmehr einer Änderung des Umweltmilieus, muß dahingestellt bleiben. Hierzu bekennt H. Habs: „Wir werden deshalb im Gebiet der Spekulation bleiben, wenn wir an die letzte Frage der Epidemiologie herantreten, an die des Kommens und Gehens der Seuchen." Bekannt ist das Beispiel der *Cholera*, die erst seit 1817 den Charakter einer epidemischen Erkrankung angenommen hat. Wir können in diesem Zusammenhang mit Recht von großen „Seuchenzügen" sprechen.

Widmeten wir bisher unsere Aufmerksamkeit dem spontanen Gestaltwandel der Infektionskrankheiten durch reversible oder irreversible Variationen des Erregers selbst (Mutationen, Virulenzänderungen), so bleibt uns das Zustandekommen einer Pathomorphose auf Grund von Änderungen der Konstitution oder der Reaktionslage des „Wirtes" zu beleuchten. Da es sich bei jeder Seuche um die Auseinandersetzung, um die gegenseitige Beeinflussung verschiedener „Lebewesen" handelt, müssen wir die Infektionskrankheit auch unter dem Blickwinkel der „Symbiose", der „Wirt-Gast-Beziehung" (R. Doerr, E. Martini, F. O. Höring) sehen. H. Habs warnt sogar ausdrücklich davor, allzu leichtfertig zur Erklärung von periodischen Schwankungen einzelner Infektionskrankheiten Änderungen in den Eigenschaften der Erreger selbst heranzuziehen. So halten z. B. H. A. Gins und F. Neufeld den Alastrim-Erreger *nicht* für eine irreversible Variante des Pockenvirus, sondern für ein temporär, mittels Passagen durch partiell immune Individuen abgeschwächtes *echtes* Variola-Virus. Allen bekannt und geläufig ist das Beispiel der *Tuberkulose*. Nicht allein der Erreger, d. h. etwaige Unterformen des Tuberkel-Bacillus, sondern die Art der Reaktion des befallenen Organismus bestimmt das morphologische Bild dieser Krankheit. Die Empfänglichkeit und Reaktionslage des einzelnen Patienten ist aber sowohl anlagebedingt als auch temporären exogenen Faktoren unterworfen. Die allgemeinen Gesetzlichkeiten der chronischen Infektionskrankheiten namentlich der Tuberkulose sind besonders von E. Letterer studiert worden.

Es sei ferner an die Immunität vieler Menschen dem *Scharlach* und der *Diphtherie* gegenüber erinnert, an die verschiedenen Bilder einiger bei uns als Kinderkrankheiten bezeichneter Zivilisationsseuchen, je nachdem ob sie in einem endemisch durchseuchten oder in einem bisher von dieser Krankheit unberührten Gebiet auftreten. Die Eingeborenen in den Tropen sind nach R. Müller im allgemeinen gegen Diphtherie resistent. Die *Masern* neigen bei rachitischen Kindern zu besonders schwerem und ungünstigem Verlauf, ähnlich bei ihrem Auftreten in bis dato nicht verseuchten Gebieten. Müller erinnert hier an die schweren Masernerkrankungen unter den Indianern, ferner auf den Fidschi-Inseln, bei den Hottentotten, und schließlich an den Ausbruch der Masern 1846 auf den Faröer-Inseln (P. L. Panum, 1847). Die *Windpocken* wirkten 1909 verheerend im Küstengebiet von Kamerun.

In allen diesen Beispielen handelt es sich zweifelsfrei um eine Pathomorphose bekannter Infektionskrankheiten, deren Ursache in erster Linie, vielleicht auch alleinig, in dem Verhalten des „Wirtes" zu suchen ist. Auch an das *Fleckfieber* muß in diesem Zusammenhang gedacht werden, das früher in vielen Gegenden Rußlands endemisch als relativ harmlose Kinderkrankheit auftrat, während es unter den deutschen Soldaten im Kriege 1941—1945 zeitweilig eine Letalität von ungefähr 36% (P. Schenk) erreichte. Man hat diese Phänomene der unterschiedlichen Schwere einer Infektionskrankheit in endemisch befallenen oder unberührten Landstrichen mit den Begriffen der „*Durchseuchungsresistenz*" oder der „*Seuchenfestigkeit*" zu erklären versucht, und versteht darunter, daß bei den von gewissen Seuchen stark heimgesuchten Völkern durch frühzeitiges Wegsterben der Widerstandslosen eine Art natürlicher Auslese vorgenommen werde, bzw. daß durch eine allmähliche aktive Immunisierung, die der Nachkommenschaft weitergereicht werde, eine erhöhte Widerstandskraft gegen die betreffenden Erreger zustande komme („*stille Feiung*", Pfaundler). Vielleicht mag auch der leichte Verlauf der Masern, des Scharlachs und in gewisser Hinsicht auch der Diphtherie in den letzten 30 Jahren hierauf zurückzuführen sein (G. Schenk, G. Bodechtel, A. Strümpell). Schenk spricht von einem „Kraftverlust" der infektiösen Kinderkrankheiten in den letzten Jahrzehnten.

Trotz Berücksichtigung aller dieser Faktoren, trotz Berücksichtigung zahlreicher exogener, durch klimatische Verhältnisse oder durch das geographische Vorkommen bestimmter, für die Verbreitung des Erregers notwendiger Virusreservoire (Insekten, Nagetiere) bedingter Verschiedenheiten in der Epidemiologie der einzelnen Infektionskrankheiten, die geeignet wären, eine Spontanpathomorphose verständlich zu machen, bleiben viele Fragen dieses Gebietes noch restlos ungeklärt: Fragen betreffend die Änderung der örtlichen Ausbreitung der Infektionen, eines im Laufe der Jahre sich verändernden klinischen Verlaufes, sowie Fragen, die eine Gestaltveränderung im eigentlichen pathologisch-anatomischen Sinne berühren. Wir können z. B. bis heute nicht aufklären, warum der Paratyphus A eine Seuche der warmen Länder, der Paratyphus B dagegen ubiquitär ist (H. Habs), wir wissen nicht, warum wir seit den letzten Jahrzehnten in allen Ländern einen Rückgang der Scharlachepidemien zu verzeichnen haben (de Rudder) oder eine Änderung des klinischen Bildes der Diphtherie (A. Hottinger). Wir können auch nicht annähernd wahrscheinlich machen, warum die morphologische Manifestation der Lues sich in vielem gewandelt hat. H. Schlossberger u. I. Eckart weisen darauf hin, daß es sich hierbei um ein „Mehrfaktorenproblem" im Sinne Gottsteins handelt.

Der Vollständigkeit halber sei auch erwähnt, daß eine Infektionskrankheit ihr Bild durch Hinzutreten eines weiteren neuen Infektes wesentlich ändern kann, so daß die nun resultierende Krankheit nicht das Ergebnis der Auseinandersetzung nur zweier, sondern dreier verschiedener „Lebewesen" darstellt. Wir denken an die Malariabehandlung der Syphilis, an den ernsteren Verlauf der Lepra durch eine hinzutretende Pestinfektion (G. Bodechtel, 1954). Auch die sogenannte *scheinbare* Pathomorphose der Infektionskrankheiten muß berücksichtigt werden. F. O. Höring (1948) zitiert hierzu das Beispiel des Gelbfiebers, das nach Entdeckung des Mäuseschutzversuches durch W. A. Sawyer u. M. Theiler als eine weit in die Kontinente hinein verbreitete, vorwiegend *leichte* grippeartige Erkrankung angesehen werden muß, die nur im Zuge epidemischer Häufungen zu dem schweren, uns bekannten ikterisch-nephritischen Bild führt.

Dieser Hinweis auf die Probleme der Epidemiologie, auf die Problematik des sogenannten *spontanen* Gestaltwandels, möge genügen. Wir müssen diese von jeglicher Therapie unabhängigen Wandlungen der Infektionskrankheiten stets im Auge behalten, wollen wir ein richtiges Urteil darüber abgeben, inwieweit die

Änderung eines bestimmten zu untersuchenden Krankheitsbildes durch die Therapie bedingt sein könnte. Rein theoretisch darf man zwar erwarten, daß eine Therapie, die wie die moderne Chemotherapie sowohl auf den Erreger selbst als auch auf den Abwehrapparat des Wirtsorganismus einwirken kann, in der Lage ist, Wandlungen eines Krankheitsbildes im klinischen und pathologisch-anatomischen Sinne hervorzurufen.

1. Die Viruskrankheiten

a) Die Masern

Die *Masern* stellen eine seit dem frühen Mittelalter bekannte (A. Hirsch), durch ein filtrierbares Virus hervorgerufene Infektionskrankheit dar, die in den früheren Jahrhunderten nicht selten als leichte Pockenerkrankung (deshalb „Morbilli", d. h. kleine, leichte Erkrankung) angesehen wurden (E. Glanzmann). Die Kontagiosität ist eine außerordentlich hohe, der Kontagiositätsindex etwa 95%. Nach de Rudder (1934) starben in Deutschland durchschnittlich etwa 30000 Kinder jährlich an den Masern. Die Todesfälle betreffen hauptsächlich Kinder unterhalb des 5. Lebensjahres und sind bis auf die seltenen ausgesprochen toxisch verlaufenden Masern zumeist die Folge ernster Komplikationen (R. Staehelin), vor allem durch Bronchopneumonien bedingt. Die Masernsterblichkeit ist in den Großstädten ungleich höher als auf dem Lande. De Rudder spricht in diesem Zusammenhang von sogenannten „*Pferchungsschäden*".

Während A. Hirsch (1881) und in neuerer Zeit W. Keller (1942) die Feststellung treffen, daß „keine andere Infektionskrankheit klinisch so gesetzmäßig verläuft" wie die Masern, daß also eine bemerkenswerte Änderung im Charakter dieser Krankheit nicht zu erkennen sei, glaubt R. Fischl (1929) eine Abnahme der Infektiosität und eine Zunahme der abortiven, der sogenannten „mitis"-Fälle beobachten zu können. Auch E. Glanzmann (1952) spricht von einem allgemein leichteren Verlauf der Masern im letzten Jahrzehnt ohne wesentliche Komplikationen, obwohl er hinsichtlich der Kontagiosität die Beobachtungen Fischls nicht bestätigen kann. Eine exakte Angabe über die derzeitige Häufigkeit der Masern kann, da sie in den meisten Ländern nicht mehr meldepflichtig sind, kaum gemacht werden. Glanzmann erwägt, daß sich in den leichten Masernfällen der neueren Zeit eine Mutationsform bemerkbar machen könnte, für die er die Bezeichnung „Paramorbillen" vorschlagen würde. Soviel scheint aber gesichert: Die einzelnen Masernepidemien haben im Laufe der Zeiten ihr Gesicht mehr oder weniger geändert, was nicht zuletzt sowohl von den geographisch-klimatischen Verhältnissen als auch von dem sozialen Milieu der befallenen Bevölkerung abhängig sein dürfte (de Rudder). P. Worringer (1926) nimmt eine erhöhte Empfindlichkeit des Masernvirus gegen das ultraviolette Sonnenlicht an.

Dieser sogenannte „spontane" Gestaltwandel der Masern bezieht sich jedoch weniger auf die Erkrankung selbst als vielmehr auf ihre *Komplikationen*, also auf die hinzutretenden Sekundärinfekte, die zumeist nicht durch das Masernvirus, sondern durch Begleiterreger verursacht werden. So richtet sich die *Therapie* auch neben der allgemeinen hygienisch-diätetischen Behandlung in erster Linie gegen das Auftreten von Komplikationen. Die Masern selbst sprechen weder auf Sulfonamide noch auf Penicillin an. Nach GRUNKE (1954) konnte ANDERSON (1939) in dem Verhalten seiner 123 mit Sulfonamiden behandelten Masernfälle keinen Unterschied gegenüber dem der Kontrollfälle feststellen. Nur bei den durch Kokken oder Influenzabacillen hervorgerufenen Komplikationen gelangten Sulfonamide, Penicillin und auch Streptomycin mit Erfolg zur Verwendung (H. OPITZ u. G. HERTZBERG, 1941; E. GLANZMANN).

Unsere eigene Sektionserfahrung stützt sich verständlicherweise weniger auf reine Maserntodesfälle als vielmehr auf solche, die durch sekundäre Erkrankungen, zumeist durch Bronchopneumonien eingetreten sind:

Tabelle 1. *Masern-Obduktionen am Pathologischen Institut der Freien Universität Berlin von 1930—1954*

	Gesamtsektionen	Masernfälle	Exitus durch	
			Pneumonien	St. sept.-tox.
1930—1947	16109	27 (1,66%)	21	6
1948—1954	7125	9 (1,26%)	6	1

Tabelle 2. *Masern-Obduktionen am Pathologischen Institut der Freien Universität Berlin von 1930—1954 (Komplikationen)*

	Masernfälle	Kompliziert durch			
		Scharlach	Diphtherie	Tuberkulose	Otitis media
1930—1947	27	3	1	1	3
1948—1954	9	—	—	—	4

Die *Masernpneumonie* zeigt makroskopisch einen charakteristischen Befund, der durch zahlreiche kleine kleeblattartige, fast miliare Herde an eine grobkörnige Miliartuberkulose erinnern kann. Eine Änderung dieses klassischen Bildes der Masern-Pneumonie haben wir weder an Hand des vorliegenden statistischen Materials noch auf Grund unserer eigenen Erfahrungen feststellen können. Auch sonst (s. FINKELDAY: Riesenzelleinlagerungen im Lymphgewebe der Appendix und der Tonsillen) sind uns keine auf eine vorangegangene chemische Therapie zu beziehenden, von dem bekannten Bilde abweichenden morphologischen Befunde geläufig. Der in der Literatur (GLANZMANN, DE RUDDER) oftmals besprochene spontane Gestaltwandel der Masern bezieht sich lediglich auf das klinische und vielleicht auch auf das bakteriologische Bild der Krankheit, er darf aber keineswegs dahingehend verstanden werden, daß die zur Obduktion gelangenden Masernfälle heute andersartige morphologische Befunde bieten und so die pathologisch-anatomische Diagnostik dieser Krankheit erschweren. Die von K. APPENZELLER (1955) beobachtete starke Zunahme der Masernencephalitis in der neuesten Zeit dürfte ebenfalls von der eingeschlagenen Therapie unabhängig sein, sie steht in engem Zusammenhang mit der Zunahme auch anderer Erkrankungen des Zentralnervensystems, wie z. B. der Poliomyelitis, der Vaccinationsencephalitis oder auch der Encephalitis BOGAERT (vgl. FANCONI).

Die *Rubeolen*, die *Varicellen*, die *Scarlatinella* (4. Krankheit), die *Ringröteln* (5. Krankheit), das *Exanthema subitum* (6. Krankheit) bekommen wir auf dem Sektionstisch kaum zu Gesicht. Die sehr seltenen Todesfälle sind fast ausschließlich auf nicht durch den Krankheitserreger selbst ausgelöste Komplikationen zurückzuführen. J. Ch. Shee u. P. Fehrsen teilen die Beobachtung einer Reaktivierung des Varicellen-Virus nach mehrmaliger Cortisonbehandlung mit. Sie vertreten die Ansicht, daß die Reaktionslage des Organismus durch Cortison derart verändert würde, daß dem nach der ersten Attacke im Gewebe schlafend liegenden Varicellen-Virus die Möglichkeit gegeben würde, sich zu reaktivieren, um in einer zweiten Attacke klinisch in Erscheinung zu treten.

b) Die Pocken

Über die echten Pocken, die *Variola*, haben wir bereits in der Einleitung gesprochen, auf ihre interessante Problematik betreffs einer Spontanpathomorphose ist hingewiesen worden. In den europäischen Ländern ist diese Krankheit seit Einführung der Pockenschutzimpfung praktisch bedeutungslos geworden. Wir verfügen über keine Sektionsfälle und damit auch über keine eigenen Erfahrungen. Nach F. O. Höring ist die Wirkung der Sulfonamide auf die Variola nicht überzeugend, nur G. Domagk (1941) weiß von günstigen Erfahrungen bei der Anwendung von Prontosil zu berichten. Über die Penicillintherapie liegen bis heute kaum Erfahrungen vor, so läßt sich auch nichts über einen durch diese Therapie bedingten Gestaltwandel aussagen. G. E. Breen (1951) konnte durch Behandlung mit Aureomycin und Chloramphenicol keine überzeugende Beeinflussung der Pocken wahrnehmen, wohingegen J. B. Stolte u. G. S. Sas (1951) auf Grund von 27 mit Chloramphenicol behandelten Pockenfällen den Eindruck einer günstigen Beeinflussung der eitrigen Sekundärinfektionen und der Narbenbildungen gewinnen konnten. Die Verabreichung von ACTH ließ die Krustenbildung verzögert eintreten und die Narbenbildung verringern.

A. Herrlich (1953) berichtet über die Terramycinbehandlung vorher nicht vaccinierter Pockenkranker, er läßt jedoch offen, inwieweit die beobachtete Wirkung sich lediglich auf die pyogenen Begleitinfektionen bezog. Anfang 1955 kam es nach den Berichten von Leroux, Amphoux, Billaud, Bouillond, Cadoret, Delored, Duhamel, Lobrichou, Baldrich und Andouy in Frankreich im Gebiet von Vannes zu einer Pockenepidemie. Es wurden neben Cortison und Vitamin C auch Penicillin, Terramycin, Aureomycin und Erythromycin verabfolgt. Nach Aussage der Verff. richteten sich diese Medikamente allein gegen die sekundäre Infizierung der Pusteln. Eine Beeinflussung des morphologischen Bildes der Pocken konnte nicht beobachtet werden.

c) Die spinale Kinderlähmung

Ein Gestaltwandel der *spinalen Kinderlähmung*, der *Poliomyelitis*, seit der ersten genauen Krankheitsbeschreibung durch Heine (1840), ist unverkennbar, doch ohne Zusammenhang mit unseren therapeutischen Bemühungen. Drei auffallende Erscheinungen charakterisieren diese echte Pathomorphose der Poliomyelitis: 1. Großraumepidemien sind erst seit dem 20. Jahrhundert bekannt geworden, die Seuche hat in allen zivilisierten Ländern, besonders in der Schweiz, in Norwegen, Dänemark und in Island stark zugenommen (G. FANCONI, R. MÜLLER). H. SCHLOSSBERGER stellt u. a. die merkwürdige Tatsache fest, „daß die Erkrankung am häufigsten und verbreitetsten in Ländern auftritt, in denen die öffentliche Gesundheitspflege die größten Fortschritte zu verzeichnen hat.“ 2. Der Altersaufbau der Poliomyelitis hat sich wesentlich verschoben („*Alterspathomorphose*“, FANCONI). Während die Krankheit in früheren Jahrzehnten eine „*Kinder*lähmung“ war, eine Erkrankung des schulpflichtigen Alters, tritt sie heute in steigendem Maße auch bei Erwachsenen jenseits des 20. Lebensjahres auf (W. KELLER, G. BODECHTEL, A. SCHRADER, A. WINDORFER, H. PETTE). 3. Im klinischen Bild der Poliomyelitis macht sich eine Zunahme der aparalytischen Krankheitsfälle bemerkbar, sowie ein vermehrter Befall der oberen Rückenmarkssegmente (Bulbärmyelitiden, H. PETTE, H. HAMPERL, A. STURM), d. h. eine sogenannte „*Kopfwanderung*“ (F. BAMATTER, 1943).

CHR. ROGGENBAU lehnt für die Berliner Epidemie 1947/48 die Annahme einer Charakteränderung der Poliomyelitis ab, auch die sogenannte Kopfwanderung, die sicherlich eine gegenüber früheren Epidemien höhere Letalitätsquote zur Folge gehabt hätte, konnte er nicht beobachten. Die Letalität der Berliner Poliomyelitis-Epidemie 1947/48 betrug nach den Berechnungen von W. ANDERS (1949) 9,4%, während sie für die Jahre 1937—1948 im Durchschnitt bei 12,6% lag. M. J. FREYCHE, A. M. PAYNE, M. LEDEREY (1955) werfen die Frage auf, ob nicht durch eine bessere statistische Erfassung, insbesondere der nichtparalytischen Fälle, eine Zunahme der Morbidität im Laufe der letzten Jahrzehnte vorgetäuscht worden sei.

Die Ursache der im allgemeinen anerkannten auffallenden Änderung des epidemiologischen Charakters der Poliomyelitis ist unbekannt. Sie wird zum Teil in einer Virulenzsteigerung des Erregers gesehen (W. KELLER), bzw. im Auftreten neuer Poliomyelitisviren, gegen die noch keine Immunisation stattgefunden hat (FANCONI). G. HENNEBERG (1949) erklärt die Zunahme der Poliomyelitiserkrankungen durch den in vielen Ländern eingetretenen Verlust der „stillen Feiung“. Er weist darauf hin, daß mit der Ausbildung einer hygienischen Lebensführung die Infektionswege für die Poliomyelitis, die nach neueren Untersuchungen eine Schmutzkrankheit darstelle (Übergang des Virus von Mensch zu Mensch durch die Faeces oder durch von Fliegen verunreinigte Nahrungsmittel), unterbrochen seien: „Die natürliche allgemeine Verbreitung des Virus unter den Menschen besteht in vielen Ländern nicht mehr, die stille Feiung ist nicht mehr allgemein, daher ist vielmehr eine verbreitete Empfänglichkeit dem Erreger gegenüber wegen Mangel an Immunität vorhanden“ (vgl. auch KLEINSCHMIDT, 1939; M. STAUFFENEGGER, 1948; FANCONI, 1955). Die großen Epidemien der letzten Jahrzehnte sind nach HENNEBERG erst möglich geworden, als die Bevölkerung nicht mehr immun war, sie treten auch heute dort nicht auf, wo die „stille Feiung“ noch laufend stattfinden kann. Ferner muß darauf hingewiesen werden, daß die verschiedene Schwere der Krankheitsbilder auch weitgehend vom Erregertypus abhängig ist. Der Typ I „BRUNHILDE“ verursacht die weitaus größte Zahl der schweren paralytischen Verläufe (HÖRING, 1955).

Die *pathologische Anatomie* der Poliomyelitis hat sich, abgesehen von der bereits erwähnten Verschiebung der Lokalisation, von der sogenannten „Kopfwanderung“, im Gegensatz zu ihrem klinischen Bilde kaum geändert. A. B. BAKER u. S. CORNWELL (1956) fanden in den schweren Epidemien 1946—1949 in Minnesota auffallend oft mehr oder weniger ausgedehnte, meist symmetrische Nekrosen in den Vorderhörnern, sowie in der angrenzenden weißen Substanz.

Eine *kausale Therapie* gegen diese Seuche ist unbekannt (A. TIETZE, 1949). Insbesondere besitzen wir kein wirksames Chemotherapeuticum oder Antibioticum. Bei der Poliomyelitis müssen wir in der Beurteilung einer etwaigen, durch die Therapie verursachten Pathomorphose besonders kritisch sein, da die einzelnen Epidemien in bedeutend auffälligerem Maße als wir es von anderen Infektionskrankheiten gewöhnt sind, variieren. Die Bedeutung exogener Faktoren für den Verlauf der Krankheit ist besonders groß (H. SCHLOSSBERGER, G. HENNEBERG, sowie jüngste Untersuchungen von W. SPANN u. H. UNGEHEUER, 1956, „Zur Frage der Wetterabhängigkeit der Poliomyelitis"), obwohl neuerdings BEHREND (1955) den Einfluß exogener Faktoren für das Zustandekommen der Poliomyelitis nicht mehr hoch in Rechnung stellt.

d) Die Grippe

Auch die *Grippe*, die *Influenza*, ist eine Seuche, die ihr Gesicht je nach Zeit und Ort ihres Auftretens erheblich wandeln kann; diese Tatsache war bereits in der älteren Literatur häufiger Gegenstand eingehender Abhandlungen: I. P. FRANK (1830), A. HIRSCH (1860), A. BIERMER (1865), FASSBENDER (1918), W. LEWINTHAL (1921), M. H. KUCZYNSKI u. E. K. WOLFF. Bald tritt sie als harmloser „grippaler Infekt" (s. hierüber F. O. HÖRING, 1948), bald als verschorfende Tracheitis und bald unter dem Bilde einer schweren akuten hämorrhagischen Pneumonie auf, und zwischen diesen Extremen liegen sämtliche Abstufungen der nur möglichen entzündlichen Veränderungen des Respirationstraktes mit oder ohne Komplikationen durch sekundären Bakterienbefall, durch Eiterungen, durch toxische Herz- und Kreislaufschäden, durch Neuritiden, Encephalitiden, durch otorhinolaryngolische Nebenerkrankungen oder durch Provokation völlig anderer Infektionskrankheiten wie Tuberkulose, Keuchhusten, Masern oder Scharlach.

Die Influenza ist eine seit dem Altertum im Abendlande bekannte Erkrankung. Sicherlich schon von HIPPOKRATES (377 v. Chr.) beschrieben. Sie tritt in großen Epi- oder Pandemien auf. A. HIRSCH stellte eine Tabelle sämtlicher Grippeepidemien seit 1173 zusammen. Die wichtigsten Epi- bzw. Pandemien der Neuzeit, die uns ein genaues Studium dieser Seuche, ihrer Bakteriologie, Epidemiologie, Klinik und pathologischen Anatomie erlauben, suchten Mitteleuropa 1889/92, 1918/21 und 1948/51 heim, so daß wir heute über diese Infektionskrankheit, die uns Jahrzehnte hindurch völlig im Unklaren hielt, im großen ganzen gut unterrichtet sind.

Wir wissen durch R. E. SHOPE und TH. FRANCIS (1931—34, 1937) sowie auch durch die Versuche von C. H. ANDREWES, P. P. LAIDLAW u. W. SMITH (1934), daß die Grippe durch ein filtrierbares Virus von etwa 80 $\mu\mu$ Durchmesser hervorgerufen wird. GRAETZ hatte bereits 1919 ein invisibles Virus als Erreger der Influenza angenommen und die Bedeutung des PFEIFFERschen Influenzabacillus lediglich in der Rolle eines Sekundärerregers gesehen. Wir wissen ferner, daß die Grippe in zwei verschiedenen Epidemie*typen*, einen im allgemeinen prognostisch *un*günstigeren *Typus A* und einen oftmals harmlosen *Typus B* auftritt, und daß bei den Epidemien der Anteil der verschiedenen Begleiterkrankungen erheblich variieren kann (R. MASSINI u. H. BAUR, vgl. auch H. LÖFFLER, 1955). Die neuere Grippeforschung hat gezeigt, daß sich die Typen von Jahr zu Jahr in ihren antigenen und auch pathogenen Eigenschaften nach den Gesetzen der Genetik verändern, mutieren (F. O. HÖRING, 1955). Mischinfektionen mit Bakterien, deren Pathogenität durch das Grippevirus gesteigert wird, führen zu einer sogenannten „*komplexen Epidemie*" (E. FREY, 1920; R. BIELING u. H. HEINLEIN, 1947). Problematisch bleiben jedoch in mancher Hinsicht die zahlreichen sporadischen Fälle, die leichten, klinisch durchaus grippeähnlichen Erkrankungen, bei denen der Nachweis des Grippevirus bisher nicht gelungen ist. Für unser Thema ist in diesem Zusammenhange allein die Feststellung wichtig, daß das Gesicht der Influenza je nach Art der Epidemie erheblich wechseln kann, indem die dominierenden klinischen Symptome einschließlich der Komplikationen variieren (H. G. GLEICHMANN, 1949), ferner auch die Altersverteilung (K. HERZBERG, 1949; H. G. GLEICHMANN, 1949; I. ZADEK, 1952) und entsprechend dem Alter der Patienten und den Komplikationen auch das pathologisch-anatomische Bild. Diese Schwankungen werden zumeist als „epidemiologische Abwandlungen des Erregers" (L. WANNAGAT, 1949) aufgefaßt. L. HEILMEYER und SCHUBOTHE weisen aber darauf hin, daß der Verlauf der meisten Viruskrankheiten häufig erst durch die hinzukommenden Mischinfektionen sein besonderes Gepräge erhält. Seit der großen Epidemie von 1918—1919 sinkt die Kurve der Sterblichkeit an Grippe bzw. an den sie komplizierenden Lungenentzündungen ständig ab. Nach den Erhebungen von S. D. COLLINS u. J. LEHMANN (1951) waren bei den Epidemien nach 1937 die Todesfälle sämtlich geringer als erwartet. COLLINS u. LEHMANN führen dieses auf die zunehmende Immunität der Bevölkerung sowie auf eine Abschwächung des Grippevirus zurück.

Die *Pathomorphologie* der Grippe ist von M. H. KUCZYNSKI u. E. K. WOLFF (1921) seinerzeit ausführlich dargestellt worden. Auch von M. BORST (1918), G. B. GRUBER u. A. SCHÄDEL (1918) sowie von S. OBERNDORFER (1918), TH. FAHR (1918), O. BUSSE (1918), A. DIETRICH (1918), P. HÜBSCHMANN (1917, 1918, 1919), W. FISCHER (1918), E. GOLDSCHMID (1918), F. MARCHAND u. G. HERZOG (1919) liegen ausführliche Beschreibungen der pathologischen Anatomie der Grippe vor, sowie einige Arbeiten jüngeren Datums von H. BEITZKE (1934) und H. G. GLEICHMANN (1949). Wesentlich neue Erkenntnisse haben wir auf dem Gebiet der durch die Grippe bedingten morphologischen Veränderungen bis heute nicht gewinnen können. Die für diese Krankheit so charakteristische Tracheitis, die das klassische klinische Symptom des Retrosternalschmerzes verursacht, steht häufig im Mittelpunkt der pathologisch-morphologischen Veränderungen. Sie muß aber keineswegs nekrotisierend oder pseudomembranös sein, was wohl eher der Ausdruck einer durch Sekundärinfektion verursachten Komplikation ist. Typisch sind ferner multiple Hämorrhagien, wie überhaupt kleine und größere Blutungen der Schleimhäute, auch alveoläre Lungenblutungen, welche sowohl den echten Grippe-*Virus*-Pneumonien als auch den sekundären bakteriellen Begleitpneumonien ein charakteristisches buntes Aussehen verleihen. Im allgemeinen finden wir unter den morphologischen Organveränderungen der Grippe diejenigen am auffallendsten, die durch Sekundärerkrankungen, also durch Komplikationen bedingt sind. So sagt H. Schlossberger: „Das pathologisch-anatomische Bild der menschlichen Influenza wird gewöhnlich durch die schweren Veränderungen der tödlichen Komplikationen bestimmt."

T. P. Magill (1950) weist mit Recht darauf hin, daß unser Wissen über die allein durch das Grippevirus hervorgerufenen Gewebsveränderungen sehr dürftig ist, da fast ausschließlich bakterielle Mischinfektionen in den zu Tode kommenden Spätstadien der Grippe vorliegen. Parker, Jolliffe, Barnes und Finland hatten Gelegenheit, zwei an reiner Virusgrippe Verstorbene zu obduzieren und vermißten sowohl in der Trachea als auch in den Bronchien und Bronchioli nekrotisierende Gewebsprozesse, die sie lediglich bei Mischinfektionen fanden. J. G. Kidd (1950) und H. Heinlein (1955) betonen demgegenüber als charakteristisch für die Wirkung des Grippevirus wie auch anderer Virusarten das Auftreten von oberflächlichen Epithelnekrosen, die mit gleichzeitigen Hyperplasien einhergehen („proliferative Lesions", Kidd):

„In ganz ähnlicher Weise spielen sich die Prozesse auch bei anderen Viruskrankheiten ab, z. B. bei der Grippe, wo zunächst Nekrosen auftreten, die, noch bevor der nekrotisierende Prozeß zu Ende gegangen ist, von einer Hyperplasie des Epithels gefolgt sind" (H. Heinlein).

Die allein durch das Grippevirus verursachten Krankheitserscheinungen trotzen bis heute vielfach der Chemotherapie (R. Massini u. H. Baur, A. M. Walter u. Heilmeyer, W. Grunke). Vereinzelte Mitteilungen von Kass (1950) und von Blocker u. Numainville (1951) sowie von V. O. B. Lohmann u. R. Meinecke (1951) über erfolgreiche Behandlung der Grippe mit *Aureo-* und *Terramycin* sowie auch mit *Penicillin* konnten bisher nicht bestätigt werden. Experimentell sind zahlreiche Chemotherapeutica geprüft worden, einige haben eine beschränkte Wirksamkeit erkennen lassen, doch liegt ein größeres Erfahrungsgut hierüber bislang noch nicht vor. Auch vom *Chinin*, das auch heute noch als Therapeuticum gegen die Grippe reichliche Verwendung findet, konnten durchaus nicht immer überzeugende Wirkungen gesehen werden.

Zu unserem engeren Thema des therapeutisch bedingten Gestaltwandels darf gesagt werden: Eine Pathomorphose der Influenza, die der Therapie — ganz gleich, welcher Art diese auch immer sein mag — zuzuschreiben wäre, ist uns unter Zugrundelegung der ausführlichen, wenn auch stellenweise etwas veralteten Darstellung der pathologischen Anatomie der Grippe von Kuszynski u. Wolff (1921) *nicht* bekannt! Wir können genau genommen nicht einmal von einem spontanen Gestaltwandel der Influenza sprechen, da die epidemiologische und klinische Variabilität von jeher ein Charakteristikum dieser Seuche war.

Die Entscheidung, ob eine echte Grippe trotz mißlungenen Erregernachweises bei grippeähnlichen Erkrankungen epidemiefreier Zeiten vorliegt, bereitet stets Schwierigkeiten; aus diesem Grunde kann die in alten Sektionsberichten anzutreffende Diagnose „Grippe" für exakte statistische Untersuchungen nicht verwertet werden. Sichere Virusgrippen mit erfolgtem Erregernachweis gelangten in den letzten Jahren an unserem Institut nur zweimal zur Sektion. Der Tod war bei beiden Erkrankungen wenige Stunden nach Krankheitsbeginn aufgetreten. Die Sektion zeigte in dem einen Fall (SN. 79/54, 52jähriger Mann) eine typische Viruspneumonie, im anderen Fall (SN. 998/54, 24jährige Frau) eine verschorfende Tracheitis, also beide Male durchaus zu erwarten gewesene Befunde, die keinerlei Rückschlüsse auf einen therapeutisch bedingten Gestaltwandel zulassen.

2. Die Lungenentzündung

Kaum eine Erkrankung ist in den letzten 20 Jahren so ausführlich im Hinblick auf einen durch die Therapie bedingten Gestaltwandel untersucht worden wie die *Pneumonie*. Wir können an dieser Stelle nur auf einige wenige der zahlreichen, die verschiedensten Standpunkte einnehmenden Arbeiten zu diesem Thema hinweisen: L. Griva (1937), H. Kalk u. Frobenius (1939), W. F. Gaisford (1939), Frobenius (1940), O. Gsell (1940), Y. Larsson (1941), R. Hegglin (1942), Holler (1942), J. Zeldenrust u. J. D. Verlinde (1942), G. Domagk (1947), W. H. Fähndrich (1947), H. Dorow (1947), A. Stärkle (1948), M. A. Dina (1949), W. Grunke (1949), O. Bayer u. R. Kaiser (1949, 1950), F. Stroebe u. H. Hackerott (1950), H. A. Reimann (1950), W. Kuhn (1950), J. B. Nielsen u. T. Sottrup (1951), U. Wetzel u. G. Jantzen (1952), P. Martini (1952), Fr. Tünnerhoff (1953), F. O. Höring (1954), Cl. Voss (1954), M. Bürger (1954), U. Damerow (1954), A. Heymer (1954), S. Hjort (1954), W. Doerr (1955) und H. Kelp (1955).

Die Kardinalfragen sind stets die gleichen geblieben: können wir von einem echten Gestaltwandel der Lungenentzündung unter dem Einfluß der Chemotherapie, wie ein solcher von Evans u. Gaisford (1938), von Larsson (1941) oder auch von Martini (1952) behauptet wurde, sprechen? Was hat sich an dem klassischen Bilde der Pneumonie wirklich geändert? Handelt es sich dabei um therapiebedingte Abwandlungen des Krankheitsbildes oder um solche, die der Spontanpathomorphose zugerechnet werden müßten?

Die Bezeichnung „Lungenentzündung" oder „Pneumonie" stellt lediglich einen Sammelbegriff für in ätiologischer und auch pathologisch-anatomischer Hinsicht verschiedenartige entzündliche Krankheitsprozesse der Lunge dar. Somit erhebt sich zunächst die Frage nach einem *Einteilungsprinzip* der Lungenentzündung. Welche Arten von Pneumonien sind für unsere statistischen Untersuchungen überhaupt vergleichbar, um zu sauberen Ergebnissen zu gelangen? Unterscheiden wir nach ätiologisch-klinischen oder nach pathologisch-anatomischen Gesichtspunkten?

W. Giese trennt heute lediglich zwischen bakteriell bedingten alveolären und Virus- bzw. Rickettsien-bedingten interstitiellen Pneumonien. Hegglin (1942, 1954) hält die seit Laennec und Rokitansky übliche Einteilung der Pneumonien in lobäre und herdförmige für überholt und tritt für ein ätiologisches Einteilungsprinzip ein. Bedenken wir aber, daß wir bis 1943 allein schon 68 Typen von Pneumokokken (Morch) kannten, daneben noch viele andere Krankheitskeime als Erreger der Pneumonie in Frage kommen, so müssen wir berechtigte Zweifel an der praktischen Durchführbarkeit einer solchen Einteilung äußern, zumal besonders aus den älteren Sektionsprotokollen nur selten die Ätiologie der jeweils zu betrachtenden Pneumonie hervorgeht. Wollen wir aber Vergleiche zwischen dem Bild der Pneumonie früherer Jahrzehnte und der letzten Jahre ziehen, so müssen wir uns auch der alten, früher geläufigen Einteilung bedienen.

Unser Studium gilt in erster Linie der sogenannten *genuinen, croupösen (fibrinösen) Lappenpneumonie*. Wir werden die *herdförmigen (Broncho-)pneumonien*, die den Hauptanteil der Neugeborenen-, Kleinkinder- und Alterspneumonien ausmachen, die Lungenentzündungen der Apoplektiker, der Encephalomalaciekranken und der Carcinomträger darstellen, nur kurz streifen. Eine genaue statistische Erfassung dieser Pneumonieform ist kaum möglich. Ihr Bild ist von jeher bunt und mannigfaltig, ihr Verlauf keineswegs allein von den sie hervorrufenden Erregern oder von der eingeschlagenen Therapie abhängig.

Auch die *Viruspneumonie* stellt unseren Betrachtungen erhebliche Schwierigkeiten entgegen. Sie fehlt im Sektionsgut früherer Jahrzehnte ebenso wie in den klinischen Aufzeichnungen der damaligen Zeit. Aber sind wir deswegen berechtigt, jede als atypisch in den Akten verzeichnete Pneumonie, vielleicht im Verlaufe einer Grippe, retrospektiv als Viruspneumonie zu werten? Streng genommen müßten wir, um zu exakten Ergebnissen zu gelangen, die Pneumonien aller Jahrgänge, die miteinander verglichen werden sollen, nach Ätiologie, Klinik und pathologisch-anatomischem Bilde aufschlüsseln. Andernfalls vergleichen wir vielleicht Krankheiten, deren einziges Gemeinsame die „Entzündung" der Lunge ist, die aber ätiologisch und pathogenetisch völlig verschiedene Krankheiten darstellen und die hinsichtlich eines therapeutisch bedingten Gestaltwandels einer *bestimmten* Pneumonieform nicht vergleichbar sind. Wir müssen z. B. damit rechnen, daß sich nicht die Gestalt einer bestimmten Art der Lungenentzündung geändert hat, wie etwa die der Pneumococcus-Typ-I-Pneumonie, der FRIEDLÄNDER- oder der Virus-Pneumonie, sondern lediglich das Häufigkeitsverhältnis der einzelnen Pneumonieformen untereinander, so daß früher häufig gesehene Pneumonien heute vermißt werden und einstmals seltenere Formen mehr in den Vordergrund gerückt sind. Hierdurch kann ein echter Gestaltwandel vorgetäuscht werden, obwohl in der Tat lediglich ein „Panoramawandel" vorliegen würde.

Zunächst sei das uns aus der *älteren Literatur* bekannte Bild der genuinen croupösen Pneumonie noch einmal nach den Angaben von A. LAUCHE (1928, 1937), H. ASSMANN (1939) und R. HEFFRON (1939) skizziert:

Die Krankheit, die seit LAENNEC (1819, 1820) klinisch genau präzisiert ist, beginnt meist aus voller Gesundheit mit hohem Fieber und Schüttelfrost. Die ersten beiden Tage stehen unter dem Zeichen der Anschoppung, d. h. des akuten entzündlichen Lungenödems, klinisch wohl charakterisiert durch die Crepitatio indux. Der Anschoppung folgt die Hepatisation, die wir in rote und graue Hepatisation trennen, und die ihren Namen durch die leberartige feste Beschaffenheit der befallenen Lungenlappen erhalten hat. Mikroskopisch entspricht diesem Stadium die Abscheidung von Fibrinmassen in die Lungenalveolen und die darauffolgende Durchsetzung des Fibrins mit Leukocyten (graue Hepatisation). Klinisch besteht während dieser Zeit eine vollkommene Dämpfung und oft fehlt jedes Atemgeräusch, da die Bronchien in großer Zahl von Fibringerinnseln verstopft sind. Am 7.—9. Tag (als Grenzwert werden der 5. und 10. Tag angegeben) erfolgt unter Schweißausbruch und Temperaturabfall (Krisis) die Lösung (Lysis) des Exsudates, die sich physikalisch in der Crepitatio redux kundtut. Nach J. H. MUSSER u. G. W. NORRIS (1907) sowie nach A. E. COHN u. E. H. LEWIS (1935) und R. HEFFRON (1939) beträgt die durchschnittliche Dauer der Pneumonie *ohne* jegliche Behandlung 5—8 Tage.

Von weittragender Bedeutung für unsere Betrachtungen ist die Tatsache, daß von jeher zahlreiche Variationen und Komplikationen dieser geschilderten einfachsten Verlaufsform bekannt sind (vgl. die ältere Literatur).

A. FRÄNKEL (1904) beobachtete in 6,3% aller Pneumonien *verzögerte Lösungen* und *Karnifikationen*, J. A. CHATARD, F. F. LORD u. Mitarb. (1910, 1925) solche nur in 0,6—0,7%. *Absceß-* und *Gangränbildungen* traten durchweg seltener auf (nach A. FRÄNKEL in etwa 0,4%) als verzögerte Lösungen und Karnifikationen; als ausgesprochen selten wurden sogenannte „aputride anämische Nekrosen" bezeichnet. Die *lytischen Entfieberungen* verhielten sich nach V. JÜRGENSEN (1887) zu den kritischen wie 2:3, und nach FRÄNKEL u. REICHE (1894) wie

1:2,3. LAUCHE (1928) stellte schon vor etwa 25 Jahren fest, „daß in den letzten Jahren die lytisch entfiebernden Pneumonien zugenommen haben". Nach R. HEFFRON nehmen die lytischen Entfieberungen mit dem Alter zu. Die Zeitspanne des 1.—2. Lebensjahrzehntes zeigt ein Verhältnis der kritischen zu den lytischen Entfieberungen wie 82:18, während jenseits des 60. Lebensjahres doppelt so viele lytische Entfieberungen auftreten wie kritische. WUNDERLICH beobachtete rudimentäre und abortive Lungenentzündungen, die er als „Febris ephemera" bezeichnete und die die klassische pathologisch-anatomische Stadieneinteilung vermissen ließen.

Von den Pneumonien werden alle Lebensalter betroffen. A. LAUCHE führt hierzu im einzelnen aus: über die Häufigkeit im Kindesalter liegen keine genauen Zahlen vor, die sich auf ein größeres Material stützen. In den mittleren Lebensjahren kann man eine gleichbleibende Erkrankungsziffer annehmen, die etwa 3% aller Erkrankungen und 4—6% aller inneren Erkrankungen beträgt. Im höheren Alter steigt diese Zahl auf das Dreifache an. Die Sterblichkeit ist mit 1% im 6. Lebensjahr am geringsten. Sie steigt von hier sowohl zum Neugeborenen wie zum Greise ständig an und beträgt beim Neugeborenen wie beim Greis über 80 Jahre fast 100%.

Die Virulenz und die Typenzugehörigkeit der Erreger wechseln in den verschiedenen Kalenderjahren häufig. Daraus erklären sich wahrscheinlich die Sterblichkeitsunterschiede bei gleicher Behandlung, wie von STAEHELIN, FRÄNKEL und AUFRECHT mitgeteilt. STAEHELIN fand in den einzelnen Kalenderjahren einen Wechsel der Sterblichkeit von 12—30%, FRÄNKEL u. REICHE von 16,7—23,3%, AUFRECHT von 6,6—31%, INGVAR (1938) von 7 bis zu 35% und R. HEFFRON (1939) von 13 bis zu 54%.

Als bevorzugten Sitz gibt LAUCHE im Kindesalter und im Greisenalter den Oberlappen, im Mannesalter den Unterlappen an, das männliche Geschlecht soll deutlich überwiegen. Nach A. HIRSCH ist die Lungenentzündung unter allen Menschenrassen verbreitet, besondere Empfänglichkeit einzelner Rassen sei nicht festzustellen.

Diese kurze Umreißung des in der *älteren Literatur* geschilderten klassischen Krankheitsbildes der croupösen Lappenpneumonie, so wie es aus der Zeit *vor der Sulfonamidära* bekannt ist, mag uns gleichzeitig vor Augen führen, daß *Schwankungen sowohl im klinischen Ablauf dieser Krankheit wie auch in ihrem pathologisch-anatomischen Bilde in gewisser Häufigkeit und Breite von jeher der Pneumonie eigen waren* (WOILLEZ, 1854; F. R. TÜNNERHOFF, 1953). „Wenn man sich vergegenwärtigt, daß die lobäre Pneumonie das Ergebnis einer Wechselwirkung zwischen veränderlichen Erregern und einem ebenfalls veränderlichen Körper darstellt, so erscheint es fast selbstverständlich, daß nicht alle lobären Pneumonien dasselbe anatomische Bild darbieten können. Es war schon mehrfach die Rede davon, daß unter gewissen Bedingungen Abweichungen vom typischen Verlauf der Pneumonie auftreten" (A. LAUCHE).

Wenn auch die verschiedenen Pneumonieformen Ausdruck des verschiedenen *Reaktionsvermögens* des Organismus sind (HEGGLIN), und nach LAUCHE die hyperergische Immunitätslage des Körpers Voraussetzung zur Entstehung der echten Lappenpneumonie ist, so spielen die vorliegenden Erreger für die Art des Ablaufes der Krankheit, d. h. für ihr klinisches und pathologisch-anatomisches Bild, zweifellos eine große Rolle. So sind z. B. die sogenannten atypischen Pneumonien meist solche, die nicht durch Pneumokokken hervorgerufen werden, während der Pneumococcus IV auch häufig Bronchopneumonien verursacht. Der Pneumococcus III ruft besonders schwere, auf der Schnittfläche durch schleimiges Exsudat auffallende Pneumonien hervor, wie ähnlich auch der Pneumobacillus FRIEDLÄNDER. Therapeutisch bedingter Gestaltwandel kann also dadurch vorgetäuscht werden, daß eine Spontanmutation eines bestimmten Pneumonieerregers vorliegt oder ein Phänomen, das wir bereits unter dem Kapitel der Arzneimittelschäden besprochen haben und das als „*Infektionswechsel*“ bezeichnet wird: Es kommt durch die Therapie zur Vernichtung einer bestimmten Erregerart, das vorliegende Krankheitsbild ist durch therapieresistente Keime ausgelöst, die nun ein uns bisher wenig geläufiges, „abgeändertes“ Krankheitsbild zur Ausbildung kommen lassen, „abgeändert“ insofern, als durch diese besondere Art Erreger hervorgerufene Pneumonien bis dato kaum beobachtet wurden. Zweifelsfrei liegt in einem solchen Falle ein „Gestaltwandel“ vor, aber keine therapeutisch bedingte Abwandlung einer ganz bestimmten, *ätiologisch genau definierten*, seit altersher bekannten klassischen Krankheit, sondern lediglich eine *Häufigkeitsverschiebung ätiologisch verschiedener Lungenentzündungsformen*, also ein sogenannter „*Panoramawandel*“. Auch diese Tatsache ist in der Literatur keineswegs unbekannt.

Gehören heute (vgl. CL. VOSS und M. GUNDEL) die Pneumokokken des Typus X (IV) zu den häufigsten Pneumonieerregern, nach ihnen die Pneumokokken vom Typus I u. III, so waren bislang die häufigsten Vertreter der Pneumonie erregenden Kokken die des Typus I u. II (DOCHEZ, DOMAGK). M. GUNDEL konnte in früheren Untersuchungen z. B. niemals den Typus X vorfinden. W. G. SMILLIE u. E. L. CALDWALL (1929) geben folgende Typeneinteilung: Vorkommen des Typus I bis zu 14%, des Typus II bis zu 9%, des Typus III bis zu 2% und des Typus IV bis zu 84%. R. HEFFRON (1939) nennt dagegen folgende Zahlen: Typus I = 32,8%, Typus II = 19,8%, Typus III = 10,9% und Typus IV = 36,5%. Die Abhängigkeit durch bestimmte Erregertypen verursachter Pneumonien vom *Alter und Geschlecht* der Erkrankten beschäftigte R. L. CECIL, H. S. BALDWIN u. N. P. LARSEN (1927). Im *Kindesalter* fanden sie als häufigste Erreger der Pneumonien den Typus I (45,5%), im weiteren Lebensverlauf waren die Typen I u. IV gleich häufig (zu etwa 33—36%), während im Alter die Typen III u. IV vorherrschten, beim männlichen Geschlecht überwog im Durchschnitt der Typus I, beim weiblichen der Typus IV.

Ferner gehört nach VOSS der Staphylococcus aureus haemolyticus heute nach den Pneumokokken und Streptokokken im Gegensatz zu früheren Untersuchungen zu den häufigsten Erregern der Lappenpneumonie (vgl. auch R. HEFFRON). Die Änderung der Erregertypen kann nur im Hinblick auf den sogenannten „Infektionswechsel“ als bedingt durch die Therapie verursacht bezeichnet werden, es dürfte hier wohl eine *spontane* Pathomorphose eine nicht unerhebliche Rolle spielen. C. HEGLER fand bereits 1940 eine Häufung der durch Typus III hervorgerufenen Mucosuspneumonien.

Ehe wir unser eigenes Sektionsgut sowie die sehr zahlreichen Veröffentlichungen, die von einem merklichen Einfluß der modernen Chemotherapie auf das Bild der Pneumonie sprechen, betrachten, wollen wir uns zunächst orientieren, was die Literatur über einen, von der Therapie *un*abhängigen *spontanen* Gestaltwandel dieser Krankheit zu berichten weiß. W. LÖFFLER (1941) hatte schon in dem Geleitwort zu HEGGLINS Monographie „Die Chemotherapie der Pneumonie“ vor einer allzu oberflächlichen Betrachtung der therapeutischen Erfolge gewarnt. M. RENAUD (1937) nimmt das bereits vor der Sulfonamidära auffällige Seltenerwerden der lobären Pneumonie zum Gegenstand einer ausführlichen Bearbeitung:

„Eine Krankheit ist das Produkt dreier Faktoren, wie schon der alte RABELAIS etwas boshaft sagte: der Krankheit, des Kranken und des Arztes. Die Veränderlichkeit der Anschauung der Ärzte und die Lebensweise der Patienten bewirken, daß wir sie selbst dann für veränderlich halten, wenn sie auch unveränderlich fixiert ist. Die Pneumonie ist hierfür vielleicht das beste Beispiel."

RENAUD weist darauf hin, daß die Infektionskrankheiten, ihre Verbreitung und die Schwere ihres klinischen Bildes, Funktionen der Zivilisation sind, und die Bedingungen, unter denen heute die Menschen von der Krankheit befallen werden, sich gegenüber früher völlig verändert haben. Die von RENAUD in Paris beobachteten Pneumonien werden von ihm als „wenig dramatisch" bezeichnet, sie verlaufen fast alle „gutartig und schnell", *wohlgemerkt 1937, ohne Sulfonamid- oder Antibioticabehandlung*! Aus dem gleichen Jahre (1937) stammt eine Arbeit von L. GRIVA über die Lappenpneumonie in Italien. An Hand der Zahlen des statistischen Amtes konnte GRIVA bei einem Vergleich der Jahre 1899—1904 und 1924—1929 eine eklatante Abnahme der Pneumoniesterblichkeit um 50% feststellen.

Auch FROBENIUS (1941) gesteht eine auffallende Änderung des Pneumonieablaufes *vor* der sogenannten Sulfonamidära ein, so daß die Lungenentzündung jetzt „erheblich von der Darstellung der Klassiker abweicht". Er diskutiert hierfür zwei Gründe: Die Wandlung der Pneumonie an sich (*spontaner Gestaltwandel*) und die Veränderung des Pneumonieablaufes durch die Therapie (jedoch durch die damalige Serum- und Chinin-Therapie!). FROBENIUS betont aber, daß die Änderung der Therapie allein keinesfalls eine befriedigende Erklärung für den veränderten Krankheitsverlauf abgeben könne, da auch bei Kranken, die durch den Hausarzt außerhalb der Krankenhäuser nach völlig verschiedenen und untereinander abweichenden Gesichtspunkten behandelt würden, ein deutlicher Wandel der Pneumonie nach der gutartigen Seite hin eingetreten sei. F. O. HÖRING hat neuerdings die Frage nach dem *spontanen* Gestaltwandel der Pneumonie wieder aufgegriffen. Er erwähnt eine Veröffentlichung von H. A. REIMANN (1950), in welcher dieser anführt, daß die Mortalität der Pneumonie von 1911—1947 einen *steten* Rückgang von 1,4‰ auf 0,2‰ aufweise. HÖRING hebt hervor, daß diese Senkung der Mortalitätsziffern bereits seit etwa 1927 zu beobachten sei, obwohl ein Rückgang der Morbidität nicht nachgewiesen werden konnte.

Statistisch gesichert ist ferner die spontane *Altersverschiebung* der Pneumonie. Während das bevorzugte Lebensalter noch während der dreißiger Jahre im 4. Jahrzehnt lag, fällt es heute nach zahlreichen übereinstimmenden Beobachtungen in das 5., ja zum Teil sogar in das 6. Jahrzehnt. „Trifft diese Altersverschiebung allerorts zu", sagt HÖRING, „so wäre das ein echter Wandel im Bilde der Krankheit, der wohl kaum mit der modernen Therapie in Zusammenhang gebracht werden könnte, und mithin also die einzige sicher endogene Änderung der Pneumonie wäre." Die gleiche Verschiebung im Altersaufbau der Lungenentzündung findet U. DAMEROW.

A. HEYMER dagegen kann keine merkliche Änderung des „Gesichtes" der Lobärpneumonie, sei sie nun therapeutisch oder spontan bedingt, feststellen. Er vertritt die Ansicht, daß ein Großteil der komplikationslos verlaufenden Lungenentzündungen zumeist vom Hausarzt behandelt würde und sich so der klinischen Beobachtung entzöge. Der klinisch tätige Arzt sehe also heute eine Auslese von atypischen Pneumonien, nämlich alle diejenigen Fälle, die vom Hausarzt gerade wegen ihrer Atypie zur stationären Behandlung eingewiesen worden seien. „Daneben werden heute", so fährt HEYMER fort, „viel häufiger als früher die atypischen Lungenentzündungen, Viruspneumonien usw. als solche erkannt. Sie gehen unter in dem Sammelnamen Pneumonie und lassen daher den Eindruck aufkommen, als ob das charakteristische Bild der echten Lungenentzündung sich gewandelt habe. A. REIMANN kommt nach amerikanischen Untersuchungen zu der Feststellung, daß die Lobärpneumonie niemals eine besonders große Häufigkeit gehabt, daß sie sogar gegenüber 1938 an Zahl zugenommen habe.“

ASCHENBRENNER *bestreitet* entschieden einen echten therapeutisch bedingten Gestaltwandel der Pneumonie, obwohl er keineswegs die therapeutischen Erfolge der Sulfonamide und Antibiotica verkennen will. Er hebt hervor, „daß der prozentuale Anteil der verschiedenen Pneumoniebilder sowohl während des Jahresablaufes als auch von Jahr zu Jahr einem ständigen Wechsel unterworfen ist.“ *(Scheinbarer Gestaltwandel durch Variation!)*

Wir haben diese kritischen Stimmen vorweggenommen, um mit geschärftem Blick an die nun folgenden statistischen Auswertungen heranzugehen, aber auch, um zu zeigen, daß das Thema „Gestaltwandel der Pneumonie“ keineswegs erst dem Zeitalter der modernen Chemotherapie entstammt. Für die Bedeutung der Wirksamkeit eines Medikamentes stellt HEGGLIN 3 Kriterien auf: 1. die Herabsetzung der Letalität, 2. die Beeinflussung des Krankheitsverlaufes, 3. die Wirkung auf das pathologisch-anatomische Bild. Betrachten wir hiernach das Verhalten der croupösen Pneumonie im Sektionsgut einiger großer Prosekturen:

Seit einigen Jahren haben wir Schwierigkeiten den Studenten im Sektions- und Demonstrationskursus typische Lobärpneumonien zu zeigen, was die Vermutung aufkommen ließ, daß diese dem Pathologischen Anatomen früher so bekannte Krankheit einen Gestaltwandel durchgemacht habe. Wir haben folgende Untersuchungen angestellt (H. KELP): Von 1930—1954, also innerhalb der letzten 25 Jahre, kamen am *Pathologischen Institut der Freien Universität Berlin* unter 23229 Sektionen *732 Lobärpneumonien* zur Beobachtung. Dies entspricht etwa 3% des Sektionsgutes. Teilen wir den Zeitraum von 25 Jahren in einen solchen von 1930—1939, den wir dem Beispiel Voss' folgend, als *Chininära* bezeichnen, ferner in einen solchen von 1940—1949, als sogenannte *Sulfonamidära*, und schließlich in einen Zeitraum von 1950—1954 als *Penicillinära*, so ergibt sich folgendes, der Tab. 3 zu entnehmende Bild:

Tabelle 3. *Häufigkeit der Lobärpneumonien im Sektionsgut des Pathologischen Institutes der Freien Universität Berlin*

Zeitraum	Obduktionen	Lobärpneumonien	Lobärpneumonien % d. Sektionsgutes
Chininära (1930—1939)	11 402	349	3,06
Sulfonamidära (1940—1949)	6 742	321	4,75
Penicillinära (1950—1954)	5 081	62	1,22

Auffällig ist ein deutlicher *Rückgang* der Pneumonie im Sektionsgut während der *Penicillinära*. Diese Ära deckt sich jedoch im großen ganzen mit der Zeit des wirtschaftlichen Aufschwunges in Deutschland, also der verbesserten Lebensverhältnisse, während gerade die sogenannte Sulfonamidära Deutschlands Notzeit umfaßt.

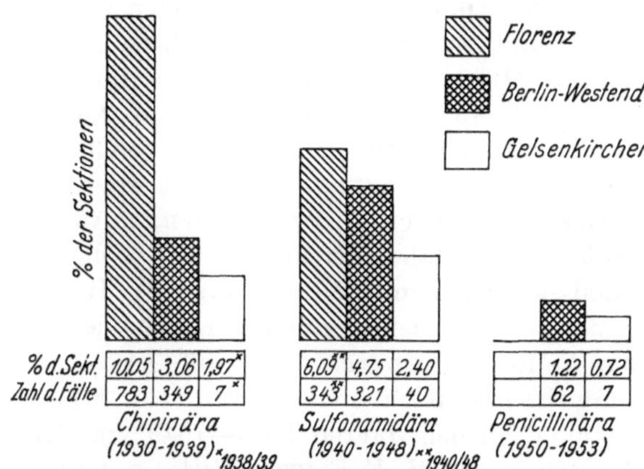

Abb. 9. Die Häufigkeit der lobären Pneumonie im Sektionsgut von Florenz, Berlin-Westend und Gelsenkirchen, geordnet nach Jahresgruppen mit bestimmter Therapie (D.)

Ein Vergleich unserer Zahlen mit den Ergebnissen der Untersuchungen von G. WEBER u. F. NOZZOLI (Florenz 1948) und von CL. VOSS (Gelsenkirchen 1953) ergibt sich aus den von DOERR aufgestellten Schemata der Abb. 9 u. 10. Wir finden darauf gleichzeitig die auf je 10000 Einwohner umgerechnete allgemeine Häufigkeit der Pneumonietodesfälle nach den Daten des statistischen Amtes beim Senator für Gesundheitswesen in Berlin (Totenscheineintragungen!). Abgesehen von der höheren, uns nicht recht erklärbaren Morbidität in Florenz, fällt bei WEBER u. NOZZOLI die eindeutige Abnahme der Pneumonie-Todesfälle in der Sulfonamid- und Penicillinära auf. In Übereinstimmung mit VOSS finden wir dagegen keinen Rückgang der Letalität während der Sulfonamidära in Deutschland. W. DOERR erklärt diese Tatsache durch die nicht immer ausreichende Verabfolgung der Sulfonamidpräparate und die materielle Not in Deutschland in der Zeit zwischen 1940 und 1950.

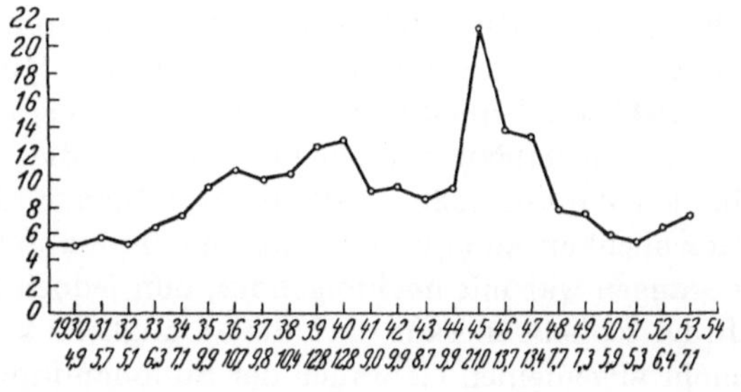

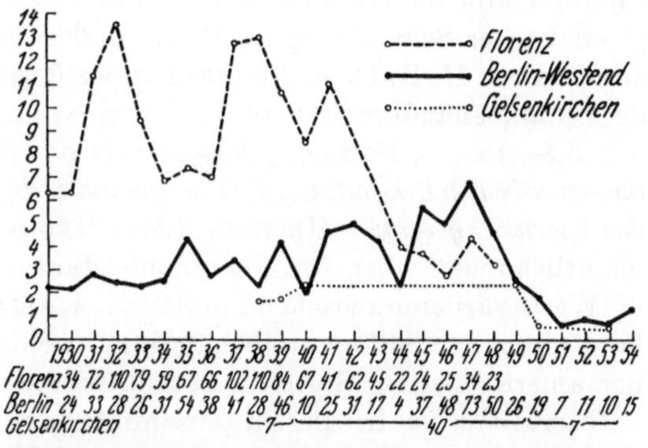

Abb. 10. Zur Häufigkeit der Lobärpneumonie. *Oben:* Berechnet auf je 10000 Einwohner von Berlin. *Unten:* Prozentuales Vorkommen im Sektionsgut in Florenz, Berlin-Westend und Gelsenkirchen. In den Abszissen sind die jeweils absoluten Fallzahlen notiert (D.)

Vergleichen wir die genannten Zahlen mit anderen statistischen Zusammenstellungen, so ergibt sich übereinstimmend überall ein Rückgang der Pneumonieletalität. MEESSEN (1955) publiziert folgende Daten:

1921—1925: 4,4% Lobärpneumonien im Sektionsgut
1949—1953: 1,1% Lobärpneumonien im Sektionsgut

des gleichen Institutes.

ASCHENBRENNER übermittelt uns eine Letalitätsstatistik der Pneumonien von BÜRGER, die während der *Chininära* (1932—1939) eine Letalität von durchschnittlich 20,1%, in den Jahrgängen zwischen 40 und 60 Jahren jedoch von 25,8% und zwischen 60 und 80 Jahren sogar von 53,1% aufwies, in der *Sulfonamidära* (1940—1953) eine solche von durchschnittlich 6% und in der *Penicillinära* (1949—1953) eine solche von nur 2,5% nennt. Nach Eubasin-Behandlung fanden HEGLER (1940) eine Letalität von 3,2—5%, JACOBI u. COENEN von 6—8%. STROEBE u. HACKEROTT (1950) sowie HEGGLIN (1952, 1954), EVANS, GAISFORD, THOMPSON, RUEGSEGGER, BLANKENHORN und HAMBURGER heben das stufenweise Abfallen der Pneumoniesterblichkeit von der Chinin- über die Sulfonamid- bis zur Penicillinära hervor. W. H. FÄHNDRICH (1947) hat durch genaue statistische Bearbeitung den Rückgang der Pneumonietodesfälle von der Chininzur Sulfonamidära von 5,5% auf 0,4% festgestellt. Im Kinderhospital Pittsburg (Pa.) fiel nach Angaben von M. L. MEUTEN u. G. A. MCCLOSKEY (1951) die Letalität in den Jahren 1939—1949 von 7,1% auf 2,8%! H. L. ISRAEL, R. C. MITTERLING u. H. F. FLIPPIN (1948) unterzogen die wegen einer Pneumonie im General Hospital Philadelphia in den Jahren 1936—1946 Behandelten einer eingehenden statistischen Sichtung. Von 1936—1937 waren 261 Patienten wegen lobärer Pneumonie ohne spezifische Therapie behandelt worden. Es starben 80 (30%), von 1940—1941 waren 429 Lappenpneumonien mit Sulfonamiden therapeutisch angegangen worden, es starben 42 (10%) und von den in den Jahren 1945 bis 1946 mit Penicillin Behandelten (321) starben 38 (10%).

G. BERG (1950) untersuchte ebenfalls die Sterblichkeit an lobärer Pneumonie in den Jahren 1929—1948 in *Stockholm* und *Göteborg*. Es zeigte sich, daß die Sterblichkeit an akuter Pneumonie in den Jahren 1939—1940 sehr stark zurückgegangen war mit nachfolgender, nun jedoch mehr langsamer, weiterer Senkung. BERG schließt hieraus, daß die anfängliche schnelle Letalitätssenkung mit einem mehr allgemeinen Gebrauch der Sulfonamidpräparate zusammenhänge. FR. TÜNNERHOFF gibt die Senkung der Pneumoniesterblichkeit von 24,3% bei rein symptomatischer Behandlung auf 12,9% in der Chininära und auf 7,1% in der Sulfonamidära an. H. KALK u. FROBENIUS beziffern die Letalität der Pneumonie unter der Chininbehandlung mit 16%, E. STRANGMANN (1941) unter Eubasinbehandlung mit 5,8—12%. „*Vorsichtig ausgedrückt hat demnach die Einführung der Chemotherapeutischen Behandlung die Pneumoniesterblichkeit um mindestens die Hälfte bis auf das Vierfache gesenkt*" (HEGGLIN, 1942). HEGGLIN publiziert eine Tabelle mit 21 Veröffentlichungen über die Pneumonieletalität unter der Sulfonamidbehandlung, die Werte variieren zwischen 4 und 21%. A. ALLODI (1940) aber fand noch 21% Todesfälle unter der Sulfonamidbehandlung, wohingegen aus der *Vor*sulfonamidära in der amerikanischen Statistik Letalitätszahlen von nur 8—33% genannt werden.

Interessant ist in diesem Zusammenhang auch eine Zusammenstellung von J. E. BENJAMIN, M. BLANKENHORN u. J. M. RUEGSEGGER, die die Pneumonieletalität unter der *Serum*therapie beobachteten und zu folgenden Ergebnissen kamen: Die Letalität der Pneumonien des Pneumococcus Typ I konnte durch die Serumtherapie von 26,5% auf 4,1 % gesenkt werden, falls das Serum innerhalb der ersten 96 Std gegeben wurde. Bei summarischer Berücksichtigung sämtlicher Pneumokokkentypen fand sich eine Senkung der Lungenentzündungssterblichkeit von 26,5% auf 9,3%.

Fragen wir, worauf die zum Teil sehr stark differierenden Angaben über die Pneumonieletalität während der einzelnen Zeitabschnitte beruhen! Zunächst spielt das *Alter* der Patienten eine erhebliche Rolle für die Prognose der Pneumonie, wie aus der von BÜRGER aufgestellten Statistik eindeutig hervorgeht. *Vergleichbar sind somit stets nur gleiche Altersgruppen*, summarische Angaben daher nicht verwertbar. Ferner müssen die Zahlenwerte „*gereinigt*" sein: Moribund zur Behandlung gelangende Fälle sind selbst in der sogenannten Sulfonamidära nicht als sulfonamidbehandelte zu werten. Ebenso nicht solche, bei denen die Sulfonamidtherapie erst nach dem 5. Tage des Krankheitsbeginnes zur Anwendung kam. Die reine Sektionsstatistik (WEBER u. NOZZOLI, VOSS, MEESSEN, KELP) tritt aus diesem Grunde bei der Beurteilung des chemotherapeutischen Effektes an Wert stark hinter den klinischen Aufstellungen zurück, besonders auch da sie nichts über die Morbiditätszahlen aussagen kann. Weiterhin ist zu bedenken, daß bedeutend mehr alte Menschen zur Sektion gelangen als junge, diese aber von vornherein nicht nur eine höhere Pneumoniesterblichkeit, sondern auch — altersbedingt — zumeist weniger typische, uncharakteristische Verlaufsformen aufweisen, ganz zu schweigen von dem veränderten Typenbild.

Gelingt es, die Zahlenwerte im erwähnten Sinne zu reinigen, so finden wir in der Sulfonamidära eine immerhin noch recht unterschiedliche Letalität der Lungenentzündungen von 1,6 bis zu 10%, jedoch, wie GRUNKE ausführt, gegenüber einer solchen in der *Vor*sulfonamidära von etwa 20—30%. Etwas günstigere Zahlen findet F. W. GAISFORD, der den Abfall der Pneumoniesterblichkeit bei Menschen *unter 50 Jahren* von 16,5% auf 1,6% durch die Sulfonamidtherapie angibt. Als Vergleich hierzu nennen U. WETZEL u. G. JANTZEN (1952) einige Zahlen für Patienten *über 50 Jahre*:

Die Sterblichkeit während der *Chininära* (1930—1938) = 48,4%,
während der *Sulfonamidära* = 9,1%
und während der *Penicillinära* von 1949—1951 = 16,1%.

GRUNKE gibt die Letalität der Pneumoniefälle im Alter *über 60 Jahren* trotz Sulfonamidbehandlung mit 15—20% an. HEGLER findet die Letalität bei den mit Sulfapyridin und Sulfathiazol behandelten Pneumonien *bis* zum 50. Lebensjahr mit 2,5%, gegenüber 10,4% *nach* dem 50. Lebensjahr, und LUBSEN mit 3,8% bei Menschen unter 30 Jahren gegenüber 43,5%(!) bei solchen über 30 Jahren. Halten wir gegen diese Zahlen der Pneumoniesterblichkeit der *höheren* Lebensalter in der Sulfonamid- und Penicillinära die obengenannten Werte aus der Zeit der symptomatischen Therapie (STAEHELIN 12—30%, FRÄNKEL u. REICHE 16,7 bis 23,3%, AUFRECHT 5,6—31%, INGVAR 7—35%), so wird deutlich, daß das Absinken der Letalität der Pneumonie keineswegs so erheblich ist, wie es auf den ersten Blick scheinen mag. PEPPER u. DOWLING geben in ihren Statistiken höhere Letalitätswerte trotz Sulfonamidbehandlung für die Pneumonien des Typus III an. GRUNKE erklärt diese Tatsache damit, daß erfahrungsgemäß gerade ältere und hinfälligere Menschen mit besonderer Vorliebe vom Pneumokokkentyp III befallen werden (vgl. auch DOMAGK).

Dennoch ist offensichtlich, daß durch die moderne Chemotherapie ein *Rückgang der Pneumoniesterblichkeit* eingetreten ist. Daneben zeichnet sich deutlich ein *spontaner* Gestaltwandel dieser Krankheit ab, der allein schon aus der Tatsache der oben erwähnten Altersverschiebung hervorgeht. Auch in unserem Sektionsgut zeigt sich eine deutliche Verschiebung des *Altersaufbaues* der Pneumoniefälle nach der Seite der hohen Lebensalter hin. Wir fanden in den Lebensjahren über 60 13,64% Pneumonien im Sektionsgut, die annähernd gleiche Zahl wie für die Jahrgänge zwischen 11 und 60 Jahren, während von den durch M. FABYAN (1910) und F. W. BERRY (1920) beobachteten Pneumonietodesfällen 62,8% unter 50 Jahren waren.

Haben wir bisher festgestellt, daß sich unter der modernen Chemotherapie ein *Wandel der Letalität* der Pneumonie vollzogen hat, der uns Pathologen im Panoramawandel des Gesamtobduktionsgutes entgegentritt, so fragen wir uns nun, *ob* und *inwieweit* sich das *klinische* und *pathologisch-anatomische* Bild seit der Einführung der modernen Behandlungsmethoden geändert hat.

Während nach den älteren Angaben die *Dauer des Fiebers* etwa 7—9 Tage betrug, tritt bei Anwendung von Sulfonamiden die Entfieberung durchschnittlich bereits nach 48 Std ein (GRUNKE, H. DOROW). FLIPPIN u. Mitarb. fanden in 88% ihres Beobachtungsgutes Entfieberung innerhalb der ersten 48 Std, GSELL in 50 bis 81%. Auch C. HEGLER berichtet über einen schnelleren Fieberabfall nach Eubasinbehandlung. GRUNKE findet *keine* Änderung der Rückbildungszeiten unter der Sulfonamidtherapie. HÖRING konstatiert, daß die Krise bereits auf den 6. Tag bei der Sulfonamidbehandlung verschoben sei, was jedoch gegenüber einigen älteren Angaben keinen wesentlichen Vorteil bedeutet. Zahlreiche Autoren (H. ROOS, H. KERN, N. MARKOFF, K. GÖPFERT D. KOCH, W. DENK und BAUMGARTNER) wollen eine Verzögerung der *Pneumonielösung* unter der Chemotherapie gesehen haben (vgl. auch G. MOTTURA, 1940), HEGGLIN findet jedoch, „daß im gesamten die Resorptionszeiten sich gleich verhalten wie nach der spontanen Krise". Auch C. HEGLER, F. STROEBE u. H. HACKEROTT, O. GSELL, W. LÖFFLER, H. LEITINGER, H. SCHNETZ, CH. UMRATH und H. DOROW berichten, daß der Lösungsprozeß durch eine vorangegangene Chemotherapie *nicht* ungünstig beeinflußt werde. STEHR, SAPINSKI, EGGERS weisen auf die große Bedeutung *extra*pulmonaler Faktoren, wie z. B. des Alters u. a. für die Infiltratrückbildung hin. Interessant ist in diesem Zusammenhang, daß Lösungsverzögerungen auch bereits der Serumtherapie zugeschrieben wurden (A. GERONNE). A. STÄRKLE (1948) glaubt beobachtet zu haben, daß die Infiltratrückbildung bei chemotherapeutisch behandelten Fällen sogar schneller erfolge, wenn die Therapie bereits vor der Fibrinausschwitzung eingesetzt habe, anderenfalls sah er keine Unterschiede zu den unbehandelten Pneumonien. H. TÖPFER (1951) — vgl. auch die Beobachtungen von M. L. MENTEN u. G. A. MCCLOSKEY (1951) — stellt zur Frage der durch die Sulfonamidtherapie verzögerten Lösung des pneumonischen Infiltrates folgende Überlegung an:

„Es ist möglich, daß durch die Sulfonamide den Abwehrvorgängen des Körpers ein wesentlicher Teil der Arbeit abgenommen wird. Es werden weniger Leukocyten auf den Plan gerufen, was sich später bei der Lösung des Infiltrates, wo es gerade auf die proteolytischen Fermente der Leukocyten ankommt, ungünstig auswirken könnte. In der Tat stürzen die Leukocyten mit Einsetzen der Chemotherapie fast schlagartig innerhalb von 3 Tagen zur Norm ab. Eine deutliche Verminderung der Leukocyten in den Lungenalveolen sulfonamidbehandelter Pneumoniker ist aber bisher von pathologisch-anatomischer Seite noch nicht beschrieben worden."

Ähnliche Beobachtungen über das Ausbleiben der begleitenden Leukocytose durch die Sulfonamidbehandlung machte M. HIRVONEN (1949).

Auf dem Sektionstisch begegnet uns am häufigsten das Bild der *grauroten Hepatisation* (28,5% der verstorbenen Pneumonien). Die graue Hepatisation folgt dann mit 13,4%, was durchaus den Erfahrungen der früheren Jahrzehnte entspricht (vgl. F. B. BERRY, 1920). Die frühe Anwendung der Chemotherapie soll nach KALK u. FROBENIUS die Exsudatbildung verhindern, die zu spät einsetzende dagegen Komplikationen fördern.

Die *Komplikationen* des spontanen Pneumonieverlaufes waren früher (vor der Sulfonamidära) — wie wir oben gehört haben — selten, namentlich der Absceß, die Gangrän und das Pleuraempyem. Wir fanden im gesamten sezierten Pneumoniegut am Pathologischen Institut der Freien Universität Berlin 23% Komplikationen (vgl. Abb. 11 u. 12), davon in der Chininära (1930—1939) 15,7%, in der Sulfonamidära (1940—1949) 31,7% und in der Penicillinära (1950—1954) 20,9%. Der Anstieg der Komplikationen in den Jahren 1940—1949, also während der Sulfonamidära, ist im wesentlichen wohl ebenfalls durch die Hungerjahre des Krieges und der Nachkriegszeit bedingt (vgl. O. BAYER u. R. KAISER, 1950).

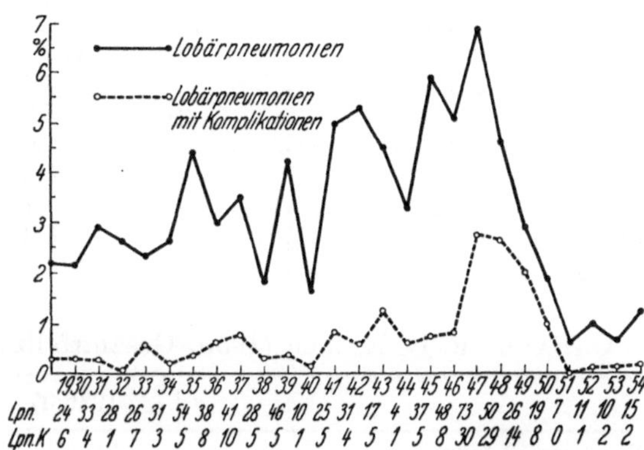

Abb. 11. Verhältnis der Pneumoniekomplikationen zu den Gesamtpneumoniefällen in Prozenten des Sektionsgutes des Pathologischen Institutes der Freien Universität Berlin

Tabelle 4. *Häufigkeit und Art der Komplikationen der im Pathologischen Institut der Freien Universität Berlin sezierten Pneumoniefälle*

Art d. Komplik.	Chininära 1930—1939	Sulfonamidära 1940—1949	Sulfonamidära 1947—1949	Penicillinära 1950—1954
Chron. Pneumonie	24 6,87%	21 6,54%	17 11,4%	5 8,06%
Absceß	16 4,58%	19 5,91%	15 10,0%	6 9,67%
Gangrän	3 0,85%	9 2,18%	5 1,0%	—
Pleuraempyem	26 7,44%	37 11,52%	23 15,4%	3 4,83%
Meningitis	8 2,29%	38 11,83%	29 19,6%	2 3,22%
Hirnabsceß	—	2 0,62%	2 1,3%	—

Tab. 4 gibt uns eine Aufschlüsselung der von uns gefundenen Komplikationen der Pneumonie. Hiernach haben die *chronischen Pneumonien* während der Penicillinära zugenommen, wenngleich auch die Zahlen zu gering sind, um eine solche Zunahme statistisch zu sichern. Wir stellen zum Vergleich die von anderen Autoren

(W. H. Fähndrich, 1947; O. Bayer u. R. Kaiser, 1950) gegebenen Werte daneben und machen besonders auf die zum Teil recht erheblichen Differenzen zwischen den einzelnen Aufstellungen aufmerksam.

W. H. Fähndrich (1947):

	Chininbehandlung	Eubasinbehandlung
Fallzahl	253	253
Todesfälle	5,5%	0,4%
Rezidive	4,3%	2,4%
Wanderpneumonie	2,0%	—
Absceß	0,8%	0,4%
Verzögerte Lösung	7,1%	2,4%
Pleuritis exsudativa	6,3%	6,3%
Empyem	4,3%	2,0%

O. Bayer u. R. Kaiser (1950) Gesamtfallzahl: 722

	1936/37	1942/43	1946/48
Verzögerte Lösung	9,4%	10,8%	25,6%
Chron. Pneumonie	1,3%	3,6%	6,4%
Pleuritis	7,7%	4,9%	11,6%
Empyem	4,7%	5,4%	3,8%
Wanderpneumonie	0,9%	3,1%	1,5%
Meningitis	0,4%	0,4%	2,3%

C. Hegler sah *keine* Vermehrung der Komplikationen unter der Chemotherapie, Evans u. Gaisford berichten dagegen über vermehrt auftretende *disseminierte Absceßbildungen nach Sulfonamidbehandlungen.* E. Borkenstein (1949) sah vermehrte Komplikationen durch die Sulfonamidtherapie ausschließlich bei älteren Menschen. Kalk (1939) erwähnt, daß die Häufung von Absceßbildungen im Verlaufe der Pneumonie auch von der Chininära behauptet wurde. Hegglin weist darauf hin, daß zunächst der Eindruck bestehe, als hätten sich auch die Pleuraergüsse nach Sulfonamidbehandlung gehäuft, diese Vermutung aber nicht bestätigt werden konnte. Dagegen sah er eine deutliche Zunahme der *Pneumonierezidive.* Während nach Norris (1948) die Rezidive in 0,06% auftraten, nach Wagner (1940) in 0,18%, gibt Hegglin für die Sulfonamidära 3,7% Rezidive an, auch Hegler beobachtete etwa 4% Rezidive. „Die Häufung der Rezidive bei den chemotherapeutisch behandelten Pneumonien ist im Ablauf der Pneumonie zweifellos etwas Neues“ (Hegglin).

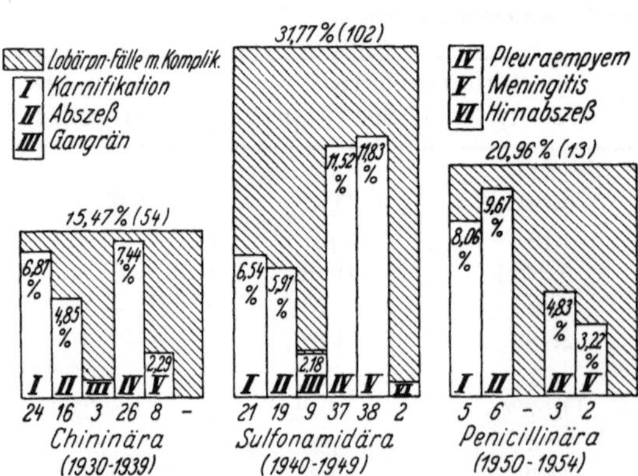

Abb. 12. Häufigkeit der Pneumoniekomplikationen, gegliedert nach Art und Anzahl derselben in Prozenten des Gesamtpneumonievorkommens am Pathologischen Institut der Freien Universität Berlin (D.)

A. STÄRKLE (1948) weist ebenfalls auf die Häufung der Rezidive unter der Sulfonamidtherapie hin, dagegen konnten F. STROEBE u. H. HACKEROTT, die nach den Forderungen von MARTINI eine alternierende Behandlung auf ihren Stationen durchführten, keine Häufung der Pneumonierezidive unter der Chemotherapie feststellen, sie sahen nur günstige Einflüsse sowohl der Sulfonamide als auch des Penicillins auf die Komplikationen der Lungenentzündung.

Bis zur Einführung der Sulfonamide kam es in etwa 2—5% der Pneumoniefälle zur *Empyem*bildung: Nach den Aufstellungen HEFFRONS in 1,6—8,6% bei sämtlichen Lobärpneumonien und bei den ausschließlich durch Pneumokokken hervorgerufenen sogar in 2,2—9,5%. Seit der Behandlung der Pneumonie mit Sulfonamiden beobachteten HEGLER, FLIPPIN, REINHOLD und SCHWARTZ die Empyembildung in etwa 1—2%. HEFFRON (1939) gibt die Häufigkeit der pneumonischen Pleuraempyeme von 1918—1933 mit 3,2% an, in der Sulfonamidära von 1939 bis 1946 mit etwa 3,5%,HEGGLIN in der Sulfonamidära mit 3,6%, STÄRKLE mit 4% und HACKEROTT mit 5,7%. Während HOLLER (1942) eine deutliche *Abnahme* der Pleuraempyeme durch die Sulfonamidbehandlung gesehen haben will, berichtet auch BREDNOW von einer *Zunahme* derselben unter der Sulfonamidtherapie.

Die *Meningitis*, die *Absceßbildungen* und die *Perikarditis*, die seit der Einführung der modernen Chemotherapie als Komplikationen der Lungenentzündungen im Sektionsgut ebenfalls vermehrt beobachtet werden können, sind im klinischen Beobachtungsgut keineswegs häufiger geworden (HEGGLIN). S. HJORT (1954) sah sogar ein deutliches Absinken der Lungenabscesse nach antibiotischer Behandlung. Nach ASCHENBRENNER können wir überhaupt nicht von einer Zunahme der Komplikationen durch die Sulfonamid- oder Penicillintherapie sprechen.

Wie erklärt sich dieser scheinbare Widerspruch zwischen den Erfahrungen der Klinik und des Pathologischen Anatomen? Durch die günstige chemotherapeutische Beeinflussung der Pneumonie, die eine offensichtliche Abnahme der Letalität zur Folge hatte, kommen heute in erster Linie durch Komplikationen erschwerte Erkrankungsfälle ad exitum, die im *Sektionsgut* nun ein Ansteigen der Pneumoniekomplikationen seit Einführung der Sulfonamide und Antibiotica verursachen.

Veränderungen des *pathologisch-anatomischen Bildes der Pneumonie* unter der modernen Chemotherapie gibt Y. LARSSON aus dem Institut von FOLKE HENSCHEN in seiner Arbeit „Über das Sektionsbild der Pneumonie bei Behandlung mit Sulfapyridin“ bekannt. Er erwähnt zwar Untersuchungsmaterial von PEPPER, RÖMKE u. VOGT und GAISFORD, welche bei der Sektion sulfonamidbehandelter Pneumonien nichts Auffälliges entdecken konnten, beschreibt aber selbst eigene und von OLDBERG erhobene Befunde, die durch leukocytenreiche nekrotische Herde in den Lungen nach Sulfapyridinbehandlung auffielen. LARSSON versucht die Frage zu klären, ob die Nekrosen im Zusammenhang mit der Methämoglobinbildung bei der Sulfapyridinbehandlung stehen, kommt jedoch zu keinem endgültigen Ergebnis. Er stellt lediglich fest, daß die Nekrosen nicht von dem bekannten Typus der „aputriden anämischen“ Nekrosen (M. REINISCH) sind, sondern als Folge der Sulfonamidbehandlung aufgefaßt werden müßten.

W. DOERR sieht in diesen zuweilen auch in der Mehrzahl vorhandenen, unscharf begrenzten, manchmal keilförmig gestalteten, in der Größe sehr variablen

Bezirken keine auf die Therapie zurückzuführenden Besonderheiten, sondern identifiziert sie mit den bereits von LEBERT (1856) und auch von ZENKER u. ROSENTHAL beschriebenen Herden, für deren Entstehung LAUCHE im wesentlichen Kreislaufstörungen auf dem Boden von Thrombosen oder lokaler Giftwirkung (REINISCH) verantwortlich macht. DOERR konnte sich nicht davon überzeugen, daß hier etwas anderes vorliegen würde als die bei alten Menschen gelegentlich zu beobachtenden sogenannten weißen Lungeninfarkte. J. ZELDENRUST u. J. D. VERLINDE beschreiben ebenfalls das Vorkommen von Nekrosen in sulfonamidbehandelten Pneumonielungen. Sie erwägen die Möglichkeit einer örtlichen Anaphylaxiefolge.

W. DENK fiel bei der chirurgischen Behandlung chronischer abscedierender, sogenannter Schaumzellenpneumonien (CHIARI) auf, daß die in Frage kommenden Patienten in den vorangegangenen Jahren zumeist mit erheblichen Dosen Sulfonamiden oder Penicillin wegen einer akuten Lungenentzündung behandelt worden waren, so daß DENK einen Zusammenhang zwischen der Pneumonietherapie und der auffallenden Häufung chronischer Pneumonien für nicht „undenkbar" hält. Chronisch-indurative Prozesse sah ferner LARSSON nach Sulfonamidtherapie gehäuft auftreten. Er erklärt sie dadurch, daß „dank der bacteriostatischen Wirkung des Sulfapyridin die primären Schutzkräfte das akute Stadium überwinden konnten, aber die daraufhin mobilisierten Makrophagen-Elemente nicht ausreichend waren, um die Infektion ganz zu überwinden. Die fortgesetzte Zufuhr von Sulfapyridin hat den Verlauf verlängert, und indurative Prozesse sind eingetreten".

Fassen wir zusammen, was sich aus dem bisher Gesagten über den Gestaltwandel der Pneumonie ergibt, so haben wir, gestützt auf unsere eigenen Erfahrungen sowie auf ein umfangreiches Literaturstudium folgende Punkte als bemerkenswert herausgearbeitet:

1. Die croupöse Pneumonie hat gegenüber früheren Jahrzehnten einen von jeglicher Therapie *un*abhängigen *spontanen* Gestaltwandel erfahren, der sich eindeutig in der *Altersverschiebung* sowie in einer *Änderung der Häufigkeitsskala* der einzelnen *Pneumokokkentypen* äußert.

2. Die Pneumonie hat in den letzten 20 Jahren ein oft schwankendes, variierendes Verhalten mit unterschiedlicher Letalitätsquote und Häufigkeit der einzelnen Komplikationen gezeigt, das in der Hauptsache in exogenen Faktoren (Krieg und Notzeiten) begründet liegt (*scheinbarer Gestaltwandel durch Variation*).

3. Durch die moderne Chemotherapie kann es zu einem sogenannten „*Infektionswechsel*" kommen, so daß nach therapeutischer Unterdrückung der üblichen Pneumokokkenarten therapieresistente Erreger zum Zuge kommen und bisher wenig bekannte Pneumonieformen, auch Mischpneumonien, hervorrufen.

4. Die Pneumonie zeigt heute ganz offensichtlich einen *prognostisch günstigeren Verlauf*, der sich in einer Abnahme der Pneumonietodesfälle und damit auch der Sektionen an Pneumonie Verstorbener äußert. Dieses ist in erster Linie wohl der *Erfolg der modernen Chemotherapie*, wenngleich wir auf Grund der Literatur hierbei auch einen gewissen spontanen Gestaltwandel der Lungenentzündung zur prognostisch günstigeren Seite hin in Erwägung ziehen müssen.

Ein echter *therapeutisch bedingter Gestaltwandel* einer bestimmten, d. h. durch einen wohl charakterisierten Erreger hervorgerufenen Pneumonieform kann nach unseren Erfahrungen *nicht* wahrscheinlich gemacht werden. Es ist offenbar keine Veränderung des pathologisch-anatomischen Bildes der Lungenentzündung durch die Therapie entstanden, die nicht auch früher wenigstens im Grundsätzlichen bekannt gewesen und beschrieben worden wäre (W. DOERR).

Zu berücksichtigen ist, daß schon allein durch die bessere Kenntnis der durch andere Erregerarten hervorgerufenen atypischen Pneumonien, diese in der Diagnostik zugenommen haben. Hierdurch kann ein Gestaltwandel vorgetäuscht werden. Auch dürfen wir keineswegs die *spontane Pathomorphose*, die — wie bereits aus der Altersverschiebung der Pneumonie sichtbar —, ganz sicher in dieses Geschehen mit hineinspielt, außer acht lassen. Es fallen neuerdings auch Kombinationsformen zwischen bakteriellen Pneumonien und Viruspneumonien auf, die ebenfalls nicht als Folge der modernen Chemotherapie erklärbar sind. Wenn H. L. ISRAEL, R. C. MITTERLING u. H. F. FLIPPIN zu der Ansicht kommen, daß die lobären Pneumokokkenpneumonien von 1945/46 sich in gewisser Hinsicht gegenüber denen von 1940/41 geändert hätten, da sie die charakteristischen Leukocytosen und ihre „dramatische Antwort auf die Chemotherapie" vermissen ließen, so interpretierte T. J. FRANCIS diese Tatsache dahingehend, daß den in der Reaktionslage veränderten bakteriellen Pneumonien primär eine Viruspneumonie zugrunde läge, der sich erst sekundär die bakterielle Infektion aufpfropfe und so betriebliche Modifikationen hervorrufe.

Während die klinischen Angaben über eine etwaige Häufigkeitsänderung der Pneumoniekomplikationen unter der modernen Therapie sehr unterschiedlich und widersprechend sind, fällt im *Sektionsbild* eine deutliche Vermehrung der komplizierenden Erkrankungen auf (CL. VOSS, W. DOERR), die aber, wie gezeigt, als „methodisch bedingt" gedeutet werden muß.

Die Akten über das Kapitel des therapeutisch bedingten Gestaltwandels der Lungenentzündung sind noch keineswegs abgeschlossen. Soviel scheint aber gesichert: Die anfänglich als eindeutig hingestellten Beobachtungen LARSSONS und anderer, die an einem therapeutisch bedingten Gestaltwandel der Pneumonie keinen Zweifel aufkommen lassen wollten, können nur mit Zurückhaltung aufgenommen werden. Bis dato ist ein *echter*, durch die Sulfonamide oder durch die Antibiotica verursachter Gestaltwandel der Pneumonie *nicht* sicher nachzuweisen, mag auch der subjektive Eindruck mancher Beobachter dafür sprechen (W. DOERR).

3. Die vornehmlich durch Eitererreger bedingten Krankheiten

Die Domäne der Chemotherapie, der Sulfonamide und Antibiotica, ist seit langem die große Gruppe der von banalen Eitererregern verursachten Krankheiten. Wenn es in der Tat einen echten, allein durch die moderne Therapie hervorgerufenen Gestaltwandel klassischer Krankheitsbilder gäbe, so müßte er uns gerade bei dieser Gruppe von Krankheiten, die in allen Ländern seit mehr als einem Jahrzehnt in tausenden und abertausenden Fällen mit Sulfonamiden und Antibioticis behandelt werden, begegnen.

Es ist eine nicht zu bestreitende Tatsache, daß die klassische *Sepsis*, die pyämische Form der pyogenen Allgemeininfektion, im Sektionsgut aller Pathologischen Institute auffallend zurückgegangen ist. Werfen wir einen Blick auf die Zahlen der in den letzten 25 Jahren am Pathologischen Institut der Freien Universität Berlin obduzierten Fälle von Septicopyämie:

Im einzelnen gesehen verhielt sich die Häufigkeit der Septicopyämie-Obduktionen wie folgt: 1930 kamen 37 Septicopyämie-Fälle zur Sektion; 1940: 12; 1950: 10; 1951: 6; 1952: 3; 1953: 2; 1954: 1; 1955: 2.

Wenngleich die Behandlung septischer Erkrankungen auch heute noch gewaltige Schwierigkeiten bietet (A. M. WALTER u. L. HEILMEYER), so scheint doch

Tabelle 5. *Zur Häufigkeit der Septicopyämie im Sektionsgut des Pathologischen Institutes der Freien Universität Berlin*

Zeitraum	Gesamtsektionen	Sepsisfälle	%
1930—1947	16109	247	1,53
1948—1955	8275	48	0,58

im ganzen gesehen ein gewisser Wandel im Verlaufe der pyogenen Infektion in Richtung auf ihre Lokalisierbarkeit eingetreten zu sein. Wir wollen in diesem Zusammenhang nicht näher auf den Sepsisbegriff und seine gesamte Problematik eingehen, wir verweisen auf die ausführlichen Darstellungen von K. BINGOLD (1952). Es kommt uns lediglich auf die Feststellung an, daß die pyämisch-septischen Erkrankungen seit der Einführung der modernen Chemotherapie im *Sektionsgut* seltener geworden sind. Nicht merklich seltener geworden scheint dagegen die Häufigkeit der eiterbildenden Krankheitsprozesse überhaupt, so daß es den Anschein hat, als würden heute ein Teil der früher zur Sepsis führenden Eitererkrankungen durch die Therapie beherrscht.

G. DOMAGK und REICHERT führen die Verminderung der Abort- und Puerperal-Sepsistodesfälle auf die Sulfonamid- und Penicillintherapie zurück. K. BINGOLD warnt jedoch vor einer zu optimistischen Beurteilung der therapeutischen Beherrschung septischer Erkrankungen. „Wenn ein Autor von einer erfolgreichen Behandlungsweise der Sepsis spricht, so darf er nicht über manchmal glücklich verlaufende Fälle mit einem therapeutischen Mittel berichten, sondern er muß den Standpunkt erörtern, den er gegenüber der Sepsis einnimmt. Er müßte sich unter Angabe einer ganz präzisen Diagnose darüber äußern, ob er mit seinem Therapeuticum z. B. eine Thrombophlebitis im Gebiet der Vena cava inferior, vielleicht hervorgerufen durch Staphylokokken post abortum behandelt oder gar geheilt hat . . .“ (BINGOLD). RIFFART (1950) weist darauf hin, daß z. B. die Abnahme der Abort-Todesfälle keineswegs allein auf das Konto der Sulfonamidbehandlung käme, sondern die Verbesserung der Mortalitätsverhältnisse auf die exspektative Therapie sowie auf eine heute geübte andersgeartete Methode der Abtreibung zurückzuführen sei. BINGOLD bestreitet den von uns im Sektionsgut beobachteten Rückgang der septischen Erkrankungen keineswegs, er sieht in diesem Rückgang aber nicht den alleinigen Erfolg der Chemotherapie. Es greifen hier ähnlich wie bei der Pneumonie ganz sicher verschiedene Vorgänge eng ineinander: Scheinbare Pathomorphose, echter spontaner Gestaltwandel und auch eine gewisse therapeutische Beeinflussung des Krankheitsbildes.

Ähnlich schwierig liegt die Beurteilung eines therapeutisch bedingten Gestaltwandels der *Osteomyelitis*. Diese zurückhaltende Bemerkung wird manchen, der die neueren Arbeiten von K. BLANKE (1952) und H. HELLNER (1954) über die Behandlung der hämatogenen Osteomyelitis kennt, in Erstaunen setzen, um so mehr, als auch die Sektionserfahrung vieler Pathologischer Institute, einschließlich des unsrigen, für einen in den letzten Jahren seit der Einführung der Chemotherapie eingetretenen Wandel dieser Krankheit zu sprechen scheint.

HELLNER (1950, 1954) nennt die Osteomyelitis eine Erkrankung, die „in den letzten 10 Jahren ihre Gestalt völlig verändert" hat. „Durch die antibiotische Behandlung ist es gelungen, diese gefährliche und sehr häufig zu körperlichen oder schweren Organschäden führende Erkrankung abzuwenden. Es ist das ohne Zweifel einer der besten Erfolge der Chemotherapie auf chirurgischem Gebiet." HELLNER unterscheidet beim Verlaufe der hämatogenen, durch hämolytische Staphylokokken hervorgerufenen Osteomyelitis eine *Vorpenicillinära*, die charakterisiert war durch das Auftreten der *Markphlegmone* nach Haftung der Erreger in der Metaphyse und durch den darauffolgenden *subperiostalen Absceß*, sowie durch die bekannten klassischen Veränderungen der *Totenladenbildung*, der *Sequestrierung* und des sympathischen *Gelenkergusses* und eine klinisch und röntgenologisch einwandfrei hiervon abzugrenzende *Ära der antibiotischen Behandlungsmethode*. Die Osteomyelitis wird heute zumeist im Stadium des Abscesses zum Stehen gebracht. Es kommt also nicht zu der Markphlegmone und nicht zu ausgedehnten Sequestrierungen. Somit sind nach Ansicht HELLNERS auch die meisten Komplikationen der Osteomyelitis (Spontanfraktur, Amyloid, Sepsis, Polyarthritis, Ankylose) vermeidbar. Auch W. AXHAUSEN (1951) sieht in dieser Abwandlung des klinischen Bildes einen echten durch die Therapie bedingten Gestaltwandel. Er sagt:

„Der klinische Verlauf der akuten hämatogenen Osteomyelitis hat unter der modernen Penicillinbehandlung eine wesentliche Wandlung erfahren. Bei frühzeitiger und konsequenter Durchführung werden Sequesterausstoßung und Fistelbildung, vor allem der Übergang in das chronische Stadium fast immer vermieden. Wir dürfen bei der Wiederherstellung der Knochenstruktur im Röntgenbild auf eine tatsächliche Heilung des osteomyelitischen Prozesses schließen. Tritt aber wegen zu spät einsetzender Therapie ein Sequester auf, so überwindet mit Hilfe der bacteriostatischen Wirkung des Penicillins das resorbierende Granulationsgewebe die vorhandene Keimflora, legt sich dem Sequester an und beginnt sogleich mit seinem flächigen Abbau. Die vollständige Resorption des Sequesters und die nachfolgende Auffüllung des Knochendefektes ist der röntgenologische Ausdruck für die tatsächliche Ausheilung der akuten Osteomyelitis."

K. BLANKE (1948, 1949, 1950, 1952) spricht von einer „grundlegenden" Änderung der Problematik der Osteomyelitisbehandlung seit der Einführung der Antibiotica. Während LAEWEN auf der 63. Tagung der Deutschen Gesellschaft für Chirurgie 1939 noch der operativen Therapie der akuten Osteomyelitis das Wort redete, die jedoch weder die relativ hohe Letalität von 18%, noch die Entwicklung der chronischen Osteomyelitis verhindern konnte, melden HIGGINS u. Mitarb., MATHEWS (1947) und SNOPEK (1947), R. GARSCHE (1952) und A. SCHLEINZER (1952) ein Zurückgehen der Letalität durch primäre, rein medikamentöse Penicillintherapie auf 0—4%.

Ganz so günstig liegen die Erfolge bei der Behandlung der *chronischen* Osteomyelitis nicht, hier wird der operativen Therapie immer noch der Vorrang zu geben sein. Aber auch hier haben die Antibiotica Gutes geleistet. K. BLANKE und auch U. GRAFF warnen jedoch vor der *Unter*dosierung der antibiotischen Mittel, die den osteomyelitischen Prozeß nicht zur Abheilung bringt, sondern eine chronische, schleichende „torpide Mittelform" (W. DOERR) zur Ausbildung kommen läßt, also in diesem Falle einen *echten therapeutisch bedingten Gestaltwandel* produzieren würde. Es kommt hierbei zu bestimmten Übergangsformen zwischen der akuten foudroyant verlaufenden und der chronischen Osteomyelitis. So werden bei unterschwelliger Penicillintherapie häufiger Restzustände am Knochen im Sinne kleiner BRODIEscher Abscesse (R. A. v. OEYNHAUSEN, 1949) sowie sogenannte blande Corticalisostitiden beobachtet (HELLNER, 1950). Die Spontanfrakturen sind nach der antibiotischen Therapie nicht zurückgegangen (KOPF, 1949; BLANKE), sie sollen sogar durch ungenügende Dosierung der Antibiotica zugenommen haben (U. GRAFF, 1950). H. WACHSMUTH erklärt dies dadurch, daß unter der antibiotischen Behandlung die periostale Reaktion und die Callusbildung (W. LENTZ, 1950) zurückgedrängt und damit der Spontanfraktur Vorschub geleistet werde. Im allgemeinen überwiegen nach WACHSMUTH die produktiven Vorgänge nach der Penicillintherapie gegenüber den regressiven, so daß selbst große Sequester noch eingebaut werden können. Auch H. BRÄUTIGAM (1949) und S. AIRD (1950) erwähnen den Wiedereinbau bzw. die Resorption der Sequester unter der Penicillin-Sulfonamidtherapie. Nach H. GRUNERT u. C. SIEBERG (1949) weist der Verlauf der Penicillin-behandelten Osteomyelitis zwar alle aus der Vorpenicillinzeit bekannten Phasen auf, die Phase der Regeneration ist jedoch durch den Fortfall der Sequesterausstoßung wesentlich verkürzt.

Stellt man den Verlauf der hämatogenen Osteomyelitis so wie er uns aus der Vorpenicillinära bekannt ist (FREY, 1948), dem der heutigen mit Antibioticis behandelten Fälle gegenüber, so ergibt sich anscheinend ganz eindeutig nicht nur der bereits erwähnte *Rückgang der Letalität* (nach BLANKE auf 2,3%!), sondern auch eine merkliche *Abkürzung der gesamten Krankheitsdauer* (SELF, 1951) und vor allem ein starkes *Zurückgehen sämtlicher Komplikationen*. Die Symptome können unter der Penicillintherapie so stark gedämpft werden, daß das Bild einer „*Osteomyelitis larvata*“ entsteht (E. E. VUORI u. M. SULAMAA, 1948). Die Gelenkbeteiligung ist selbst bei Herden, die in Gelenknähe etabliert sind, *selten* geworden (BLANKE, 1949). J. BISGARD (1932) gab die Gelenkbeteiligung der Osteomyelitis noch mit 23,5% aller erkrankten Fälle an.

Betrachten wir nach diesen Vorbemerkungen unser eigenes Sektionsgut in bezug auf das Vorkommen der Osteomyelitis; es handelt sich hierbei fast ausschließlich um ältere bzw. alte osteomyelitische Krankheitsprozesse (Tab. 6).

Tabelle 6. *Zur Häufigkeit der Osteomyelitis im Sektionsgut des Pathologischen Institutes der Freien Universität Berlin*

Zeitraum	Gesamtsektionen	Osteomyelitis	%
1930—1947	16109	46	0,28
1948—1954	7125	11	0,15

Wir stellen in unserem Leichenmaterial demnach einen Rückgang der Osteomyelitis um 50% fest.

Wir müßten zwar, um statistisch exakt zu verfahren, die einzelnen durch die verschiedenen Erreger verursachten Osteomyelitiden getrennt betrachten. Doch da nach den Ergebnissen der Untersuchungen von LAEWEN (1939), PUCKERT (1946) und GLUTSKAYA (1948) 84—90% aller Osteomyelitiden durch Staphylokokken hervorgerufen werden, vernachlässigen wir die selteneren Erreger wie z. B. den Streptococcus hämolyticus, den Pneumococcus, den Influenzabacillus, den Strahlenpilz oder den Gonococcus.

Überblicken wir das eben Gesagte noch einmal im Zusammenhang, so gewinnen wir durchaus den Eindruck, in der Osteomyelitis ein *Schulbeispiel für den therapeutisch bedingten Gestaltwandel* gefunden zu haben. Das klinische sowie das pathologisch-anatomische Bild der Osteomyelitis haben sich ohne Zweifel gewandelt und der zeitliche Zusammenfall dieses Wandels mit der Einführung der antibiotischen Therapie scheint gesichert (vgl. S. Szücz u. J. Ladányi, 1949; F. Weber, 1955).

Die Krankheitsform der Osteomyelitis hängt wie die jeder erregerbedingten Krankheit sowohl von der *Virulenz* der Erreger wie auch von der *Abwehrbereitschaft* des Organismus ab (vgl. H. Feigel, 1955). G. Fanconi (1954) hat dieses unlängst in seinem bekannten Dreiecksschema zum Ausdruck gebracht, das die verschiedenen Formen der Osteomyelitis: Osteomyelitis sclerosans (Garrè), Brodie-Absceß, O. albuminosa, O. chronica, O. acuta, O. acutissima (septica), als verschiedene Stufen der Auseinandersetzung zwischen der Virulenz des Erregers und der Abwehrkräfte des Organismus kennzeichnet. Hierdurch wird deutlich, daß die verschiedenen unterschiedlichen Verlaufsformen der Osteomyelitis auch durch den bereits eingehend besprochenen *spontanen* Gestaltwandel, durch die bei den Seuchen bereits erwähnte Spontanpathomorphose zustande kommen könnten. Es wäre demnach durchaus denkbar, daß das Zusammentreffen des Wandels der Osteomyelitis mit der Einführung der Chemotherapie ein rein zufälliges wäre. Diese Annahme mag angesichts der großen Erfolge der Chemotherapie zunächst sehr theoretisch konstruiert erscheinen, gibt aber doch Veranlassung zum Nachdenken, wenn wir uns daraufhin die ältere Literatur genauer ansehen.

A. Laewen (1939) berichtete auf der bereits erwähnten 63. Tagung der Deutschen Gesellschaft für Chirurgie über die *geographisch bedingten* Verschiedenheiten im Verlaufe der Osteomyelitis. Er sah in *Leipzig* und *Marburg* die schwersten Verlaufsformen der akuten hämatogenen Osteomyelitis, während Buzello (1928) und W. Müller einen besonders schweren Verlauf dieser Krankheit in *Mecklenburg* (Greifswald-Rostock) beobachten konnten. Enderlen (1928) sprach von auffallend leichten Verlaufsformen in *München*, von mittelschweren in *Basel*, *Würzburg* und *Heidelberg*. Interessant ist ferner, daß Wakeley (1932) bereits von der akuten Osteomyelitis als einer *verschwindenden Krankheit* sprach. Er sieht die Ursache des Rückganges der Osteomyelitis in der fortgeschrittenen Wohnungs- und Straßenhygiene. Wenngleich dies nach unseren Erfahrungen auch keineswegs zutrifft, so können wir doch nicht übersehen, daß auch J. C. Lehmann (1938) in Übereinstimmung mit seinem Lehrer W. Müller eine *spontane*, von der Therapie *un*abhängige Änderung des Charakters der Osteomyelitis in Richtung auf eine abgeschwächte mildere und protrahierte Verlaufsform feststellt. Er führt u. a. aus: „Die Osteomyelitis befindet sich zur Zeit in einer Periode, die vorwiegend durch einen schleichenden, abgeschwächten Verlauf gekennzeichnet ist, milder sowohl im klinischen Bild wie in den pathologisch-anatomischen Veränderungen." Der Verlauf sei heute — wohlgemerkt 1938(!) zu einer Zeit, da die moderne Chemotherapie kaum entwickelt war — derart, daß nach einigen Tagen die Temperatur von 38—39° C rasch auf subfebrile Werte heruntergehe, und die Kranken während des weiteren Krankheitsverlaufes bei leidlichem Wohlbefinden blieben. Es komme dann zu im Röntgenbild erkennbaren, mehr oder weniger umfangreichen periostalen Reaktionen. Das Charakteristische dieser neuen Verlaufsformen sei, daß der aus dem Knochen ausgeschaltete corticale *Sequester* nicht mehr zu beobachten sei. Auch die Gelenkbeteiligung sei selten geworden und oft fehlen die Absceßbildungen. Schon damals wurden von einigen Bearbeitern Parallelen dieses Verhaltens der Osteomyelitis zu der spontanen Pathomorphose der Seuchen gezogen.

In neuerer Zeit hat E. Schütze (1950) hervorgehoben, daß die Osteomyelitis auch *ohne* Behandlung mit Sulfonamiden oder mit Penicillin ihren Charakter wesentlich geändert habe. Sequestrierungen kämen zwar noch vor, seien aber selten geworden. Es falle neuerdings die Neigung zur Bildung von *Corticalisosteoid* auf. Auch erreiche das Fieber bei der akuten hämatogenen Osteomyelitis nicht mehr die früher bekannten hohen Grade. Schütze sagt: „Allgemein gesehen, scheint der Knochen an Eigenschaft eingebüßt zu haben, auf spezifische Noxen in spezifischer Weise zu reagieren. Er entwickelt dafür die Neigung zu einer uniformen, milderen Reaktionsweise, die es ihm gleichsam nicht mehr erlaubt, einen besonderen Aufwand zu treiben.“ Die Bildung des Corticalisosteoids wird als Ausdruck hierfür angesehen.

E. Grau (1950) weist ebenfalls auf die periodischen Schwankungen im Erscheinungsbild der Osteomyelitis hin. Hellner selbst publizierte einen Osteomyelitisfall, der spontan, d. h. ohne Einwirkung von Sulfonamiden oder Penicillin durch eingeleitete sklerotische Prozesse zur Ausheilung gelangte. Auf der anderen Seite betont Th. Nägeli (1953), was ja allgemein bekannt ist, daß wir trotz der „revolutionären“ Umstellung der Therapie der Osteomyelitis durch die Antibiotica nicht immer in der Lage sind, diese Krankheit zu heilen, daß es trotz dieser Therapie zu eitrigen Einschmelzungen und zur Nekrose kommen kann.

Diese Ausführungen sollen deutlich machen, daß wir in der Beurteilung eines etwaigen therapeutisch bedingten Gestaltwandels der akuten hämatogenen Osteomyelitis doch mehr Vorsicht walten lassen müssen als zunächst notwendig erschien. Die Erfolge der antibiotischen Therapie sollen und können keineswegs bestritten werden, es muß aber in Betracht gezogen werden, daß sie mit einem sich bereits *vor* der Penicillinära anbahnenden *spontanen* Gestaltwandel zusammenfallen. Wenngleich es nicht möglich ist, prozentual abzugrenzen, was an der veränderten Verlaufsform und am veränderten pathologisch-anatomischen Bild auf das Konto der Chemotherapie und was auf das Konto der Spontanpathomorphose zu setzen ist, so scheint doch sicher, daß der uns heute auffallende Gestaltwandel der Osteomyelitis *keineswegs allein* durch die moderne Therapie erklärt werden kann.

Auch die durch den *Meningococcus* (Neisseria intracellularis), verschiedene *Pneumokokken*arten und andere Erreger hervorgerufenen eitrigen (nicht fortgeleiteten) *Leptomeningitiden*, die immer wieder als Beispiel für den therapeutisch bedingten Gestaltwandel genannt werden, bieten einer kritischen Beurteilung ihres Verhaltens unter der Chemotherapie mancherlei Schwierigkeiten. In unserem Sektionsgut ist die Meningitis epidemica fast völlig verschwunden, die hämatogene metastatische stark zurückgedrängt, während die fortgeleiteten otogenen und rhinogenen Meningitiden weiterhin in unverminderter Zahl und Stärke zu beobachten sind. Inwieweit können wir das Zurückgehen der Todesfälle an eitriger, nicht fortgeleiteter Meningitis als einen Erfolg der Chemotherapie buchen?

Das Sprunghafte in der *Epidemiologie* der Meningitis epidemica wurde bereits von A. HIRSCH (1866) hervorgehoben. Er unterscheidet in der Geschichte der epidemischen Meningitis bis Mitte vorigen Jahrhunderts 4 Perioden. Von 1805 bis 1830 tritt diese Erkrankung nur in vereinzelten Epidemien in Europa auf, von 1837—1850 herrscht sie als Seuche in Südeuropa und in Nordamerika und von 1854—1876 zeigt sie die weiteste Verbreitung über ganz Europa, Amerika und einen Teil Asiens und Afrikas, während nach 1876 sich nur noch vereinzelte Ausbrüche finden. DE RUDDER sagt zu dem neuerlichen Abflauen der Meningitis epidemica in der Vorsulfonamidära:

„Wenn die epidemische Meningitis in Deutschland im letzten Jahrzehnt keine großen epidemischen Ausbrüche aufgewiesen hat, welche die Aufmerksamkeit weiterer Kreise auf sich gelenkt hätten, so liegt das nicht etwa an uns, d. h. an bestimmten, erfolgreichen Bekämpfungsmaßnahmen, wie wir solchen etwa den Rückgang der Typhus- oder Ruhrinfektionen zu danken haben. Die Genickstarre zeigte vielmehr keine Epidemie großen Umfanges, obwohl wir seit Jahren nicht das mindeste gegen sie unternommen haben. Die epidemische Genickstarre befindet sich derzeit bei uns in Deutschland also auf einem Tiefpunkte aus jenen unbekannten Gründen, über welche oben verschiedentlich zu sprechen war."

Wir erfahren also, daß die Erkrankungsziffern aus nicht näher erklärbaren Gründen zurückgegangen sind, die Letalitätsquote scheint aber bis zur Einführung der Sulfonamide annähernd gleich geblieben zu sein. Nach R. MÜLLER wurden in Deutschland von 1929—1939 die aus der Tab. 7 ersichtlichen Erkrankungs- und Todesziffern gemeldet. Wir ersehen aus diesen Zahlen, daß sich

Tabelle 7. *Erkrankungs- und Sterbeziffern an Meningitis epidemica in Deutschland von 1929—1939* (nach R. MÜLLER)

Jahrgang	Erkrankungszahl	Sterbezahl	%
1929	959	503	52
1930	663	351	53
1931	574	307	53
1932	494	266	54
1933	617	366	59
1934	1100	456	41
1935	1362	649	48
1936	1355	732	54
1937	1595	831	52
1938	1790	861	48
1939	5120	1980	39

nach 1934 wieder ein Ansteigen der epidemischen Meningitis bemerkbar gemacht hat. G. DOMAGK (1947) führt diese Zunahme der epidemischen Genickstarre nicht zuletzt auf die großen Massenveranstaltungen der dreißiger Jahre zurück.

Nach der Einführung des *Uliron* in die Therapie sank die Letalität in der Kölner Kinderklinik (Direktor: Prof. Dr. KLEINSCHMIDT) auf 16% ab. GUNDEL (1942) und S. UNTERBERGER (1941) führen den plötzlichen Abfall der Letalität der Meningitis ebenfalls auf die 1939 in die Therapie eingeführten Sulfonamide zurück. O. GSELL (1952) spricht von einem „gewaltigen Umschwung" in der Prognose dieser Seuche durch die Sulfonamidtherapie.

Die *Letalität* ist um mehr als 50% seitdem zurückgegangen (W. GRUNKE, 1949; N. URBAN u. A. STECHERN, 1952). DOMAGK gibt sie heute mit rund 4,5—5% an. MURAZ, CHIRLE u. QUEGUINEZ (1938) beschrieben eine Meningitisepidemie in

Französisch-Liberia, die unter den nicht mit Sulfonamiden Behandelten 75% Todesopfer forderte, unter den Sulfonamidbehandelten dagegen nur 10,7%. R. B. SOMERS u. Mitarb. sowie B. USHER (1939) berichteten von einer schweren Epidemie im ägyptischen Sudan, die anfänglich, vor Einführung der Sulfonamidbehandlung 80% Todesopfer forderte, nach Einführung der Sulfonamidpräparate nur noch 10,2%. Unter dem Einfluß dieser modernen Chemotherapie sank die Letalität der Meningokokkeninfektionen in der amerikanischen Armee von 39% im ersten Weltkrieg auf 3,8% im zweiten Weltkrieg (W. B. DANIEL, 1950).

J. M. KINDSMAN u. C. A. D'ALONZO (1946) sowie D. H. ROSENBERG, P. A. ARLING, C. H. RAMMELKAMP u. C. S. KEEFER (1943) betonen, daß von einer wirksamen Sulfonamid- und Penicillintherapie nur bei intralumbaler Verabfolgung dieser Medikamente gesprochen werden könnte. A. L. HOYNE u. R. H. BROWN (1948) geben die Letalität der Meningitis unter der Penicillintherapie noch mit 26,2% an, sie nennen die Erfolge der Penicillintherapie sogar „enttäuschend", müssen aber zugeben, daß sich bei gereinigter Statistik (Herausnahme der moribund in die Behandlung kommenden Fälle) die Letalitätsziffer auf 8,9% senkt.

In einer sehr umfangreichen Monographie berichtet E. TROLLE (1953) auf Grund genauer Nachuntersuchungen aller überlebender Patienten, die in der Zeit zwischen 1920 und 1945, also in der Zeit *vor* und *nach* Einführung der Chemotherapie, wegen einer Meningokokkenmeningitis im *Blegdam-Hospital* (Kopenhagen) behandelt wurden, über die verschiedenen zurückgebliebenen Folgeerscheinungen und vergleicht dabei die Ergebnisse *vor* und *nach* der Einführung der Sulfonamidbehandlung. Von insgesamt 525 zwischen 1920 und 1945 eingewiesenen Patienten überlebten 327 die Krankheit. Die Letalität betrug vor Einführung der Chemotherapie 65,8%, in den ersten Jahren der Chemotherapie 39% und später (1941—1945) nur noch 11,9%. Es zeigte sich ferner ein deutlicher Rückgang sämtlicher Komplikationen. G. DOMAGK u. W. GRUNKE zitieren weitere Beispiele, aus denen hervorgeht, daß die *Abnahme der Letalität* therapeutisch bedingt ist und nicht vielleicht durch eine Änderung des „Genius epidemicus" hervorgerufen werde. Wir können somit von einer weitgehenden therapeutischen Beherrschung dieser Krankheit durch die moderne Chemotherapie sprechen, die einen diesbezüglichen *Panoramawandel* unseres Obduktionsgutes erklärt.

Fragen wir, inwieweit die Sulfonamide auch eine Änderung des *pathologisch-anatomischen,* vielleicht auch des klinischen Bildes, hervorgerufen haben, so müssen wir zunächst auf die Arbeit von W. GIESE (1947) zurückkommen. W. GIESE hat sehr eingehend die verschiedenen Bilder der eitrigen, sogenannten unspezifischen, durch die verschiedensten Erreger hervorgerufenen Meningitiden untersucht, insbesondere im Hinblick auf etwaige durch die Erreger bedingte morphologische Unterschiede bzw. auf durch die Sulfonamidtherapie hervorgerufene unterschiedliche gestaltliche Veränderungen:

„Versucht man nun, an den ausreichend mit Sulfonamiden behandelten Fällen Änderungen in der Zusammensetzung des Exsudates zu finden, die auf die Medikation bezogen werden könnten, so gelingt das nicht" (GIESE).

GIESE betont, daß man die Zunahme der Histiocyten nur mit Vorbehalt auf das Konto der Sulfonamide setzen dürfe, da die Variationsbreite in der Zusammensetzung des Exsudates von Fall zu Fall sowieso schon sehr hoch sei. Einen histologischen Ausdruck der durch die Sulfonamidtherapie verstärkten Heilungstendenz der Meningitis sieht GIESE in der Neigung zu protrahiertem Verlauf, in der starken Phagocytose der Bakterien und in der großen Zahl von Histiocyten.

W. ST. ALEXANDER (1949) gibt uns ebenfalls einen ausführlichen pathologisch-anatomischen Bericht über 16 Fälle eitriger Meningitiden, die sämtlich mit Penicillin und Streptomycin behandelt worden waren. Hier fiel auf, daß die schnelle Vernichtung der Bakterien und Exsudatzellen eine große Menge Trümmer hinterlassen hatte, die nur langsam aus dem subarachnoidalen Raum entfernt werden konnten. Die Organisation des Exsudates wird als Komplikation aufgefaßt. Nach Anwendung von Chemotherapeutica fand ALEXANDER die Intensität der Veränderungen in der Hirnsubstanz besonders im subependymalen Gewebe vermindert. Bei Einverleibung des Penicillins oder Streptomycins in das Ventrikelsystem sollen diese Medikamente zur Verminderung der Infektionswirkung auf das Ependym und besonders zur Verhinderung des bindegewebigen Verschlusses des Liquorraumes beitragen.

Die *Pneumokokkenmeningitis* (ausführliche Literatur s. bei C. D. R. PENGELLY, 1955) bietet insofern Besonderheiten, als sie kaum auf eine *Sulfonamid*behandlung anspricht (es liegen nur wenige Mitteilungen über günstige Erfahrungen der Sulfonamidbehandlung der Pneumokokkenmeningitis vor, z. B. von A. J. WARIN u. M. H. D. SMITH, 1944, sowie von E. A. BRUNN u. G. PEABODY, 1952), bei intensiver Anwendung der Chemotherapie aber nach den Erfahrungen GIESES zu protrahiertem Verlauf und zu Übergängen in die subchronische und chronische Form mit allen ihren folgeschweren Nebenwirkungen (Hydro- und Pyocephalus) neigt (vgl. F. KOCH, 1952; J. D. ALEXANDER, H. F. FLIPPIN u. G. M. EISENBERG, 1953). Dagegen berichten E. APPELBAUM, J. NELSON u. M. B. ALBIN über gute Erfolge bei der Behandlung der Pneumokokkenmeningitis mit *Penicillin*. Von 125 Erkrankten konnten 73% geheilt werden. Nur bei 4 Säuglingen des 1. Lebensjahres wurden als Spätfolgen Hirnschäden beobachtet, die aber nicht der Therapie, sondern der Krankheit selbst zur Last gelegt werden müssen. Ähnliche *günstige* Ergebnisse der antibiotischen Therapie teilen auch CABLE, NEAL, HODES, REIDT, DYKE, SWEENEY u. LESLIE, CAIRNS, DUTHIE, LEWIN u. SMITH sowie MARIOTT mit. WARING u. SMITH empfehlen eine kombinierte Sulfonamid- und Penicillintherapie.

R. SCHOLZ (1953) wertete das Krankengut an Pneumokokkenmeningitis erkrankter Kinder der Jahre 1938—1951 aus. Mit Sulfonamiden allein konnten von 86 Patienten nur ein einziger Fall geheilt werden. Bei kombinierter Penicillin-Sulfonamidtherapie wurden von 73 Patienten 25, d. h. 34%, geheilt. 4 Patienten trugen als Überlebende schwere Defektheilungen davon. H. E. THELANDER u. G. GOEBEL beobachteten als Komplikation einer mit Penicillin und Sulfathiazol behandelten Pneumokokkenmeningitis eines $2\frac{1}{2}$ Monate alten Säuglings die Entwicklung eines Mikrocephalus. Auch hier dürfte ohne Zweifel eine Spätfolge der Krankheit selbst und nicht etwa eine therapiebedingte Veränderung vorgelegen haben.

Die *Strepto- und Staphylokokkenmeningitiden* sprechen ebenfalls schlecht auf die Sulfonamid- und Penicillintherapie an (günstige Ergebnisse vgl. G. MEYERHEIM), zeigen auch keine auffälligen Abweichungen ihres pathologisch-anatomischen Bildes von den uns geläufigen Befunden.

In der Literatur kommt immer wieder zum Ausdruck, daß der Einfluß der Chemotherapie auf alle soeben besprochenen Meningitisformen schwer abzuschätzen sei. GIESE stellt fest, daß trotz hoher und höchster Dosen die Sulfonamide und Antibiotica auch bei intralumbaler Applikation und trotz teilweiser günstiger Beeinflussung des klinischen Bildes keine wesentlichen Abwandlungen des anatomischen Bildes der Meningitis hervorgerufen haben, und doch können wir *in gewissen Grenzen* von einem *therapeutisch* bedingten Gestaltwandel sprechen. Wenngleich die Sulfonamide auch keine grundsätzlich neuen Reaktionen zur Auslösung gebracht haben, also keine bis dato unbekannten pathologisch-anatomischen Bilder hervorrufen konnten, so sind unter ihrem Einfluß doch Verlaufsformen der Meningitis in den Vordergrund gerückt, die wir *vor* der Sulfonamidära nur selten zu sehen gewohnt waren. W. GRUNKE spricht in diesem Zusammenhang von einer Vermehrung der *Defektheilungen* der Meningitis durch die Sulfonamide. So fand HEGLER unter 85 sulfonamidbehandelten Meningitiden 4 Fälle von Hydrocephalus, die durch eine reichliche Entwicklung von Granulationsgewebe an der Hirnbasis bedingt waren. Man muß annehmen, daß es sich bei diesen Fällen um solche handelt, die ohne „wirksame" Therapie im akuten Stadium verstorben wären (GRUNKE). Hier sei auch der von C. DE LANGE (1950) publizierte Fall einer „geheilten Pneumokokkenmeningitis" bei einem 1½ Jahre alten Mädchen erwähnt. Die Meningitis war im Alter von 3½ Monaten aufgetreten und angeblich auf Sulfonamidbehandlung „ausgeheilt". Bei späterer Sektion des Kindes im Alter von 1½ Jahren zeigten sich ausgedehnte granulierende Hirnhautveränderungen sowie ein hochgradiger Hydrocephalus. C. DE LANGE glaubt hierin einen Therapieeffekt erblicken zu müssen. Man muß aber darauf hinweisen, daß subakute und chronische Verlaufsformen der Meningitis mit dem gleichen anatomischen Bild auch vor der Sulfonamidära bekannt waren (PREYSING, 1911), so daß aus einem Einzelfall nicht auf die Wirkung der Sulfonamidtherapie im allgemeinen geschlossen werden kann.

An dieser Stelle seien zwei eigene Beobachtungen kindlicher Meningitisfälle eingefügt, die in besonders auffälliger Weise geeignet sind, die Schwierigkeiten der Beurteilung eines Gestaltwandels der Meningitis zu beleuchten.

SN. 764/55, 6 Monate altes Mädchen. Geburt normal, in den ersten Lebenstagen Ausbildung einer Pneumonie, gute Abheilung derselben. Im Alter von 4 Monaten wurde der Säugling wegen auffallender Zunahme des Kopfumfanges in das Kaiserin-Auguste-Viktoria-Haus (Universitätskinderklinik der Freien Univ. Berlin, Direktor Prof. Dr. H. LOESCHKE) aufgenommen. Bei der Aufnahme betrug der Kopfumfang 48,1 cm und nahm innerhalb von 3 Wochen auf 48,7 cm zu. Serologische-Lues-Untersuchungen bei Mutter und Kind negativ. Listerien konnten ebenfalls nicht nachgewiesen werden. Liquor xanthochrom, keine eindeutigen Zellbefunde. Wegen Verdacht auf Pachymeningosis haemorrhagica Operation. Jetzt zunächst hohe Temperaturen, die auf geringe Gaben von Antibiotica zurückgehen, jedoch wenige Tage nach der Operation Exitus letalis an Herz- und Kreislaufschwäche.

Der **Obduktionsbefund** deckte neben einer geringfügigen Pachymeningosis haemorrhagica interna eine subakute bis subchronische eitrige Meningitis bei ebenfalls subakuten bis subchronischen Lungenabscessen auf.

Die **histologische Untersuchung** (Abb. 13, 14) zeigte eine ausgedehnte, durch zell- und faserreiches Granulationsgewebe charakterisierte Leptomeningitis. Das Granulationsgewebe, das sich auch in reichlicher Menge an der Hirnbasis befand, hatte zu einem Verschluß der Foramina LUSCHKAE und des Foramen MAGENDI mit konsekutivem Hydrocephalus internus geführt. Kein Anhalt für Tuberkulose.

Bakteriologisch fanden sich in den Lungenabscessen Strepto- und Staphylokokken, die Abstriche von der Leptomeninx waren negativ.

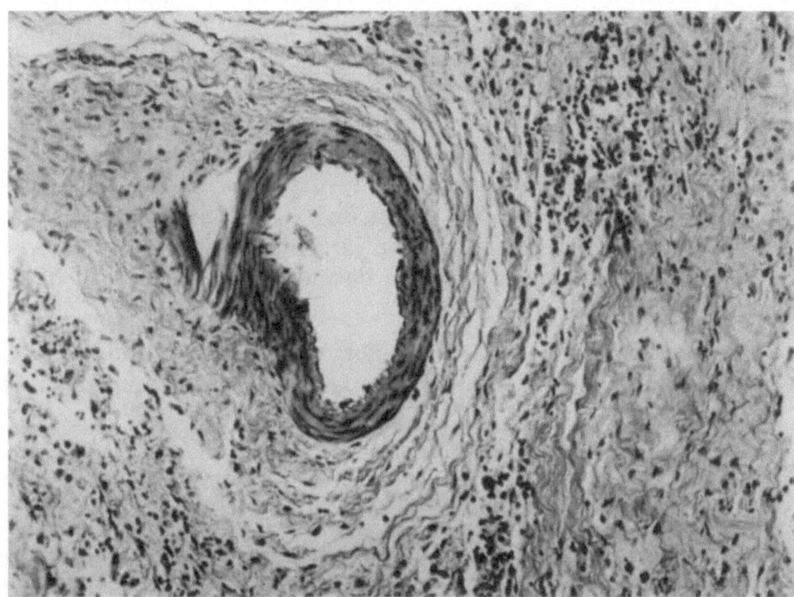

Abb. 13. SN. 764/55, 6 Monate altes Mädchen. *Un*behandelte subacute bis subchronische *eitrige Leptomeningitis*. Ausgedehnte zell- und faserreiche Granulationsgewebswucherungen (Paraffin, HE, Vergr. 1:170)

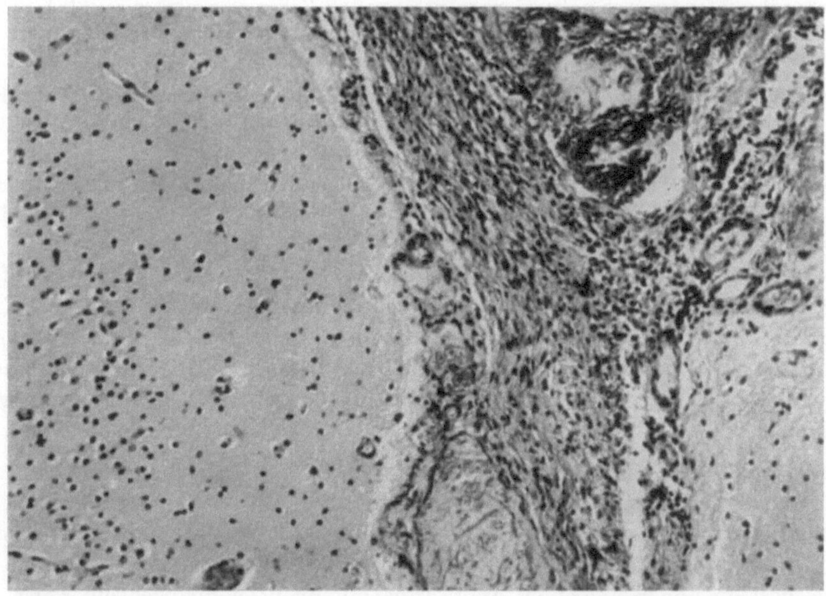

Abb. 14. SN. 164/55, 6 Monate altes Mädchen (gleicher Fall wie Abb. 13). *Un*behandelte subacute bis subchronische *eitrige Leptomeningitis*. Faserreiches Granulationsgewebe an der Hirnbasis, das zum Verschluß der Liquorraum-Kommunikation mit anschließendem Hydrocephalus geführt hat (Paraffin, HE, Vergr. 1:170)

Das Erwähnenswerte dieser Beobachtung ist die fast unbehandelte subakute bis subchronische eitrige Leptomeningitis, die durch ihre ausgedehnten Granulationsgewebswucherungen zu einem Verschluß der Liquorraumkommunikationen geführt hatte und damit zum Hydrocephalus; ein Befund, den wir zwar häufiger bei der protrahiert verlaufenden tuberkulösen Meningitis, auch vielleicht bei den penicillinbehandelten Meningitiden sehen, aber kaum bei unbehandelten eitrigen, unspezifischen Hirnhautentzündungen. Die geringfügige antibiotische Therapie der letzten Tage kann diese bindegewebigen Veränderungen der Leptomeninx nicht verursacht haben, zumal der Hydrocephalus bald nach der wenige Tage nach der Geburt auftretenden Pneumonie in Erscheinung trat. Wir sehen hier also einen protrahierten Verlauf der Leptomeningitis mit Hydrocephalus, wie er bei Unkenntnis der anamnestischen Daten leicht für eine Folge der Chemotherapie angesehen werden könnte.

Das Gegenstück hierzu liefert ein zweiter Fall, der trotz intensiver Chemotherapie histologisch ein absolut frisches leukocytenreiches Exsudat aufwies:

SN. 937/55, 3 Monate alte männliche Frühgeburt. Geburt am 29. 6. 1955 normal. Das Kind gedieh im 1. Lebensmonat verhältnismäßig gut, bekam dann eine Dyspnoe, die nach Leukomycin, Supronal und mehrfachen Infusionen abklang. Am 11. 10. 1955 Aufnahme in das Kaiserin-Augusta-Viktoria-Haus (Kinderklinik der Freien Univ. Berlin, Direktor: Prof. Dr. H. Loeschke) wegen Nackensteifigkeit und Fieber bis 38,8° C. Bei der Aufnahme machte das Kind einen schwerkranken Eindruck. Es bestand Nackensteifigkeit und Opisthotonus. Die große Fontanelle war federnd vorgewölbt. Bis auf einige Rasselgeräusche über der Lunge bot der Befund weiter keine Besonderheiten. Es wurde die Diagnose „Meningitis“ gestellt. Im eitrigen Liquor reichliche *Pneumokokken.* Pandy positiv, Zellzahl 1418/3, Zucker 6 mg-%, BSG 82/121 mm n. W. Leukocytose mit Linksverschiebung.

Therapie. 600000 E Penicillin i. m. und insgesamt 15000 E Penicillin intralumbal. Unter der Behandlung fanden sich zuletzt wesentlich weniger Zellen, die vorher reichlich nachgewiesenen Pneumokokken waren jetzt nur noch vereinzelt nachweisbar. Die Temperatur sank zur Norm ab. Nach 4 Tagen erfolgte der Tod.

Sektionsdiagnose. Akute eitrige Pneumokokkenmeningitis. Hirnödem. Akute eitrige Bronchitis. Abklingende Bronchopneumonie. Hochgradige Anämie der inneren Organe, trübe Schwellung der Nieren.

Die **histologische Untersuchung** zeigte trotz der Verabreichung hoher Penicillindosen das klassische Bild der akuten eitrigen leukocytären Meningitis (Abb. 15). Keine sichtbaren Zeichen einer Therapiewirkung!

F. O. Höring (1950) publizierte eine *Pyocyaneus-Meningitis*, die nach anfänglicher Besserung auf Sulfonamidtherapie schließlich doch ad exitum kam. Histologisch fanden sich ausgedehnte in Organisation begriffene Exsudatmassen. H. Lodenkämper u. O. Schiersmann (1950) konnten bei sulfonamidbehandelter Pyocyaneus-Meningitis keine pathologisch-anatomischen Besonderheiten wahrnehmen.

Fassen wir unsere Betrachtungen über den Gestaltwandel der *eitrigen, nicht fortgeleiteten Meningitis* zusammen, so müssen wir abschließend feststellen, daß die Meningokokkenmeningitis ohne Zweifel eine therapeutisch bedingte *Abnahme* ihrer Letalität erfahren hat, die nicht — wie die erwähnten Beobachtungen in Afrika gezeigt haben — einer Spontanpathomorphose zuzuschreiben ist. Ein therapiebedingter echter Gestaltwandel, also eine Abwandlung des klinischen Verlaufes oder gar des pathologisch-anatomischen Bildes unter der modernen

Chemotherapie kann *nicht* nachgewiesen werden, obwohl die *Zunahme der subakuten bis chronischen Verlaufsformen* den Eindruck des Vorliegens eines echten

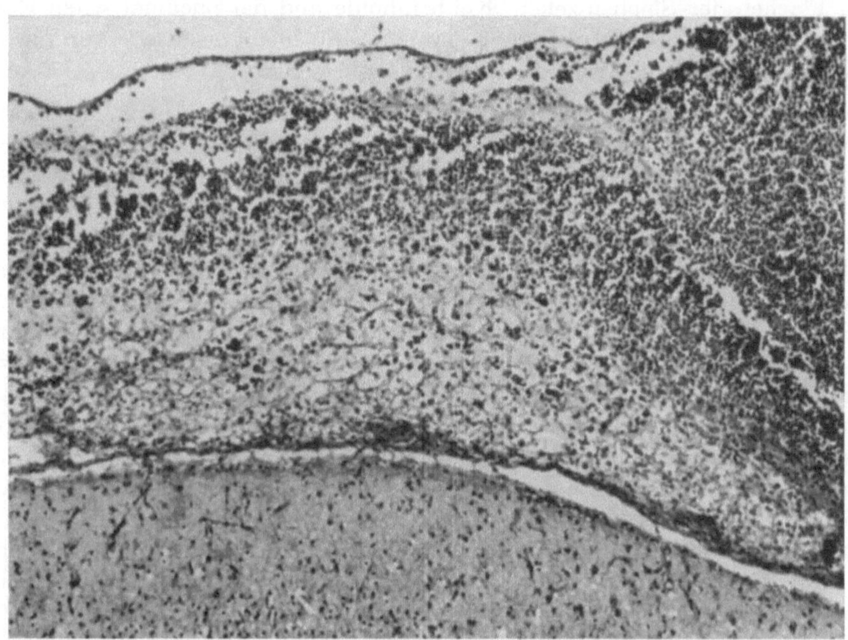

Abb. 15. SN. 937/55, 3 Monate alte männliche Frühgeburt. *Pneumokokkenmeningitie. Therapie* 600000 E Penicillin i.m., 15000 E Penicillin intralumbal. *Histologisch:* Leukocytenreiches Exsudat, keine sichtbaren Therapiewirkungen! (Paraffin, HE, Vergr. 1:120)

Gestaltwandels erweckt. Die übrigen nicht durch Meningokokken hervorgerufenen eitrigen Meningitiden zeigen weder eine auffallende Abnahme ihrer Letalität durch die moderne Chemotherapie noch nennenswerte Veränderungen ihres klinischen oder pathologisch-anatomischen Bildes.

Die sogenannten fortgeleiteten, d. h. die *otogenen* und *rhinogenen* Meningitiden sind in unserem Sektionsgut sowohl was ihre Häufigkeit als auch das pathologisch - anatomische Bild anbetrifft, seit den letzten 30 Jahren stets gleich geblieben (Abb. 16). W. Doerr (1955) führt zur Erklärung dieser relativen Unbeeinflußbarkeit der

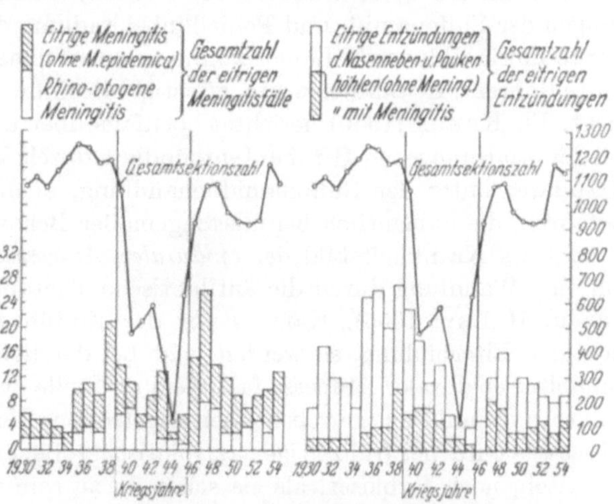

Abb. 16. Häufigkeit der eitrigen Hirnhautentzündungen im Sektionsgut des Pathologischen Institutes der Freien Universität Berlin (ohne Meningitis epidemica). Relative Konstanz der Häufigkeit der rhino- und otogenen Leptomeningitiden. *Linke Ordinate:* Fallzahl. *Rechte Ordinate:* Zahl der jährlichen Leichenöffnungen (D.)

oto-rhinogenen Meningitis an, daß es zweifelhaft erscheine, „ob die Chemotherapeutica in ausreichender Konzentration an die eitrig-entzündlichen schleimhäutigen Flächen der Siebbeinzellen, Keilbeinhöhle und der pneumatischen Räume des Warzenfortsatzes herankommen können". So bleibt nach wie vor für viele Fälle die Operation die Methode der Wahl (vgl. R. LINK, 1956).

Von vielen Seiten wurden aber auch *günstige Ergebnisse* der chemotherapeutischen Behandlung der fortgeleiteten Hirnhautentzündung bekannt gegeben, so von S. UNTERBERGER (1941, 1942, 1948), C. A. HAMBERGER (1942), W. TONNDORF (1942, 1944), R. HÜTTEROTH (1943), W. DREXTER (1947), H. RICHTER (1953), E. LÜSCHER u. G. GENTINETTA (1954) sowie von L. LEDERER (1954), die ähnliche Beeinflussungen der oto-rhinogenen Meningitis durch die Chemotherapeutica sahen, wie wir sie von der epidemischen Hirnhautentzündung erwähnten: Rückgang der Letalität, fibrös-zellige Umwandlung des Exsudates. LEDERER ist der Ansicht, daß die moderne Chemotherapie die Indikationsstellung zu operativen Eingriffen bei den lebensbedrohenden Verwicklungen von Hals-Nasen-Ohren-Erkrankungen wesentlich verändert habe. PENNYBACKER (1950) will ein Zurückgehen der Letalität der oto-rhinogenen Hirnabscesse von 46% auf 29% durch die antibiotische Therapie beobachtet haben. Vor allem aber hat sich J. ZANGE (1955) eingehend mit dem Thema der „Vorteile und Gefahren der Chemo- und Antibioticatherapie im Hals-Nasen-Ohren-Gebiet" befaßt. ZANGE kommt zu dem Ergebnis, daß bei therapeutisch richtiger Verwendung der Sulfonamide und Antibiotica die Erfolge dieser Behandlungsmethode auch auf dem Gebiet der Hals-Nasen-Ohren-Heilkunde „zum erstaunlichsten in der Medizin" gehören.

J. POPPER (1949) und O. NOWOTNY (1953) *warnen* vor den nachteiligen Wirkungen der Sulfonamid- und Penicillinbehandlung der otogenen Meningitis. Eine starke Fibrinbildung im Liquor könne zu unerwünschten Verklebungen der Hirnhäute führen. Erwähnenswerte günstige Beeinflussungen sahen diese Autoren nicht. FR. KREJCI (1950) berichtet ebenfalls über unerwünschte Komplikationen bei der oto-rhinogenen Hirnhautentzündung durch Vermehrung des serofibrinösen Exsudates unter der Sulfonamidbehandlung, auch J. ZANGE warnt vor diesen Gefahren, die namentlich bei unsachgemäßer Behandlung zutage treten können.

Auch im Krankheitsbild des *epiduralen Abscesses* der verschiedensten Genese soll eine Wandlung durch die antibiotische Therapie eingetreten sein (K. KELLNER u. H. LEY, 1955). Kam es vor der Einführung der Antibiotica zu einer richtigen Eiterbildung, so werden jetzt bei der Sektion chemotherapeutisch behandelter epiduraler Abscesse fast stets an Stelle des rahmigen, gelblichen Eiters graurote Granulationsgewebsmassen angetroffen. Die Symptomatik des epiduralen Abscesses wird bei frühzeitiger antibiotischer Behandlung noch weniger charakteristisch, noch farbloser, als sie schon so zu sein pflegt. Sie verliert durch die Chemotherapie an „Profilierung" (K. KELLNER u. H. LEY).

Somit können wir abschließend zum Gestaltwandel der durch banale Eitererreger bedingten Krankheiten aussagen: bei fast allen sowohl durch Eitererreger als auch durch Meningokokken hervorgerufenen Krankheiten (Sepsis, Osteomyelitis, verschiedene Formen der Meningitis) ist seit der Einführung der Sulfonamide und Antibiotica in die Therapie ein auffälliger *Rückgang der Letalität* zu beobachten. Darüber hinaus läßt sich eine merkliche Änderung des klinischen Gesamtverlaufes sowie des pathologisch-anatomischen Bildes eigentlich nur bei der *Osteomyelitis* feststellen. Hier treffen die nicht zu bezweifelnden Erfolge der modernen Chemotherapie mit einem bei Betrachtung großer Zeitabschnitte deutlich werdenden spontanen Gestaltwandel zusammen.

4. Der Scharlach

Der *Scharlach* ist eine Krankheit, die sicherlich schon im Altertum und Mittelalter bekannt war. SYDENHAM (1675) trennte ihn erstmalig aus der Gruppe der Exanthemkrankheiten, LÖFFLER (1884) und SCHOTTMÜLLER (1895) entdeckten seine Beziehungen zu den hämolytischen Streptokokken, die das Ehepaar DICK (1923) in Selbstversuchen als die Erreger dieser Krankheit beweisen konnte. „Ohne Streptokokken kein Scharlach" (FANCONI). Damit können wir den Scharlach heute als eine selbständige, kontagiöse akute Infektionskrankheit bezeichnen, die durch verschiedene Stämme von Streptokokken und ihrer Toxine bei besonderer Empfänglichkeit des Wirtsorganismus hervorgerufen wird (GLANZMANN, FANCONI, KLEINSCHMIDT).

Der Scharlach ist in Europa *endemisch*, in Ländern mit extremen klimatischen Verhältnissen gehört er dagegen zu den selteneren Erkrankungen. Die farbigen Rassen scheinen eine weitgehende natürliche Immunität gegen ihn zu besitzen. O. FISCHER, der die Familiendispositionen untersuchte, fand, daß Kinder, deren beide Elternteile Scharlach gehabt hatten, gewöhnlich auch an Scharlach erkrankten. Auch eine familiär gebundene Organdisposition zu bestimmten Scharlachkomplikationen wird diskutiert (FISCHER, GLANZMANN). Geschlechtsunterschiede haben sich nicht nachweisen lassen, wohingegen eine deutliche *Altersdisposition* besteht. 63—75% aller Scharlachkranken sind unter 20 Jahre alt, 34% etwa zwischen 20 und 40 Jahren (F. HOFF).

Auf das wesentlich andere diesbezügliche Verhalten des Scharlachs in einer nicht durchseuchten Bevölkerung wurde bereits einleitend hingewiesen (vgl. auch K. F. BINGEL, 1955). In der Faröer-Epidemie 1874/75 zeigten stellenweise 47% der Erkrankten ein Alter über 15 Jahre.

Wir haben den Scharlach bereits in unseren allgemeinen Bemerkungen zur Spontanpathomorphose der erregerbedingten Krankheiten erwähnt. Es steht außer Zweifel, daß gerade diese Krankheit im Laufe der Zeiten, je nach Epidemie und auch nach dem Ort ihres Auftretens, große Unterschiede im klinischen Bild (I. W. MAGLADERY u. F. T. BILLINGS, 1936), vor allem in der Schwere des Krankheitszustandes gezeigt hat. SYDENHAM sah ausgesprochen leichte Scharlacherkrankungen, ebenso BRETONNEAU in den Jahren 1793—1824. So schreibt man auch SYDENHAM den Ausspruch zu (R. DEGKWITZ, U. ALBRECHT), daß der Scharlach eine „sogenannte Krankheit sei, in deren Verlauf man höchstens an der ärztlichen Kunst sterben könnte".

Im Laufe des vorigen Jahrhunderts traten einige sehr schwere Scharlachepidemien auf. In den letzten Jahrzehnten ist der Scharlach aber nach Angaben von E. GLANZMANN, B. DE RUDDER, G. FANCONI, H. MAI, K. F. BINGEL u. a. in Europa immer gutartiger geworden. H. S. BANKS stellt diesen milden Verlauf für England bereits seit 80 Jahren fest. GLANZMANN hebt hervor, daß ein gleicher Rückgang der Scharlacherkrankungen wie er in Deutschland und in der Schweiz zu verzeichnen sei, nicht in allen Ländern Europas beobachtet werden könne. 1925 starben von 10000 Lebenden in Warschau noch 20,8, in Budapest 24, in Rom 25,4 (vgl. PAPALE), und in Leningrad sogar 77 am Scharlach[1]. Dagegen sahen B. MRAVUNAC, B. BEZJAK u. P. LJUDIBRATIC (1953) in Agram bei 3172 Scharlachfällen 45% milde Verlaufsformen, die Letalität betrug unter der Penicillinbehandlung nur 0,06%.

Die *Letalität* des Scharlachs ist nach den Angaben von LICHTENSTEIN in Mitteleuropa von rund 10—20% auf 0,5% gesunken. In der Bundesrepublik wurden 1953 (Statistik der Bundesrepublik Bd. 127) 70862 Erkrankungen und 62 (0,1%) Todesfälle an Scharlach gemeldet. DE RUDDER veranschaulicht die Abnahme der Scharlach-Sterblichkeit in Deutschland, England und Amerika von 1900—1928 durch eine eindrucksvolle Kurve, er nennt „die Abnahme der Sterbeziffern und der Letalität des Scharlachs eine geradezu erstaunliche". Es kann kein Zweifel sein, dieser zahlenmäßige Rückgang der Scharlach-Todesfälle, der eine Folge des bedeutend milderen Verlaufes dieser Erkrankung darstellt, ist ausschließlich auf eine von jeglicher Therapie unabhängige spontane Wandlung des Scharlachs zurückzuführen. E. GERFELDT wie auch J. B. MAYER weisen darauf hin, daß in der Nachkriegszeit des 2. Weltkrieges wieder eine relative und auch absolute Zunahme des Scharlachs zu verzeichnen sei, bei jedoch weiterhin abnehmender Letalität. Worin die Ursache dieser Spontanpathomorphose zu suchen ist, wird zunächst unbekannt bleiben. Wir wissen aber, daß die Scharlachstreptokokken sehr leicht zu Mutationen neigen. FRIEDEMANN, DEICHER und ABRAHAM konnten Mutationen typischer toxischer hämolytischer Scharlachstreptokokken in atoxische vergrünende Streptokokken erzielen. Auch können atoxische wiederum in toxische hämolytische Streptokokken zurückverwandelt werden. Diese Erkenntnis ist für die Epidemiologie des Scharlachs von großer Bedeutung (vgl. TOBLER u. TOMARKIN).

Klinisch teilen wir den Scharlach nach GLANZMANN in die vorwiegend *toxischen Formen*, ohne ausgesprochene Bakterieninvasion, und in die vorwiegend *septischen* Scharlachformen ein, Mischformen treten in den einzelnen Epidemien verschieden häufig auf.

Zur *ersteren* Scharlachform rechnen neben den schwersten toxischen Erkrankungen mit Beteiligung des Zentralnervensystems auch die gerade heute sehr zahlreichen leichten Krankheitsfälle (Scarlatinella). GLANZMANN gibt an, bei dieser Levissima-Gruppe vereinzelt sogar fieberlosen Verlauf gesehen zu haben. Nierenkomplikationen, die früher in etwa 2—20% auftraten, werden beim milden Scharlach nur noch selten beobachtet. HOTTINGER u. SCHLOSSMANN beobachteten seit 1918 16 Nephritiden auf 540 Scharlachfälle (3,3%), gegenüber 8% der vor 1918 liegenden Jahre. Nach LICHTENSTEIN (1951) wechselt die Häufigkeit der Nephritis von 2—20%.

[1] Bei diesen im Handbuch der Inneren Medizin (4. Aufl., 1952) von GLANZMANN angegebenen Zahlen muß offensichtlich ein Druckfehler unterlaufen sein. Wie Herr Prof. FREUDENBERG an den ebenfalls dort veröffentlichten Zahlenangaben für Berlin feststellen konnte, muß es statt „von 10000 Lebenden" von 100000 heißen. Aber auch dann erscheinen die Zahlen im Vergleich zu den amtlichen Sterbeziffern dieser Städte für das Jahr 1925 zu hoch.

Die *zweite*, die *septische* Scharlachform ist in ihrem Verlaufe bedeutend schwerer als der rein toxische Scharlach, sie führt auch häufiger zu Komplikationen (Nebenhöhlenentzündungen, eitrige Otitis media, Scharlachdiphtheroid, Angina necroticans und nekrotisierende Lymphadenitis bis zur Septicopyämie) einschließlich der septisch-ulcerösen Endokarditis sowie der embolischen Myokarditis. M. PULVER gibt die Häufigkeit der Mittelohrentzündungen beim Scharlach mit 35% an, das Auftreten der Otitis media nach septischen Scharlachformen mit etwa durchschnittlich 12% (vgl. auch J. H. MANES).

Über die *pathologisch-anatomischen* Veränderungen des unkomplizierten Scharlachs ist wenig bekannt. Sie sind zumeist uncharakteristisch. Die Hautveränderungen sind histologisch ausführlich von RACH, LEWKOWITZ u. UNNA studiert worden.

FANCONI und WOLFENSBERGER vertreten die Ansicht, daß die immunisatori schen Vorgänge im Verlaufe des Scharlachs durch die Sulfonamidbehandlung gehemmt würden, so daß die bakteriellen Komplikationen seit dieser Behandlung zugenommen hätten. FOX u. GORDON (1944), SCHWEITZER (1952), NEUKIRCH u. ZAHLE sahen dagegen gute Ergebnisse der Sulfonamidtherapie, vor allem ein auffallendes Zurückgehen der bakteriellen Komplikationen. JERSILD lehnt die Sulfonamidbehandlung des Scharlachs ab, da nach seiner Erfahrung die Streptokokken im Nasen-Rachen-Raum bis zu 75% nach Anwendung der Sulfonamide positiv bleiben. Er fand etwa 40% Komplikationen nach Sulfonamidbehandlung. PULVER kommt zu dem Schluß, daß die Sulfonamide allein verabreicht, unwirksam sind, er empfiehlt *die Penicillintherapie.*

Die seit 1945 durch TORTEN JERSILD in die Scharlachtherapie eingeführte Penicillinbehandlung führt nach den Erfahrungen von PULVER, HÖCHLI sowie GAUTIER u. VOGT zur raschen Befreiung des Organismus von den Streptokokken und kürzt somit die Dauer der Isolierung erheblich ab. Nach den Erfahrungen von GLANZMANN zeigte das Penicillin auch bei der Schweizer Epidemie 1948 seine günstige Wirkung, indem nur 19% und nicht, wie erwartet, 39% Komplikationen auftraten. M. LEVANDER-LINDGREN empfehlen die Frühbehandlung mit Penicillin zur Verhinderung der Scharlachmyokarditis. FANCONI, STAMMBACH und LARCHER, welche penicillinbehandelte Scharlachfälle mit solchen ohne Penicillinbehandlung verglichen, glauben bei den penicillinbehandelten nach dem Absetzen der Therapie häufiger Komplikationen gesehen zu haben als bei den Vergleichsgruppen, auch A. LICHTENSTEIN äußert sich sehr zurückhaltend über die Penicillintherapie des Scharlachs. Er sah häufiger Rezidive, da seiner Ansicht nach das Penicillin das Zustandekommen der Immunität hemmen würde. NÜBEL sah keinen sicheren Einfluß der Penicillintherapie auf die Häufigkeit der Zweiterkrankungen (vgl. J. STRÖDER u. ERBIG, 1951; vor allem J. PROCHAZKA u. V. KREDBA, 1956).

ALDER und HOTTINGER berichten demgegenüber von einer wesentlichen Abkürzung des Krankheitsverlaufes durch Penicillin, und W. PULVER faßt die Erfolge der Penicillintherapie des Scharlachs wie folgt zusammen:

„Die günstige Beeinflussung des Initialstadiums (günstige Beeinflussung der Initialangina und Lymphadenitis, Fieberabkürzung, Abfall der Leukocytenwerte, Normalisierung der Blutsenkung) wie auch die Verhinderung und erfolgreiche Behandlung der meisten Komplikationen . . . nicht nur der bakteriell bedingten, sondern in fortschreitendem Maße auch der allergisch bedingten Nachkrankheiten. Keine der früheren therapeutischen Maßnahmen hat eine so umfassende Bedeutung gewonnen wie das Penicillin. Die Immunitätsverhältnisse werden durch die Penicillinbehandlung wahrscheinlich tangiert, jedoch nicht in so eingreifendem Maße wie dies von manchen Autoren dargestellt wurde."

PULVER setzt sich in seiner Monographie unter zahlreichen (über 500!) Literaturhinweisen mit allen Einzelheiten der Wirkung des Penicillins auf den Scharlach auseinander. Als schönsten Erfolg dieser Therapie stellt er das nahezu vollständige Verschwinden der allergisch bedingten Nachkrankheiten, wie z. B. der Nephritis, und den außerordentlichen Rückgang der bakteriellen Komplikationen heraus. Ähnlich äußern sich K. H. SCHÄFER, H. WIESENER, K. WIESSE und J. STRÖM, welch letzterer eine Übersicht über 6500 penicillinbehandelte Scharlachfälle gibt. Es darf natürlich nicht übersehen werden, daß die Penicillintherapie in eine Ära ausgesprochen milder Verlaufsformen des Scharlachs fällt (U. ALBRECHT), wogegen PULVER zwar einwendet, daß das Penicillin sich auch bei den vereinzelten schwereren Scharlachfällen in gleicher Weise bewährt habe (vgl. oben erwähnte Beobachtungen von MRAVUNAC u. Mitarb.). Auch HENNEBERG (1955) stellt die Erfolge der Penicillintherapie beim Scharlach besonders heraus: „Die Streptokokken verschwinden unter dem Einfluß des Therapeuticum bereits nach 12, spätestens nach 72 Std. So bessern sich die durch hämolytische Streptokokken bedingten Symptome, die Krankheitsdauer wird verkürzt, Komplikationen verhütet, die Kontagiosität aufgehoben." K. HUSSELS, R. MATTHEIS u. W. ENGERT (1953) fanden einen Rückgang der Komplikationen von 21% auf 0,9%, und E. LORENZ u. I. HAIDVOGEL (1951) von 83% auf 33%. T. H. HAIGHT u. a. berichten gleich günstige Ergebnisse vom Erythromycin.

Als Nachteil der Penicillinbehandlung des Scharlachs wird herausgestellt (HENNEBERG, WALTER und HEILMEYER), daß anbehandelte Fälle schwerer diagnostizierbar seien und daß die Ausbildung einer Immunität besonders bei Frühbehandlung vermindert oder aufgehoben würde (A. HERRLICH, 1949; H. JEBENS, 1950; G. VOGT, 1951; E. LORENZ, 1951; K. SEELEMANN u. H. NEUMANN, 1954). LORENZ konnte aber bei seinen Fällen feststellen, daß trotz Penicillintherapie immer noch genügend Antitoxine im Serum vorhanden waren, daß also keine nennenswerte Schädigung der biologischen Abwehrreaktion stattgefunden hatte (G. HENNEBERG). Die Gefahr der Zweiterkrankung besteht theoretisch nach HENNEBERG für alle diejenigen, die sich als scharlachempfindlich gezeigt haben, bei denen es aber während der Ersterkrankung nicht zu einer Immunisierung gekommen war. J. D. MAYER (1953) weist darauf hin, daß diese heute lediglich theoretisch vorausgesagte Entwicklung zur Häufung der Scharlachzweiterkrankungen unter Penicillin erst nach Jahren beurteilbar werden dürfte, „zur Zeit haben sich die Zweiterkrankungen noch nicht vermehrt" (E. NÜBEL, 1953; G. HENNEBERG, 1955). HENNEBERG glaubt, seine Ausführungen über die Chemotherapie, Immunität und Prophylaxe des Scharlachs mit den Worten schließen zu müssen: „Zweifellos kann es unter der Penicillintherapie zu einer Hemmung der Körperabwehr kommen, dabei ist aber der Vorteil der Heilung für das Individuum größer als der Nachteil einer geminderten Immunität."

Pathologisch-anatomische Veränderungen des penicillinbehandelten Scharlachs sind bisher *nicht* beschrieben worden. Nur selten kommt ein unkomplizierter Scharlach zur Sektion. Die wenigen tödlich verlaufenden Fälle zeigen die bekannten Befunde septischer Verlaufsformen; was aber in den Organen jener

Kranken vor sich geht, die durch eine rechtzeitige Penicillinbehandlung eine verhältnismäßig schnelle Heilung erfahren, kann der Pathologische Anatom vorläufig nur vermuten (W. DOERR).

Unter 26506 Sektionen von 1930—1954 sahen wir am Pathologischen Institut der Freien Universität Berlin 58 Scharlachfälle, davon 35 männliche, 23 weibliche. Bei 18 dieser Scharlacherkrankungen hatte ein toxisch-septischer Verlauf vorgelegen. 6 waren an Nephritis gestorben, 3 an hinzugetretener Diphtherie. Auffallend an unserem kleinen Beobachtungsgut ist lediglich die Tatsache, daß wir von 1930—1940, also innerhalb 10 Jahren 21 Scharlachsektionen durchführten, von 1940—1945, also in einem Zeitraum von 5 Jahren, aus der Zivilbevölkerung 17, und an Militärangehörigen 20, d. h. mehr als das Doppelte der Jahre vor 1940. Diese Vermehrung der Scharlacherkrankungen und -todesfälle darf wohl als sogenannter „Pferchungsschaden" den Eigentümlichkeiten der Kriegsjahre zugeschrieben werden. Nach 1945, also während der letzten 10 Jahre, ist bei uns nicht ein einziger Scharlachfall zur Obduktion gekommen.

M. ALEXANDER u. FR. TRAUTMANN (1955) fanden bei Nachuntersuchungen von Scharlachpatienten der Jahre 1949—1952 auffallend häufige Lymphknotenschwellungen am Halse.

Zusammenfassend läßt sich sagen: Die Wirkung der Antibiotica auf das Krankheitsbild des Scharlachs besteht in einem abgekürzten Krankheitsverlauf und in einer auffallenden Abnahme der Letalität, wobei jedoch zu beachten ist, daß der Scharlach seit 2—3 Jahrzehnten eine echte Spontanpathomorphose in Richtung auf einen prognostisch günstigeren Verlauf hin zeigt, der ganz einwandfrei von jeglicher Therapie unabhängig ist. Ein durch die Therapie verursachter Gestaltwandel des klinischen oder des pathologisch-anatomischen Bildes des Scharlachs ist nicht eingetreten.

5. Die Diphtherie

Die *Diphtherie* gilt als klassisches Beispiel der *Spontanpathomorphose* infektiöser Krankheiten (F. PRINZING, A. GOTTSTEIN, DE RUDDER, W. BEHR). Wir sind in unserer Einleitung näher auf den spontanen Wandel der Diphtherie eingegangen. Diese Krankheit, die bis Mitte vorigen Jahrhunderts zu den gefürchtesten Seuchen gehörte und viele Todesopfer forderte, ist ebenfalls seit rund 50 Jahren auffällig milder geworden und hat ihren Charakter in mancher Beziehung geändert (HOTTINGER, DE RUDDER). Während sie früher ihrer ausgedehnten absteigenden Rachen- und Kehlkopfbeläge wegen leicht zu Erstickungsanfällen führte und oftmals als ultimo ratio die Tracheotomie erforderlich machte, sehen wir heute Komplikationen fast nur von seiten des Herzens, des Zentralnervensystems oder in Form der Bronchopneumonie, sie hat sich somit vom „Würgeengel" zum „Herzensbrecher" gewandelt (TH. BRUGSCH, 1943). Die Herzveränderungen waren, nachdem noch BRETONNEAU lehrte, das Herz bleibe bei der Diphtherie unbeeinflußt, zum ersten Male 1878 von BIRCH-HIRSCHFELD beobachtet worden.

Die *Diphtherie* ist bereits im Altertum bekannt gewesen (vgl. HOTTINGERS ausführliche historische Bemerkungen!), sie trat durch die Jahrhunderte hindurch immer wieder in verschiedenen ausgedehnten Epidemien auf und wird in älteren Beschreibungen stets durch lokale Veränderungen an den Tonsillen und im Rachen gekennzeichnet. BRETONNEAU (1821, 1826) und sein Schüler TROUSSEAU prägten die Bezeichnung „Diphtheritis“. 1884 beschrieb Löffler den Stäbchenbacillus als den wahrscheinlichen Erreger dieser Krankheit. Roux u. Yersin (1885—1888) entdeckten das Diphtherie-Toxin, ein kräftiges Ektotoxin, das von Fränkel und Brieger später näher charakterisiert wurde.

De Rudder (1934; vgl. auch W. Behr u. H. Niggemeyer, 1950) befaßte sich ausführlich mit der Pathomorphose der Diphtherie. Er wies an Hand der Ausführungen von Prinzing, Gottstein, Kisskalt und von Bokay darauf hin, daß die Diphtherie während der letzten beiden Jahrhunderte eine stark wechselnde Häufigkeit gezeigt hat, im 19. Jahrhundert in Deutschland vorübergehend fast unbekannt war, dann wieder angewachsen ist, um schließlich seit etwa 50 Jahren (d. h. bis zum Jahre 1934!) nicht nur zahlenmäßig zurückzugehen, sondern auch in ihrem Verlauf immer milder zu werden (Bansi). Gottstein sprach von der „Periodizität“ der Diphtherie. Hierfür würden auch die Beobachtungen von W. Kikuth u. L. Grün (1952) sprechen, nach welchen die Diphtherie seit 1945 wieder im Ansteigen begriffen ist. Mohr (1946) stellt an Hand des *Rostocker* Sektionsgutes eine starke Zunahme der Häufigkeit der Diphtheriesektionen vom Jahre 1940 an fest. Nach seinen Angaben ist die Diphtherie in Deutschland von 1925—1944 von 36000 auf 266250 Erkrankungen angestiegen, auch die Sterbefälle haben zugenommen, sowie die Erkrankungen bei Erwachsenen (Huebschmann und Seifert). Bei der Obduktion werden heute häufiger myokarditische Veränderungen gefunden. O. Rostoski spricht ebenfalls von einer bedeutenden Zunahme der Diphtherie in den Jahren 1934—1937 (Jahre der Massenversammlungen!). 1936 wurden 149973 Diphtheriefälle in Deutschland gemeldet gegenüber 30302 im Jahre 1926. Auch eine Zunahme der Schwere des Verlaufes soll hiermit Hand in Hand gegangen sein. H. Deicher u. F. Agulnik (1927), sowie W. Behr (1937) berichten von einer beginnenden Zunahme der Diphtherie seit 1926/27 und von einer eventuellen neuerlichen Änderung ihres Verlaufes zum Bösartigen hin:

„Seit ungefähr 15 Jahren befinden wir uns in einer neuen Welle mit bisher stetig ansteigender Erkrankungsziffer und zunehmender Zahl von Todesfällen. Nichts läßt darauf schließen, daß diese Diphtheriewelle ihren Höhepunkt schon erreicht oder überschritten hat. Wir wissen nicht, welche Ausmaße und Ausdehnung die Seuche in unserem Zeitalter der Industrialisierung, Verstädterung und des engen Beisammenlebens annehmen und welche Gefahren sie uns noch bringen kann. Besonders hat das Wiederauftreten höchst bösartiger Diphtherieformen, wie sie fast nur in der Vorserumperiode beobachtet wurden, Beunruhigung geschaffen und die Ärzte aller Völker vor neue Aufgaben gestellt.“

K. H. Butzengeiger u. J. Graulich (1948) finden einen Anstieg der Diphtherie bereits *vor* dem zweiten Weltkrieg und betonen, daß gegenüber der früher gefürchteten Kehlkopfstenose in neuerer Zeit das *Diphtherieherz* immer mehr in den Mittelpunkt des Interesses getreten sei. Sie ziehen die Diphtheriestatistik des Stadtkreises *Bonn* heran, aus der hervorgeht, daß vom Jahre 1937 ab die Zahl der erkrankten *Erwachsenen* ständig ansteigt, in den letzten beiden Jahren das Sieben- bis Achtfache der Zahlen vor 1937 erreicht hat und damit sogar die absolute Zahl der erkrankten Kinder überschreitet. Ein sicherer Grund für diese *Altersverschiebung* ist nicht ersichtlich.

Nach den Angaben von W. Schäfer u. G. Dietz ist die Morbidität der Diphtherie aber im Jahre 1950 bereits um 40% gegenüber 1946 gefallen (vgl. H. Knothe). D. Vitullo (1953) stellt für Italien ein gleichmäßiges Absinken der

Morbidität, Mortalität und Letalität der Diphtherie in den letzten 25 Jahren fest, desgleichen P. CHASSAGNE (1954) für Frankreich, A. TUYNS u. J. LANDRAIN (1952) für Belgien und J. C. MCENTEE für England. Entgegen den Ausführungen VITULLOS berichtet sein Landsmann G. MURANO von einer Häufung der schweren und tödlichen Diphtheriefälle bei gleichbleibender Gesamtmorbidität im südlichenItalien.

K. HEINZMANN u. L. GRÜN (1947) wie auch F. GOEBEL u. J. SCHRÖDER (1948) beobachteten eine auffällige Zunahme der Diphtherie bei *Neugeborenen* und *Säuglingen*, bei welchen sie in zwei Formen auftritt, als *diphtherischer Schnupfen* und als primäre *Rachendiphtherie.* Die genannten Verff. machen die damalige schlechte Ernährungs- und Immunitätslage der Nachkriegsjahre für diese Häufung der Diphtherie bei Säuglingen verantwortlich (vgl. auch H. U. KÖTTGEN, 1947). A. STAMMLER bestätigt die Zunahme der Diphtherie bei Säuglingen und Erwachsenen bis zum Jahre 1949. Er ventiliert in diesem Zusammenhang die Frage des „Pferchungsschadens“:

„Die vermehrte Morbidität der Erwachsenen wäre möglicherweise zu erklären durch 1. vermehrte Exposition, a) durch die jetzige Wohnraumnot (Pferchungsfaktor), b) durch vermehrte Bacillenträger infolge der zunehmenden Ausdehnung der aktiven Schutzimpfung. 2. durch ein Versagen der durch Krankheit oder stille Feiung erworbenen Immunität infolge der chronischen qualitativen und quantitativen Unterernährung. Neugeborene und Säuglinge unterliegen heute in gleicher Weise einer erhöhten Exposition und während sie bisher diaplacentar immun waren, werden sie jetzt über die Mütter auch von den Folgen der Unterernährung betroffen.“

K. SALFELDER erwähnt, daß nach VOIT und BÖRNE die absteigende Diphtherieform, die früher nur bei Kindern zur Beobachtung kam, jetzt auch bei Erwachsenen häufiger vorkomme. Die Neigung zum Auftreten postdiphtherischer Blutungen

Tabelle 8. *Die Häufigkeit der Diphtherie, ihrer einzelnen Spielarten und Komplikationen im Sektionsgut des Pathologischen Instituts der Universität Frankfurt* (nach SALFELDER)

Vorkommen	1909—1914	1940—1945
Gesamtdiphtheriesektionen	262 (3,32%)	184 (1,92%)
Erwachsene	8 (3,05%)	59 (32,07%)
Erwachsene über 40 Jahre	—	17 (28,81%)
Descend. Typ beim Kind (berechnet auf die Gesamtzahl der Kinder-Di-Fälle	(59,8%)	(60%)
Descend. Typ beim Erwachsenen (berechn. auf die Gesamtzahl der Erwachsenen-Di-Fälle)	7 (87,5%)	28 (46%)
Blutungsneigung	19 (7,25%)	18 (9,78%)
Polyneuritis	3 (1,15%)	10 (5,43%)
Myokarditis	46 (20,0%)	57 (32,0%)

bei Komplikationen von seiten des Nervensystems habe erheblich zugenommen (L. BURKHARDT u. K. SALFELDER, BOEMKE, RANDERATH, RÖSSLE, LAUCHE), obgleich die Diphtherie im gesamten Krankheitspanorama des Sektionssaales auffällig zurückgetreten sei (W. DOERR). Lediglich während der Kriegs- und ersten Nachkriegsjahre 1940—1947 wurde allerorts ein Ansteigen der Diphtheriehäufigkeit beobachtet (BURKHARDT), wofür die Zusammenpferchung großer Menschenmassen während dieser Zeit verantwortlich gemacht werden muß.

K. SALFELDER wertete das Frankfurter Sektionsmaterial der Jahre 1909 bis 1914 und 1940—1945 mit insgesamt 17453 Sektionen aus, unter welchen sich 446 Fälle (2,56%) von Diphtherie fanden (Tab. 9).

Wir stellen den statistischen Erhebungen SALFELDERS unsere eigenen aus dem Sektionsgut des Pathologischen Institutes der Freien Universität Berlin gewonnenen Zahlen gegenüber:

Tabelle 9. *Die Häufigkeit der Diphtherie und ihrer Komplikationen im Sektionsgut des Pathologischen Institutes der Freien Universität Berlin*

Vorkommen	1930—1947	1948—1954
Gesamtdiphtherievorkommen	236 (1,5%)	8 (0,1%)
Männlich	106	6
Weiblich	130	2
Myokarditis	64 (27,1%)	6 (75%)
Postdiphtherische Lähmungen	5 (2,5%)	—
Tracheotomie	19 (8,0%)	—
Toxische Blutungen	84 (35,5%)	3 (40%)
Pneumonie	62 (26,2%)	3 (40%)

Aus diesen Erhebungen geht die *Zunahme* der postdiphtherischen *Myokarditis* im Sektionsgut des letzten Jahrzehntes hervor, ebenso aber auch die *Abnahme* der *Letalität*.

Vor 30 Jahren trat die Diphtherie häufig als Komplikation der damals allgemein häufigeren und schwerer verlaufenden Infektionskrankheiten auf. Im Krankengut der jüngsten Zeit spielen Traumen, Infekte, z. B. der Scharlach, und Kreislaufstörungen als Wegbereiter der Diphtherie eine gewisse Rolle.

SALFELDER stellt fest, daß prozentual die Anzahl der in Frankfurt zur Sektion gekommenen Diphtheriefälle in den letzten 6 Jahren im Vergleich zu einem gleichen Zeitraum vor etwa 30 Jahren abgenommen habe. Gestiegen ist aber der Anteil der Diphtherietodesfälle der Erwachsenen, und zwar, an der Gesamtzahl gemessen, sogar um das Zehnfache, vor allem bei den höheren Lebensaltern. Eine ausgeprägte Abweichung vom üblichen Verlauf oder gar eine „Änderung des Gesichtes der Diphtherie" konnte SALFELDER *nicht* beobachten. Er fand lediglich die Neigung zu Blutungen und postdiphtherischen Neuritiden vermehrt.

Soweit der Vorgang der Spontanpathomorphose überhaupt in seiner Genese erfaßt werden kann, kommen, wie bereits dargelegt, sowohl Änderungen des Erregers als auch Änderungen der Konstitution des Wirtsorganismus als ursächliche Faktoren dieses Geschehens in Frage. Gerade der Diphtherieerreger verfügt über sehr zahlreiche Varianten und Typen (COOPER, 1936; MORTON, 1940; MÜLLER u. MILLER, 1941; CARTER, 1944). MCLEOD beschrieb einen „Mitis-", einen „Intermedius-" und einen „Gravis-"Typus. Der „Mitis"-Typ soll klinisch harmlosere Erscheinungen hervorrufen, der „Intermedius" mittelschwere, während die „Gravis"-Form für die progrediente maligne Diphtherie mit Ödemen, Herzlähmung und Polyneuritis verantwortlich sei. Die für die Epidemiologie der Diphtherie so äußerst wichtigen Bacillenträger beherbergen fast durchweg sogenannte „Mitis"-Formen. Inwieweit diese bakteriologischen Erkenntnisse für den Wandel der Diphtherieerkrankung von Bedeutung sind, ist nicht geklärt, immerhin müssen sie Berücksichtigung erfahren.

Mit der Frage der Epidemiologie sowie der Spontanpathomorphose der Diphtherie befaßte sich ebenfalls HOTTINGER sehr ausführlich. H. HEINLEIN (1949) empfiehlt dagegen Zurückhaltung mit der Behauptung, die Diphtherie habe ihren

Charakter geändert. Er macht geltend, daß es bei der Diphterie keine pathologisch-anatomischen Veränderungen gäbe, die nicht auch schon früher bekannt gewesen wären, was sowohl von der Myokarditis als auch von der Beteiligung der Milz, Leber, der Nieren und der Lymphknoten gilt. Nicht die Diphtherie habe sich geändert, sondern lediglich die Verlaufsform der einzelnen Epidemien. Insofern scheint eine Verschiebung eingetreten zu sein, als die schwereren toxisch-malignen Verlaufsformen zahlenmäßig zugenommen haben. Der Krieg und eine ihm zuzuschreibende Resistenzverminderung des menschlichen Organismus kann nach Ansicht von HEINLEIN die Zunahme der schweren Diphtherieverläufe *nicht* erklären.

In klinischer und pathologisch-anatomischer Hinsicht unterscheiden wir von jeher die *lokalisierte Diphtherie* mit ihren bekannten fibrinös-diphtherischen Belägen an den Tonsillen und in der hinteren Rachenregion, die *progrediente Diphtherie*, die sich durch Fortschreiten dieser Beläge auf Rachen, Kehlkopf und Trachea kundtut und schließlich die *toxische* und *maligne* Diphtherie. G. VOGEL faßt jede Diphtherieerkrankung als echte Allgemeinkrankheit auf und nicht als eine auf die Schleimhautoberfläche lokalisierte toxinbildende spezifisch-bakterielle Entzündung.

Die *lokalisierte* Diphtherie kann im allgemeinen als die *milde* Form bezeichnet werden, wenngleich auch keine völlige Übereinstimmung mit dem Erregerbild der „Mitis"-Formen besteht (HOTTINGER), sie kann an allen Schleimhäuten lokalisiert auftreten, z. B. in der Nase, im Kehlkopf, in der Vagina sowie auch an der äußeren Haut. Die *maligne* Diphtherie zeichnet sich durch äußerst geringe lokale Erscheinungen aus. Im Vordergrund stehen schwere Allgemeinsymptome, das hochgradige Ödem der Halsweichteile sowie schnell eintretende Kreislaufkrisen. Die Letalität dieser Form beträgt schon am ersten Krankheitstage bis zu 25%, am zweiten bis zu 40% und am dritten sogar bis zu 48% (HOTTINGER), gegenüber einer Gesamtsterblichkeit von 1—4,5% (FACONI). Als Komplikationen werden vor allem Herzmuskel-, Nerven- und Nierenschädigungen genannt. Die Myokarditis diphtherica ist in ihrem klinischen und pathologisch-anatomischen Bilde wohlbekannt, die Häufigkeit der Komplikationen von seiten des Zentralnervensystems je nach Epidemie verschieden, bis zu 15% (FRIEDEMANN).

P. HÜBSCHMANN fand vor 1913 bei etwa 13% aller Diphtheriekranken myokarditische Veränderungen, 1916 dagegen bei 44%! „Bleibt ein ganz wesentliches Charakteristicum der Leipziger Diphtherieepidemie, daß Herzschädigungen besonders häufig vorkamen und sich im Fortschreiten der Epidemie ein wechselndem Verhältnis vermehrten" (HÜBSCHMANN).

Das *pathologisch-anatomische Bild* der Diphtherie hängt von der Diphtherieform und ihrer Lokalisation ab. Es finden sich lokale fibrinös-diphtherische Entzündungen der Schleimhäute mit oberflächlichen Nekrosen und bei Komplikationen von seiten des Herzens und des Zentralnervensystems treten interstitielle entzündliche Veränderungen im Herzmuskel oder am peripheren Neuron auf; häufig findet sich als Todesursache eine Bronchopneumonie.

Bei unseren *Betrachtungen zur Therapie* der Diphtherie wollen wir die Serumtherapie unberücksichtigt lassen und uns im Rahmen unseres Themas ausschließlich mit der modernen Chemotherapie befassen:

Die *Sulfonamide* lassen schon bei theoretischer Betrachtung kaum Erfolge erwarten, da sie nicht antitoxisch, sondern antibakteriell wirken, auch praktisch haben sie sich als wirkungslos erwiesen (DENNIG u. HANGLEITER). Gleiche Überlegungen gelten grundsätzlich auch für die *Antibiotica*, obwohl die klinische Beurteilung der Penicillintherapie der Diphtherie recht uneinheitlich ist (K. O. VORLÄNDER u. H. KERP). HEWITT sowie auch H. B. BRUYN, H. BRAINERD u. B. W. LEPPLA (1950) bestreiten jegliche Wirkung des Penicillins auf das Krankheitsbild der Diphtherie, desgleichen DENNIG u. HANGLEITER. Sie halten lediglich eine Beeinflussung der regionären Lymphadenitis für möglich. LICKINT wie auch KARELITZ, WASSERMANN und MOLOSHOK glauben, daß die Komplikationen wie z. B. die Myokarditis oder die Lähmungen des peripheren Nervenapparates durch die Penicillintherapie verringert werden könnte, vor allem, wenn zum Penicillin zusätzlich Diphtherieserum verabreicht werde. Nach Ansicht dieser Verff. hemmt das Penicillin die Ausdehnung der spezifisch-diphtherischen Gewebsveränderungen, sei es durch Einschränkung der Toxinbildung, sei es durch Ausschluß spezifischer Einflüsse von Sekundärerregern, vor allem von hämolysierenden Streptokokken. WALTER u. HEILMEYER fanden etwa 80—90% der Diphtheriebacillenstämme annähernd penicillin*un*empfindlich (vgl. Versuche von BAUMGARTNER). Andere Autoren sahen eine schnelle Vernichtung der Diphtheriebacillen durch das Penicillin und damit eine hochgradige Verminderung der Toxinausschüttung (W. PULVER, 1948; R. SCHNEIDER, 1950/51; K. O. VORLÄNDER u. H. KERP, 1952). Über günstige Erfolge mit Penicillin berichten, allerdings nur von einer kleinen Fallzahl (22), S. KARELITZ, H. KING u. I. S. RUBINSTEIN (1951), sie konnten sogar 75% der Bacillenträger durch Penicillin bakterienfrei machen.

I. F. BLUTE sah vom *Erythromycin* in Kombination mit der Serumbehandlung beachtliche Erfolge. Eine Kombinationstherapie befürworten auch WSZELAKY u. HENDZEL (1948) sowie CRAWFORD (1948). Bei *maligner* Diphtherie fand BIORGETTI (1947) das Penicillin völlig wirkungslos. Die Antibiotica allein sollen nur eine Besserung der akuten Phase erzielen können (G. MURANO), die gleichzeitige Verabfolgung des Serums sei notwendig, um sekundäre Komplikationen zu verhindern.

Auch zur Sanierung der Bacillenträger wurden die Sulfonamide und das Penicillin versucht. LEGROS, JULIANELLE u. SIEGEL sowie KLOTZBÜCHER erzielten keine rechten Erfolge hierbei. DENNIG u. HANGLEITER berichten demgegenüber von günstigen Erfahrungen. M. ALEXANDER u. D. SOYKA (1955) behandelten 13 Diphtheriekranke mit Serum und Supracillin. Bei 12 ihrer Patienten fanden sich im Ausstrich „Gravis"-Erreger, in 3 Tagen waren unter der gemischten Serum-Supracillintherapie alle Kranken bakterienfrei (vgl. SCHNEIDER). Bei bereits verankerten Diphtherietoxinen ist das Penicillin und auch die anderen Antibiotica nach den Erfahrungen von DENNIG u. HANGLEITER wirkungslos.

Zusammenfassend läßt sich sagen: Die Diphtherie, die das klassische Beispiel der von jeglicher Therapie unabhängigen *Spontanpathomorphose* darstellt, bietet *keine* Anzeichen eines therapeutisch bedingten Gestaltwandels, weder ihres klinischen noch ihres pathologisch-anatomischen Bildes. Die zahlreichen Arbeiten über die Diphtherie fallen durch ihre widersprechenden Angaben bezüglich der Mortalitäts- und Letalitätszahlen auf, so daß nur schwer ein exaktes Bild über die wahren Daten und wirklichen Gegebenheiten zu gewinnen ist, was als Zeichen der außerordentlichen Variabilität der Diphtherie, je nach Zeit und Ort ihres Auftretens, gewertet werden muß.

6. Der Typhus und die Ruhr

Der Krankheitsverlauf des *Typhus abdominalis* wird durch die Antibiotica, insbesondere durch das Chloromycetin (Chloramphenicol) in einer Weise beeinflußt, die denjenigen, der die frühere weitgehende Ohnmacht gegenüber dieser Erkrankung kannte, immer wieder in Erstaunen setzt (WALTER u. HEILMEYER). Der erste klinische Bericht über die Wirkung des Chloromycetin stammt von TH. E. WOODWARD u. Mitarb. (1948).

Über die Anwendung der *Sulfonamide* beim Typhus abdominalis des Menschen liegen nur wenige Erfahrungsberichte vor (G. DOMAGK). F. BERTRAM (1947) sah bei einer Typhusepidemie in Frankreich angeblich einen günstigen Einfluß des Eubasin, wobei aber bemerkt werden muß, daß die Letalität dieser Epidemie auch ohne Behandlung äußerst gering war. Weitere Beobachtungen verdanken wir STICKL u. GÄRTNER (1944). Von 376 Typhuskranken wurden 203 (54%) mit Sulfonamiden behandelt und 46% symptomatisch. Von letzteren starben 31 (17,9%), von den sulfonamidbehandelten Fällen nur 18 (8,7%). Der Verlauf unter der Sulfonamidtherapie sei wesentlich milder gewesen und nur (!) in 43,3% wurden Komplikationen beobachtet. Diese wenigen Mitteilungen über eine günstige Beeinflussung des Typhus durch die Sulfonamidbehandlung sind keineswegs überzeugend.

Tabelle 10. *Zum Vergleich verschiedener Behandlungsmethoden des Typhus abd. an 1500 Fällen aus den Jahren 1941—1954* (nach DELL'ACQUA)

	Symptomatisch %	Impfstoff %	Cloromycet. %	Impfstoff + Chloromyc. %
Komplikationen . .	20	10	30	25
Rückfälle	10	5	14	6
Heilungen.	70	85	90	95
Letalität	25	8	8	3

Die *Häufung* des Typhus *in* und kurz *nach* dem zweiten Weltkrieg, die wegen der großen Verschiebungen von Menschenmassen selbst durch die im allgemeinen doch sehr erfolgreiche Typhusschutzimpfung nicht völlig vermeidbar war, ließ unsere Ohnmacht auf dem Gebiet der Typhustherapie besonders deutlich werden. Atypische hämorrhagische Verlaufsformen mit absolut tödlichem Ausgang haben lebhafte Diskussionen und Untersuchungen über die Immunitätsverhältnisse (ESSEN, HOFFMANN u. BOLDT) sowie über die Pathogenese des Typhus (RÖSSLE: Zur Theorie des Typhus abdominalis, Typhus als infektiöse Allergose) in Gang gebracht, und immer noch hatten wir dieser Krankheit nichts anderes entgegenzusetzen als lediglich symptomatische Mittel. Um so befreiender mußte die Einführung des *Chloromycetin* in die Therapie des Typhus wirken! Mehr als 500 Publikationen über die Anwendung dieses Mittels, über seine Wirksamkeit und die etwaig auftretenden Nebenwirkungen liegen bis heute in der medizinischen Weltpresse vor (R. WACHSMUTH). Die Eigenart des Chloromycetins, in der Lymphe in besonders hoher Konzentration aufzutreten und damit auch in die Lymphknoten einzudringen (M. JANBON, 1953), macht es zu einem idealen Therapeuticum gegen den Typhus (vgl. G. HENNEBERG, 1955).

G. DELL'ACQUA u. N. MONGELLI SCIANNAMEO (1955) vergleichen 900 Typhusfälle aus den Jahren 1941—1944 mit 600 Fällen der Jahre 1949—1954 (Tab. 10).

Komplikationen von seiten des Nasen-Rachen-Raumes (Anginen, Pharyngitiden, Mundschleimhautulcerationen) haben bei der Chloromycetinbehandlung anscheinend zugenommen, ebenso auch Kreislaufstörungen und Psychosen sowie allergische Erscheinungen. Dagegen zeigen die Darmblutungen einen sicheren Rückgang.

Wir entnehmen A. M. WALTER u. L. HEILMEYER (1955) folgende Daten: Während ohne Chloromycetinbehandlung die Entfieberung nicht vor der 3. Woche einsetzte (STAEHELIN), beobachten wir unter der Antibioticabehandlung einen Temperaturabfall bereits nach 48—72 Std und die Entfieberung ist in durchschnittlich 3—5 Tagen erreicht, gleichzeitig schwinden auch der Milztumor und die Roseolen.

Nach älteren Angaben betrug die *Letalität* des Typhus je nach Epidemie 6—25% (DOMAGK, BECKERMANN), nach WALTER u. HEILMEYER 4,17%, nach W. DOERR 12—20% und nach R. STAEHELIN etwa 5—10%; heute liegt sie am unausgesuchten Material bei rund 4%, WALTER u. HEILMEYER halten diese Zahl für noch zu hoch angenommen.

Die Häufigkeit der *Darmblutungen* wurde früher mit 5,9% errechnet, heute beträgt sie 0—3,5% (W. DOERR). Die *Perforations*häufigkeit lag früher bei 5 bis 10%, heute bei 1—3%. Die Aussichten eines operativen Eingriffs nach Perforation sind ebenfalls bedeutend günstiger geworden (A. F. E. NAVERRO, WALTER u. HEILMEYER). Die Zahl der *Dauerausscheider* hat sich unter der Antibioticatherapie *nicht* vermindert (3—5%). Über geringfügige Erfolge des Penicillins in der Behandlung der Typhusbakterien-Dauerausscheider berichten F. KLOSE, H. KNOTHE u. H. H. STAACK (1956).

F. G. SCOVEL teilt seine Erfahrungen aus *China* wie folgt mit: Von 74 Typhuskranken wurden 70 durch Chloromycetin geheilt, der Verlauf war auffallend milde. Vor Anwendung des Chloromycetins starben von 330 Typhuskranken 48 (14,6%) und die Zahl der Komplikationen war höher als unter der Antibioticabehandlung. H. DENNIG (1953) berichtet über die Typhusepidemie in Stuttgart 1953. Die Seuche zeigte unter der Chloromycetintherapie eine Letalität von 2,1% bei 337 Erkrankungen im Gegensatz zu der Epidemie von 1919 in Pforzheim mit 10%, von 1926 in Hannover mit 11,5% und von 1948 in Neuötting mit 9,1% Letalität.

Weitere günstige Ergebnisse über die Chloromycetinbehandlung des Typhus nennen H. OTTO u. I. BESDZIEK (1953), P. DURAND u. A. RENOUX (1953), W. MOHR (1953), R. WACHSMUTH (1953), H. D. ANDREAE (1954), A. WINDORFER (1954), K. O. VORLÄNDER, G. OBERHOFFER u. G. WESSELS (1955), K. F. BLANKE (1955), H. GROS u. W. TILLING (1955). R. WACHSMUTH (1953) berichtet an Hand von 26 eigenen Beobachtungen unter Berücksichtigung von 576 der Chloromycetinbehandlung des Typhus gewidmeten Arbeiten über diese Therapie.

Es ist wichtig, die Chloromycetinapplikation von Anfang an in genügend hoher Dosis, jedoch nicht schematisch, sondern nach den individuellen Faktoren ausgerichtet, zu geben. Die Zahl der *Rückfälle* ist bei zu kurzer Behandlung *wesentlich größer* als bei unbehandelten Typhusfällen. Ihre Häufigkeit hängt also entscheidend von der Therapiedauer und dem Dosierungsschema ab (A. M. WALTER u. L. HEILMEYER, 1955; A. T. JOHN u. V. S. VINAYAGAM). Die Ursache dieser starken Rezidivneigung müssen wir sowohl in der *Hemmung* der *Immunitätsvorgänge* als auch in der schlechten Beeinflußbarkeit der Brut- und Depotstellen der Erreger erblicken (vgl. K. BINGOLD), auch darf nicht vergessen werden, daß das Chloromycetin lediglich bakteriostatisch wirkt. WALTER u. HEILMEYER geben die Rückfallquote der unbehandelten Typhuserkrankungen mit durchschnittlich 10% an, die Zahl der Rückfälle bei zu kurzer Behandlungsdauer (6—9 Tage) mit 30—60%, K. F. BLANKE mit 35%, M. JANBON mit 30% und F. BECKERMANN u. G. OTTO mit 43,8%, woraus sich die Notwendigkeit der längeren (4—6 Wochen andauernden) Überwachung der Typhuspatienten ergibt.

O. RÜHLING (1954), welcher 646 Typhusvorkommnisse aus der Zeit von 1945 bis 1953 kritisch auswertete, vertritt die Ansicht, daß das Auftreten der Rezidive zwischen dem 14. u. 17. Tag nach der Entfieberung nicht auf die Art der Behandlung, sondern auf den unterschiedlichen Charakter der einzelnen Fälle zurückzuführen sei. Schwere Fälle sollen sowohl bei symptomatischer als auch bei Chloromycetinbehandlung eine gleich hohe Rezidivneigung (etwa 35%) zeigen, auch wenn das Therapeuticum noch lange Zeit über die Entfieberung hinaus gegeben wird!

P. MOLLARET (s. auch K. BINGOLD u. W. TRUMMERT, 1952) hat als erster auf die Gefahr des bei hoher Dosierung auftretenden *Kreislaufkollapses* hingewiesen und das Wort geprägt: „. . . daß man mit Chloramphenicol ebensowohl einen im Sterben liegenden Typhuskranken heilen wie auch einen Typhuskranken, der allein genesen wäre, töten kann." Eine genau kontrollierte Dosierung des Arzneimittels ist also auch hier oberstes Gesetz! Eingehende Untersuchungen über die Chloromycetinzwischenfälle verdanken wir J. REILLY, A. COMPAGNON, P. TOURNIER u. H. DU BUIT (1954). REILLY hat in grundlegenden Arbeiten auf die Schädigung der sympathischen Nervenendigungen durch das aus den zerfallenden Typhusbacillen freiwerdende Toxin hingewiesen. Durch diese Schädigung komme es zur Manifestation von Darmläsionen sowie auch zu Kollapserscheinungen, die nach neueren Erfahrungen durch eine kombinierte Chloromycetin-Cortison-Behandlung verhindert werden sollen (E. Geyer 1956). Diese Zwischenfälle sind vergleichbar mit der Wirkung von Endotoxininjektionen beim Tier: Kreislaufkollaps, Darmblutungen, Perforationsgefahr. Sie können als Folgen plötzlichen Bakterienzerfalles mit Freiwerden großer Mengen von Toxin aufgefaßt werden. Die Rückfälle nach Chloromycetinbehandlung werden durch die schlechte therapeutische Erreichbarkeit der Bacillen in den häufig nekrotischen und daher schlecht vascularisierten Mesenterialdrüsen erklärt. Die Gefahr für den typhuskranken Organismus besteht also vor allem in einer zu schlagartigen Bacteriolyse.

G. HENNEBERG (1955) weist ebenfalls auf die Gefahr einer zu schnellen Bakterienauflösung durch Chloromycetin hin. Es komme hierdurch zu einer Überschwemmung des Körpers mit Endotoxinen, vielleicht auch mit Ektotoxinen, und als Folge hiervon zu Exanthemen, toxischen Symptomen, zum Kreislaufkollaps oder sogar zum Tode (vgl. W. BOLT u. L. WULLEN, 1950; P. MOLLARET, 1950; K. RECKNAGEL u. K. SCHÖPF, 1951; W. ANDERS, 1952; A. BAUMANN, 1952; A. M. WALTER u. L. HEILMEYER, 1954). G. HENNEBERG hält aus diesen Gründen „eine Chloromycetintherapie in sehr schweren Typhusfällen kontraindiziert". R. HENGEL, W. FASSIN u. P. KLEIN (1955) aber nennen die Erklärung der Typhuskomplikationen als Folge eines direkten bakteriostatischen Effektes des Chloromycetins eine *unhaltbare* Theorie. Über den Einfluß des Chloromycetin auf die *Agglutininbildung* beim Typhus abdominalis herrschen keine einheitlichen Auffassungen (vgl. G. HENNEBERG). F. HANSEN u. K. SCHÜTZ (1953) sowie A. M. WALTER u. L. HEILMEYER halten einen solchen Einfluß für umstritten, H. SEELIGER u. K. O. VORLAENDER (1953) fürchten aber, falls die O-Agglutinine bei frühzeitiger Chloromycetinverabreichung vermindert auftreten, eine Unverwertbarkeit der WIDAL-Reaktion.

Die *typhöse Osteomyelitis* wird nach Mitteilungen von WALTER durch Chloromycetin als Unterstützung einer eventuellen chirurgischen Therapie ebenfalls günstig beeinflußt. BECKER, BOLT u. WULLEN sahen dagegen keine Wirkung des Chloromycetin bei Osteomyelitis typhosa. Auch andere Komplikationen des Typhus bleiben oft vom Chloromycetin unbeeinflußt. C. E. G. SMITH u. A. T. H. MARDSEN (1951) teilen den Fall eines metastatischen Subduralabscesses mit eitriger Meningitis mit, der durch Chloromycetin nicht beeinflußt werden konnte, obwohl die aus dem Absceß gewonnenen Erreger in vitro gegen Chloromycetin empfindlich waren. Die Verff. nehmen an, daß die Gefäßarmut des Abscesses eine ausreichende Konzentration des Therapeuticum verhinderte (vgl. H. W. OCKLITZ, 1949).

Dieser auffälligen Verbesserung der Prognose des Typhus, seiner weitgehenden therapeutischen Beherrschung entspricht jedoch keine Änderung des *pathologisch-anatomischen Bildes*. Über eine echte bleibende Pathomorphose des Typhus, sei sie spontan enstanden oder therapiebedingter Natur, ist *nichts* bekannt. Gewiß ändert sich der „Genius epidemicus" und die einzelnen Epidemien unterscheiden sich in der Schwere ihres Verlaufes, aber das morphologische Substrat dieser Krankheit ist annähernd immer das gleiche geblieben.

Nach den Feststellungen der OMS-Typhus-Paratyphus-Statistik soll die Gesamtzahl der Typhus-Paratyphuserkrankungen in der ganzen Welt *ab*genommen haben, was — jedenfalls für Europa — angesichts der wiedereingekehrten Friedensverhältnisse nicht verwunderlich sein dürfte (s. Epidemiologie des Typhus: E. BOECKER, 1942; R. MÜLLER, 1946), und nicht etwa als eine Therapiefolge gewertet werden kann.

Pathologisch-anatomische Wandlungen des Typhusbildes werden von F. BECKERMANN u. G. OTTO vermutet, aber keine Belege hierfür gebracht. P. v. GERZANITS (1952) verdanken wir einen der wenigen pathologisch-anatomischen Berichte über zwei chloromycetinbehandelte Typhusfälle. Der eine dieser Fälle starb am Kreislaufkollaps, der andere an einer Perforationsperitonitis, beide im Rezidiv nach vorangegangener Chloromycetinbehandlung. Der Sektionsbefund ergab einen nahezu „unglaublichen Polymorphismus". Neben verheilten Stellen bestanden geschwollene PEYERsche Plaques, Geschwüre in voller Blüte, Verschorfung und Perforationen. Es scheint also, daß das Chloromycetin das pathologisch-anatomische Bild des Abdominaltyphus eher verwirrt als vereinfacht, d. h., daß es sich um ein Medikament handelt, welches lediglich den Erreger beseitigt oder ihn in seiner Entwicklung hemmt sowie das Fieber und die Allgemeinerscheinungen günstig beeinflußt, das aber die anatomischen Heilungsvorgänge nicht unmittelbar beschleunigen kann. Sie laufen bei Rückfällen, in denen neues lymphatisches Gewebe geschädigt wird, in verschiedenen Phasen nebeneinander.

Es ist jedoch nicht angängig den Polymorphismus im Bilde des Typhus ohne weiteres auf die stattgehabte Therapie zu beziehen. DOMAGK z. B. weist besonders darauf hin, daß auch beim *un*behandelten Typhus sich „*meistens* mehrere der geschilderten Phasen wie markige Schwellung, Verschorfung, Geschwüre, beginnende Narbenbildung und Schleimhautregenerationen im Darm an Typhus Verstorbener nebeneinander finden". Er führt hierzu aus:

„Das Nebeneinander verschiedener Krankheitsphasen kommt im klinischen Verlauf auch dadurch zustande, daß sich nach einem Stadium steiler Fieberkurven ein Abfall der Temperatur auf 37° C einstellt, danach bisweilen sogar plötzlich eine subnormale Temperatur und beim Befall neuer lymphatischer Herde und Entwicklung neuer Bacillen-Einschwemmungszentren dann wieder ein abendlicher Temperaturanstieg und eine neue Kontinua von kürzerer oder längerer Dauer. Dieses Nebeneinander von verschiedenen Phasen findet man, worauf RÖSSLE auch für die 1946 in seine Beobachtung gekommenen Fälle hinweist, nicht etwa nur bei klinisch festgestellten Rezidiven. Er betont vielmehr, daß es nicht selten Fälle gibt, in denen neben und nicht hintereinander markige Schwellung, Verschorfungen und Geschwürsbildungen vorliegen, ohne daß es sich um Rezidive handelt. Auch mit Impfungen haben solche Beobachtungen nichts zu tun."

Hieraus ist zu entnehmen, daß wir die von P. v. GERZANITS erhobenen Befunde nicht ohne weiteres auf die durchgeführte Chloromycetintherapie beziehen dürfen, sondern daß sie dem Typhus eigene Bilder darstellen könnten. Wir dürfen bei der Beurteilung des Typhus abdominalis auch nicht außer acht lassen, daß das klinische Bild dieser Krankheit auch ohne jede Therapie recht schwankend sein kann. Vom kindlichen und Greisen-Typhus wissen wir, daß sie zuweilen einen auffällig leichten Verlauf zeigen können (HÖRING im Gegensatz zu DOMAGK). Bei Neugeborenen und Säuglingen stellt die Typhussepsis ohne Darmbefund die Regel dar (Typhus sine typho). Bei Kleinkindern steht die Beteiligung der Meningen (seröse und eitrige Meningitiden) stärker im Vordergrund. Ferner spielt die Konstitution des vom Typhus befallenen Menschen eine wichtige Rolle für den Verlauf der Krankheit. DOMAGK weist darauf hin, daß „der so verschiedenartige Verlauf des Krankheitsbildes wahrscheinlich nicht allein von der Schwere des Infektes abhängt, sondern sehr wesentlich von der individuell so verschiedenen Abwehrreaktion und der Ausbildung von Antikörpern".

Auch die Lokalisation der morphologischen Veränderungen kann eine verschiedene sein. Wir kennen neben dem im unteren Ileum lokalisierten Typhus den *Colontyphus*, der ausschließlich den Dickdarm befällt. Das gleichzeitige Vorkommen anderer Krankheiten namentlich hormonell bedingter trübt die Prognose des Typhus erheblich (HÖRING). Auch geographisch-klimatische Einflüsse spielen eine bedeutende Rolle.

Wir selbst verfügen über zu wenige mit Chloromycetin behandelte Typhusfälle, um ein eigenes abschließendes Urteil abgeben zu können. Ein unlängst zur Sektion gelangter mit Chloromycetin behandelter Typhus sei kurz mitgeteilt:

SN. 1006/55, 77jähriger Mann. Ende September 1955 an einem klassischen Typhus abdominalis erkrankt mit hohem Fieber, Continua von 39,0° C. Typhusbakterien im Stuhl nachgewiesen, GRUBER-WIDAL 1:800. Ausgiebige *Chloromycintherapie.* Am 4. Tag Entfieberung, anscheinend komplikationsloser Heilungsverlauf. Am 10. 11. 1955, etwa 4 Wochen nach der Krankenhausaufnahme plötzlicher Exitus letalis an Lungenarterienembolie.

Pathologisch-anatomische Diagnose. Zustand nach Behandlung eines Typhus abdominalis mit Chloromycetin. Ein etwa linsengroßes und ein fast pfennigstückgroßes gereinigtes *Typhusgeschwür* der Ileumschleimhaut dicht vor der Ileocoecalklappe. Chronische morphologisch-unspezifische, hämorrhagisch-schleimige Enterocolitis. Septische Milzschwellung mit multiplen, punktförmigen Kapselblutungen, petechiale Hautblutungen im Bereiche beider Achsel- und Ellenbeugen.

Typhös-septische Thrombose der li. Vena femoralis, ältere in Organisation befindliche Embolie in den Hauptästen der re. Pulmonalarterie, fast hühnereigroße, in Reinigung befindliche Absceßhöhle im ventro-mediastinalen Abschnitt des re. Lungenoberlappens mit schaumzelliger Randpneumonie. Septisch-typhöse Thrombose zweier Hauptäste der li. Nierenarterie, typhös infizierte anämische Infarkte der li. Niere mit zahlreichen kleinen und größeren eitrigen Einschmelzungen, chronische Pyelitis li. Subchronische septische, diffus ausgebreitete Hepatitis.

Chronisch-substantielles und seniles Lungenemphysem, feinfleckige Pulmonalarteriensklerose, Zwerchfellfurchen des re. Leberlappens. Cylindrische Bronchiektasen in beiden Unterlappen, chronische katarrhalische, im re. Unterlappen eitrig-schleimige Bronchitis. Subakute, diffuse, leukocytäre Myokarditis, hochgradige Erweiterung beider Herzkammern, Stauungsblutfülle und Ödem der Lungen, Stauungsinduration und Ödem von Leber und Milz, Stauungsnieren, Hirnödem.

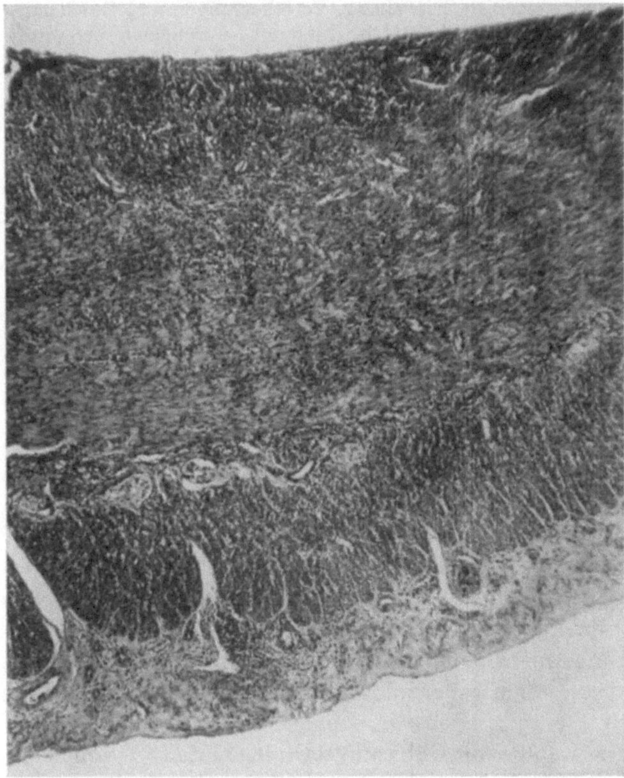

Abb. 17. SN. 1006/55, 77jähr. ♂. Mit Chloromycetin behandelter *Typhus abdominalis*. Ausschnitt aus einem gereinigten Typhusgeschwür im unteren Ileum. Diffuse lymphocytäre Durchsetzung des Ulcusgrundes (oberer Rand des Präparates) sowie der Darmwand. *Keine* großzelligen Elemente! (Therapieeffekt?) (Paraffin, HE, Vergr. 1:20)

Fleckförmige Atheromatose der Aorta und der großen Arterienstämme, Arteriosklerose der Nieren, geringgradige Hypertrophie der li. Herzmuskulatur, geringfügige insuläre Sklerose des Anfangsteiles der li. Herzkranzarterie. Fleckförmig-konfluierende Myokardschwielen in der Hinterwand der li. Herzkammer. Fulminante Lungenarterienembolie. Flüssiges Herzblut, hochgradige Erweiterung der re. Herzkammerausflußbahn.

Histologischer Befund. 1. *Geschwür aus dem unteren Ileum.* Die Schleimhaut ist in ausgedehntem Maße geschwürig zerstört. Der Grund des Geschwüres und die tiefen Muskelschichten der Darmwand sind bis unter das Peritoneum von dichten diffusen, vorwiegend rundzelligen entzündlichen Infiltraten durchsetzt. Die für Typhus typischen großzelligen Granulome werden vermißt, so daß man aus dem morphologischen Befund keinen Typhus abdominalis mehr diagnostizieren kann (Abb. 17).

2. *Leber.* In den Glissonschen Feldern und auch innerhalb der Läppchen finden sich locker eingestreute Leukocyten aller Art, vorwiegend aber segmentkernige. Die Leberzellbalken sind verschmälert und dissoziiert. Stellenweise finden sich kleine knötchenartige, locker gebaute Ansammlungen von Lymphocyten und Reticulumzellen, ohne eigentliche Typhuszellen. Man hat den Eindruck, als ob die Knötchen sich zum Teil in einer fibrösen Umwandlung befänden (Abb. 18).

Bakteriologischer Befund. Der Abstrich vom Nierenabsceßeiter ergibt in der Kultur auf pyogene Keime aerob und anaerob nach 24 Std reichliche in Reinkultur gewachsene *Typhusbacillen.*

Im vorliegenden Falle handelt es sich also um einen lokal fast abgeheilten Typhus; lediglich zwei gereinigte Geschwüre, die histologisch nicht mehr als „Typhus"geschwüre erkennbar sind, finden sich im unteren Ileum. In der Lunge und in der Niere fallen große von Typhusbacillen durchsetzte Abscesse auf. Die kleinen Knötchen im Leberparenchym ähneln nur noch flüchtig echten Typhusknötchen, namentlich bei stärkerer Vergrößerung (s. Abb. 16) sind sie als solche nicht mehr diagnostizierbar. Inwieweit wir dieses teilweise abgeheilte, teilweise

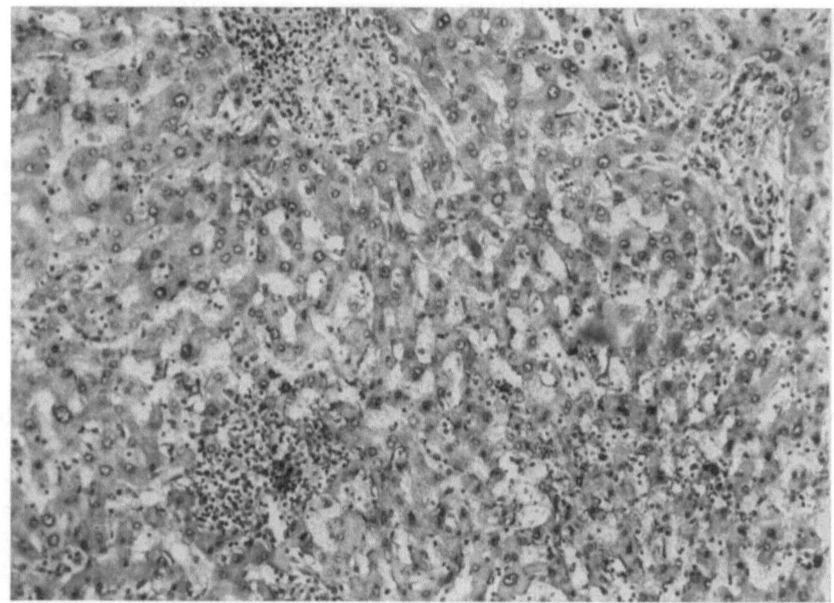

Abb. 18. SN. 1006/55, 77jähr. ♂. (Gleicher Fall wie Abb. 17) *Typhus abdominalis*. Reticulo-lymphocytäre Knötchen *ohne* sogenannte Typhuszellen in der Leber. In Abheilung begriffene Typhusknötchen? (Therapieeffekt?) (Paraffin, HE, Vergr. 1:150)

aber auch durch Abscesse in der Lunge und in der Niere komplizierte Bild eines echten bakteriologisch nachgewiesenen Typhus der Chloromycetintherapie zuschreiben müssen, kann lediglich zur Diskussion gestellt werden. Nach dem oben Gesagten, wären auch ohne Chloromycetin gerade bei den höheren Lebensaltern derartige Verlaufsformen der Typhuserkrankung zu erwarten.

Fassen wir unser Wissen über die Wirkung des Chloromycetin auf den Typhus abdominalis zusammen, so müssen wir zunächst die *Verbesserung der Prognose*, die vermehrte therapeutische Beherrschung der Krankheit hervorheben, dann die *vermehrt auftretenden Rezidive und Komplikationen*, die zweifelsfrei einen gewissen therapeutisch bedingten Gestaltwandel des klinischen Bildes darstellen, ohne zu wirklich veränderten, abgewandelten pathologisch-anatomischen Bildern zu führen. Gegenüber einzelner Mitteilungen über ein verändertes morphisches Verhalten des Typhus ist unter Hinweis auf die von DOMAGK gegebene Darstellung des Typhus Zurückhaltung am Platze.

Für die übrigen *infektiösen Darmerkrankungen* werden ebenfalls die Sulfonamide und Antibiotica empfohlen, besonders aber für die bacilläre *Ruhr*.

Als Ruhr oder *Dysenterie* wurden früher alle Krankheiten bezeichnet, deren wesentlichstes Symptom der Durchfall mit mehr oder weniger reichlichen Blutbeimengung war (STAEHELIN). Die echte bacilläre Ruhr ist eine typische und gefürchtete Kriegsseuche, welche aber auch im Frieden in kleineren Epidemien und sporadisch auftritt.

Es sei an die Ruhrepidemie im Preußisch-Österreichischen Krieg 1866 erinnert. Im Deutsch-Französischen Krieg 1870/71 erkrankten im deutschen Heer 38652 Soldaten an Ruhr mit einer Letalität von 6,1% (BOEHNKE). Im ersten Weltkrieg wurden nach amtlicher Heeresstatistik über 150000 Ruhrkranke behandelt, die Letalität wurde mit rund 6% angegeben. Auch im zweiten Weltkrieg spielte die Ruhr eine beachtliche Rolle, namentlich im Herbst 1939 kurz nach Beendigung des sogenannten Polenfeldzuges. DOMAGK gibt für die Friedensjahre (1937) in Deutschland 7545 Ruhrerkrankungen an, für 1940 aber 12974.

Die *Epidemiologie* der Ruhr, die durch verschiedene Bakterientypen (KRUSE-SHIGA, FLEXNER, STRONG, Typ Y, sogenannte Meta- und Paradysenteriebacillen) hervorgerufen wird, ist noch keineswegs geklärt.

Klinisch wird die schwere *toxische* Ruhr von der leicht verlaufenden *atoxischen* abgegrenzt. Die atoxische bietet gegenüber den unspezifischen Enterocolitiden keine Besonderheiten (W. GROSS), während wir bei der toxischen Ruhr oftmals sehr hohe Temperaturen, Cyanose, schleimig-blutige Stühle, hohen Wasserverlust mit den sich daraus ergebenden Folgen für Stoffwechsel und Kreislauf, sowie Para- und Hemiplegie, Herzschwäche und auch Thrombosen und Embolien beobachten können. HOFF beschrieb sogar periphere Zirkulationsstörungen mit konsekutiver Gangrän.

Als bekannteste *Komplikation* der Ruhr wäre der sogenannte Ruhr-Rheumatismus zu erwähnen. Die Häufigkeit des Ruhr-Rheumatismus wird im allgemeinen auf 0,5—3% geschätzt (STAEHELIN), durch JACOBI u. DÖRSCHEL auf 1,5%. Der Ruhr-Rheumatismus erfuhr durch WEPLER eine besondere Bearbeitung. An weiteren Komplikationen müssen wir die REITERsche Trias (Polyarthritis, Conjunctivitis und Urethritis) erwähnen.

In 1—5% der Fälle leitet das akute Stadium der Ruhr zu einem chronischen Krankheitsbild über. Nach OHLY sogar in 10—11%, und nach WALKO in 12%. CHIARI, GROTE u. WALKO betonen die besondere Neigung der Astheniker zum chronischen Verlauf der Ruhr.

Pathologisch-anatomische Veränderungen finden sich hauptsächlich im Dickdarm, es kommt hier zu einer Hyperämie und zu einem oftmals hochgradigem Ödem der Schleimhaut, zu kleinen Blutaustritten und zu einer hochgradigen leukocytären Entzündung. Die oberflächlichen, zuweilen auch die tieferen Schleimhautanteile verfallen der Nekrose, kleieartige Schorfbildung tritt auf der Höhe der Falten zutage. Die Nekrose macht in der Regel an der Grenze zwischen Mucosa und Submucosa halt. Es treten Lymphocyten, Histiocyten und Plasmazellen hinzu und schließlich kommt es zu flächigen, narbigen Ausheilungen. Eine Abhängigkeit der pathologisch-anatomischen Veränderungen von den einzelnen Ruhrbacillentypen besteht grundsätzlich *nicht*, so daß alle Ruhrarten völlig gleiche morphologische Bilder hervorrufen können. Seltener kommt es zu Wandabscessen oder zu Perforationen mit anschließender Peritonitis. Die Pathogenese der Ruhr ist trotz bekannter Ätiologie auch heute noch *unklar* (BÖHMIG).

Die Ruhr wurde bis zur Einführung der Chemotherapie lediglich symptomatisch behandelt, die Serumtherapie hat sich nach unseren eigenen Erfahrungen während des Krieges in Osteuropa nicht bewähren können. Die *Sulfonamide* brachten hier einen deutlichen Wandel (G. GANTENBERG). Auch wir können aus unseren Erfahrungen im Kriege und in der russischen Gefangenschaft die prompte Wirkung der Sulfonamide bestätigen. Die blutigen Beimengungen des Stuhles gehen schnell zurück, die Zahl der Stühle läßt nach, das Allgemeinbefinden bessert sich nach wenigen Tagen. HOLLER u. THÜMMEL berichten von erfolgreicher Sulfonamidbehandlung an 700 Ruhrkranken.

In der Hauptsache kommen heute das *Eubasin*, *Cibazol* und das *Sulfapyrimidin* zur Anwendung. Die direkte Wirkung der Sulfonamide auf die Ruhrbakterien ist von LIBBY u. JOYNER sowie von MUIR, SHAMLEFFER und JONES (vgl. DOMAGK) festgestellt worden. GORLITZER sah als erster auffallende Erfolge des *Prontosil* bei frischer Ruhr, 1939 berichtete FORSTER über günstige Ergebnisse der Sulfonamidtherapie sowie in den folgenden Jahren NICKUSCH, EICKHOFF u. STÜRMER, STÖRMER, M. BÜRGER u. a. Von letzteren stammt der Ausspruch, daß die Ruhr seit der Einführung der Chemotherapie als Seuche ihre Schrecken verloren habe.

Neuerdings werden auch die *Antibiotica* zur Ruhrtherapie empfohlen. F. S. CHEEVER berichtet über Erfolge mit *Aureomycin*, *Terramycin* und *Chloramphenicol* bei Ruhrepidemien in Korea. Auch B. T. GARFINKEL, G. M. MARTIN, J. WATT, F. J. PAYNE, R. P. MASON u. A. HARDY machten die gleichen Erfahrungen mit der Antibioticatherapie. Die Sulfonamide zeigten sich nach Angaben der Verff. bei diesen Epidemien in Korea nach kurzer Zeit wirkungslos, da die Erreger sulfonamidresistent wurden.

T. HAYASHI, H. HAMAMURA u. T. SAKATA geben die Wirksamkeit des Chloramphenicols bei Ruhr mit 84% gegenüber 73% der Streptomycin- und 61% der Sulfathiazolbehandlung an. Auf der anderen Seite müssen wir aber bedenken, worauf auch R. H. KUNSTADTER, A. MILZER u. B. M. KAGAN hinweisen, daß die Ruhr auch unbehandelt verschieden lange Krankheitszeiten aufweist sowie der bakteriologische Befund häufig spontan verschwindet. W. HEYN berichtete über gute Erfolge mit Aureomycin und Chloromycetin bei *banalen* infektiösen Enteritiden in Persien. Penicillin zeigte sich dagegen wirkungslos. Er fügte aber hinzu, daß bei Anwendung der Antibiotica die postenteritischen Beschwerden wie Meteorismus, Dyspepsien und Glossitiden häufiger gesehen würden, und wir dürfen in diesem Zusammenhange an die schweren ulcero-membranösen Colitiden erinnern, die durch die gleichen Therapeutica, welche gegen diese Krankheiten angewendet werden, auch hervorgerufen werden können (vgl. unsere Ausführungen über die Arzneimittelschäden).

Ein *Gestaltwandel* der Ruhr ist weder in Form einer spontanen noch einer therapeutisch bedingten Pathomorphose bekannt, eine bessere therapeutische Beherrschung dieser Krankheit durch die moderne Chemotherapie jedoch unbestritten.

7. Die Syphilis

Wir können nicht über den Gestaltwandel erregerbedingter Krankheiten sprechen, ohne der *Syphilis* in besonderer Weise zu gedenken. Sie ist die einzige Seuche, die selbst in der Erfahrung und in der Vorstellungswelt des Laien ihr

Gesicht seit ihrem ersten bekannten Auftreten in Europa ganz wesentlich geändert hat, die von ihrem Schrecken, den sie verbreitete, der selbst zur Änderung freier, ungezwungener Sitten (Badeleben) in der Renaissance-Zeit zwang, reichlich verloren hat, ja, die sich von einer „Geißel Gottes" zu einer vom Laien heute oftmals als harmlos hingestellten „Kavalierskrankheit" gewandelt hat. „Die Syphilis der zivilisierten Völker trägt jetzt ein anderes Gesicht wie vor 100, ja noch vor 50 Jahren. Vergleicht man sie mit der Lues der unzivilisierten Völker, so möchte man zunächst an zwei ganz verschiedene Krankheiten denken. Noch zu meiner Studentenzeit sah man viel häufiger als gegenwärtig alle möglichen Formen der tertiären Syphilis" (K. WILMANNS, 1925). WILMANNS weist auf eine Bemerkung des Dermatologen FINGER (1924) hin: „Die Syphilis hat ihren Charakter als Hautkrankheit abgestreift, die Berechtigung, in einer Hautklinik behandelt zu werden, eingebüßt", (vgl. FOURNIER, 1874; NEISSER, 1884).

Woran erkennen wir das veränderte Gesicht der Syphilis, und welches sind die Gründe für diesen Gestaltwandel?

Wir erfahren zunächst, daß die akute Syphilis im Laufe der Jahrhunderte immer mehr an Heftigkeit verloren hat, die früher im Vordergrund stehende Haut- und Knochensyphilis immer milder und seltener geworden ist, wohingegen die Metalues im gleichen Maße zugenommen haben soll. Wir erfahren ferner, daß auch die metaluischen Erkrankungen ihr klinisches Bild zur gutartigen Seite hin gewandelt haben und daß selbst die Inkubationszeiten der einzelnen Syphilisstadien andere geworden sind. Zur Ursache werden folgende drei Möglichkeiten diskutiert: 1. Die Virulenzänderung des Erregers; 2. Die Ausleseresistenz und 3. Die Vererbung von Antikörpern (R. MÜLLER, 1949). E. BRUUSGAARD (1929) hat in diesem Zusammenhang immer wieder auf die große Selbstheilungstendenz der Lues hingewiesen, die den variierenden Verlauf dieser Krankheit verständlich machen könnte.

Folgt man den Ausführungen WILMANNS, der die Veränderung des Charakters der Syphilis auf die zunehmende Gründlichkeit und Verallgemeinerung der chemotherapeutischen Behandlung zurückführt (vgl. auch FR. LESSER) und den Wechsel in den Erscheinungen der Lues auf eine durch die Behandlung erzeugte Veränderung der biologischen Eigenschaften des Erregers bezieht, so könnte man geneigt sein, in der Syphilis ein reines Beispiel eines therapeutisch bedingten Gestaltwandels zu sehen. Doch liegen die Dinge wesentlich komplizierter, und WILMANNS hat anscheinend der Therapie mehr zugeschrieben, als ihr wirklich im Gestaltwandel der Syphilis zukommt.

Kaum einer Erkrankung ist durch die Jahrhunderte hindurch soviel Aufmerksamkeit geschenkt worden wie der Syphilis, so daß wir über zahlreiche Beschreibungen der Art und des Verlaufes dieser Seuche in früheren Jahrhunderten verfügen, die uns einen Vergleich zum Vorkommen dieser Krankheit in der Jetztzeit gestatten.

Über *Ursprung* und *erstes Auftreten* der Syphilis liegt anscheinend undurchdringliches Dunkel. Wir haben in unseren allgemeinen Bemerkungen zur Pathomorphose der erregerbedingten Krankheiten bereits darauf hingewiesen. Das ursprüngliche Verhältnis der Syphilis zu anderen Spirochätosen, besonders zur Frambösie (KATNER) ist ungeklärt. Man hat die Ansicht vertreten, daß zwischen Frambösie und Syphilis ein genetisches Verhältnis bestehe, d. h. daß die Syphilis aus der Frambösie hervorgegangen sei, hier also ein echter, spontaner Gestaltwandel von folgenschwerem Ausmaß stattgehabt hätte. JAHNEL u. J. LANGE sahen die Syphilis einerseits und die Frambösie andererseits als Pole einer Erscheinungsreihe an, zwischen welchen die endemische Lues steht. M. MEYER u. E. G. NAUCK lehnen eine Identität beider Erreger ab, betonen aber ebenfalls ihre nahe Verwandtschaft: ,,Ob beide Erkrankungen sich ursprünglich aus einer gemeinsamen Krankheitsform entwickelten, ist heute nicht mehr zu entscheiden, aber nicht unwahrscheinlich.“

A. MÜLLER weist besonders auf die Arbeiten von ERICH HOFFMANN hin, der von der gemeinsamen amerikanischen Herkunft der tropischen Frambösie und der Syphilis spricht. Er glaubt, die von den Mannschaften des Kolumbus nach Europa eingeschleppte Seuche ähnele der Beschreibung nach mehr der Frambösie als unserer heutigen Syphilis. Erst durch Mutation des Erregers sei das Bild der uns bekannten Syphiliskrankheit entstanden. So versucht er, den alten Streit, ob die Syphilis amerikanischer Herkunft sei oder schon früher in der alten Welt existiert habe, in der Weise zu lösen, ,,daß zunächst die tropische Himbeerseuche von der Mannschaft des Kolumbus in spanische Häfen verschleppt und ihr gleichgeformter Erreger (Spirochäta pallidula) im Schoße der Dirnen infolge wüster sexueller Exzesse der Söldner und Matrosen, beeinflußt durch abweichendes Klima und fremde Rasse, eine mutative Dauerwandlung erfahren habe, welche die Geburt der anfangs mehr großborkig-geschwürigen Lues venerea bedeute“.

A. MÜLLER kann sich der Ansicht HOFFMANNS nicht anschließen, er sieht lediglich schwesterliche Beziehungen beider Erkrankungen zueinander. Die Lehre von der Altertumssyphilis ist heute stark in den Hintergrund getreten. Vorkolumbische Residuen überstandener Syphilis an alten Knochen sind nur aus Amerika bekannt (HOOTEN, 1932; WILLIAMS 1932,; R. MÜLLER, 1950). R. MÜLLER weist mit Recht darauf hin, daß Menschen vom Schlage MARTIALS diese Seuche — wäre sie im Altertum bekannt gewesen — sicherlich zum Anlaß pornographischer Dichtungen genommen hätten. J. K. PROKSCH glaubt aus der GILGAMESCH-Sage, die in der assyrisch-babylonischen Hofbibliothek des Königs ASURBANIPAL von dem Archäologen HORMUZD RASSAM 1854 gefunden wurde, das Vorkommen der Syphilis bei den alten Babyloniern ableiten zu können, was uns selbst nach dem Studium dieser Sage als fraglich erscheint, und was auch von anderer Seite nicht unwidersprochen geblieben ist.

Wir haben bereits erwähnt, daß die Syphilis 1494 zum erstenmal bei der Belagerung Neapels durch König Karl VIII. aufgetreten sein soll und hier ihren Namen ,,Franzosenseuche“ (Malum franciscum) erhielt. K. ZIELER weist im Gegensatz zu dieser Anschauung darauf hin, daß die Syphilis in Deutschland, Italien und auch in Spanien bereits zu einer Zeit bekannt war, als das Heer Karls VIII. noch vor Neapel lag, und nach SUDHOFF sind von Frankreich seuchenpolizeiliche Maßnahmen gegen die Lues schon aus der Zeit *vor* den Feldzügen Karls VIII. bekannt geworden. ZIELER betont weiter, daß es sehr fraglich sei, ob die damals epidemisch verlaufenden Seuchen wirklich syphilitischer Natur waren. ,,So ist auch für die erste Epidemie die Berechtigung zu dieser Bezeichnung mit guten Gründen abgelehnt worden, da die Zeitgenossen, auch ärztliche Berichterstatter, im Zuge Karls VIII. nichts darüber mitteilen oder das epidemische Auftreten geradezu bestritten“ (ZIELER).

1527 führte J. DE BETHENCOURT den Namen „Morbus venerius“ ein, und 1550 wird der Name „Syphilis“ von HIERONYMUS FRACASTORO in einem Lobgedicht „Syphilis sive Gallicus“ geprägt. DOHI hat über die Ausbreitung der Syphilis im 15. u. 16. Jahrhundert eingehend berichtet.

Fragen wir nach dem *gestaltlichen* Bilde der Syphilis zur damaligen Zeit, so müssen wir feststellen, daß ganz überwiegend die *Hauterscheinungen* im Vordergrund standen. Davon zeugen Namen wie „Die pösen Plattern“ (Kaiser Maximilian I., vgl. MÜLLER) oder „Inaudita scabies“ (ULSENIUS). Auch das erste 1496 in Nürnberg gegen die Syphilis erlassene Seuchengesetz unterstreicht dieses. Es verbot den Syphilitikern das gemeinsame Bad mit Gesunden, ferner den Barbieren den gemeinsamen Gebrauch von Rasierzeug und Schröpfköpfen für Gesunde und an Syphilis Erkrankte. Die klassischen 3 Stadien der Syphilis (RICORD) liefen unbeeinflußt ab, besonders imponierten die schweren Haut- und Knochenaffektionen der Lues III. Auch die Lues II war als hochfieberhafte Seuche gefürchtet sowie Lues maligna-Fälle keineswegs selten waren, während die Metalues so gut wie unbekannt gewesen sein soll.

Seit Beginn dieses Jahrhunderts scheint die Zunahme der metaluischen Krankheiten auf Kosten der primären Haut- und Knochensyphilis unter den zivilisierten Völkern ganz offensichtlich (A. BUSCHKE u. E. SKLARZ). Es fragt sich lediglich, äußert sich hierin die Folge einer bestimmten therapeutischen Maßnahme oder handelt es sich um eine Spontanpathomorphose der Syphilis? WILMANNS, BUSCHKE und FINGER haben diese Frage immer wieder in teils sehr ausgedehnten statistischen Untersuchungen zu klären versucht. Betrachten wir zunächst die *Metalues des Zentralnervensystems.*

Wir entnehmen WILMANNS folgenden Hinweis: „Der erste Fall von progressiver Paralyse in der Literatur findet sich bei dem Erzbischof von Lyon, FRANÇOIS PAUL DE NEUVILLE, der von einem Leiden befallen wurde, ‚qui lui est venu pour avoir trop aimé les femmes‘. Er verfiel als Fünfzigjähriger in eine expansive Geisteskrankheit und starb 1731 mit 58 Jahren am Blödsinn.“

MÖBIUS, auch R. MÜLLER u. a., weisen darauf hin, daß zahlreiche Geistesgrößen des 19. Jahrhunderts an Paralyse gelitten haben, so z. B. RETHEL, DONIZETTI, BYRON, LENAU, MAUPASSANT, SEMMELWEIS, NIETZSCHE, HUGO WOLF, SCHEFFEL, MAKART und ebenso an Tabes dorsalis (E. T. A. HOFFMANN, GRABBE, HEINRICH HEINE). WILMANNS erwähnt, daß MOENCKEMÜLLER aus den alten Krankengeschichten des Tollhauses zu Celle in den Jahren 1750—1800 keinen Paralysefall ausfindig machen konnte. Erst in den Jahren 1801—1806 fanden sich unter 168 Aufnahmen 6 Paralytiker. H. STUTTE (1950) bestreitet, daß es vor dem 18. Jahrhundert keine Paralyse gegeben hätte. Er versucht den Beweis zu erbringen, daß bereits der Landgraf Wilhelm II. von Hessen (gestorben 1509) mit einem „neuro- und psychopathologischen Syndrom mit größter Wahrscheinlichkeit luetischen Ursprungs“ behaftet war. Nach BUMKE nahm man früher an, daß 5% aller Luiker paralytisch würden. MATTHES hatte für die Jenaer Klinik berechnet, daß etwa 1—2% aller Syphilitiker im Laufe der nächsten 20 Jahre paralytisch würden. BUMKE erwidert hierzu: „Da aber über 27% aller Paralytiker eine Inkubationszeit von mehr als 20 Jahren durchmachen, müssen wir die Ziffern von MATTHES um etwa 1,5—3% erhöhen.“ Auch MATTAUSCHEK u. PILCZ hatten ähnliche Ergebnisse gefunden (4,79% Paralyse bei Luikern). In städtischen Bezirken wurde der Prozentsatz an Paralysen stets höher gefunden als in ländlichen.

Es gibt aber heute noch Länder, in denen die Paralyse und die Tabes Seltenheitswert besitzen, es sind dies jedoch die gleichen Länder, die uns an Heftigkeit fast unbekannte Haut- und Knochensyphiliserkrankungen aufweisen, so z. B. Bosnien (GLÜCK jun., von E. J. GRIN bestritten!), die Türkei (v. DÜHRING, RIEDER, WIETING, DEYCKE und MONGERI) und Java (KRAEPELIN). Gleiche Angaben liegen aus Indien, aus den holländischen Kolonien, aus Japan, China und aus Ägypten vor, nach RÜDIN auch aus Algerien. RÜDIN fand 1909 in Algerien nur 2 Paralytiker, obwohl 70% der Marokkaner eine positive Wa.R. aufwiesen und die meisten von ihnen eine Hautsyphilis durchgemacht hatten. Aber auch hier war auffällig, daß die wenigen metaluischen Erkrankungen ausschließlich bei der Stadtbevölkerung auftraten bei annähernd gleicher syphilitischer Durchseuchung von Stadt- und Landbezirken. GANS hat demgegenüber behauptet, die Paralyse sei auf Java prozentual gleich häufig wie in Europa, FLEISCHMANN u. SCHÜKRY betonen für die Türkei ähnliches. WILMANNS weist auf die Tatsache hin, „wenn ein syphilitisch krankes Volk mit der abendländischen Zivilisation in Berührung kommt, so tauchen nach einiger Zeit vereinzelte, dann allmählich immer häufiger werdende Fälle von Tabes und Paralyse auf", und er schließt hieraus, daß die Syphilis bei konstitutionell gesunden, reaktionsfähigen unverseuchten Völkern als Haut- und Knochensyphilis auftrete und nur bei Völkern mit latenter Durchseuchung, vielleicht infolge erhöhter Widerstandskraft des Organismus (HOCHE, BUMKE, HAUPTMANN), vielleicht infolge einer neurotisch-vasotropen Abwandlung der Spirochäte die metaluischen Krankheiten in den Vordergrund treten. Für letztere Theorie führt WILMANNS die Beobachtung an, daß Syphilitiker, die später an Metalues erkranken, eine solche Syphilisform weitergeben, die ebenfalls zur Metalues führe. Nach PLAUT findet man aber bei künstlicher Übertragung von Spirochäten Paralysekranker keine obligatorischen neurotropen Eigenschaften der neugezüchteten Erreger.

Als Ursache einer vielleicht erfolgten Abwandlung der Spirochaeta pallida im Sinne eines Neurotropismus wird von WILMANNS, GÄRTNER u. a., die Frühbehandlung durch Quecksilber angenommen, schien es doch zunächst ganz auffällig, daß gerade mit Beginn der Quecksilberbehandlung die Neurolues im Zunehmen begriffen war (FRIEDRICHSEN, WILMANNS). WILMANNS entwickelte folgende Theorien:

„Ein energisch behandelter Luiker, bei dem durch intermittierende Kuren jedem Hautrezidiv und damit der Entstehung von Immunvorgängen entgegengewirkt wurde, wird mehr oder weniger ausschließlich Träger dieser durch ihr Wachstum im Zentralnervensystem in ihrer Virulenz geschwächten Spirochäten. Die Infektion an einem solchen Luiker wird anders verlaufen müssen als die Ansteckung an einem unbehandelten Luesfall. Die virulenzgeschwächte Spirochäte verbreitet sich somit ebenso wie die vollvirulente zur Zeit der Generalisierung über den ganzen Körper, die in die Haut eindringenden Erreger sind aber zu virulenzschwach, um heftige Reaktionen hervorzurufen. Es kommt, wenn überhaupt, nur zu schwachen Exanthemen, und die Immunisierungsvorgänge kommen nur mäßig in Fluß. Antiluische Mittel wirken auch in den Fällen mit wenig ausgesprochenen Hauterscheinungen offenbar fördernd auf die Entwicklung einer Metalues, indem sie die spärlichen Immunisierungsvorgänge in der Haut in ihrer Entwicklung behindern und dadurch die im Zentralnervensystem versteckten Spirochäten in ihrem Wachstum gefördert werden. Die Therapie verkürzt infolgedessen die Inkubationszeit der Metalues."

Diese Erklärung geht von der Annahme einer in ihren biologischen Eigentümlichkeiten einheitlichen Spirochäte aus, die erst während ihres durch die Therapie erzwungenen Wachstums im Zentralnervensystem besondere Eigenschaften gewinnt, virulenzschwach und relativ neurotrop wird. Hinzu kommt die *Variabilität* der Spirochäte, die z. B. den sehr verschiedenen Verlauf der Lues in unzivilisierten Ländern erklärt. Diese Variabilität des Erregers läßt auch die Wandlung der Syphilis verstehen, die sich im Laufe des letzten Jahrhunderts in den zivilisierten Ländern unter dem Einfluß der Therapie abgespielt hat. Denn die spezifische Behandlung beeinflußt — wenn überhaupt — in erster Linie die in der Haut sich ansiedelnden dermotropen Stämme und gibt durch die Unterbrechung der Immunvorgänge den ohnehin therapeutisch wenig zugänglichen neurotropen Stämmen Freiheit in ihrer weiteren Entwicklung (WILMANNS). Eine durch lange Zeitläufe allgemein und energisch durchgeführte antiluetische Kur wird die dermotropen Stämme allmählich verdrängen und dadurch den neurotropen Vorschub leisten. Das Mischungsverhältnis der einzelnen Spirochätenstämme wird somit zunehmend ein anderes, was in dem Wandel des klinischen Bildes der Syphilis zum Ausdruck komme (WILMANNS). Es erfolgt also nach der Ansicht WILMANNS durch die Therapie eine Art „*natürliche Zuchtwahl*", die therapieempfindlichen dermotropen Spirochäten verschwinden, die therapieresistenten neurotropen bleiben zurück. Diese Vorstellung vertreten bis zu einem gewissen Grade auch NONNE, KRAEPELIN, BUMKE, GÄRTNER und STÜHMER. MENDEL und TOBIAS führen auch die Veränderung der Inkubationszeiten von Paralyse und Tabes auf diese natürliche Auslese zurück.

Im Falle einer solchen durch die Therapie veranlaßten Auslese läge in der Tat ein echter therapeutisch bedingter Gestaltwandel vor. Wir müssen aber bedenken, daß die Spirochaeta pallida auch eine von der Therapie völlig unabhängige Variabilität besitzt. BUMKE weist in diesem Zusammenhang auf die Ergebnisse der deutsch-russischen Syphilisexpedition von 1925/28 hin (vgl. WILMANNS u. STÜHMER, J. JESSNER, K. BERINGER). Bei den Burjato-Mongolen wurden ungewöhnlich zahlreiche Paralytiker angetroffen, die niemals, auch zur Zeit ihrer floriden Syphilis nicht, mit Ärzten oder mit einer Quecksilberbehandlung in Berührung gekommen waren. Die Syphilis ist zu den Burjato-Mongolen durch die Russen und Chinesen eingeschleppt worden, die ebenfalls zur damaligen Zeit kaum eine Behandlung der Lues kannten. Diese Tatsache zeigt, daß die Häufigkeit der Paralyse und der Tabes in den zivilisierten Ländern *nicht* ohne weiteres der Frühbehandlung der Lues mit Quecksilberpräparaten zur Last gelegt werden darf. BUMKE tritt dafür ein, die Frühbehandlung des einzelnen sowie die Quecksilberbehandlung überhaupt aus der Reihe der angeblichen Hilfsursachen der Paralyse endgültig zu streichen. Ähnlich äußerte sich LESSER.

MING CHEN CHEN verglich den Verlauf der syphiliskranken Prostituierten mit und ohne Behandlung. Von 904 beobachteten Unbehandelten wurden 14,1% tabeskrank, von den 1704 mit Quecksilber Behandelten jedoch nur 5,8%. Unter den 418 Salvarsanbehandelten fanden sich sogar nur 5% Tabiker, was eine deutliche *Verminderung der Metalues* des Zentralnervensystems durch die Salvarsanbehandlung beweist. A. MÜLLER gibt für Deutschland an, daß von nichtbehandelten Syphilitikern 25%, von behandelten dagegen nur 10% an Paralyse erkrankten. Nach der Anschauung G. BODECHTELS (1950) soll eine rechtzeitige intensive Behandlung der frischen Syphilis eine spätere Neurolues verhüten. KEMP u. MENNINGER untersuchten 680 entsprechende Fälle, sie unterteilten diese in Gruppen ohne Frühbehandlung, solche mit unzureichender und solche mit ausreichender Frühbehandlung. Während sie bei der ersten Gruppe in 52,6% neurologische Symptome fanden, stellten sie diese bei der zweiten in 43,4% und bei der dritten in 16,9% fest. MEGGENDORFER spricht von einer konstitutionellen, d. h. erblich bedingten Veranlagung des einzelnen zur Tabes oder Paralyse.

A. MÜLLER kommt auf Grund seiner oft etwas eigenwilligen Überlegungen zu der Erkenntnis, daß „die Entstehung der gesamten Metalues in erster Linie nur von einer Eigengesetzlichkeit der Pallida aus verstanden werden" kann. Er betont in diesem Zusammenhang die große Wandlungsfähigkeit der Spirochäten überhaupt. NONNE beobachtete die Paralyse, wie auch andere Formen der Metalues, vornehmlich bei solchen Personen, bei denen das primäre und sekundäre Stadium außerordentlich leicht verlaufen und deswegen sogar oftmals übersehen worden war.

PETTE hält die Zunahme der Paralyse lediglich für eine scheinbare. E. SPERLING erinnert in diesem Zusammenhang an die Rundfrage JADASSOHNS an alle führenden Dermatologen der Welt, die ergab, daß nirgends eine echte Zunahme der Tabes oder der Paralyse seit der Einführung der Salvarsanbehandlung statistisch gesichert werden konnte. SPERLING spricht von einer eindeutigen *Abnahme* beider Erkrankungen innerhalb der letzten 20 Jahre.

Seit der wirklich intensiven Anwendung des Quecksilbers und des Salvarsans haben auch die metaluischen Erkrankungen ihr Gesicht auffallend geändert, sie sind in ihrem Verlaufe bedeutend milder geworden. BUMKE sagt hierzu: „Symptomatologie und Verlauf der Paralyse haben vor unseren Augen so greifbare Wandlungen erfahren, daß es einer späteren Psychiatergeneration schwerfallen wird, sich noch ein Bild von der klassischen Paralyse zu machen. Zudem scheint die Krankheit, deren Häufigkeit immer schon bisher nicht aufgeklärte Schwankungen durchgemacht hat, in den letzten Jahren wenigstens an manchen Orten, wieder selten zu werden. Wir wissen bis heute nicht, worauf diese Veränderungen beruhen." HOCHE denkt daran, daß vielleicht ein neuer Abschnitt in dem Kampf Mensch—Spirochäte beginne, oder daß die günstige Wirkung des Salvarsans sich jetzt auch auf die spätere Paralyseentstehung auswirke. Auch BODECHTEL, KIHN und NONNE sprechen von dem veränderten, im ganzen milder gewordenen Verlauf der Neurolues und erwägen diese Tatsache als Auswirkung der Salvarsantherapie. BODECHTEL u. KIHN (1935) haben darauf hingewiesen, daß die Paralytiker jetzt anders sterben als früher, wo sie in elendem Siechtum buchstäblich „dahinfaulten". Auch NONNE sprach davon, daß es ebenso wie bei der Tabes auch bei der Paralyse „formes frustes" gebe, die mehr ein pseudoneurasthenisches Gepräge zeigen. Nach den von WILMANNS vertretenen Theorien wäre aber anzunehmen gewesen, daß nach einer intensiv einsetzenden Salvarsantherapie die metaluischen Erkrankungen nicht nur an Häufigkeit, sondern auch an Schwere zugenommen hätten. Ein Gestaltwandel der Lues zu den metaluischen Krankheiten des Zentralnervensystems und des Herzgefäßapparates hin ist sicher, jedoch scheint sich hierin mehr ein spontaner Gestaltwandel, denn ein therapeutisch durch die Quecksilber-Salvarsanbehandlung bedingter, auszudrücken.

Wenden wir uns der *Mesaortitis luica* zu.

Nach GÜRICH, JUNGMANN u. HALL hat sich seit der Salvarsanbehandlung die Mesaortitis luica unter den metaluischen Krankheiten stark in den Vordergrund geschoben. LANGER, sowie LANGER u. SPERLING fanden das Verhältnis von Aortitis luica zu den übrigen luischen Organstigmata 1906/07: 33,3%, 1915: 65,3% und 1925: 83,9%. Luische Organstigmata konnten sie unter 23015 Sektionen des Rudolf-Virchow-Krankenhauses in Berlin von 1906—1925 in 5,5% finden, dagegen bei 14433 Obduktionen der Jahre 1932—1949 am Neuköllner Krankenhaus nur in 3,23%, davon jedoch in 90,9% in Gestalt der Mesaortitis, woraus die weitere Zunahme der Gefäßlues deutlich wird. HERXHEIMER sah unter 111 Syphilissektionen 1906—1915 78% Aortenlues, unter 159 von 1916—1930 dagegen 85,5%.

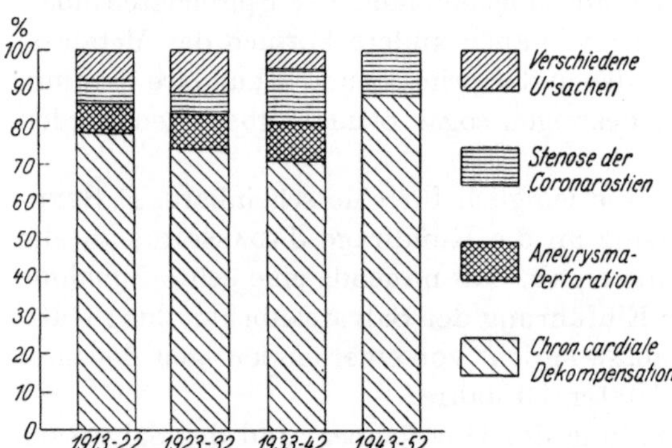

Abb. 19. Mesaortitis als Todeskrankheit nach KNORRE, Pathologisches Institut des Krankenhauses St. Georg, Leipzig. Die Ruptur des Aortenaneurysma ist „statistisch" verschwunden (D.)

In einer ausführlichen Studie berichtet H. DEITERT (1941) „über die Aortenlues, ihre Wandlung in der Häufigkeit und Erscheinungsweise während der letzten 20 Jahre". Unter 22375 Sektionen aus den Jahren 1920—1940 fanden sich 735 Mesaortitis luica-Fälle, das sind 3,4%. 935 Leichen wiesen luische Organbefunde auf, d. h. in bezug auf die gesamten Lues-Sektionen fand sich in 82,5% eine Mesaortitis luica, 1920—1922 wurden aber unter 87 Lues-Sektionen nur 65 mit Mesaortitis beobachtet, d. h. nur 74,5% gegen 84,4% der Jahre 1938—1940. Diese Zahlen zeigen nach DEITERT eine eindeutige *relative* Zunahme der Mesaortitis. Der gleiche Verf. fand ebenfalls eine wenn auch nicht so deutliche Zunahme der *absoluten* Häufigkeit für die letzten 3 Jahre seiner Berichtszeit. Von 1938—1940 ließ sich jedoch ein Rückgang der Mesaortitis beobachten (vgl. VON HOESSLIN u. J. BAUER).

Im *Pathologisch-anatomischen Bild* glaubt DEITERT insofern Abwandlungen des ursprünglichen Bildes der Mesaortitis gesehen zu haben, als die Beteiligung der Aortenklappen deutlich zurückgegangen sei, während für die Aneurysmen in der Zeit von 1920—1934 ebenfalls ein deutlicher Rückgang, anschließend aber für die Jahrgänge 1935—1940 eine noch stärkere Zunahme gefunden wurde. J. HELLER fand eine Zunahme der Aortenlues von 4,3%. E. BRUUSGAARD beobachtete in Oslo bei 7395 Sektionen der Jahre 1896—1927: 410 (5,45%) luische Veränderungen. Unter den 410 Fällen fanden sich 225 Fälle von Herz- und Gefäßlues, von 1896—1911 waren es 87, von 1912—1927 dagegen 138 Fälle.

Eine weitere große Statistik über die metaluischen Erkrankungen stammt von KNORRE. Er beobachtete in 4,6% seines aus einem Zeitraum von 40 Jahren zusammengestellten Leichenöffnungsgutes (26500 Sektionen) tertiäre und spät-syphilitische Veränderungen. Die häufigste Form war die Mesaortitis luica, an zweiter Stelle folgte die Neurolues. KNORRE hat sich der Mühe unterzogen, die Bedeutung der Mesaortitis als Todesursache statistisch herauszuarbeiten (Abb. 19). In 4 Jahrzehnten seiner Berichtszeit ist die tödliche Perforation des Aortenaneurysma fast völlig verschwunden; die Stenosen der Coronarostien und die kardiale Dekompensation haben ihre Bedeutung als Todesursache beibehalten.

Als von seinem Material abweichend führt KNORRE die Befunde von NICKEL, POHLEN u. SWENDSEN an, die 6, 6,8 u. 6,9% spätsyphilitische Erscheinungen an ihrem Sektionsmaterial ausmachen konnten. 82,5% der sezierten Syphilitiker wiesen nach KNORRE ein Mesaortitis auf, nach NICKEL waren es 83,8%, nach G. HERXHEIMER 83% und nach STADLER 82%. KNORRE gibt eine Übersichtstabelle aus 78 Veröffentlichungen der Weltliteratur, aus welcher ersichtlich wird, daß der Anteil der Mesaortitis an dem gesamten Sektionsgut zwischen 2 und 6% schwankt. Nach seinen Erfahrungen ist die Mesaortitis aber von $5,1\,^0/_{00}$ der Jahre 1913—1917 auf $2,2\,^0/_{00}$ der Jahre 1938–1952 zurückgegangen. F. HENSCHEN fand einen gleichen Rückgang von $5,0\,^0/_{00}$ auf $2,5\,^0/_{00}$, während P. JUNGMANN u. R. HALL von 1914—1925 noch eine Zunahme der Aorten lues von $1,29\,^0/_{00}$ auf $3,52\,^0/_{00}$ feststellen konnten. HELLER (1920) gibt Zahlen über das syphilitische Aortenaneurysma an, aus denen hervorgeht, daß ein Einfluß der Therapie auf die Häufigkeit der Mesaortitis *nicht* nachweisbar ist, während PH. COENEN (1926) an Hand des Bonner Sektionsgutes nachweist, daß die Mesaortitis bei Paralytikern von 22% der Jahre 1908—1924 auf 43% der Jahre 1919—1925 gestiegen ist. I. E. MOORE (1949) fand einen Rückgang der luischen Aortenaneurysmen unter der Salvarsanbehandlung von 0,2 auf 0,08%.

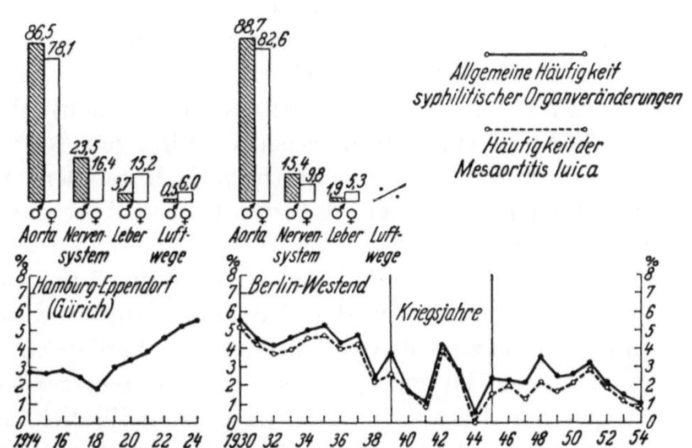

Abb. 20. Prozentuale Häufigkeit der tertiären und der Spät-Syphilis. *Links:* im Sektionsgut des Pathologischen Institutes der Universität Hamburg (nach GÜRICH), *rechts:* der Freien Universität Berlin (D.)

Unsere eigenen Beobachtungen im Vergleich zu den von GÜRICH veröffentlichten Daten macht die Abb. 20 deutlich.

Fragen wir nach den Ursachen dieses *Häufigkeitswandels* der Mesaortitis luica, so müssen wir in Übereinstimmung mit den meisten Autoren feststellen, daß es sich ebenso wie bei der Paralyse in erster Linie um eine bis heute nicht befriedigend zu erklärende *Spontanpathomorphose* handelt, die von jeder therapeutischen Beeinflussung unabhängig aufgetreten ist. DEITERT versucht „die leichte Zunahme der Aortenlues dadurch zu erklären, daß durch eine wachsende Beanspruchung des Kreislaufes durch Lebens- und Arbeitsbedingungen, auch durch toxische Faktoren, wie Alkohol, Nicotin, die erworbene Minderwertigkeit der Aorta eine leichte Zunahme erfahren hat und dadurch ihre Disposition für die Lues in geringem Maße größer geworden ist. Ein Zusammenhang zwischen der Zunahme der Aortenlues und einer Zunahme der Behandlung der Syphilis konnte abgelehnt werden".

Zusammenfassend zu dem Kapitel der *Häufigkeit der Paralyse, Tabes* und *Mesaortitis luica* kann gesagt werden, daß die eindeutige Verschiebung der relativen Häufigkeit der syphilitischen Erkrankungen zugunsten der Metalues hauptsächlich der Ausdruck einer *Spontanpathomorphose* ist, zu welcher Ansicht auch LANGER neuerdings kommt. Es mag hier im Sinne HÖRINGS zu einer langsamen Anpassung von Parasit und Wirt gekommen sein, wofür auch die bei allen Syphilisformen zu beobachtenden gemilderten Verlaufsformen sprächen (LANGER, vgl. auch H. J. HEITE).

Es ist ferner diskutiert worden, ob unter der Chemotherapie Veränderungen der *Inkubationszeit* der Lues bzw. ihrer einzelnen Stadien aufgetreten seien. G. RIEDEL (1952) beobachtete bei einer während einer laufenden Penicillinbehandlung erworbenen Lues eine verlängerte Inkubationszeit von etwa 80 Tagen (vgl. auch M. S. DRAPKIN, CRONIN und THEML, die sämtlich verlängerte Inkubationszeiten unter Penicillinbehandlung fanden); dagegen konnten SCHUERMANN und WILDE keine auffallenden Wandlungen der zeitlichen Verhältnisse bei der Syphilis unter der Penicillintherapie feststellen. Wohl sah WILDE in Übereinstimmung mit RIEDEL, daß der Primäraffekt ganz ausbleiben kann (vgl. auch B. STREITMANN, 1949). Auch J. J. ILLIN (1952) beschreibt den veränderten zeitlichen Verlauf der syphilitischen Infektion unter dem Einfluß des Penicillins.

Die Inkubationszeit der Aortenlues (unter dieser Zeit ist die Zeit von der Infektion bis zum Auftreten der ersten klinischen Erscheinungen der Aortenlues zu verstehen, DEITERT) *ist an sich schon sehr variabel*! OKUNDO glaubt Verlängerungen der Inkubationszeit nach Penicillinbehandlung beobachtet zu haben. JUNGMANN u. HALL fanden folgende Inkubationszeiten für die Aortenlues: Bei genügend Behandelten etwa 15 Jahre, bei ungenügender Behandlung etwa 22,1 und bei völlig unbehandelten Fällen 22,4 Jahre, d. h. sie fanden in Übereinstimmung mit WEHNER eine erhebliche Verkürzung der Inkubationszeit durch die stattgehabte Therapie.

Nach STADLER sahen LAZAROWITZ u. KISCH ebenfalls Verkürzungen der Inkubationszeiten, die DENNIG auf die Tatsache bezieht, daß bei Kranken, deren luischer Infekt bekannt ist (die also zumeist behandelt sind), mehr auf die Aorta geachtet wird und somit die Mesaortitis luica bedeutend früher diagnostiziert werden kann. DEITERT möchte nach diesen Angaben eine Änderung der Inkubationszeit der Aortenlues durch die antiluische Behandlung als unwahrscheinlich bezeichnen.

Neuerdings wird auch die *Penicillintherapie* bei der Frühsyphilis sowie auch bei der Neurolues als der alten Wismut-Salversan-Behandlung ebenbürtig empfohlen (J. FELKE, A. C. CURTIS, W. T. KRUSE u. D. H. NORTON, H. DEMME, H. DÖLLKEN, SIEBERT). E. KEINING hebt jedoch die Überlegenheit der Wismut-Salvarsan-Behandlung bei der Frühsyphilis hervor (vgl. W. BARNETT u. A. A. SMALL), empfiehlt aber gleichzeitig die Penicillintherapie für die metaluischen Verlaufsformen (H. DENNIG, J. H. STOKES u. Mitarb. sowie G. MIESCHER, welcher die Penicillinbehandlung der Neurolues als geradezu „revolutionierend“ bezeichnete, ferner B. DATTNER). R. D. G. PH. SIMONS lehnt die alleinige Penicillintherapie zumindest für die Frühsyphilis als unzureichend ab. M. WALTER u. L. HEILMEYER urteilen im günstigen Sinne hierüber:

„Penicillin erwies sich als wertvolle Bereicherung der Luestherapie. Seine Indikationsgebiete sind zwar noch nicht restlos abgeklärt und die Ansichten darüber noch nicht einheitlich. Während in Amerika das Penicillin die klassischen Antiluetica fast völlig verdrängt hat, ist die Beurteilung europäischer Kliniker zurückhaltender und konservativer."

E. Fischer (1955) referierte erst kürzlich über die Penicillintherapie der Syphilis: „Mit 200000 E parenteral verabfolgtem Penicillin werden die Spirochäten der luischen Primär- und Sekundärläsion bei Dunkelfeldkontrolle schon nach 20—30 min immobilisiert und sind nach Ablauf von 9—12 Std nicht mehr nachweisbar." Als Nebenwirkung ist an erster Stelle die Jarisch-Herxheimer-Reaktion zu erwähnen, welche nach Penicillinbehandlung der Frühsyphilis in der Mehrzahl der Fälle auftritt (Fischer), ferner Pruritus, Urticaria und Exanthem. Der von K. Retboll (1952) mitgeteilte Fall von tödlichen petechialen Gehirnblutungen nach Penicillinbehandlung einer kardiovasculären Lues erinnert an die von W. Rotter u. L. Wagner (1952) publizierte Mitteilung einer tödlichen Purpura cerebri bei einem Fall penicillinbehandelter konnataler Syphilis und dürfte wohl ebenfalls nach der von Rotter u. Wagner gegebenen Erklärung im Sinne der Herxheimerschen Reaktion zu verstehen sein und nicht als Folge einer durch das Penicillin aktivierten luischen Endarteriitis obliterans, wie Retboll meint (vgl. hierzu die interessante Beobachtung von V. Scott, R. W. Maxwell u. J. S. Skinner, 1949, einer Aneurysmaperforation nach Penicillinbehandlung wegen Meningitis epidemica).

Über die Penicillinbehandlung der kardiovasculären Syphilis haben an gleicher Stelle H. Beerman u. J. Edeiken (1955) berichtet, eine abschließende Beurteilung ist bis heute jedoch noch nicht möglich.

Über einen durch die Therapie bedingten, sich im *pathologisch-anatomischen* Bild manifestierenden Gestaltwandel der Mesaortitis luica ist nichts Sicheres bekannt. Einen wertvollen Beitrag zu den Gestaltungs- und Heilungsvorgängen bei *angeborener Knochensyphilis* lieferte G. Gerstel. Er studierte die Gewebsveränderungen einer syphilitischen Totgeburt des 8. Schwangerschaftsmonats, deren Mutter mit 10,5 g Bismogenol und 3,5 g Neosalvarsan behandelt worden war. Echte frische syphilitische osteochondritische Veränderungen konnten überhaupt nicht gefunden werden; sonst ergaben sich eine Reihe von Befunden, die zum Teil verschiedenen Formenkreisen des syphilitischen Knochenbefalls angehörten oder als deren Folgen, besser als Heilungsveränderungen zu deuten waren. Es fanden sich also keine an sich unbekannten histologischen Veränderungen, jedoch solche, die zu diesem Zeitpunkt normalerweise nicht zu erwarten gewesen wären. Gerstel spricht davon, daß „die Uhr der Entwicklung von Abwehrmöglichkeiten, welche sonst auch das Wesentliche für die Heilung der Lues sind, vorgestellt" war. Ähnliches sah bereits H. Löhe, ebenfalls K. Urbanek an einem 14 Std alten syphilitischen Knaben nach Penicillinbehandlung der Mutter. Auch hier fehlten die typischen osteochondritischen Veränderungen (vgl. auch die Beobachtungen von A. Borsche und K. Kundratitz).

Histologische Veränderungen der Hautsyphilis unter der Salvarsantherapie beschrieben W. Lier (1912), Fr. Krzysztalowicz (1911) und Rohrbach (1912). Die entzündlichen Infiltrate verschwinden schnell, die endarteriitischen Gefäßveränderungen bilden sich angeblich zurück. Es handelt sich jedoch um keinen spezifischen Salvarsaneffekt. Denselben Effekt beschreibt W. L. Bruetsch auch von der Penicillintherapie. Er fand bei penicillinbehandelter Mesaortitis luica einen starken Rückgang der zelligen Infiltrate, wie ähnlich auch W. Webster und G. G. Reader. H. A. Sinclair u. B. Webster, G. D. Gammon, F. H. Lewey, H. Dilton, G. Schwarz u. J. H. Stokes sowie H. J. Dammann, E. Schmidt, N. Spitzer u. O. Steinbrocker vermissen ebenfalls bei penicillinbehandelter Neurosyphilis die entzündlichen Infiltrate. Der Wert und die Bedeutung dieser Befunde werden durch die Erkenntnis beeinträchtigt, daß die Lues nicht so selten spontan, also auch ohne jegliche Therapie, abheilt (Glück, Dammann, Schmidt), somit auch die entzündlichen Infiltrate ohne therapeutisches Eingreifen von selbst schwinden können.

W. L. Bruetsch (1951) fand nach Penicillinbehandlung der kardiovasculären Lues keine histologischen, etwa auf die Therapie zurückzuführenden Veränderungen. Er zitiert C. T. Mohr und B. Hood, die nach Wismut- und Salvarsanbehandlung ebenfalls keine histologischen Abwandlungen den unbehandelten Fällen gegenüber ausmachen konnten, wohingegen E. G. Howe eine Verminderung der Zellinfiltrate nach Salvarsanbehandlung gesehen haben will.

Riedel untersuchte die morphologischen Erscheinungen einer durch Penicillingabe maskierten Syphilis, d. h. die Frage, ob bei einem durch Penicillin verspätet auftretenden Primäraffekt mit einem abgeänderten morphologischen Bild zu rechnen sei (vgl. auch D. Desneux u. B. Dujardin, 1911). Er konnte nach Gaben von 400000 E Penicillin wegen unklarer Hauterscheinungen am Genitale bei einer gleichzeitig erworbenen Syphilis nach 11 Wochen stummen Verlaufes eine Reinduration beobachten, deren histologisches Bild dem eines abgeschwächten Primäraffektes ähnelte. (Vgl. die Beobachtungen von Fr. v. Veress, 1912; A. Buschke u. Br. Peiser, 1929, über Reinduration und Frührezidiv nach Quecksilber-Salvarsanbehandlung.) Eine gleiche Beobachtung machte P. Laugier: Ein 8 Tage lang vor der Krankenhausaufnahme mit Sulfonamidpuder behandelter Primäraffekt an der Glans penis eines 37jährigen Mannes war klinisch nur wenig ausgeprägt. Spirochäten ließen sich trotz entsprechender lokaler Provokation nicht nachweisen. Bei der Punktion eines gering vergrößerten Lymphknotens fand man einige Tage später wenige nicht sehr charakteristische Spirochäten mit nur 4 bis 5 flachen Windungen. Erst am 8. Tage nach der Krankenhausaufnahme gelang der Nachweis typischer Pallidaformen im Drüsenpunktat. Riedel schließt aus diesen Fällen, daß durch unzweckmäßige Behandlung eines Primäraffektes mittels Sulfonamide oder Antibiotica die Lues in ihrem Primärstadium unterdrückt und verschleiert sowie ihr Übergang ins Sekundärstadium und das Umschlagen der Seroreaktionen hinausgezögert werden kann. Als bemerkenswert bezeichnet er die durch die Therapie induzierten morphologischen Veränderungen der Spirochäten.

Über die Heilung einer gummösen *Luftröhrensyphilis* berichten W. Herzog u. F. W. Conrad. Unter der Wirkung von 7,2 Mill. E Penicillin kam es zu einer starken Reduktion der Infiltrate, zum Zusammenbruch von Knorpelspangen sowie zur Zerstörung elastischer Wandabschnitte mit nachfolgender Trachealstenose. Früher schien die Luftröhrensyphilis häufiger aufzutreten (s. Abb. 30), so beschreibt E. Fraenkel (1925) noch 4 derartige Fälle. D. Nabarro (1951) stellt fest, daß die laryngeale Syphilis seit 1916 gleichmäßig abgenommen habe.

Langer nimmt auf Grund seiner statistischen Untersuchungen an, daß das durchschnittliche *Sterbealter* der Luiker sich allmählich dem der übrigen

Bevölkerung angeglichen habe, während es von 1906—1925 zwischen dem 51. und 55. Lebensjahr lag, findet es sich heute zwischen dem 61. u. 65. Dieses bucht LANGER als eindeutigen Erfolg der Salvarsantherapie. L. J. USILTON, U. R. REMEIN, R. M. THORNER u. J. F. DONOHUE (1953) erfassen die Syphilistodesfälle der ganzen Welt von 1939—1948. Die Luessterblichkeit ist nach ihren Ermittlungen seit dieser Zeit um 47% zurückgegangen. Der Anteil der kardiovasculären Syphilis stieg in der gleichen Zeit von 27 auf 40%, die Todesrate der Aortenaneurysmen ging um 22% zurück, die der Neurosyphilis blieb zahlenmäßig unverändert. Die Sterblichkeit der an *konnataler Lues* erkrankten Kinder ist groß, sie liegt etwa um 10,7% und zeigt den gleichen Wert für Salvarsan- oder Penicillinbehandelte wie für unbehandelte Fälle (R. v. PLATOU u. Mitarb.). Die Erkrankungszahl an Lues connata wird durch die erfolgreiche Behandlung der mütterlichen Syphilis jetzt stark zurückgedämmt (R. MÜLLER).

Abschließend und zusammenfassend läßt sich zum Gestaltwandel der Syphilis folgendes sagen: Die Lues hat außer Zweifel im Laufe der letzten Jahrhunderte einen auffälligen Gestaltwandel ihres klinischen Bildes erfahren, die metaluischen Erkrankungen sind auf Kosten der Haut- und Knochensyphilis bedeutend häufiger geworden. Bei der außerordentlichen Bedeutung, die die Chemotherapie der Syphilis gewonnen hat, ist es zwar *wahrscheinlich*, daß der Gestaltwandel der Lues schlechthin etwas mit der Therapie zu tun hat, eine eindeutig erweisbare Abhängigkeit liegt aber wohl nicht vor. Dagegen zeigen einige Einzelbeobachtungen eine echte therapeutisch bedingte Pathomorphose (GERSTEL).

B. Die Herz- und Gefäßkrankheiten

1. Die Endokarditis

Ein unter dem Einfluß der modernen Chemotherapeutica zustande gekommener Wandel im klinischen und morphologischen Bild der Endkoarditis ist namentlich im anglo-amerikanischen Schrifttum häufiger Gegenstand ausführlicher Bearbeitungen gewesen (vgl. A. ANGRIST u. J. MARQUISS, 1954). Auch diese Krankheit offenbart uns die oft unüberwindlich scheinenden Schwierigkeiten einer exakten Bearbeitung des Gestaltwandelproblems.

Die *Endokarditis* ist keine nosologische Einheit, sie ist fast immer nur Teilerscheinung eines allgemeinen krankhaften Geschehens (R. HEGGLIN), dieses kann allergischer, rheumatischer oder septischer Natur sein. Hiernach unterscheiden wir in groben Zügen die nichtbakterielle, zumeist rheumatische *Endocarditis verrucosa* und die bakterielle *Endocarditis ulceropolyposa*, die als akut verlaufende oder als subakute bakterielle Endokarditis (E. LIBMAN), in Deutschland als *Endocarditis lenta* (SCHOTTMÜLLER) bekannt ist.

Zusätzlich zu diesen Formen sei die nichtrheumatische Endocarditis verrucosa simplex bzw. die Endocarditis verrucosa erwähnt, deren Beziehung zum Rheumatismus die gleichen Unklarheiten aufweist, wie wir sie vom Rheumatismus in seinem Verhalten zur Allergie kennen (v. ALBERTINI) und die häufig als

Begleiterscheinung schwerer zehrender Krankheiten (Krebs, Tuberkulose, Leukämie, Anämie usw.) auftritt, ferner, wenn auch nicht zum klassischen Bilde gehörig, beim LIBMAN-SACKS- und beim FELTY-Syndrom (W. LÖFFLER). BÖHMIG spricht darüber hinaus noch von einer *Endocarditis serosa*. Er findet diese Form der Klappenentzündung derartig häufig, daß „anscheinend niemand und keine Herzklappe davon verschont bleiben".

Wir lassen die *Endocarditis serosa*, da sie in der überwiegenden Zahl der Fälle weder subjektive noch objektive Krankheitssymptome verursacht, und insofern lediglich wissenschaftliches, pathologisch-anatomisches Interesse beanspruchen kann, besonders aber, da sie kaum therapeutisch angegangen wird, aus unseren Betrachtungen fort, so daß wir unser Augenmerk auf folgende 3 Gruppen der Endokarditis zu richten haben:

1. Die *Endocarditis verrucosa*;
2. Die *bakterielle Endokarditis* (E. ulceropolyposa);
3. Die *Endocarditis chronica fibrosa* (als klinisch manifester Herzklappenfehler).

ASCHOFF, KLINGE, VEIL, BRUCK u. a. haben bekanntlich ein derartiges starres Einteilungsschema der Endokarditiden verworfen, da dieses den oft gleitenden Übergängen der einzelnen Endokarditisformen in keiner Weise gerecht werden kann. Da wir jedoch vergleichende Untersuchungen anzustellen haben, kommen wir um die Festlegung gewisser Formen, d. h. um eine möglichst einfache schematische Einteilung der Endokarditis nicht herum.

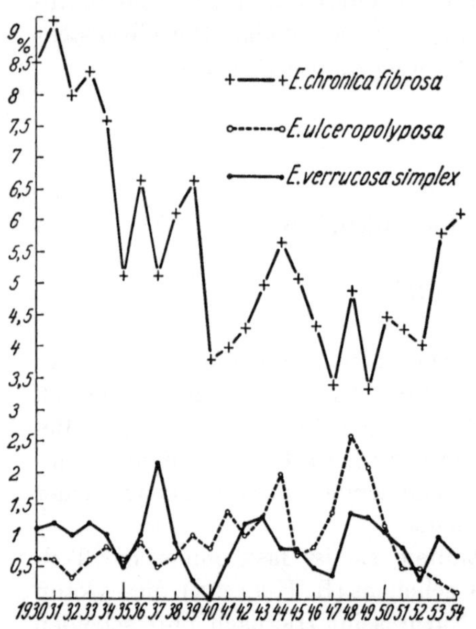

Abb. 21. Prozentuale Häufigkeit der Endokarditis im Sektionsgut des Pathologischen Institutes der Freien Universität Berlin. Auffälliger Anstieg der Endocarditis ulceropolyposa (lenta) um 1948 (D.)

Wir betrachten zunächst die *Häufigkeit* der drei genannten Erscheinungsformen der Endokarditis im Sektionsgut des Pathologischen Institutes der Freien Universität Berlin (Abb. 21).

Die den anderen Endokarditisformen gegenüber auffällige, ungleich große Häufigkeit der *Endocarditis chronica fibrosa* nimmt nicht wunder, auch BÖHMIG, ebenso B. J. CLAWSON nennen die Endocarditis chronica als die größte Gruppe ihres Materials. M. ZANCHI u. L. STIVAL, die in 4,86% ihrer 20000 Sektionsprotokolle eine Endokarditis verzeichnet fanden, geben den prozentualen Anteil der Endocarditis chronica fibrosa an sämtlichen diagnostizierten Endokarditiden mit 47,3% an.

Die Ursache dieses starken Überwiegens einer bestimmten Endokarditisform ist zunächst in der Tatsache zu suchen, daß die Endocarditis chronica fibrosa keine ätiologische oder pathogenetische Einheit darstellt, daß sie ein „Sammeltopf" mehrerer im „abgeheilten" oder „abheilenden" Endstadium vorliegender Endokarditisformen ist. Ihre Häufigkeit zeigt daher lediglich an, daß die Ausheilung bzw. der Übergang der akuten Form in das chronisch-fibröse Stadium für eine große Gruppe der Endokarditiden, und zwar hauptsächlich wohl für die Endocarditis verrucosa (rheumatica), die Regel ist. H. G. FASSBENDER u. J. RUCKES vertreten die Ansicht, daß die außerordentlich häufig anzutreffenden Verwachsungen der Klappen- und Sehnenfäden stets als Residuen abgelaufener rheumatischer Klappenentzündungen aufgefaßt werden müssen.

Bisher fanden sich nur vereinzelte „abgeheilte" bakterielle Endokarditiden, die das Bild der Endocarditis chronica fibrosa entstehen ließen (z. B. nach HEGGLIN die Pneumokokkenendokarditis), so daß man erwägen könnte, die Endocarditis chronica fibrosa in ihrer Gesamtheit den nichtbakteriellen Endokarditiden zuzurechnen. Eine Trennung zwischen der Endocarditis chronica rheumatischer Genese und einer solchen nichtrheumatischer Genese hält BÖHMIG in den meisten Fällen weder makroskopisch noch mikroskopisch für möglich. Er begründet ausführlich die Notwendigkeit, die Endocarditis chronica fibrosa überhaupt als eigene Endokarditisgruppe aufzuführen: „Gerade die morphologische Analyse einerseits und dann die klinische Symptomatologie des Vitium andererseits rechtfertige, sie von den übrigen Endokarditisgruppen abzugrenzen." BÖHMIG wendet sich gegen die Auffassung, in der Endocarditis chronica lediglich ein abgeheiltes Narbenstadium zu sehen, das angeblich keine Sonderstellung in der Reihe der Endokarditiden verdiene. Er betont, daß die Endocarditis chronica eine Endokarditisform sei, die keineswegs völlig ausgeheilt ist, sondern eine stets rezidivierende Entzündung darstelle, die jederzeit auch zum Ausgangspunkt einer bakteriellen Endokarditis werden könne.

Die wenigen *bakteriellen Endokarditiden*, die nicht zum Tode geführt, sondern einen chronischen Verlauf genommen haben, lassen sich von anderen Formen der vernarbenden, oft auch verkalkenden Endstadien, wie sie in der Endocarditis chronica fibrosa vorliegen, ohne genaue Kenntnis der anamnestischen Daten ebenfalls nicht mehr sicher eliminieren (vgl. CORRELL, LUBITZ u. LINDERT). Wenn also gerade im neueren Schrifttum (R. BÖHMIG, P. KLEIN) immer wieder darauf hingewiesen wird, daß die vernarbende und verkalkende Endocarditis chronica aus ihrem morphologischen Bild keine ätiologischen oder pathogenetischen Schlüsse zulasse, daß sie das „uniforme Endstadium" aller möglichen Endokarditisformen darstelle, so können wir kaum annehmen, daß ihr gestaltliches Bild unter dem Einfluß der modernen Therapie gegenüber früher eine Wandlung erfahren habe, werden doch die einzelnen Endokarditisformen, die sämtlich zur Endocarditis chronica fibrosa führen können, heute ganz unterschiedlich therapeutisch angegangen. Dem Ergebnis, d. h. den narbig-fibrösen Herzklappenveränderungen, können wir aber nicht mehr ansehen, welche geweblichen Vorgänge als Antwort auf eine bestimmte Therapie hin entstanden oder welche spontan in Szene gegangen sind. Betrachten wir einige Beispiele:

SN. 1080/28, 52jähr. ♂ (Sammlungspräparat) (Abb. 22). **Anamnestische Daten.** Bis wenige Wochen vor dem Tode immer gesund gewesen. Aktiv am 1. Weltkrieg teilgenommen. Keine Geschlechtskrankheiten. Beruf: Musiker. Etwa 8—10 Wochen vor dem Tode Atemnot beim Treppensteigen, pectanginöse Beschwerden. Stationär wird eine Coronarsklerose sowie eine Aortenstenose festgestellt. Am 15. 12. 1928 erfolgt plötzlicher Tod.

Sektionsdiagnose. Abgelaufene Endocarditis aortica simplex mit hochgradiger Verdickung, Schrumpfung und Verkalkung der Aortenklappen. Stenosierung des Aortenostium bis auf kaum Bleistiftdicke. Hochgradige Dilatation und Hypertrophie beider Herzkammern, Herzmuskelschwiele im li. Ventrikel. Ältere Parietalthrombose an der li. Ventrikelvorderwand. Stauungslungen mit multiplen hämorrhagischen Infarkten, chronische Stauungsmilz, -leber und -nieren.

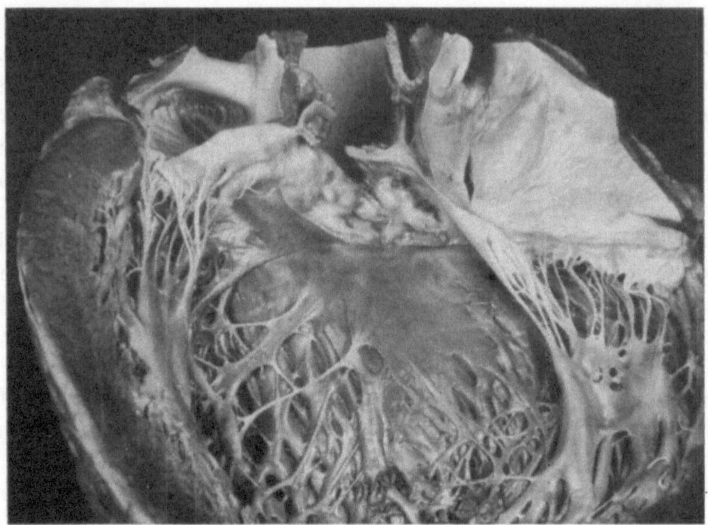

Abb. 22. SN. 1080/28, 52 jähr. ♂. Abgelaufene Endocarditis aortica simplex, hochgradige Verdickung, Schrumpfung und Verkalkung der Klappen. Knopflochstenose, kein Anhalt für durchgemachte Endocarditis lenta. Gesamtkrankheitsdauer unbekannt, bis wenige Wochen vor dem Tode „immer gesund gewesen". Keine Chemotherapie!

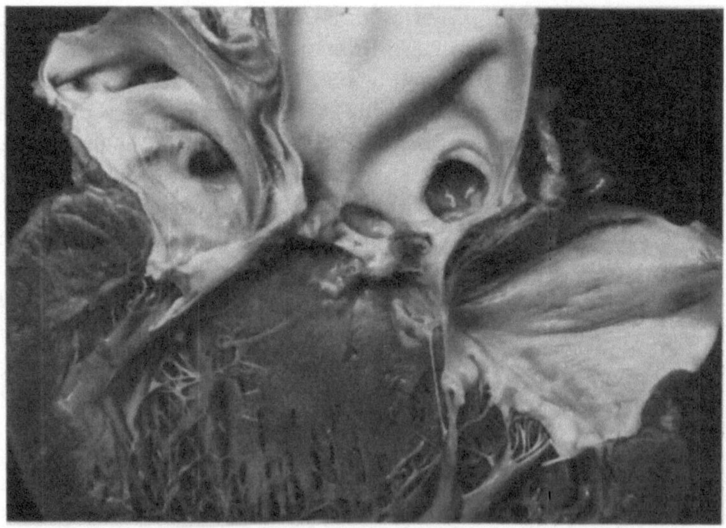

Abb. 23. SN. 562/51, 56 jähr. ♀. Chronisch-rezidivierende, ulcerös-verrucöse Endokarditis der Aortenklappen. Kalkige Schrumpfung der Klappen, Knopflochstenose. Kirschgroßes Aneurysma der Aorta oberhalb des Klappenrandes. Gesamtkrankheitsdauer: 12 Jahre. *Therapie:* 11 Mill. E Penicillin

Unter Berücksichtigung der Anamnese scheint es sich in diesem Falle *nicht* eigentlich um eine abgelaufene bakterielle Endokarditis mit Knopflochstenose zu handeln, sondern um eine rheumatische, chronisch-rezidivierende Endocarditis simplex mit hochgradiger Verkalkung der Aortenklappen und sekundären atheromatös-geschwürigen Aufbrüchen.

Abb. 23 zeigt uns ebenfalls eine Knopflochstenose des Aortenostium, hervorgerufen durch eine chronisch-rezidivierende, in diesem Falle wohl aber bakterielle Endokarditis.

SN. 562/51, 56jähr. ♀ (Sammlungspräparat des Pathol. Inst. der Freien Univ. Berlin).

Anamnese. Seit 1939 „herzkrank". Mehrmalige Kuraufenthalte in Kudowa. Während der letzten Jahre „Herzkrämpfe" mit minutenlanger Bewußtlosigkeit und anschließendem Erbrechen. Stationär wurde 1 Jahr vor dem Tode der Verdacht auf das Vorliegen einer septischen Endokarditis ausgesprochen. Es wurden 11,2 Mill. E Penicillin verabfolgt. Zunächst kam es zu einer Besserung des Befindens, die seit Anfang Juli 1951 aufgetretenen Temperaturen über 38,0° C gingen zurück. Im weiteren Verlauf stellte sich jedoch eine zunehmende Verschlechterung des Allgemeinbefindens ein, so daß am 27. 7. 1951 der Tod durch Herz- und Kreislaufversagen eintrat.

Sektionsdiagnose. Chronisch-rezidivierende, ulcerös-verrucöse Endokarditis der Aortenklappen. Kalkig-knöcherne Schrumpfung des Ostium mit hochgradiger Aortenstenose. Ausbildung von kleinen Pseudotaschenklappen in der Ausflußbahn. Kirschgroßes verknöchertes Aneurysma der Aorta oberhalb des Klappenrandes. Alte fibroplastische Endokarditis der Mitralis. Hochgradige Hypertrophie und schlaffe Dilatation der li. Herzkammer. Chronische Stauungsorgane.

Man kann in diesem Falle *nicht* entscheiden, ob es sich um eine sogenannte Spontanheilung einer bakteriellen Endokarditis handelt, oder ob eine bescheidene chemotherapeutische Leistung in Rechnung gestellt werden muß. Es ist nicht zur Beseitigung aller entzündlichen Veränderungen gekommen.

Abb. 24 zeigt uns das Bild einer klassischen Endocarditis lenta auf dem Boden einer kongenitalen Herzmißbildung (zweiklappige Aorta, kleiner Ventrikelseptumdefekt).

SN. 685/35, 12jähr. ♂ (Sammlungspräparat des Pathol. Inst. der Freien Univ. Berlin).

Anamnese. Seit 5—6 Monaten vor dem Tode Temperaturen zwischen 38 u. 39° C, Atemnot, auffallende Blässe. Stationär wurde eine Endocarditis lenta festgestellt, vergrünende Streptokokken nachgewiesen. Nach mehrwöchiger Behandlung mit Aurodetoxin plötzlicher Tod in schwerem Kreislaufkollaps.

Sektionsdiagnose. Kongenitaler Herzfehler: Zweiklappige Aorta. Hochgradige durch klappenartigen Sporn gebildete Isthmusstenose der Aorta in Höhe des Ductus Botalli. Für starke Sonde durchgängiger etwa 3 mm haltender Septumdefekt unterhalb der Pars membranacea zwischen vorderer und medialer Tricuspidalklappe in den re. Ventrikel mündend. Endocarditis chronica fibrosa der Mitralklappe. Subakute teilweise auch subchronische septisch-polypöse Endokarditis der Aortenklappen. Hochgradige Dilatation beider Herzkammern, septische Infarkte der Milz sowie der Lungen. Infarktpleuritis.

Die vorliegende Beobachtung zeigt eine auf dem Boden einer angeborenen Herzmißbildung in Szene gegangene, über Monate verlaufene subakute bis subchronische Endocarditis ulceropolyposa (lenta), die z. T. auch fibrös vernarbende Veränderungen erkennen läßt.

SN. 242/55, 41jähr. ♂ (Abb. 25). **Anamnese.** Seit Anfang 1951 „herzkrank". Im Juli 1951 wurde stationär eine *Endocarditis lenta* festgestellt. Ständige subfebrile Temperaturen.

Therapie. 120 Mill. E Penicillin, 58 g Supronal. 1952 nochmalige stationäre Behandlung, Penicillintherapie (Dosis nicht mehr eruierbar). 1954 und 1955 erneute Krankenhausbehandlung wegen dekompensiertem Kreislauf und rezidivierender Endokarditis. 1955 im Krankenhaus Westend mit 10 Mill. E Penicillin und 12 Mill. E Supracillin behandelt. Tod am 12. 3. 1955 durch akutes Herzversagen.

Sektionsdiagnose. Chronische, sehr stark vernarbende perforative, indessen weitestgehend abgeheilte Endokarditis der Aortenklappen. Verwachsungen der Taschenklappenwinkel. Kombiniertes Aortenvitium, überwiegende Aorteninsufficienz. Cor bovinum. Belastungshypertrophie der li. Kammermuskulatur (2,2 cm). Hochgradige Dilatation der li. Herzkammer. Stenose des Conus pulmonalis durch die hypertrophierte Kammerscheidewand (BERNHEIM-

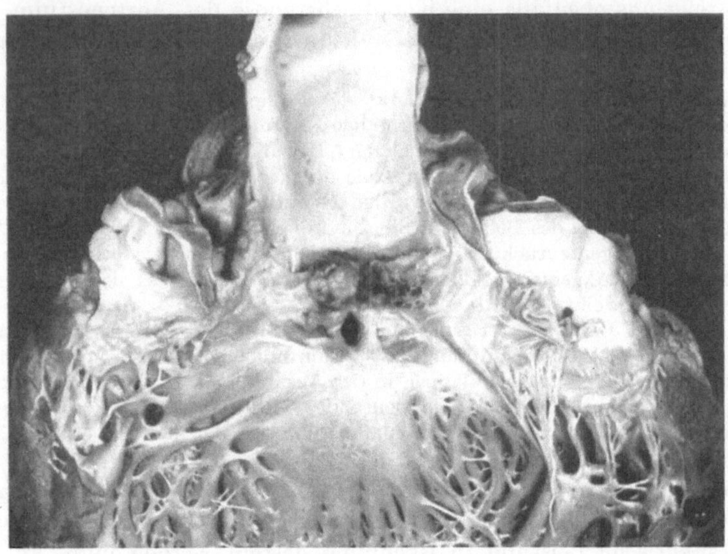

Abb. 24. SN. 685/35, 12jähr. ♂. Kongenitaler Herzfehler (Aortenklappe mit 2 Taschen, Ventrikelseptumdefekt, Isthmusstenose) mit ulcero-polypöser Endokarditis. Gesamtkrankheitsdauer 6 Monate. Keine Chemotherapie. Geringe Heilungstendenzen in Gestalt narbiger Schrumpfungen

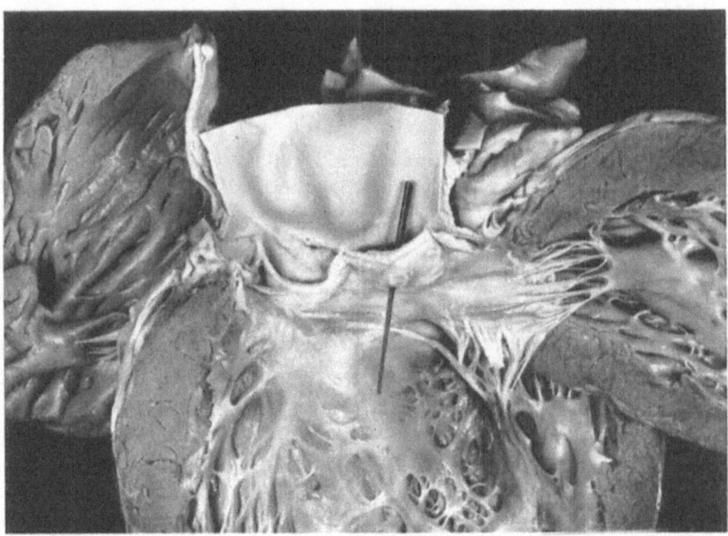

Abb. 25. SN. 242/55, 41jähr. ♂. Chronische sehr stark vernarbende perforative, weitestgehend abgeheilte Endokarditis der Aortenklappe. Gesamtkrankheitsdauer 4 Jahre. *Therapie:* Über 130 Mill. E Penicillin, 12 Mill. E Supracillin, 58 g Supronal

Sydrom). Dilatation beider Herzvorhöfe. Dilatation und Hypertrophie auch der re. Herzkammer (1,2). Perikarderguß (100 cm^3). Chronische Stauungslungen. Hydrothorax. Stauungsinduration von Leber und Milz. Stauungsnieren.

Der Therapieeffekt läßt sich dem morphologischen Bild der Klappe keineswegs ansehen. Wir beobachten lediglich eine perforierte, sowie fibrös narbig veränderte Aortenklappe. Eine spontan geheilte Endocarditis lenta würde wahrscheinlich genau das gleiche Bild verursacht haben.

Als letztes Beispiel das Bild einer chronisch rezidivierenden *unbehandelten* Endokarditis (Abb. 26), das sich nur schlecht in unser Schema einreihen läßt:

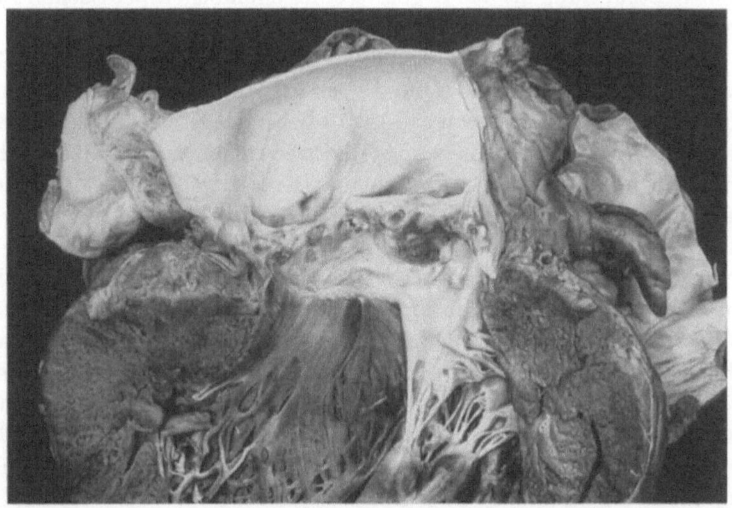

Abb. 26. SN. 933/55, 77jähr. ♂. Chronisch rezidivierende, verruköse und exulcerierende, vernarbende und verkalkende sowie stenosierende Endokarditis der Aortenklappe. Im Herzmuskel reichliche ASCHOFFsche Knötchen. Gesamtkrankheitsdauer 40 Jahre, *keine* Chemotherapie!

SN. 933/55, 77jähr. ♂. **Anamnese.** Herzbeschwerden seit 40 Jahren. Im 1. Weltkrieg vom Kriegsdienst wegen Herzklappenfehler zurückgestellt. In den letzten 10 Jahren zunehmende Herzbeschwerden. 1954 stationäre Behandlung wegen Dekompensationserscheinungen (*keine Chemotherapie*). In den letzten Monaten vor dem Tode wiederum stationäre Behandlung, Strophantin-Therapie. Laufende Verschlechterung, Tod durch Herz- und Kreislaufversagen am 15. 10. 1955.

Sektionsdiagnose. Endocarditis chronica proliferans (chronisch rezidivierende, verrucöse und exulcerierende, vernarbende und verkalkende sowie stenosierende Endokarditis) der Aortenklappen. Chronisch rezidivierende, ebenfalls vernarbende und stenosierende Endokarditis der Mitralklappe. Stenose und Insuffizienz der Aortenklappen. Exzentrische Hypertrophie des li. Ventrikels. Zahlreiche disseminierte Myokardschwielen (im histologischen Bild finden sich im Herzmuskel reichliche perivasculär gelegene ASCHOFFsche Knötchen). Hochgradige Arteriosklerose der Aorta, Arterio-Arteriolosklerose der Nieren.

Im vorliegenden Falle hat sich ohne Zutun der modernen Chemotherapie eine über lange Jahre, ja über Jahrzehnte verlaufende chronische, grob-verrucöse, narbige und kalkige, teilweise auch exulcerierende Endokarditis entwickelt, die außerordentlich schwer nach ätiologischen und pathogenetischen Gesichtspunkten einzureihen ist. Der Anamnese nach ist kaum anzunehmen, daß von vornherein eine septische Endocarditis (lenta) vorgelegen hat, weit eher müssen wir daran denken, daß sich hier auf dem Boden einer langjährig-rezidivierenden rheumatischen Endokarditis schließlich eine larvierte septische Herzklappenentzündung aufgepfropft hat und so das Bild einer Art „Mittelform" erzeugte. Wir halten gerade diesen Fall einer teils chronisch-fibrösen, teils auch floriden ulcero-polypösen Endokarditis für besonders wichtig, da der Verstorbene während seiner fast 40 Jahre währenden Krankheitsdauer *niemals* mit Sulfonamiden oder Antibioticis in Berührung gekommen ist, anderenfalls wir heute wohl leicht geneigt gewesen wären, gerade diese außerordentlich protrahiert verlaufende und die verschiedensten Stadien und Arten der Endokarditis nebeneinander aufweisende Herzklappenentzündung als das Ergebnis einer chemotherapeutischen Behandlung anzusehen.

Diese kurze Demonstration möge uns die zuweilen entstehenden Schwierigkeiten vor Augen führen, aus alten abgelaufenen Klappenveränderungen oder auch aus lange währenden chronisch-rezidivierenden Endokarditiden auf die ursprüngliche Ätiologie oder Genese der Veränderungen zu schließen. Abb. 22 legt den Gedanken nahe, daß eine erworbene „Knopflochstenose" der Aorta nicht immer auf dem Boden der Endocarditis lenta (vgl. v. ALBERTINI) entstanden sein muß. Abb. 23 läßt schwerste stenosierende kalkig-fibröse Klappendeformitäten nach geringfügiger Chemotherapie erkennen, während Abb. 25 das Ergebnis einer ausreichenden Penicillinbehandlung darstellen soll, wobei völlig offen gelassen werden muß, ob derartige narbige Veränderungen nicht auch ohne Chemotherapie in gleicher Weise entstanden wären. In Abb. 24 kombinieren sich angeborener Herzklappenfehler und Lenta-Endocarditis, und Abb. 26 läßt die verschiedensten „Reifegrade" einer über Jahrzehnte hin verlaufenden Endokarditis erkennen, ohne daß der Verlauf je durch eine chemotherapeutische Behandlung beeinflußt wurde.

Nach der von uns dargestellten Kurve (Abb. 21) kann von einer auffälligen Häufung der *chronisch-fibrösen Endokarditis* während der letzten Jahre *nicht* gesprochen werden. Eine solche Häufung wäre immerhin denkbar, wenn man in Rechnung stellt, daß die moderne Therapie die Ausheilungsaussichten der rheumatischen wie auch der bakteriellen Endokarditis weitgehend gebessert hat. Eine vermehrte therapeutische Beherrschung der akuten Endokarditis müßte eigentlich ein dementsprechendes Ansteigen der chronischen Formen zur Folge haben. Wir müssen hier aber die Einschränkung machen, daß diese Frage nicht allein durch die Sektionsstatistik befriedigend geklärt werden kann, da uns die Morbiditäts- und auch Letalitätszahlen unbekannt sind. Es wäre aber dennoch zu erwarten gewesen, daß in den dargestellten Verhältniszahlen der einzelnen Endokarditisformen eine Verschiebung zutage treten würde (HEGGLIN). Nach unseren Ergebnissen kann kaum von einer zahlenmäßigen Anteilsänderung der Endocarditis chronica fibrosa an den Endokarditisformen gesprochen werden.

Makroskopisch-morphologisch sind uns *keine* Gestaltänderungen der chronisch-fibrösen Herzklappenentzündung bekannt, was um so auffälliger erscheinen muß, als wir der früher ausschließlich ohne vorangegangene Chemotherapie aufgetretenen Endocarditis chronica als chronisch-rheumatische, chronisch-nichtrheumatische oder in seltenen Fällen auch als abgeheilte bakterielle Herzklappenentzündung, heute die Fälle gegenüberstellen können, die in den vorchronischen, akuteren Stadien eine oft sehr massive Chemotherapie erfahren haben.

Bei einem Vergleich dieser Gruppen können wir wohl mit Recht sagen, daß ein morphologischer, bereits am Sektionstisch offenbar werdender Unterschied zwischen der chronisch-fibrösen Endokarditis mit vorangegangener chemotherapeutischer Behandlung und der in früheren Stadien unbehandelten Herzklappenentzündung nicht existiert. Da die Endocarditis chronica fibrosa mehr ein kreislaufdynamisches Problem darstellt, denn eine behandlungsbedürftige Entzündung der Herzklappen, richten wir unser Augenmerk jetzt mehr auf die frischen Stadien dieser Entzündung.

Die *pathogenetischen* Zusammenhänge der einzelnen Endokarditisformen lassen sich am besten an Hand des bekannten, auf den Arbeiten von DIETRICH und SIEGMUND fußenden Halbkreisschemas von v. ALBERTINI verdeutlichen (Abb. 27). Dieses Schema drückt im Grunde genommen nichts anderes aus als die ASKANAZYsche Infektionsformel in dem Quotienten Virulenz : Resistenz. Es weist aber gleichzeitig auf die verwandtschaftlichen Beziehungen der einzelnen Endokarditisformen hin. Das gestaltliche und klinische Bild der Endokarditis ist also weitgehend das Ergebnis der Auseinandersetzung zwischen der Virulenz des Erregers und der Abwehrkraft des Organismus. So glaubte SWIFT annehmen zu müssen, daß die gleiche Streptokokkenart, die bei hyperergischer Reaktionslage des Organismus eine Endocarditis rheumatica bedinge, bei relativer Immunität des Wirtskörpers eine Endocarditis lenta verursache, was den Ansichten SCHOENS, v. ALBERTINIS und GERMERS nahekommt, die das Gleichgewicht zwischen Resistenz des Organismus und Virulenz der Erreger für das eigentliche Bestimmende des Endokarditis-Ablaufes ansehen (vgl. auch MERZWEILER, WALTER u. HEILMEYER). Der pathologisch-anatomische Typus der Endokarditis spiegelt die Reaktionslage, das Verhältnis Virulenz—Resistenz wider (v. ALBERTINI).

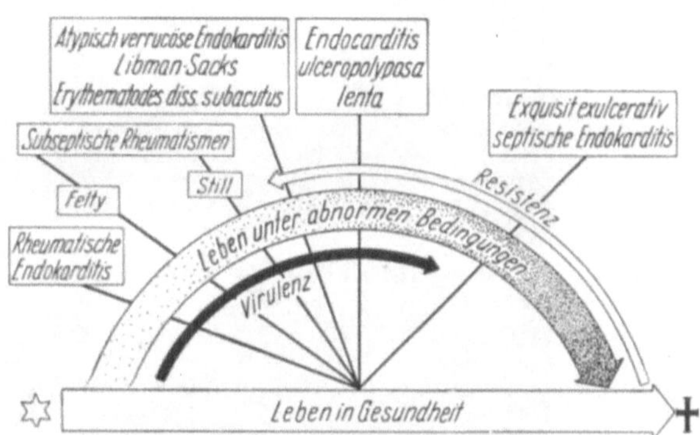

Abb. 27. Schema der pathogenetischen Zusammenhänge der einzelnen Endokarditis-Formen nach v. ALBERTINI (verändert nach W. DOERR)

Halten wir an dieser Erkenntnis fest, so wird deutlich, wie schwer es im einzelnen Falle sein wird, den Anteil der Chemotherapie an dem gestaltlichen Werden der Endokarditis abzuschätzen. Der Einfluß der Chemotherapie auf die Abwehr- und Immunisierungsvorgänge des Organismus ist unbestritten (HENNEBERG), ebenso der direkte Einfluß unserer chemischen Mittel auf die Virulenz der Erreger (s. o.), aber kann darüber hinaus eine Einflußnahme dieser Medikamente auf das morphologische Bild einer einmal manifest gewordenen Endokarditisform noch wahrscheinlich gemacht werden, also das, was wir in engerem Sinne unter einem Gestaltwandel verstehen? Prüfen wir diese Frage an Hand der Literatur und unseres eigenen Materials und betrachten zunächst, auf dem ALBERTINIschen Halbkreisschema von rechts nach links wandernd, die *septische*

Endokarditis. Hier liegen die Verhältnisse anscheinend wegen der eindeutig überwiegenden Virulenz der Erreger und der kaum merkbaren Resistenz des Organismus verhältnismäßig übersichtlich.

Die *akute septische Endokarditis* ist eine relativ seltene Erkrankung geworden (STÖRMER, BÖHMIG). Wenn wir bedenken, daß ihr in älteren Lehrbüchern noch wegen ihrer praktischen Wichtigkeit und Häufigkeit umfangreiche Kapitel gewidmet wurden, so müssen wir den deutlichen Wandel erkennen, der hier vorgegangen ist. Nicht etwa, daß die septische Endokarditis ihr klinisches oder

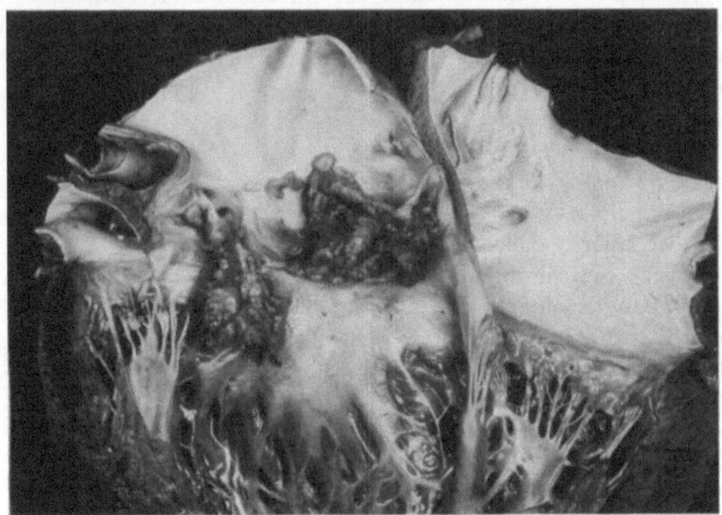

Abb. 28. SN. 929/49, 37jähr. ♂. Endocarditis ulceropolyposa (septica), ausgehend von einer Zahnfisteleiterung. Gesamtkrankheitsdauer etwa 4 Wochen. *Therapie:* 9,4 Mill. E Penicillin

morphologisches Gesicht als solches gewandelt hätte, sondern lediglich ihre Häufigkeit hat ganz auffallend abgenommen. STÖRMER erwähnt, daß er unter 4000 stationären Herzkranken in den letzten 8 Jahren nur dreimal eine foudroyante septische Endokarditis gesehen habe. BINGOLD beziffert ihr Auftreten bei septischen Thrombophlebitiden mit nur noch 1%! Das mag seine Ursache vor allem in der besseren therapeutischen Erfassung und Ausschaltung sämtlicher möglicher Infektionsquellen haben.

BÖHMIG weist ausdrücklich darauf hin, daß die akute septische Endokarditis dem Pathologen heute so selten zu Gesicht kommt, daß neuere Darstellungen dieser Krankheit gänzlich fehlen. Er erinnert in diesem Zusammenhang an die Unzahl der septischen Endokarditiden, die KÖNIGER (1903) noch nach infiziertem Abort sehen konnte. Hier liegt also ein deutlicher Wandel, ein sogenannter *Panorama*wandel, vor. Die Gestalt, das klinische und pathologisch-anatomische Bild der akuten septischen Endokarditis, hat sich dagegen in keiner Weise geändert. Die meisten uns aus der Literatur bekannten Befunde stellen nach BÖHMIG fortgeschrittene Stadien dieser Krankheit dar: Es finden sich die seit altersher bekannten granulomatös-polypösen und auch thrombotischen Klappenauflagerungen mit mehr oder weniger hochgradigen unregelmäßigen Ulcerationen (Abb. 28).

Der Beginn der septischen Endokarditis, den wir Pathologen nur ausgesprochen selten zu Gesicht bekommen, unterscheidet sich kaum von dem Beginn anderer Endokarditisformen, welche Tatsache die von BÖHMIG vertretene Ansicht stützt, daß wohl auch die bakterielle, septische Endokarditis ein abakterielles Vorstadium vom Bilde der Endocarditis verrucosa simplex aufweise, d. h. daß die eigentliche bakteriell-septische Entzündung eine einer bereits erkrankten Klappe aufgepfropfte Zweiterkrankung darstelle, sei es, daß die Klappe bereits Veränderungen im Sinne der rheumatischen Endokarditis aufwies oder ein angeborener Klappendefekt vorlag (vgl. Abb. 24).

In früheren Jahren führte die septische Endokarditis zumeist im akuten floriden Stadium sehr schnell (innerhalb von 6—15 Tagen, STÖRMER, KISSLING) zum Tode. Heilungen oder chronische Verlaufsformen wurden nur sehr selten beobachtet. Während HEGGLIN geheilte oder in das Stadium der Endocarditis chronica fibrosa übergegangene Pneumokokkenendokarditiden kennt, sind nach STÖRMER geheilte Pneumokokkenendokarditiden nicht bekannt geworden. STÖRMER nennt die gonorrhoische Endokarditis als eine relativ gutartige, zuweilen spontan ausheilende Form. Nach Einzelbeobachtungen zu urteilen, gleichen diese Ausheilungsstadien der septischen Endokarditis den Veränderungen der Endocarditis chronica fibrosa, ohne daß wir hierbei zwischen behandelten und unbehandelten Formen unterscheiden könnten. Wir sehen hochgradig-narbig verzogene und wie abgenagt aussehende Klappen und Segel mit mehr oder weniger hochgradigen Kalkeinlagerungen, die bis zur maximalen Ostiumstenose führen können. Wenngleich diese chronisch-vernarbenden Stadien für die septische Endokarditis auch ein ungewohntes Bild darstellen, da sie in früheren Jahrzehnten für diese Form der Endokarditis ungewöhnlich selten waren, sollten wir hier doch nicht von einem Gestaltwandel sprechen, denn die wenigen in der Literatur bekannten spontangeheilten Fälle der septischen Endokarditis bieten das gleiche morphologische Bild wie die mit Antibiotica angegangenen Klappenentzündungen. Geändert hat sich lediglich die Quantität derartiger ausgeheilter septischer Endokarditiden, keinesfalls aber ihre Qualität.

Es handelt sich demnach um eine Intensivierung und Häufung der Heilungsvorgänge, die dem natürlichen Ablauf dieses Krankheitsgeschehens, auch wenn sie bisher kaum in Erscheinung getreten sein mögen, grundsätzlich nicht unbekannt waren! Auch die in Frage kommenden Erreger, ihre Haftfähigkeit und ihre Virulenz, haben sich nicht gewandelt. Es gilt nach wie vor, daß die pyogenen hämolytischen Streptokokken und die Staphylokokken in der Auslösung der septischen Endokarditis an erster Stelle stehen (P. KLEIN). J. DICK fand z. B. bei Endocarditis septica nach Puerperalfieber in 48% A-Streptokokken, erst dann folgten Pneumokokken und Gonokokken sowie zuweilen auch andere seltene Erreger. Aus den pathologisch-anatomischen Klappenveränderungen darf aber keinesfalls auf das Vorliegen eines bestimmten Erregers geschlossen werden, selbst wenn Pneumokokkenendokarditiden die Klappen des rechten Herzens bevorzugen und die durch Entero- und auch Gonokokken verursachten Fälle einen etwas milderen klinischen Verlauf mit geringfügigeren morphologischen Veränderungen zeigen sollen. Ein Wandel der Erreger, ihrer Arten oder ihrer Virulenz, sei es durch echte Mutation oder durch Variation, wie wir sie bei der Spontanpathomorphose der Infektionskrankheiten abgehandelt haben, wird bei der bakteriellen Endocarditis (septica) nicht beschrieben.

Wenden wir uns nun, auf dem Halbkreisschema ALBERTINIS zum Zenit aufsteigend, der Endokarditisform zu, die durch ihre tragische Problematik in den letzten Jahrzehnten Gegenstand einer heute schon unübersehbaren Fülle von Publikationen geworden ist, der *Endocarditis lenta* (OSLER, SCHOTTMÜLLER) oder der sogenannten „*subacute bacterial endocarditis*", wie sie im amerikanischen Schrifttum seit LIBMAN genannt wird. Sie ist seit jeher ihres schleichenden, oft über viele Wochen und Monate sich hinziehenden und doch bisher fast stets tödlich endenden Verlaufes wegen, die gefürchtetste aller Endokarditisformen.

Die *Endocarditis lenta* tritt in ihrem klassischen, von SCHOTTMÜLLER beschriebenen Bilde bei beiden Geschlechtern annähernd gleich häufig auf, bevorzugt jedoch in ihrer sogenannten „Nachkriegsform" das männliche Geschlecht (HEILMEYER). Das mittlere Lebensalter wird besonders stark befallen, obwohl auch kindliche Lenta-Fälle, namentlich auf dem Boden angeborener Herzfehler, bekannt geworden sind. Sowohl nach dem ersten als auch nach dem zweiten Weltkrieg hat sich ein deutliches Ansteigen der Endocarditis lenta in Deutschland und auch in anderen europäischen Ländern gezeigt (HEGGLIN, MERZWEILER, WALTER, HEILMEYER), was dazu geführt hat, von einer besonderen Form der „Nachkriegsendokarditis" (SPANG u. GABELE, FELLINGER u. a.) zu sprechen.

Die Endocarditis lenta ist keine ätiologische Einheit, wie seinerzeit SCHOTTMÜLLER und OSLER glaubten. Sie sahen den Nachweis des Streptococcus viridans als Kriterium für das Vorliegen einer Lenta-Endocarditis an. Der Name „Streptococcus viridans" bezeichnet eine ganze Gruppe von Erregern, und zwar eine Reihe von Streptokokkenstämmen, die eine Vergrünung des Blutagars bewirken (KLEIN). Auf den früher sehr heftig ausgetragenen Streit, ob der Streptococcus viridans, der die Endocarditis lenta verursacht, mit dem in der Mundhöhle vorkommenden Streptococcus salivarius identisch ist, können wir hier nicht näher eingehen, wie auch nicht auf die neueren Ansichten, die besagen, daß der Streptococcus salivarius als seltener Erreger der Endocarditis lenta einen milderen klinischen Verlauf derselben verursache als der eigentliche Streptococcus viridans (vgl. P. KLEIN), obwohl ein solches Verhalten — wir weisen lediglich am Rande darauf hin — einen etwaigen Wandel im Bilde der Endocarditis lenta klären könnte, der vielleicht zu Unrecht einer gewissen Therapie zugeschrieben würde.

JIMENEZ-DIAZ u. Mitarb. fanden bei 46 Endocarditis lenta-Erkrankungen, die eine positive Blutkultur aufwiesen, 31 mal Streptococcus viridans, 5 mal Enterokokken und ferner, als ausgesprochen seltene Befunde, Streptococcus microapoica, GAFFKYA, Staphylococcus aureus und Brucella-suis. B. M. WAGNER (1948) ermittelte den Streptococcus viridans in 90,1% seiner Lenta-Fälle, in 6,2% andere, nicht hämolytische Streptokokken, in 1,9% beta-hämolytische Streptokokken und schließlich in 1,8% völlig andere Erreger. JONES (1950) nennt im ganzen 49 verschiedene Bakterien als Erreger der Endocarditis lenta. SAPHIR dagegen will ähnlich wie SCHOTTMÜLLER nur eine ganz bestimmte Streptokokkenart als Erreger der Endocarditis lenta anerkennen. A. J. GEIGER, H. A. WENNER, H. D. AXILROD u. S. H. DURLACHER (1946) beobachteten durch Monilia albicans verursachte Endocarditis lenta-Erkrankungen und L. E. ZIMMERMANN berichtet über Candida- und Aspergillus-Endokarditiden auf dem Boden alter rheumatischer

Klappenveränderungen. R. H. KUNSTADTER, H. McLEAN und J. GREENGARD stellten aus der Literatur insgesamt 24 Fälle mykotischer Endokarditiden zusammen.

Die Endocarditis lenta pfropft sich gern bereits bestehenden Klappendifformitäten auf, die den Bakterien als Haftstellen dienen (T. LEARY), so z. B. angeborenen Herzklappenmißbildungen (vor allem solchen der Tricuspidal- und Pulmonalklappe), wie auch besonders gern alten rheumatischen Klappenveränderungen. Für ersteres Vorkommen lieferten unlängst A. KISS u. H. PARTILLA ein schönes Beispiel:

Bei einer 39 Jahre alt gewordenen Frau fand sich bei der Sektion eine Kommunikation zwischen dem li. Vorhof und der Vena cava superior, ferner mündeten die re. Lungenvenen ebenfalls in die obere Hohlvene ein. Im 21. Lebensjahr erlitt die Frau nach einem Skorpionbiß eine schwere septische Erkrankung und lag länger als ein Jahr im Triester Spital. Behandlung mit Kollargol-Injektionen. Feststellung eines Herzfehlers. In den Jahren davor bestanden keine subjektiven Herzbeschwerden. Im Alter von 32 Jahren macht die Pat. eine Grippe mit akuter Herzklappenentzündung durch, die gleiche Erkrankung wiederholt sich im Alter von 38 Jahren und führt unter dem Bild des Herz- und Kreislaufversagens ad exitum.

Der **Sektionsbefund** ergab an der Pulmonalklappe folgende Veränderungen: Während die li. hintere Klappe unauffällig ist, zeigt die vordere Pulmonalklappe zwischen dem Schließungs- und dem Luxusrand drei für die feine Sonde eben durchgängige Fenster. Rechts nahe der Basis findet sich ein reiskorngroßer Defekt, an dessen Rändern die Klappe leicht verdickt ist. Von der re. hinteren Klappe ist lediglich ein kleines Stückchen einer bis 9 mm hohen Taschenbildung erkennbar, welche am freien unregelmäßig zackigen Rand deutlich weißlichglänzend verdickt erscheint, jedoch keinerlei Kalkeinlagerungen aufweist. Am li. Ende dieser Tasche zeigt die Wand der Arteria pulmonalis in der Höhe des entsprechenden Sinus VALSAVAE eine kleinlinsengroße 3 mm tiefe aneurysmatische Ausbuchtung.

N. H. CHILES, H. L. SMITH, N. A. CHRISTENSEN u. J. E. GERACI geben die Häufigkeit bakterieller Infektionen bei offenem Ductus Botalli mit 25% an (vgl. auch R. B. BETTMAN u. W. TANNENBAUM, 1944).

B. M. WAGNER konnte bei 65% seiner Lenta-Fälle eine *rheumatische* Anamnese eruieren (vgl. R. GELFMAN, 1943). GROSS u. FRIED, BUCHBINDER u. SAPHIR, SAPHIR, CLAWSON, v. GLAHN u. PAPPENHEIMER fanden in sehr zahlreichen Fällen der Endocarditis lenta ASCHOFFsche Rheumaknötchen im Herzmuskel.

Die Abb. 29, 30 u. 31 entstammen ebenfalls einer auf dem Boden einer rheumatischen Herzerkrankung in Szene gegangenen Endocarditis lenta.

SN. 866/55, 15jähr. ♀. **Anamnese.** Kinderkrankheiten: Masern, Keuchhusten. 1950 Tonsillotomie. 1952 stationäre Behandlung wegen Fettsucht. 1953 Menarche, Menstruation regelmäßig. 1954 starke Anschwellung der Beine, Ermüdbarkeit, Fieber. Stationäre Behandlung. Diagnose: Nephritis! Gegen Jahresende häufige „Herzanfälle", zunehmende Schwäche und Fieber. Am 6. 9. 1955 erfolgte Aufnahme in die 1. Med. Klinik der Freien Univ. Berlin (Direktor: Prof. FRHR. v. KRESS). Bei der Aufnahme bot das adipöse Mädchen ein schwerkrankes Bild mit Temperaturen bis 40° C. Systolisches Geräusch über dem Herzen. Der Auskultationsbefund in Verbindung mit der weiten Blutdruckamplitude (155/45) und dem QUINCKEschen Capillarpuls führten zu der Diagnose Aorteninsufficienz bei Endocarditis lenta (vergrünende Streptokokken nachgewiesen!). Mikroembolien an beiden Handflächen und Füßen. Herdnephritis. BSG 93:135 mm n. W. Im EKG bei angedeutetem Linkstyp Senkungen von ST I und ST II bei flachem T I und T II sowie Senkung der ST-Strecke in V 4 und V 6 als Ausdruck einer Schädigung des Myokard.

Therapie. 22 Mill. E Penicillin, 5 g Streptomycin. Keine Besserung. Am 16. 9. rechtsseitige Hemiparese, die eine Hirnembolie wahrscheinlich machte. Tod am gleichen Tage um 21.05 Uhr im Lungenödem.

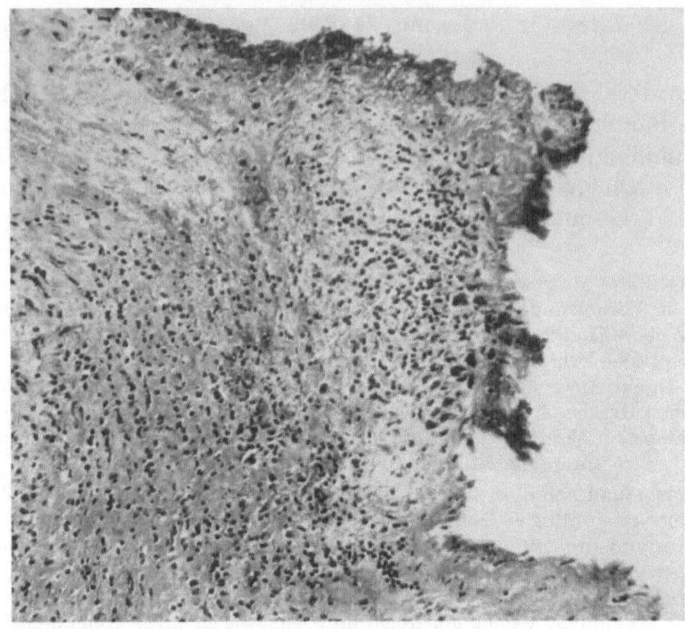

Abb. 29. SN. 866/55, 15jähr. ♀. Bakterielle Endokarditis der Aorten- und Mitralklappe (E. lenta), Krankheitsverlauf etwa 1½—2 Jahre. *Therapie:* 22 Mill. E Penicillin, 5 g Streptomycin. Klappenulceration mit Exsudation, entzündlich zelligen Infiltraten und Bakterienrasen (Paraffin, HE, Vergr. 1:170)

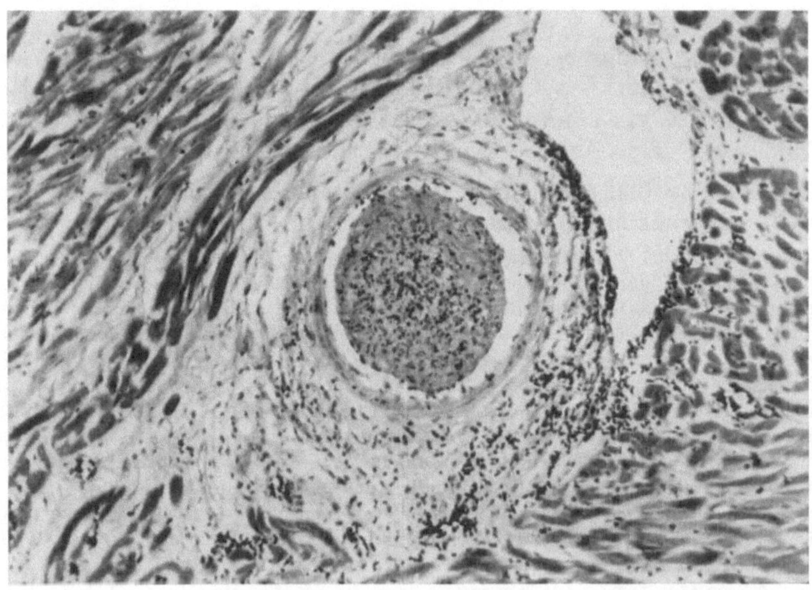

Abb. 30. SN. 866/55, 15jähr. ♀. (Gleicher Fall wie Abb. 29). Bakterielle Endokarditis der Aorten- und Mitralklappe. Septischer Embolus in einem kleinen Ast der Art. coronaria sinistra (Paraffin, HE, Vergr. 1:180)

Sektionsdiagnose. Bakterielle Endokarditis der Aorten- und Mitralklappe mit Übergreifen auf das parietale Endokard des li. Vorhofes. Ausgedehnte frische und ältere thrombotische Auflagerungen an beiden Klappen, besonders aber im Bereiche des aortalen Mitralsegels, anämische Infarkte in Milz und Nieren, zahlreiche kleinfleckige Schwielen im Myokard, besonders in der Hinterwand des li. Ventrikels. (Im *histologischen* Bild *perivasculäre lymphohistiocytäre spindelförmige Granulome* vom *Typus* der ASCHOFFschen *Knötchen*). Schlaffe Dilatation beider Herzkammern. Stauungslungen, Lungenödem. Stauungsleber-, nieren und -milz. Chronisch vernarbende Gaumenmandelentzündung mit zahlreichen Pfröpfen.

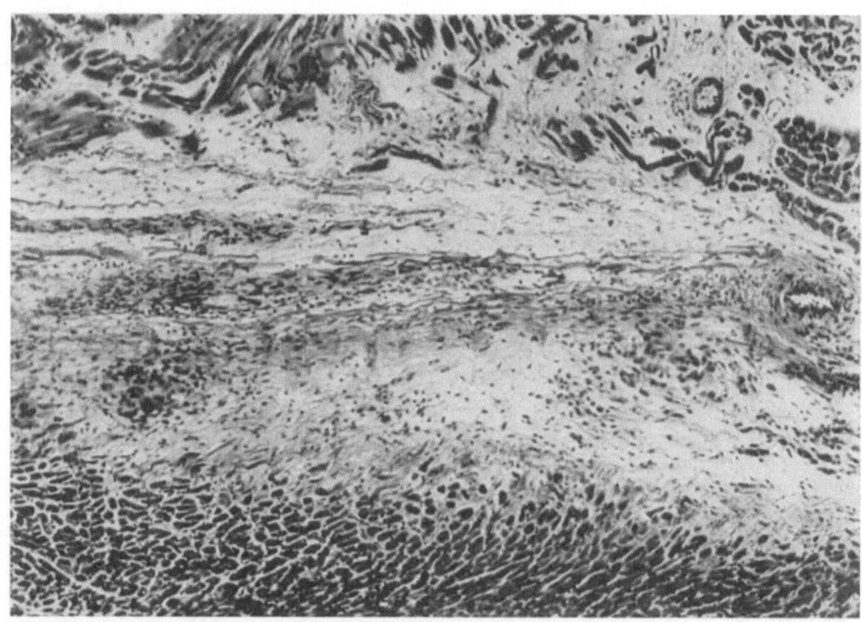

Abb. 31. SN. 866/55, 15jähr. ♀. (Gleicher Fall wie Abb. 29 u. 30.) Bakterielle Endokarditis der Aorten- und Mitralklappe. Perivasculäre lymphocytär-histiocytäre (sogenannte ASCHOFFsche) Rheumaknötchen im Herzmuskel (Paraffin, HE, Vergr. 1:80)

BÖHMIG, GRANT, WOOD und JONES konnten ältere rheumatische Klappenveränderungen neben den bakteriell bedingten ulcero-polypösen der Endocarditis lenta nachweisen, ähnlich auch A. J. GEIGER u. S. H. DURLACHER, C. S. KEEFER u. a. Das Zusammentreffen beider Endokarditisformen, d. h. das Umschlagen einer rezidivierenden rheumatischen Endokarditis in eine Endocarditis lenta oder sogar in eine akute septische Endokarditis wird nach dem Halbkreisschema (v. ALBERTINI) ohne weiteres verständlich.

W. D. GERMER unterscheidet hinsichtlich der Pathogenese der Endocarditis lenta drei verschiedene Krankheitstypen: die Endocarditis lenta mit *rheumatischem Einschlag*, die *klassische* Endocarditis lenta und die *septische* (vgl. Tab. 11).

Der *Bakteriennachweis* bei der Endocarditis lenta gelingt keineswegs immer, obwohl das Vorliegen der Bakterien für die Diagnose der Endocarditis lenta eigentlich eine Conditio sine qua non darstellt. Im Verlaufe jeder Lenta-Erkrankung kann es aber vorübergehend, namentlich im Ausheilungsstadium, zu einem Verschwinden der Bakterien aus dem Blute kommen, weshalb die Blutkulturen häufiger angelegt werden müssen. Nicht selten sind auch die sogenannten

„bakterienfreien" Endocarditis lenta-Fälle, wie sie zuerst LIBMAN beschrieb, d. h. diejenigen Erkrankungen, die ohne nachzuweisende Bakteriämie verlaufen. C. S. KEEFER bezifferte ihre Häufigkeit auf 21% aller klinisch beobachteten Lenta-Fälle, im deutschen Schrifttum wurde ihr Vorkommen bis zu 67% (HEILMEYER) angegeben. Das Fehlen der Bakteriämie glaubt man dadurch hervorgerufen, daß die Keime sich in den Fibrinauflagerungen der Klappe „verfilzen" und es daher nicht zu einer Streuung in die Blutbahn kommen kann. Oft lassen sich nämlich

Tabelle 11. *Verschiedene Verlaufsformen der Endocarditis lenta* (nach W. D. GERMER)

	E. L. mit rheumat. Einschlag	Klassische E. L.	Septische E. L.
Allergielage	Hyperergie	Hyperergie	neg. Anergie
Beginn	plötzlich	schleichend	plötzlich
Fieber	hoch	fehlend bis mäßig hoch	hoch
Verlaufsdauer	mäßig lang	lang	kurz
Kultur	negativ	spärlich	reichlich
Hämoglobin	o. B.	Anämie	wechselnd
Leukocyten	Leukocytose	norm. bis subnorm. Werte	Leukopenie tox. Granulat.
Eosinophile	vermehrt	o. B.	vermindert
Trommelschlegelfinger	fehlen	vorhanden	fehlen
Nieren	Herd- u. Glomerulonephritis	Herd- u. Glomerulonephritis	Herdnephritis
Anatomie	polypös-verrucös	polypös-ulcerös	ulcerös
Rheumatismus	kurz zurückliegend oder noch aktiv	lang zurückliegend	häufig fehlend
Penicillintherapie	gut ansprechbar	mäßig gut bis schlecht ansprechbar	nicht ansprechbar

bei abakteriämischen Fällen die Erreger aus der Tiefe der Klappenauflagerungen postmortal einwandfrei nachweisen. H. L. BLUMGART (1932) glaubte in den negativen Blutkulturen einer Endocarditis lenta mit ausschließlichem Befall der Klappen des *rechten* Herzens einen Beweis für die bactericiden Eigenschaften der Lunge erblicken zu können. Die abakteriämischen Erkrankungen sind auch wegen der in die Tiefe der Auflagerungen verlagerten Keime therapeutisch schwerer zu beeinflussen. Andere Autoren haben diese Form der abakteriämischen Endocarditis lenta mit einem besonderen Namen belegt und von der Gruppe der eigentlichen klassischen Lenta-Sepsis abgegrenzt, so z. B. JIMENEZ-DIAZ, der von der *subakuten abakteriämischen malignen Endokarditis* spricht oder von der *bösartig gewordenen rheumatischen Endokarditis*, auch GROSS u. FRIEDBERG sprachen von einer abakteriämischen thrombotischen Endokarditis. Es sei in diesem Zusammenhang darauf hingewiesen, daß HEILMEYER die in Deutschland nach dem

Kriege beobachtete abakteriämische Form der Endocarditis lenta, die sogenannte „Nachkriegsendokarditis" ebenfalls mehr dem rheumatischen Formenkreis als der eigentlichen Endocarditis lenta zuordnet. G. BAEHR u. I. E. GERBER beobachteten bei der abakteriämischen Lenta häufiger vom Verlauf der klassischen Endocarditis lenta abweichende klinische Befunde, so z. B. eine echte Glomerulonephritis (vgl. auch C. S. KEEFER).

R. E. MARK u. H. CH. MÖLLER (1956) lehnen die Annahme einer abakteriellen oder abakteriämischen Endocarditis lenta-Form ab:

„Die Tatsache, daß bei intensivem Fahnden nach dem Erreger die Züchtung nahezu ausnahmslos gelang, führte uns zur Ablehnung sogenannter abakteriämischer Nachkriegsformen der Endocarditis lenta."

Die *klinischen Daten* der Endocarditis lenta sind seit SCHOTTMÜLLER gut bekannt. In 39,4% der Fälle findet sich nach der großen Sammelstatistik von MERZWEILER, WALTER u. HEILMEYER ein Gelenkrheumatismus in der Anamnese, in 30% eine Tonsillitis und in 24% eine rheumatische Endokarditis. Die Endocarditis lenta zeichnet sich durch ihren schleichenden Verlauf aus, die durchschnittliche Lebenserwartung der Patienten beträgt etwa 6 Monate bis zu 2 Jahren (WEISS u. RHOADS). Neben sehr heftigen, fast septischen Verlaufsformen kommen auch ausgesprochen milde verlaufende Lenta-Erkrankungen vor. Von allgemeinen Symptomen muß die große Hinfälligkeit der Patienten, die Inappetenz, Schlaflosigkeit, die Anämie, die Blutsenkungsbeschleunigung sowie die subfebrile bis hochseptische Temperatur erwähnt werden. Am Herzen lassen sich mehr oder weniger deutliche Klappengeräusche feststellen, an der Haut häufig Petechien. Es besteht nicht selten eine Milz-Hyperplasie, eine LÖHLEINsche Herdnephritis oder auch eine diffuse Glomerulonephritis (G. HEUCHEL, 1952), sowie Embolien in den verschiedensten Körperorganen keineswegs selten sind.

Der *pathologisch-anatomische Befund* bietet folgendes Bild: Von den meist ausgedehnten klappenzerstörenden Prozessen werden in erster Linie die Mitral- und Aortenklappe betroffen, nach CLAWSON u. BELL in 37,5% die Mitral-, in 29% die Aortenklappe, der Befall beider Klappen wird mit 24% angegeben. GROSS u. FRIED finden die Beteiligung der Mitralklappe sogar in 81%, den gleichzeitigen Befall beider Klappen in 43%. BÖHMIG u. KLEIN geben als häufigsten Sitz des krankhaften Prozesses die Aortenklappe an. J. H. SEABURY beobachtete in etwa 45% seiner Fälle die alleinige Erkrankung der Mitralis, in etwa 20% die isolierte Erkrankung der Aortenklappen und in 35% den Befall beider Klappen. Die Klappen zeigen häufig neben frischen ulcero-polypösen Veränderungen Residuen alter chronisch-rheumatischer Prozesse. Nach BÖHMIG sind bei der Endocarditis lenta stets Ulcerationen der Klappe zu finden, wenn diese auch oft durch sekundäre Vernarbung übersehen werden.

In der Klappe selbst kommt es zu ausgedehnten entzündlichen Veränderungen in Form der „Insudation", zelliger Infiltration, Nekrosen und Bildung von Granulationsgewebe, das den Klappenrand polypös überwuchert und fälschlich für Thrombenmaterial angesprochen wird. Es können sich aber auch echte Thromben an diese Granulationsgewebspolypen anlagern. In den Granulomen der Klappen finden sich mehr oder weniger zahlreiche Bakterien.

Diese kurze Umreißung des klinischen und morphologischen Bildes der Endocarditis lenta möge für unsere weiteren Betrachtungen genügen. Es kann an dieser Stelle nicht auf die gesamte Lenta-Problematik eingegangen werden, wir finden sie in der einschlägigen Literatur von Böhmig u. Klein, von Hegglin, von Störmer u. v. a. ausführlich dargelegt.

Fragen wir, ob und was sich an dem klassischen Bilde der Endocarditis lenta gewandelt hat, so müssen wir mit Böhmig bekennen: „*Der klassische Befund einer Endocarditis ulcerosa polyposa der alten Pathologen ist heute noch derselbe*". Was sich aber deutlich geändert hat, ist die Aussicht auf eine *therapeutische Beherrschung*. Die Endocarditis lenta galt bis zur Einführung der modernen Chemotherapie, also bis zur Kenntnis der Sulfonamide und des Penicillins, als eine absolut tödlich verlaufende Krankheit. W. S. Thayer berichtete über 206 Lenta-Fälle des John-Hopkins-Hospital, die sämtlich tödlich verliefen. Ähnliche Publikationen stammen von Warren, Herrick, Löffler sowie von Kelson u. White. Wenngleich die Literatur auch von einzelnen *Spontanheilungen* berichtet (Libman, der die spontane Heilungsquote mit 3% angab), so spielen diese doch zahlenmäßig kaum eine Rolle. Auch andere Autoren (vgl. Tab. 12) sahen Spontanheilungen. S. S. Lichtman bezifferte sie mit 1% (unter 2596 Lenta-Erkrankungen 25 Spontanheilungen!). Nicht alle diesbezüglichen Publikationen können wohl einer strengen Kritik standhalten (L. Hamman) — wie z. B. der Bericht von Oille, Graham u. Detweiler über 23 milde Endocarditis lenta-Fälle, die vor der Penicillinära sämtlich ausheilten. Vergleiche ähnliche Berichte von Salus (1920)—aber an der Tatsache des Vorkommens von Spontanheilungen ist wohl nicht zu zweifeln, obwohl noch H. Schottmüller (1925) ausdrücklich betont hatte, daß er noch niemals einen Fall von geheilter Endocarditis lenta gesehen hätte. V. Bierman stellt aus der Literatur 232 Endocarditis-lenta-Fälle mit 21 Spontanheilungen zusammen.

L. Hamman sieht den Grund für zu optimistische Meldungen über Spontanheilungen der Endocarditis lenta in einer fehlerhaften Diagnostik. Er weist darauf hin, daß nicht sofort von einer Endocarditis lenta gesprochen werden darf, wenn bei einer fieberhaften Erkrankung vergrünende Streptokokken im Blut nachgewiesen werden. Hamman selbst bildet vier eigene Beobachtungen von spontangeheilter Endocarditis lenta ab.

Von Albertini ist geneigt, wie seinerzeit schon Bouillard (1841) alle durch die Autopsie gefundenen hochgradigeren Klappenverkalkungen mit Ausbildung von „*Knopflochstenosen*" als Spontanheilungen ehemaliger Endocarditis-lenta-Fälle anzusprechen (vgl. v. Albertini u. Staehelin, 1951). Ob dieses in der Tat den Gegebenheiten entspricht, muß wohl noch endgültig abgeklärt werden. Wir haben bereits erwähnt, daß die in der Endocarditis chronica fibrosa vorliegenden Ausheilungs- und Narbenzustände allein nach dem anatomischen Bild pathogenetisch oder ätiologisch nicht mehr gesondert werden können (vgl. Abb. 22—26).

Die früher als *infaust* zu bezeichnende *Prognose* der Endocarditis lenta hat sich im letzten Jahrzehnt durch die Einführung des Penicillins ganz offensichtlich zum Guten gewandelt. G. Baehr u. I. E. Gerber sprechen von einem „significant medical achievement". Die kasuistischen Arbeiten über die therapeutischen Erfolge der Antibiotica bei der Endocarditis lenta sind sehr stark angewachsen.

Die ersten Versuche, das *Penicillin* in die Therapie der Lenta-Endocarditis einzuführen, gehen auf M. E. FLOREY, H. W. FLOREY (1943) und L. LOEWE (1945) zurück. Während vor der Antibiotica-Ära auch die Sulfonamide zur Therapie der Endokarditis herangezogen wurden, kommt heute allein das Penicillin noch zur Anwendung, da die Sulfonamide wie auch andere bacteriostatisch wirkende Antibiotica (Aureomycin, Terramycin) keine Erfolge erzielen konnten (HUNTER). Auch die kombinierte Therapie von Penicillin und Streptomycin wird empfohlen

Tabelle 12. *Spontanheilungen der Endocarditis lenta in der Weltliteratur vor Einführung der Chemotherapie*

Autor	Literatur	Fallzahl
O. FRÄNTZEL	Vorles. üb. Krkh. d. Herzens, Bd. II, 2. Teil. Berlin 1891	1
H. LENHARTZ	Münch. med Wschr. **1901**, 1123, 1178	1
BILLINGS	Arch. Int. Med. **4**, 409 (1909)	1
LATHAN and HUNT	Proc. Roy. Soc. Med. Clin. Sec. **1911**, 14	1
G. GALI	Budapesti Orvosi Ujsag. **10**, 421 (1912)	1
JOCHMANN	Berl. klin. Wschr. **1912**, **463**	2
A. LOREY	Münch. med. Wschr. **1912**, 971	1
E. MAIXNER	Z. klin. Med. **75**, **143** (1922)	1
HEMSTEDT	Lancet **184**, 10 (1913)	1
J. ZEISSLER u. F. RIEDEL	Dtsch. med. Wschr. **1917**, 158	1
STARLING	Brit. Med. J. **2**, 304 (1920)	3
E. BECHER	Münch. med. Wschr. **1921**, 267	1
J. CAPPS	Amer. J. Med. Sci. **165**, 40 (1923)	4
H. REINHOLD	Dtsch. med. Wschr. **1923**, 736	1
R. STAHL	Erg. inn. Med. **25**, 414 (1924)	2
S. WEISS and C. P. RHOADS	New York, Engl. J. Med. **199**, 70 (1928)	3
R. BOLLER u. W. FALTER	Med. Klin. **1935**, 937	6
S. S. LICHTMAN u. W. BIERMAN	J. Amer. Med. Assoc. **116**, 286 (1949)	4
Übers. v. S. S. LICHTMAN	Ann. Int. Med. **19**, 787 (1943). (Darin enthalten Fälle von: HORDER, LIBMAN, KISSLING, MIDDLETON und BURKE)	25

(STÖRMER) sowie das Streptomycin allein (WOLLHEIM u. KLEINFELDER). JÜRGENS koppelte die Penicillintherapie mit Gaben von Heparin, Dicumarol oder Thrombocid, um bei den abakteriämischen Erkrankungen durch Fibrinauflösung das Penicillin besser an die in der Tiefe der Klappenauflagerungen verborgenen Bakterien heranzuführen. Dieser Zusatz eines fibrinauflösenden Mittels ist nach NATHANSON u. LIEBHOLD jedoch überflüssig, da das Penicillin im Gegensatz zu den Sulfonamiden die Fibrinauflagerungen ohne weiteres durchdringt.

Besonders zahlreich sind die *klinischen* Arbeiten, die über die Penicillinwirkung bei Endocarditis lenta berichten: BAEHR u. GERBER, FIESE, PRIEST, SMITH, MCGEE, CHRISTIE, WALTER, REIMOLD, HEILMEYER, WIDMANN u. GERMER, BODEN u. LOOGEN, SCHWIEGK, HAYNAL u. MOSONYI, BREDNOW, BARTELHEIMER u. ENGERT, HENNEMANN, KANTHER, LANGE, MILLER, HANSEN, POLLOCK, MARK u. MOELLER.

Die ersten Arbeiten über eine erfolgreiche Penicillintherapie der Endocarditis lenta verdanken wir L. LOEWE, P. ROSENBLATT, H. J. GREENE u. M. RUSSEL. LOEWE gibt Heilungen der Endocarditis lenta unter der Penicillintherapie bis zu 76% an, M. H. DAWSON u. T. H. HUNTER bis zu 75%, A. L. BLOOMFIELD u. R. M. HALPERN sowie A. L. BLOOMFIELD, C. D. ARMSTRONG u. W. M. M. KIRBY sogar bis zu 90%. MEADS, HARRIS, FINLAND nennen 70% Heilungen, J. H. SEABURY 55—70% gegenüber etwa 4% der Sulfonamidära und W. S. PRIEST, J. N. SMITH, CH. J. MCGEE, J. GILBERT u. D. KENNEY beziffern die Heilungen auf 65%.

B. N. WAGNER (1948) berichtet zusammenfassend über 521 Fälle von Endocarditis lenta, von denen 71% durch Penicillin geheilt werden konnten, weitere 18% in gutem Befinden aus der Klinik entlassen wurden, aber nach 3—4 Monaten an einem Rückfall starben. Nur 11% waren völlige Versager. Nach Ansicht WAGNERS ist das Penicillin, da es die Fibrinauflagerungen der Klappe durchdringt, auch in der Lage, bei genügend hoher Dosierung auf die abakteriämischen Fälle einzuwirken, was W. TANG (1950) durch histologischen Vergleich abakteriämischer unbehandelter und behandelter Fälle beweisen konnte.

R. V. CHRISTIE (1946, 1949) gibt als Heilungsquote der Endocarditis lenta unter der Penicillinbehandlung etwa 50% an, dagegen nur 23% für die abakteriämischen Fälle. CH. K. FRIEDBERG (1950) verzeichnete von insgesamt 809 Endocarditis lenta-Fällen 63,6% Heilungen. Seine 148 eigenen Beobachtungen ergaben bei 114 Patienten mit positiven Blutkulturen 77,2% und bei 26 Beobachtungen abakteriämischer Endocarditis lenta nur 38,6% Heilungen. Auch J. E. CATES u. R. V. CHRISTIE (1951) erzielten bei Fällen mit positivem Blutbefund etwa 74% Heilungen, während von 34 abakteriämischen Patienten nur 6 durch Penicillin geheilt werden konnten (vgl. auch E. DONZELOT, H. KAUFMANN u. Y. CASTEL 1952).

E. DONZELOT, J. N. LE BOCEZ u. J. E. ESCALLE (1953) errechneten aus 202 Krankengeschichten die Letalität der Lenta-Endocarditis während der Penicillinära mit 25%. Von 153 zunächst „geheilten" Patienten starben nachträglich noch 21. Rezidive nach geheilter Endocarditis lenta sollen nach den Erfahrungen dieser Autoren selten auftreten, etwa in 2—4%. E. HAYNAL u. L. MOSONYI (1952) erreichten mit einer kombinierten Penicillin-Streptomycin-Behandlung 55% Heilungen und fanden keinen Unterschied zwischen bakteriämischen und abakteriämischen Fällen hinsichtlich ihrer Prognose. Die Zahl der Einzelveröffentlichungen über die Heilungserfolge der Endocarditis lenta ist heute fast unübersehbar. Weitere Mitteilungen siehe A. H. HONIGMAN u. M. D. KARNS (1947), CH. MATTHEI, M. AUDIER u. M. TRISTANI (1947), H. M. POLLARD (1948), E. KIRSCH u. O. FENNER (1950), H. VOEGT (1951).

L. HEILMEYER sowie A. MERZWEILER, A. M. WALTER u. L. HEILMEYER beziffern die Letalität der Endocarditis lenta in den Jahren von 1926—1944 in *Deutschland* mit rund 88%, in den Jahren der Penicillinära von 1944—1949 dagegen „nur" mit 66%, wobei zu bemerken ist, daß gerade während dieser Jahre die Penicillintherapie in Deutschland keineswegs in ausreichendem Maße hat betrieben werden können. Dies führten bereits H. THOENIS u. R. KRÜGER (1952), die in ihrer großen Sammelstatistik bei 607 Krankheitsfällen ähnlich wie SCHWIEGK nur 28% Heilungen nachweisen konnten, als einen der Hauptgründe der damaligen höheren Lenta-Sterblichkeit in Deutschland an. Als weiteren Grund nennen sie die schlechte Reaktionslage der Patienten im damaligen Deutschland nach 1945 sowie die Tatsache, daß gerade hier ein unverhältnismäßig hoher Prozentsatz abakteriämischer Lenta-Fälle (nach HEILMEYER 67%) aufgetreten sei, die bekanntlich auch nach der ausländischen Literatur ein bedeutend therapieresistenteres Verhalten zeigen (vgl. FRITZE u. NASSE, 1952).

A. Kiss u. L. Slapak (1953) fanden für Österreich nach dem zweiten Weltkriege ähnliche, der ausländischen Literatur gegenüber ungünstigere Heilungsquoten durch die Penicillintherapie. Sie geben im Durchschnitt nur 36% geheilte Lentafälle an. Auch für ihre Beobachtungen ist bemerkenswert, daß der Erregernachweis aus dem Blut nur in 36,5% gelang. Demgegenüber finden sich im ausländischen Schrifttum, z. B. bei R. J. Glaser, R. O. Smith, C. G. Harford u. W. B. Wood sowie bei E. Libman über 90% bakteriämische Endokarditiden. Für die späteren Jahre nach dem Kriege etwa nach 1950, finden wir auch in der deutschen Literatur günstigere Heilungsergebnisse durch die Penicillintherapie. So geben K. Spang u. U. Meyer für die Zeit nach 1950 etwa 50% und Hegglin sogar 60—70% Heilungen der Endocarditis lenta an. Neben der Möglichkeit der intensiveren Penicillinbehandlung während dieser Jahre dürfte hier auch die bessere, allgemeine gesundheitliche Lage des deutschen Volkes von Bedeutung sein.

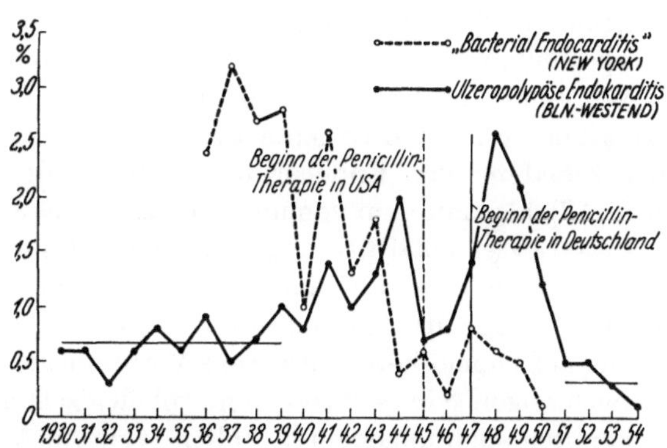

Abb. 32. Zur Häufigkeit der Endocarditis lenta. Vergleich des Vorkommens im Sektionsgut Berlin-Westend und New York. Abfall der Häufigkeit der Endokarditis nach Einsetzen der Penicillintherapie in USA, zu gleicher Zeit Anstieg der Endocarditis lenta in Berlin (Nachkriegsendokarditis) (D.)

Die reine *Sulfonamidtherapie* der Endocarditis lenta (vgl. G. Bickel, 1943; W. R. Galbreath u. E. Hull, 1943) konnte auch nicht annähernd ähnliche günstige Ergebnisse wie die Penicillintherapie erzielen. S. S. Lichtman (1943) beobachtete unter der Sulfonamidbehandlung lediglich 4% Heilungen bei 489 Endocarditis lenta-Erkrankungen, bei gemischter Sulfonamid-Heparinbehandlung lagen die Ergebnisse etwas günstiger, um rund 9% (vgl. White, Mathews u. Evans, 1945). G. Baehr u. I. E. Gerber errechneten die Heilungsquote durch Sulfonamidbehandlung mit etwa 6%, sie glauben aber, daß der wirkliche Wert noch wesentlich tiefer liege. L. N. Katz u. S. R. Elek sowie auch Leach u. Mitarb. konnten auch durch Heparin bzw. Heparinzusatz keine besseren Resultate bei der Sulfonamidbehandlung erreichen. C. B. Favour, Ch. A. Janeway, J. B. Gibson u. S. Levine verglichen an insgesamt 347 Endocarditis lenta-Patienten aus der Zeit von 1913—1947 die Behandlungserfolge der Vorsulfonamidära (1913—1937), der Sulfonamidära (1938—1944) und der Penicillinära (nach 1944): In der Vorsulfonamidära konnte keine einzige Heilung bei 237 Patienten gebucht werden, 218 starben bereits in der Klinik oder kurz darauf, das Schicksal der übrigen ist unbekannt. Von 55 Erkrankungen der Sulfonamidära wurden 4 Fälle ausgeheilt (Beobachtungszeit etwa 4 Jahre) und von 17 mit Penicillin behandelten Endokarditiden heilten 11 aus.

Die günstigen Resultate der Penicillintherapie bei der Endocarditis lenta müssen sich natürlich auch im Sektionsgut einzelner größerer Pathologischer Institute auswirken. Die Abb. 32 zeigt einen Vergleich der Berliner Befunde mit denen der Amerikaner Angrist u. Marquiss. Die beiden amerikanischen Autoren geben als Beginn der Penicillinära das Jahr 1945 an, in Berlin wurde zwar auch seit 1947 das Penicillin verwendet, jedoch in zumeist unzureichenden Dosen. Um einen Vergleich der Berliner Verhältnisse mit den amerikanischen möglich zu machen, haben wir die Fälle der ulcero-polypösen Endokarditis der Jahre 1930 bis 1939 zusammengefaßt und mit der Gesamtzahl der Beobachtungen nach Normalisierung des Berliner Lebens in den Jahren 1951—1954 verglichen. Dem statistisch ermittelten Durchschnitt von 0,66 ± 0,08% an der Gesamtzahl der Sektionen von 1930—1939 steht ein Durchschnitt von 0,34 ± 0,09% gegenüber. Die Differenz der beiden Gruppen beträgt demnach 0,32 ± 0,12%, was einem Wert von $= t$ 2,7 entspricht. Der Unterschied ist mit einer Wahrscheinlichkeit von 99,6% statistisch gesichert. Die Häufigkeit der Endocarditis ulcero-polyposa subacuta im Sektionsgut liegt somit relativ und absolut so stark unter dem Durchschnitt der Vorpenicillinzeit, daß eine Zufälligkeit ausgeschlossen werden kann.

Wir sehen aus der Abb. 32 deutlich den in Deutschland verspätet eintretenden Abfall der Endocarditis lenta-Letalität. Diese Verzögerung des Abfalles fällt mit der Zunahme der Endocarditis lenta in der Nachkriegszeit zusammen (vgl. Abb. 32), also mit dem von uns noch zu besprechenden Auftreten der sogenannten „Nachkriegsendokarditis", die in erster Linie eine abakteriämische Form der Lenta darstellt, worauf unter anderem wohl auch ihre schlechte therapeutische Beeinflussung zurückzuführen sein dürfte.

Die auf chemotherapeutischem Wege ausgeheilten Endocarditis lenta-Erkrankungen zeigen *keine* sichtbaren morphologischen Unterschiede zu den wenigen uns bekannten spontangeheilten Fällen (vgl. die Abb. 22—26), was M. G. McGeown (1954) unlängst an Kaninchenversuchen besonders eindrucksvoll demonstrieren konnte. Geiger u. Durlacher beschrieben die Heilungsvorgänge der Endocarditis lenta nach Penicillintherapie in ihren einzelnen Stadien: Die frühe Phase wird durch Granulationsgewebe mit Hyalineinlagerungen repräsentiert. Es kommt jedoch bald zur Organisation der Fibrinmassen. In späteren Stadien tritt die bindegewebige Organisation hinzu sowie die Ablagerung von Kalk. Schließlich wird die komplett geheilte Läsion durch blasse, harte und „glatte endothelisierte Massen, von dicht-fibrös verbundenem Gewebe mit verkalkten Partien" dargestellt (vgl. Correll, Lubitz u. Lindert, 1951; H. Voegt, 1951). Geiger u. Durlacher fanden in den abheilenden und abgeheilten Läsionen keine Erreger mehr. Ähnliche Angaben stammen von S. R. Kelson u. G. D. White (1945), P. Rosenblatt u. L. Loewe (1945), E. Kirsch u. O. Fenner (1950), B. Rapoport u. L. B. Ellis (1948) sowie von J. Geraci u. W. J. Martin (1953). I. Strauss u. A. Vecsei (1954/1955) fassen als die wesentlichsten Abschnitte der Ausheilungsvorgänge der Endocarditis lenta folgende drei Punkte zusammen:

1. Das Verschwinden der Erreger aus den Vegetationen
2. Die Organisation der Fibrinmassen und schließlich
3. Die Kalkeinlagerungen in das Narbengewebe.

Der Vernarbungsprozeß kann länger als ein Jahr in Anspruch nehmen. Hildebrand u. Priest halten die Kalkeinlagerungen in den Klappen für besonders charakteristisch für die durch Penicillin abgeheilte Endocarditis lenta, obwohl auch sie feststellen müssen, wie neuerdings besonders von Böhmig, Stückle, Angrist u. Marquiss und W. Doerr betont wird, daß die Heilungsvorgänge unter der Penicillinbehandlung nicht von den bisher bei vereinzelten Spontanheilungen gefundenen abweichen, wie grundsätzlich auch nicht von den geweblichen Vorgängen bei der Ausheilung anderer Endokarditis-Arten. Auch E. L. PERRY, R. G. FLEMING u. J. E. EDWARDS (1952) konnten bei vergleichenden Untersuchungen des Myokards penicillinbehandelter und unbehandelter Endocarditis lenta-Fälle keine voneinander abweichenden Befunde erheben. Sie fanden in allen Herzmuskeln kleine Narben, Embolien und miliare Infarkte.

Es hat aber nicht an Stimmen gefehlt, welche Unterschiede zwischen den spontangeheilten und den mit Penicillin behandelten Lenta-Erkrankungen herausstellen wollten. So berichten O. SAPHIR u. E. P. LEROY (1948) über das Auftreten von Klappenaneurysmen bei penicillinbehandelter Endocarditis lenta. Sie sprechen von einer deutlichen Vermehrung dieser fast ausschließlich an den Mitralklappen gelegenen Aneurysmen in den letzten Jahren seit Einführung der Penicillin-Therapie. Ein perforiertes Klappenaneurysma bei klinisch geheilter Endocarditis lenta beschreibt H. VOEGT. M. J. FIESE (1947) vermutete sogar, daß sich die Klappendestruktionen unter der Penicillinbehandlung wesentlich verstärken würden und STÖRMER spricht von dem Eindruck, daß die Heilung unter Penicillin zu schnellerer und stärkerer Vernarbung der Klappen führe, jedoch mit dem Resultat ausgesprochener Insuffizienzerscheinungen (vgl. auch M. HAMBURGER u. L. STEIN, 1952). Aber schon LIBMAN konnte bei spontan, ohne Penicillintherapie geheilten Lenta-Erkrankungen hochgradige fibröse und kalkige Klappenveränderungen beobachten, die ausgesprochene Herzinsuffizienzerscheinungen zur Folge hatten, an denen ein großer Teil der von ihrer Endocarditis lenta geheilten Patienten in der Folge ad exitum kamen. Wir müssen an dieser Stelle nochmals auf unsere Abb. 22 verweisen, die eine hochgradige Verkalkung und Destruktion der Aortenklappe bei unbehandelter Endocarditis (rheumatica?) zeigt. Ferner sei nochmals an die Bemerkung von v. ALBERTINIS erinnert, der gerade die deformierenden Klappenveränderungen mit „Knopflochstenosen" aus dem Sektionsgut früherer Jahrzehnte für *spontan* ausgeheilte Lenta-Fälle wertet, womit gesagt werden soll, daß die Ausheilung der Endocarditis lenta auch ohne Penicillin mit hochgradig kalkigen und deformierenden Klappenveränderungen einhergeht.

W. BINGOLD (1951) diskutiert die Zunahme der Häufigkeit der *Glomerulonephritis* bei penicillinbehandelter Endocarditis lenta. G. RONA, M. FRANK u. L. KALABAY (1953) fanden keinen Zusammenhang zwischen antibiotischer Therapie und dem Auftreten einer Nephritis. D. M. SPAIN u. D. W. KING sahen die Nephritis bei unbehandelten Lenta-Fällen sogar häufiger als bei den mit Penicillin behandelten.

Nach unseren eigenen Erfahrungen, wie auch nach denen zahlreicher weiterer Bearbeiter der Endocarditis lenta, gewinnen wir den Eindruck, daß von einem Gestaltwandel dieser Krankheit unter der Penicillintherapie *nicht* gesprochen werden kann. Die durch Penicillin ausgeheilten Krankheitsfälle unterscheiden sich *keineswegs* von den Spontanheilungen. So fanden auch H. CAROLL, I. M. LUBITZ u. M. C. F. LINDERT an nach längerer Zeit gestorbenen unbehandelten Lenta-Patienten die gleichen makroskopischen und mikroskopischen Heilungsansätze, wie sie von der penicillinbehandelten Lenta bekannt sind.

Müssen wir nach dem bisher Gesagten mit BÖHMIG und anderen Autoren feststellen, daß das Bild der Endocarditis lenta seit den ersten Beschreibungen durch

Bouillard (1840) und v. Rokitansky (1844) unverändert das gleiche geblieben ist, daß sich also durch die Einführung des Penicillins in die Therapie der Endocarditis lenta lediglich die Prognose dieser bis dato infausten Krankheit gewandelt hat, also eine teilweise bis zu 70% ausmachende therapeutische Beherrschung an die Stelle einiger weniger Spontanheilungen getreten ist, so ist es nun unsere Aufgabe, zu prüfen, ob sich vielleicht in der veränderten Verlaufsform der Endocarditis lenta nach dem ersten und zweiten Weltkrieg, in der sogenannten „*Nachkriegsendokarditis*", ein *spontaner*, von der Therapie unabhängiger Gestaltwandel verberge.

E. Becher (1921) beobachtete bereits nach dem ersten Weltkrieg, vor allem bei Kriegsteilnehmern der mittleren Lebensjahre, ein gehäuftes Auftreten der Endocarditis lenta. Die Blutkulturen waren bei diesen Erkrankungen in der überwiegenden Mehrzahl negativ, die Prognose der Erkrankungen relativ günstig. Ähnliche Mitteilungen stammen von Gessler (1921), P. Morawitz (1921), H. Curschmann (1922), E. Hassenkamp (1922), Lämpe (1923), Jungmann (1924), F. O. Hess (1925) und H. Kürten (1928). In allen diesen Publikationen wird der abakteriämische Verlauf der Nachkriegsendokarditis hervorgehoben wie auch das bevorzugte Befallenwerden der Kriegsteilnehmer. Ab 1925/26 hat sich dann wieder ein deutlicher Rückgang der Endocarditis lenta zur Vorkriegshäufigkeit bemerkbar gemacht.

Das gleiche Ansteigen der Häufigkeit der Endocarditis lenta sahen wir auch nach dem zweiten Weltkriege (vgl. Abb. 32). K. Spang u. A. Gabele (1950) sowie K. Fellinger (1954) begründen eingehend, warum diese sogenannte „Nachkriegsendokarditis" Anspruch erheben kann, als *Sonderform* der klassischen Endocarditis lenta dargestellt zu werden. K. Bingold u. W. Trummert (1952), B. S. Djordjevic, M. Djordjevic-Joksic, Z. Leventał u. T. Straser (1952), R. Böhmig u. P. Klein sowie R. E. Mark u. H. Ch. Moeller erkennen die Berechtigung der Abgrenzung einer „Nachkriegsendokarditis" als Sonderform der Endocarditis lenta *nicht* an.

Nach den Erhebungen Fellingers, denen ein Vergleich der Jahre 1945—1949 als Nachkriegsjahre und der Jahre 1950—1953 als Friedensjahre zugrunde liegen, fällt auf, daß das Maximum der Morbiditätskurve im Jahre 1949 liegt, seitdem die Erkrankungsziffern aber wieder stetig abfallen. Die Sonderform der Endokarditis in den Notstandsjahren

> „war gekennzeichnet durch den wesentlich mitigierteren Verlauf, die Subfebrilität, die elective, in sehr wahrscheinlichem Zusammenhang mit den Entbehrungen des Kriegsdienstes und der Gefangenschaft stehende Bevorzugung des männlichen Geschlechtes, weiteres charakterisiert durch das Überwiegen der abakteriellen Form sowie der vermehrten Nierenkomplikationen, im besonderen der diffusen Glomerulonephritis und dem ausgedehnten Niereninfarkt".

K. Spang u. A. Gabele sprechen direkt von einer „auffälligen Pathomorphose" der Endocarditis lenta. Die Zunahme der Lentaerkrankungen nach dem zweiten Weltkrieg ist in Deutschland ferner von J. Alslev, (1948), A. Walter, G. Reimold u. Heilmeyer (1948), H. Assmann u. H. Moormann (1949), Cl. Moncke (1949), H. H. Hennemann u. H. G. Heinrich (1952), G. Berg, A. Bulitta u. F. Scheiffarth (1956) beschrieben worden. Spang u. Gabele, die für die Friedensjahre eine Morbiditätsquote von höchstens 0,1% fanden, gaben die Morbidität in den Nachkriegsjahren bis zu etwa 1% an. Von ihren 150 Beobachtungen zeigten 88 einen abakteriämischen Verlauf. Die Behandlung mit Penicillin und Supronal zeigte nur negative Ergebnisse, so daß geheilte Fälle zu den Ausnahmen gehörten. Von 24 Kranken, die „nicht im Geringsten auf die Behandlung ansprachen“ waren 13 nur mit Supronal behandelt worden, 3 kombiniert mit Supronal und Penicillin und weitere 3 mit Penicillin allein. Die besondere Form der Nachkriegsendokarditis erklärt uns auch die anfänglich schlechten Ergebnisse der Penicillintherapie der Endocarditis lenta in Deutschland.

Tabelle 13. ***Frühere Erkrankungen bei Endocarditis lenta*** (nach K. Spang u. A. Gabele)

Jahrgang	Zahl der Erkrankungen	Gelenk-rheumatism.	Verwundungen	eitrige Erkrankungen
1926—1939	39	15	0	3
1940—1944	21	11	0	2
1945—1948	90	32	24	15
Summe	150	58	24	20

Wir fragen nach den *Ursachen* dieses abgeänderten Verlaufes der Nachkriegsendokarditis, die, da sie nach beiden Weltkriegen in fast gleicher Erscheinungsform aufgetreten ist, ganz offensichtlich eine Folge des Krieges und nicht etwa der Therapie darstellt, was auch aus der Tatsache klar hervorgeht, daß die eigentliche Nachkriegsendokarditis nur bei den durch den Krieg in Mitleidenschaft gezogenen Völkern aufgetreten ist, so in Deutschland, Ungarn, Rumänien, Polen, aber auch in Rußland (S. R. Tatevosov, 1953). Bedeutend geringer waren dagegen die Erkrankungszahlen in England, in den Vereinigten Staaten oder in Schweden (Bartelheimer u. Engert). Auch Spanien beobachtete die sogenannte „abakteriämische Nachkriegsendokarditis“ nach dem Bürgerkrieg 1936 (L. Trias de Bes u. Mitarb., 1950). Die Häufung der Endocarditis lenta in den Nachkriegsjahren findet vielleicht ihre Erklärung in den bei Kriegsteilnehmern gehäuft auftretenden rheumatischen Erkrankungen, die zu rheumatischen Klappenveränderungen führen können und so für die später in die Blutbahn gelangenden Keime den Boden zur Ausbildung einer Endocarditis lenta ebnen. Eiterbildende Krankheiten mit und ohne vorangegangene Verwundungen sind aber im Kriege ebenfalls weitaus häufiger als im Frieden. Spang u. Gabele konnten in der Tat bei vielen ihrer Endocarditis lenta-Fälle der Nachkriegsjahre derartige anamnestische Daten erheben (vgl. Hennemann u. Heinrich). Sie machen für das gehäufte Auftreten der Nachkriegsendokarditis die veränderte Reaktionslage des Organismus verantwortlich. Bei einer großen Gruppe der Erkrankten sei es infolge vorher durchgemachter Krankheiten, Verwundungen oder infolge von Unterernährung in der Gefangenschaft zu einer Umstimmung der Reaktivität gekommen. Die Resistenz des Organismus ist somit zu schwach, um die bakterielle Endokarditis am Angehen zu hindern, aber auch zu stark, um einen foudroyant-septischen Verlauf zuzulassen. Die rein rheumatischen Klappenerkrankungen, die nach dem v. Albertinischen Schema eine hohe Resistenz des Organismus voraussetzen, nehmen im gleichen Maße ab, wie die Endokarditis der Nachkriegsjahre zunimmt, d. h. der Schwerpunkt der Erkrankungen verlagert sich im Albertinischen Halbkreis zum Zenit hin. L. Trias de Bes u. F. B. Barcons fassen die abakteriämische Endocarditis lenta in ihrer Nachkriegsform als eine maligne Abart der rheumatischen Endokarditis auf.

Auch Böhmig u. Klein haben sich eingehend mit der sogenannten abakteriämischen Endocarditis lenta auseinandergesetzt. Sie stehen aber einer Abtrennung dieser Endokarditis als Sonderform der Lenta kritisch gegenüber. Die einzige gesicherte Tatsache, die aus dem Rahmen der üblichen Endocarditis-lenta-Daten herausfalle, sei nach ihrer Ansicht die auffällige Zunahme der Morbidität nach dem Kriege. „Über den Rahmen dieser statistischen Feststellung hinausgehende Angaben zu machen, ist heute unmöglich" (Böhmig u. Klein). Insbesondere halten diese Autoren die von Spang u. Gabele gegebene Erklärung nicht für stichhaltig, daß Anstrengungen und Belastungen zusammen mit der Unterernährung eine Resistenzverminderung geschaffen hätten. Sie machen folgenden Einwand geltend:

„Der ganze Ablauf der Endokarditis bei der abakteriämischen Form wird von der Mehrzahl der Autoren als gemildert beschrieben; es sind gewissermaßen dauernde, nicht völlig gelingende Versuche der Klappe spontan abzuheilen. Wir müssen dann aber, im Widerspruch zur vorigen Annahme, gerade eine *höhere Resistenz und eine bessere Reaktionslage* annehmen als in Friedenszeiten, um diese Tatsache zu erklären, wenn wir nicht eine Änderung der Pathogenitätseigenschaften der Erreger voraussetzen wollen — eine Voraussetzung, für die keinerlei Anhaltspunkt besteht."

Nach Ansicht Böhmigs u. Kleins wäre „die beste Erklärung in einer Häufung der zur Keimhaftung disponierenden abakteriellen serösen und fibrinösen Klappenentzündungen zu sehen".

Heilmeyer u. Mitarb. betonen die nahe Verwandtschaft der Nachkriegsendokarditis zum rheumatischen Formenkreis, da bei diesen abakteriämischen Formen angeblich niemals Erreger nachgewiesen werden konnten und die echte rheumatische Endokarditis während dieser Zeit im gleichen Verhältnis abgenommen habe (vgl. auch Hegglin, L. Trias de Bes u. Barcons).

Somit ist die abakteriämische Form der Endocarditis lenta ein besonders schönes Beispiel für die Schwierigkeiten, die der Beurteilung eines etwaigen Gestaltwandels dieser Krankheit entgegenstehen. Wir sind bisher nicht in der Lage, das Problem der Nachkriegsendokarditis zu klären, d. h. uns sind die Ursachen dieses „spontanen Gestaltwandels" der Endocarditis lenta zur Nachkriegsendokarditis unbekannt, so daß damit auch eine Einordnung dieses abgewandelten Krankheitsbildes unmöglich wird.

Die von Fellinger u. Spang genannten Momente mögen zwar die Zunahme der Häufigkeit der Endocarditis lenta erklären, namentlich da diese nur in den kriegführenden Ländern beobachtet wurde, aber kaum den abgewandelten Verlauf dieser Krankheit. Spang u. Gabele äußern den Verdacht, daß diese Form der Endokarditis nicht durch die für die Endocarditis lenta verantwortlichen Erreger verursacht würde, sondern vielleicht durch ein bisher unbekanntes Virus. Andere Autoren bezweifeln sogar, daß es sich bei der Nachkriegsendokarditis um eine echte Lenta-Sepsis handele, sie denken eher an das Vorliegen einer atypischen Libman-Sackschen Krankheit. Hiergegen scheint jedoch der klinische und auch der pathologisch-anatomische Befund zu sprechen. Böhmig ordnet nach dem anatomischen Bild die Libman-Sacksche Endokarditis der Endocarditis verrucosa simplex zu.

Wir können die Abwandlung der Endocarditis lenta zu dem besonderen Bilde der „Nachkriegsendokarditis" heute noch in keiner Weise befriedigend erklären.

Spezielle Erreger ließen sich für die Nachkriegsendokarditis nicht nachweisen. Wenn diese Krankheit auch in ihrer Gesamtheit Abweichungen von dem eigentlichen Bild der Endocarditis lenta erkennen läßt, so sind die Einzelsymptome doch ebenfalls bei der klassischen Lenta-Sepsis, wenn auch in geringerer Häufigkeit, bekannt, so daß wir im Gegensatz zu C. J. Diaz u. E. Arjona (1950) geneigt sind, die Nachkriegsendokarditis als eine durch *exogene Faktoren* bedingte, *reversible Variante* der Endocarditis lenta aufzufassen (vgl. Bartelheimer u. Engert). Es mag in gewisser Hinsicht eine spontane Pathomorphose, ein von der Therapie unabhängiger Gestaltwandel vorliegen, jedoch lediglich ein zeitlich bedingter, ein Gestaltwandel, der keine bisher unbekannten Bilder zeugte, sondern die Häufigkeit der einzelnen, durchaus zum Bilde der Endocarditis lenta gehörigen Symptome gegeneinander verschob. Insofern scheint es uns angebrachter, von einer *Variation* der Endocarditis lenta und nicht von einem Gestaltwandel zu sprechen.

Abschließend stellen wir fest, daß uns bei der *bakteriellen Endokarditis* weder klinische noch pathologisch-anatomische Daten bekannt geworden sind, die uns berechtigen können, von einem echten, durch die moderne Therapie bedingten Gestaltwandel zu sprechen. Auffällig gewandelt hat sich lediglich seit der Einführung des Penicillins die *Prognose* der Endocarditis lenta, so daß durch unsere Chemotherapie ein deutlicher Wandel des Gesamtbildes, ein sogenannter *Panoramawandel*, eingetreten ist. Die *Nachkriegsendokarditis* stellt lediglich eine *reversible Variante* der klassischen Endocarditis lenta dar.

W. Doerr drückt das gleiche Ergebnis seiner Untersuchungen über den Gestaltwandel der Endokarditis mit folgenden Worten aus:

„Es ist offenbar nicht so, daß durch die Therapie die eine einigermaßen charakterisierbare Endokarditisform in eine andere, ebenso genau definierte übergeführt werden könnte (aus einer Endocarditis ulceropolyposa wird keine Endocarditis verrucosa). Ich habe auch vergeblich nach einem Beispiel gesucht, in dem unter der Therapie aus einer Endocarditis ulceropolyposa lenta eine Endocarditis parietalis fibroplastica Löffler mit Bluteosinophilie entstanden wäre. Die chemische Therapie erzeugt also lediglich einen wenig differenzierten Typus des morphologischen Symptomenbildes. Der Verlust der Besonderheiten morphologischer Krankheitsmanifestation ist von einer Veränderung der ‚Reaktionsgeschwindigkeit' (der ‚biologischen Zeit', der natürlichen Folgeordnung der pathologisch-anatomischen Phänomene) begleitet"!

2. Der Rheumatismus

Es bleibt uns, die Form der Endokarditis zu besprechen, die als Ausdruck einer hohen Resistenz des Organismus und einer geringen Virulenz der Erreger betrachtet werden darf, die *rheumatische Endokarditis*. Obgleich die Endocarditis rheumatica in der überwiegenden Zahl der Fälle der Mutterboden für die Endocarditis lenta ist, glaubten wir doch, sie an das Ende unserer Betrachtungen über die Endokarditis stellen zu müssen, da es uns zunächst darum zu tun war, die echten Infektionskrankheiten, also die Krankheiten darzustellen, die in erster Linie durch die Art und durch die Virulenz der Erreger bestimmt werden. Die abakteriämische Nachkriegsendokarditis, die sozusagen den Gleichgewichtsstand zwischen der Virulenz der Erreger und der Resistenz des Organismus ausdrückt, leitet zwanglos zu den rheumatischen Erkrankungen über. Wir verlassen damit auch die bakteriostatischen und bakteriolytischen Therapeutica, die gegen die Erreger selbst gerichtet sind.

Vergegenwärtigen wir uns noch einmal das Endokarditisschema v. ALBERTINIS (vgl. Abb. 27) und wandern auf dem Halbkreis von der einen zur anderen Seite, so ändert sich laufend, bei zum Teil gleichbleibender Erregergruppe, das Gesicht der Endokarditis. Man ist versucht zu sagen, daß jedem Wert des Bruches Virulenz: Resistenz ein bestimmtes Bild dieser Krankheit entspricht. Wie verschieden sind aber im klinischen Verlauf die Endocarditis rheumatica, die Endocarditis lenta und die akute septische Endokarditis, und doch liegt ihnen vielleicht ein gemeinsames krankhaftes Geschehen zugrunde!

Wir sind uns bewußt, daß das Halbkreisschema von ALBERTINI lediglich eine nicht unwidersprochene Arbeitshypothese darstellt. BÖHMIG u. KLEIN haben in ihren Arbeiten über die Ätiologie und Pathogenese des akuten Rheumatismus hierzu ausführlich Stellung genommen. Es ist sicherlich ein recht zweifelhaftes Unterfangen, über den Gestaltwandel eines Krankheitsgeschehens zu sprechen, das in mehr als in einem Punkte als ungeklärt bezeichnet werden muß, da in diesem Falle ungewollt mehr subjektive Anschauungen zu Worte kommen werden als der Sache dienlich sein kann.

Wenn wir für unsere Betrachtungen zum Gestaltwandel des Rheumatismus das ALBERTINIsche Schema zur Einführung wählten, so taten wir es, um die Schwierigkeiten der genauen Bearbeitung dieses Themas am Beispiel der Endokarditis und an Hand dieser gleitenden Skala deutlich zu machen. Es kommt uns hierbei nicht darauf an, klärend auf die Pathogenese des Rheumatismus zu wirken, uns ist genug, am v. ALBERTINIschen Schema die sicherlich richtige Tatsache demonstrieren zu können, daß das Krankheitsbild der Endokarditis stark von dem Zusammenspiel Erreger—Wirtsorganismus und der sich hierbei entfaltenden Kräfte abhängig ist; daß also Variationen und Änderungen im Krankheitsgeschehen der Endokarditis in noch stärkerem Maße zu erwarten sind als bei den übrigen Infektionskrankheiten.

Die wahren, für den *Rheumatismus* grundlegenden Beziehungen der Erreger zum Wirtsorganismus müssen wir hier unberücksichtigt lassen, spielt doch die Frage, ob der Rheumatismus einen spezifischen Erreger hat (GRÄFF, Rheumatismus infectiosus spezificus), ob er eine allergische Krankheit ist (KLINGE, RÖSSLE) oder ob er von der eigentlichen Allergie abgegrenzt werden muß (v. ALBERTINI), für unsere Betrachtungen nur eine untergeordnete Rolle. Die Beeinflussung der ASCHOFFschen Knötchen durch das die hyperergischen Reaktionen abschwächende Cortison spricht nach W. DOERR trotz aller Bedenken *mehr* für eine allergische Genese des Rheumatismus.

Wir möchten nicht falsch verstanden werden; wir sind nicht gewillt, die Endocarditis lenta oder die akute septische Endokarditis als abgewandelte Formen der Endocarditis rheumatica hinzustellen. Wir geben aber zu bedenken, daß die Endocarditis rheumatica, die Endocarditis lenta und die akute septische Endokarditis lediglich extreme Eckfeiler im Endokarditisgeschehen darstellen und zwischen ihnen zahlreiche Übergänge, also Formen dieser Erkrankung liegen mögen, die einer schematischen Einordnung ungewöhnliche Schwierigkeiten bereiten. Man ist dann leicht geneigt, von einem Gestaltwandel zu sprechen, wenn lediglich eine *Variation* eines „altbekannten“ Krankheitsbildes vorliegt, und zwar eine Variation, die von jeher durchaus zum Bilde und zum Wesen der zu betrachtenden Krankheit gehörte.

Die *Endocarditis rheumatica* öffnet das Tor zu den rheumatischen Erkrankungen im allgemeinen, zu einem Thema, das in keiner Weise auch nur annähernd von uns überblickt und abgehandelt werden kann. Der Rheumatismus steht seit Jahrzehnten im Mittelpunkt der medizinischen Forschung, und noch klaffen heute große Lücken in unseren Kenntnissen hinsichtlich der Ätiologie, der Pathogenese und auch der gestaltlichen Äußerungen dieser Krankheit. Kaum eine Erkrankung verfügt über so zahlreiche gewebliche Manifestationen mit eigenen klinischen Symptomen wie gerade der Rheumatismus (vgl. K. Fellinger u. J. Schmidt, 1954). Wir können noch nicht einmal definitiv sagen, welche Krankheitsbilder dem Rheumatismus zuzuordnen sind und welche weiteren Krankheiten durch ein rheumatisches Geschehen in ihrem Ablauf sowie in ihrer Gestaltung beeinflußt werden. Denken wir an den akuten und chronischen Gelenkrheumatismus, an die Endocarditis rheumatica, an die rheumatische Myokarditis, die rheumatische Serositis und Polyserositis, an die Unzahl der rheumatischen Gefäßerkrankungen, an das Still- und das Felty-Syndrom, an die Polymyositis, an den Muskelrheumatismus, die Lumbago, an die rheumatischen Neuralgien und Neuritiden, an die Ischiaserkrankung, an die Chorea, das Erythema nodosum, den Erythematodes subacutus disseminatus, an die Purpura rheumatica und an viele andere Krankheitsbilder. Denken wir ferner daran, wie viele dieser Erkrankungen miteinander gekoppelt oder ineinander übergehend auftreten können, wie die eine Form zum Wegbereiter der anderen werden kann und wie ihnen allen doch letzten Endes wohl ein gemeinsames Krankheitsgeschehen zugrunde liegt. Aber wie mannigfaltige exogene und endogene Faktoren spielen im rheumatischen Geschehen eine Rolle: Vererbte Konstitution und erworbene Disposition, Kälte, Nässe, und durch sie bedingte Erkältungskrankheiten der oberen Luftwege, schleichende Entzündungen an den Zähnen, im Nasen-Rachenraum, an den Tonsillen, an der Gallenblase oder an den Adnexen als sogenannte „Foci" (vgl. Bolck u. Arndt). W. Doerr faßte kürzlich diese Schwierigkeiten der Bearbeitung des Rheumatismus in folgenden Worten zusammen:

„Wenn es bis vor wenigen Jahren nahezu selbstverständlich gewesen war, Rheumatismus, Arteriitis und Endokarditis unter bestimmten pathogenetischen Gesichtspunkten zusammenzufassen, so haben die Untersuchungen spezieller Fragestellungen, die sorgfältige Beobachtung neuer Einzelfälle, insbesondere aber die in mehreren kritischen Kongreßreferaten erarbeitete Materialsichtung (Letterer, Randerath, v. Albertini, Böhmig, Hegglin) zwar eine Klärung vieler Einzelfragen gebracht, nicht aber eine Erleichterung des Gesamtverständnisses vermittelt. Die Schwierigkeit rührt daher, daß die an sich bekannten Befunde unterschiedlich gedeutet, verschiedenen klinischen Bildern zugeordnet, bei analysierender Betrachtung in weitere Details zerlegt und daß dadurch vielfach reine Aufzählungen nötig werden."

Selbst wenn heute der Rheumatismusbegriff keineswegs als abgeklärt gelten kann, wollen wir doch versuchen, einige rheumatische oder wahrscheinlich rheumatische Krankheitsbilder auf einen etwaigen therapeutisch bedingten Gestaltwandel hin zu prüfen, ohne uns weiter in die Problematik des Rheumatismus zu versenken. Wir hoffen, indem wir unser Augenmerk ausschließlich auf unser engeres Thema richten, nicht der Oberflächlichkeit verdächtigt zu werden, doch würden wir uns sonst in theoretischen Erörterungen verlieren, ohne dem Ziel unserer Betrachtungen näherzukommen.

Und noch eine Frage wird zu klären sein: Wann sollen wir, nach dem morphologischen Bilde zu urteilen, von einem Rheumatismus sprechen?

Welche makroskopischen und histologischen Kriterien sollen wir hier zugrunde legen?

Gräff u. Fahr vertraten den Standpunkt, daß es *keine* makroskopischen oder mikroskopischen geweblichen Veränderungen gäbe, „welche aus sich heraus die Diagnose ‚Rheumatismus' ermöglichen könnten". Wenngleich diese extreme Einstellung nur wenige Befürworter fand, so ist sie doch ein treffendes Kennzeichen für die Schwierigkeiten, die die morphologische Beurteilung des Rheumatismus bietet. Das *histologische* Bild des Rheumatismus ist ganz sicher ebenso mannigfaltig wie seine klinischen Manifestationen. Wir kennen rein seröse Entzündungen rheumatischer Ätiologie, ferner produktiv-granulomatöse mit Ausbildung Aschoffscher Knötchen oder tuberkuloseähnlicher Nodi rheumatici, wir kennen fibrinoide Bindegewebsnekrosen (Klinge) und schließlich chronisch-vernarbende rheumatische Prozesse. Für *unsere* Betrachtungen werden wir in Übereinstimmung mit W. Doerr nur jene Erkrankungen als rheumatisch bedingt werten, die zu irgend einem Zeitpunkt ihrer Entwicklung Aschoffsche *Knötchen* aufgewiesen haben. A. D. Console (1942) fand in allen Fällen rheumatischer Erkrankungen des 1. bis 10. Lebensjahres Aschoffsche Knötchen, ferner in 64% der Fälle bei Erkrankungen im Alter von 10 bis zu 20 Jahren, über dieses Alter hinaus aber nur noch in 11%.

Die Endocarditis *verrucosa rheumatica* kann nach der rheumatischen Arthritis als die häufigste Manifestation des Rheumatismus angesehen werden. Während sie in früheren Jahrzehnten lediglich als Komplikation der rheumatischen Gelenkentzündung aufgefaßt wurde (vgl. Störmer, der berichtet, daß Weintraud noch im Jahre 1909 die rheumatische Endokarditis als selbständige Erkrankung *nicht* erwähnte), nimmt Störmer heute auf Grund jüngster klinischer Studien an, „daß über die Hälfte der rheumatischen Herzkranken niemals einen akuten Gelenkrheumatismus durchgemacht hat". Nach Hochrein u. Schleicher kann in 60—70% der im jugendlichen Alter erworbenen Herzfehler keine rheumatische Gelenkaffektion eruiert werden. Von Conta (1930) bezifferte die Beteiligung der Herzklappen beim akuten Gelenkrheumatismus mit 36%, und Hegler (1934) meinte, daß es keinen Fall von akutem Gelenkrheumatismus ohne Herzbeteiligung gäbe. Hench u. Mitarb. fanden eine Endokarditis bei 43% der an akutem Gelenkrheumatismus Erkrankten, E. F. Rosenberg, A. H. Baggenstoss u. P. S. Hench bei 80%, T. D. Bayles in 26%, D. L. Fingerman u. Andrus in 31% und D. Young u. I. B. Schwedel in 87%. St. Gibson fand unter 1487 Fällen von akutem Rheumatismus 864mal eine Herzklappenbeteiligung. Decherd u. Herrmann (Texas, 1943) sahen rheumatische Herzerkrankungen in 0,9% ihrer 2463 Autopsien, Bruno u. Engelhardt in 0,63% bei 16121 Sektionen und Claiborne u. Wolff in 3,5% (!!).

Nach amerikanischen Statistiken (J. D. Keith, 1941; W. B. Wartman u. H. H. Hellerstein, 1948) finden sich die rheumatischen Herzerkrankungen besonders häufig bei Kindern im schulpflichtigen Alter. 2,08% der englischen, 1,36% der amerikanischen und 3,92% der kanadischen Schulkinder wiesen einen rheumatischen Herzschaden auf. In New York starben von 1936—1938 681 Kinder im Alter von 5—14 Jahren an einer akuten Endocarditis rheumatica. A. T. Martin (1941) nimmt 0,7—1% rheumatischer Herzklappenfehler bei Schulkindern an. Rheumatische Herzerkrankungen im Alter unter 5 Jahren sind ausgesprochen selten. Wartman u. Hellerstein fanden in ihrer Statistik nur einen einzigen Fall. E. J. Denenholz u. A. C. Ramber (1941) beobachteten einen akuten Rheumatismus mit Herzbeteiligung schon bei einem 10 Tage alten Kinde. Leiber stellt fest, daß die untere Grenze des Erkrankungsalters für den akuten Rheumatismus, die früher bei etwa 5 Jahren lag, gegen das Kleinkindesalter hin vorgerückt sei (vgl. Catel).

Nach Leiber u. Störmer erkrankten 69% aller Rheumatiker erstmalig zwischen dem 5. und 11. Lebensjahr. Nach Paul fanden sich in den Jahren 1928, 1934 und 1945 in den amerikanischen Großstädten bei etwa 14% der Schulkinder rheumatische Herzveränderungen. 16,2% aller kindlichen Todesfälle seien auf den Rheumatismus zurückzuführen. Leiber bezeichnet die rheumatische Endokarditis als eine frühkindliche Erkrankung mit dem höchsten Anfallsgipfel um das 10. Lebensjahr. „70% der Rheumatiker haben mit 15 Jahren ihren ersten Krankheitsschub schon überstanden" (Störmer). 24% der von Hirsch u. Flett untersuchten Soldaten zwischen 17 und 21 Jahren wiesen anamnestisch eine rheumatische Erkrankung auf, bei weiteren 40% litten andere Familienmitglieder an rheumatischen Krankheiten. Nach den Beobachtungen von R. Ash (1948) zeigten 59,2% von 547 an akutem Rheumatismus erkrankten Kindern am Ende der initialen Attacke eine rheumatische Herzbeteiligung. B. J. Clawson (1940) stellte bei einem sehr umfangreichen Sektionsmaterial fest, daß über 50% aller infektiösen Herzerkrankungen rheumatischer Natur sind, hiervon 12,3% zur akuten, 9,54% zur recurrierenden rheumatischen Endokarditis gehörig, 73,6% zur chronisch-fibrösen Endokarditis mit Klappendeformitäten und 4,52% mit Perikardadhäsionen. Nach C. G. Griffith (1947) ist die rheumatische Endokarditis bis zum 20. Lebensjahr die häufigste Todesursache. Kinder, deren Eltern früher einen Rheumatismus überstanden haben, sollen anfälliger gegen die Infektionen mit hämolytischen Streptokokken sein als andere Kinder.

In *Deutschland* ist die *rheumatische Herzerkrankung* beim Kinde keineswegs so häufig wie in Amerika. Künstler (1948) konnte in etwa 7 Jahren an der Kölner Kinderklinik nur 41 Fälle von Rheumatismus mit Herzklappenbeteiligung beobachten. Im ganzen scheint der *Rheumatismus als Hauptleiden* in Deutschland nicht allzu häufig, so häufig auch rheumatische Organveränderungen als Ausdruck von Begleiterkrankungen sein mögen (Böhmig, Doerr). W. Weitz (1955) berichtet über Schwankungen der Erkrankungsziffern an akutem Gelenkrheumatismus während und nach dem Kriege. Er bezieht die sichtliche Abnahme der rheumatischen Erkrankungen unmittelbar nach dem Kriege auf die damalige schlechte Ernährungslage, speziell auf den großen Eiweißmangel. Die bessere Beherrschung der Schrittmachererkrankungen, wie z. B. der Angina durch die Sulfonamide und Antibiotica, die heute durchaus als Grund der Abnahme der rheumatischen Erkrankungen anerkannt werden muß, spielte nach dem Kriege in Deutschland wegen des erheblichen Mangels an Arzneimitteln und der dadurch bedingten unzulänglichen medikamentösen Behandlung aller Krankheiten keine Rolle. A. Pribram weist darauf hin, daß der Verlauf des fieberhaften Gelenkrheumatismus ein anderer geworden ist: „Während in den früheren Jahren nach unserer Erfahrung die durchschnittliche Höhe und die Heftigkeit des Fieberverlaufes eine mehrwöchentliche gewesen ist, so scheint sich, abgesehen von der Beeinflussung durch die Therapie, in den letzten Jahren eine Milderung des durchschnittlichen Verlaufes herausgestellt zu haben."

Böhmig vertritt auf Grund seiner Beobachtungen die Ansicht, daß die rheumatischen Erkrankungen in Deutschland während und nach dem *zweiten Weltkrieg* abgenommen haben, N. J. Broichmann (1929) stellte für die Zeit nach dem *ersten Weltkriege* demgegenüber eine signifikante Zunahme der rheumatischen Erkrankungen fest, wie sie für Amerika von Horder und P. S. Hench u. Mitarb. auch für die Zeit nach dem zweiten Weltkriege gefunden wurde. L. S Girsberg u. S. M. Loseva (1950) konnten die gleiche Feststellung machen, daß im ersten Weltkrieg ein starkes Anwachsen des Rheumatismus beobachtet wurde, währenddessen im und nach dem zweiten Weltkriege sowohl innerhalb der Armee wie auch in der Zivilbevölkerung der Rheumatismus in vielen europäischen Ländern erheblich zurückgegangen sei. Seit 1949 beobachten diese Autoren in *Rußland* einen statistisch signifikanten Anstieg der rheumatischen Erkrankungen. Der Anteil der Rheumatismuspatienten stieg von 5% aller inneren Krankheiten in den Jahren 1945—1949 auf 13% für die Jahre nach 1949. Es erkrankten jetzt vor allem ältere Jahrgänge zwischen 21 und 40 Jahren, und der Anteil der Herzklappenentzündungen wird mit rund 80% angegeben. G. Edström u. P. O. Geda (1954) fanden unter etwa 1000 Obduktionen 363 rheumatischen Herzläsionen, und davon waren 350 Patienten direkt oder indirekt an den Folgen der rheumatischen Herzerkrankungen verstorben. Nur 200 mal war in diesen Fällen eine akute rheumatische Attacke bekannt gewesen.

I. M. Hutcheson, M. R. Hejtmancik u. G. R. Herrmann (1953) stellten bei einem Vergleich der Jahre 1920—1926, 1924—1931 und 1951—1953 fest, daß die Erkrankungshäufigkeit der rheumatischen Endokarditis völlig *gleich* geblieben sei — gegenüber der Endocarditis lenta, die deutlich abgenommen habe, woraus ein unterschiedliches Verhalten dieser Erkrankungen in Amerika gegenüber Deutschland klar hervorgeht. Diese Diskrepanz mag sich aus der verschiedenen Ernährungslage in Deutschland und in Amerika erklären. Während in Deutschland und in anderen europäischen Ländern während und kurz nach dem Kriege ein ausgesprochener Eiweißmangel herrschte, erlitt die amerikanische Bevölkerung in dieser Beziehung kaum Einschränkungen. W. M. Weatley (1949) konnte diese von Hutcheson angegebenen Zahlen aber nicht bestätigen; er fand ein Zurückgehen der Morbidität des Rheumatismus bei der kindlichen Bevölkerung in USA von 1921—1944 um 60% und eine Abnahme der Letalität um 80%. Ein Absinken der Erkrankungs- und Todesfälle an Rheumatismus mit Herzkomplikationen erwähnen für Amerika auch C. B. Perry (1947) und G. Wolff (1951).

Rassische und *geschlechtsbedingte* Unterschiede werden bei der Endocarditis rheumatica nicht beobachtet (S. Hench u. Mitarb., Wilson u. Lubschez), wohl aber *zeitliche*, *altersmäßig* und *örtlich* bedingte, welche letzteren wohl weitgehend durch klimatische Einflüsse erklärbar werden. J. E. Hirsch u. D. M. Flett (1951) untersuchten ebenfalls die Einflüsse der Rasse und des Geschlechtes (vgl. die Beobachtungen von Saslaw, Ross u. Hernandez über das Vorkommen der Endocarditis rheumatica in Florida).

Alle diese Faktoren erschweren die Erkennung eines therapeutisch bedingten Gestaltwandels des Rheumatismus außerordentlich. Böhmig glaubt, einen echten *spontanen* Gestaltwandel des Rheumatismus feststellen zu können:

„In diesem Zusammenhang möchten wir ferner erwähnen, daß wir den Eindruck haben, daß sich das rheumatische Gewebsbild — also der histologische Befund — in Herzmuskel und Herzklappe insoweit im Laufe der letzten Jahrzehnte geändert hat, als die klassischen morphologischen Entwicklungsphasen und Erscheinungsbilder, wie die KLINGE u. Mitarb. 1930—1933 darstellten, nur noch selten zur Beobachtung kommen. Dagegen sind unausgeprägte rheumaverdächtige oder rheumaähnliche morphologische Gewebsveränderungen häufiger geworden."

Auch in *Amerika* sind ähnliche Beobachtungen von SWIFT, GROSS u. FRIEDBERG gemacht worden, letztere sprachen von „indolent types" des Rheumatismus, die in den letzten Jahren zur Beobachtung gekommen wären.

Die *Manifestation* der rheumatischen Klappenerkrankungen erfolgte nach WARTMAN u. HELLERSTEIN in etwa 40% ihrer Fälle an der Mitral- und Aortenklappe, sämtliche Klappen waren in etwa 8—10% beteiligt und die Mitralklappe allein in etwa 15%. Ähnliche Verhältniszahlen finden BÖHMIG u. KLEIN. Fast stets ist das *Myokard* bei der rheumatischen Endokarditis mitbetroffen. LIBMAN (1932) fand in 32% der akuten oder rezidivierten Endocarditis rheumatica ASCHOFFsche Knötchen im Myokard, CLAWSON u. BELL in 78%, GROSS u. FRIEDBERG in 21 bis 30%. CLAWSON (1940) sah ASCHOFFsche Knötchen im Herzmuskel bei akuter rheumatischer Endokarditis in 67%, bei rezidivierender in 56% und bei alten rheumatischen Vitien nur noch in 10—16%. HEGGLIN gibt die Beteiligung des Myokard bei der Endocarditis rheumatica mit weit über 50% an.

Über die *Prognose* der Endocarditis rheumatica läßt sich schwer etwas Bindendes aussagen. Viele Fälle heilen im akuten Stadium zwar aus, bei späterer Sektion finden sich aber dennoch ASCHOFFsche Knötchen im Herzmuskel. Ferner neigt diese Krankheit auffällig stark zu *Rezidiven* (HOCHREIN, SCHLEICHER, STÖRMER), die aber häufig statistisch nicht erfaßt werden. Andere rheumatische Erkrankungen führen zu Vitien, die dem Leben der Patienten früher oder später ein Ende setzen, ohne daß dieselben nochmals in klinische Behandlung gelangen — damit aber der statistischen Erfassung entgehen. In vielen Fällen ist die rheumatische Endokarditis auch lediglich Begleiterkrankung und wird vom Kliniker nicht diagnostiziert. BÖHMIG fand in 47,3% seiner Fälle eine klinisch unerkannte Endocarditis rheumatica:

„Für die Kliniker bedeutet die Vorweisung einer Endocarditis verrucosa im Sektionssaal fast stets eine Überraschung. Das ist bei ihrem anatomischen Erscheinungsbild auch nicht verwunderlich ...; bei keiner der vielen theoretischen und praktischen Fragen im Gebiet der entzündlichen Herzklappenerkrankungen besteht solche anatomische und klinische Unsicherheit und *diagnostische Schwierigkeit*, solcher *statistische Irrtum* über Vorkommen und Häufigkeit wie bei der Endocarditis rheumatica."

Ähnlich äußern sich H. G. FASSBENDER u. J. RUCKES (1954). Die Prognose der rheumatischen Endokarditis ist auch ohne Therapie im großen und ganzen gesehen nie absolut schlecht gewesen, das geht aus den Feststellungen BÖHMIGS ebenso deutlich hervor, wie aus der Schlußfolgerung von FASSBENDER u. RUCKES: „Die abakterielle rheumatische Endokarditis ist eine außerordentlich häufige Erkrankung, die im allgemeinen der klinischen Beobachtung entgeht." Es ist schwer, genaue Zahlen zu gewinnen, die gestatten würden, die Prognose der unbehandelten, der mit Salicyl oder Pyrazolonderivaten und der mit Cortison und ACTH behandelten Endocarditis rheumatica zu vergleichen. Den Sulfonamiden und dem Penicillin kommen in der Therapie des Rheumatismus nur eine untergeordnete Bedeutung zu, die in der Bekämpfung akuter Streptokokkeninfekte liegt, womit sie ihren Wert lediglich als prophylaktische Mittel gegen eine auf dem

Boden wegbereitender Streptokokkeninfekte aufgepfropfte rheumatische Erkrankung zeigen. Eine Wirkung, die von vielen Autoren als erheblich gewertet wird (vgl. STÖRMER, W. DENNY u. Mitarb., 1950; R. SCHOEN, 1955), von anderen aber, so z. B. von K. NITSCH (1954) nicht hoch veranschlagt wird, da er hierdurch keine sichere Beeinflussung hinsichtlich einer späteren rheumatischen Erkrankung feststellen konnte (weitere Literatur siehe R. SCHOEN).

Die von PH. S. HENCH (1948, 1949, 1952) in die Therapie des Rheumatismus eingeführten *Nebennierenrindenhormone* beeinflussen neben sämtlichen akuten Entzündungsphänomenen in erster Linie die *histiocytäre Proliferation des Bindegewebsapparates*. SEIFTER (1950) konnte durch Cortison das ARTHUS-Phänomen unterdrücken.

Über die günstige Beeinflussung des akuten Rheumatismus durch ACTH und Cortison ist ebenfalls eine große, fast unübersehbare Literatur entstanden (vgl. u. a. F. COSTE, B. ZORN, F. GROSSE-BROCKHOFF, CH. SLOCUMB, H. F. POLLEY, P. S. HENCH u. E. C. KENDALL sowie G. W. PICKERING). MASSELL u. WARREN fanden nach ACTH-behandelter Endocarditis rheumatica an den Klappen und im Myokard histologische Veränderungen, wie sie sonst nur bei abheilenden rheumatischen Prozessen angetroffen werden. Es wird in der Literatur stets die Einwirkung der Nebennierenhormone auf das Aussehen und die Zahl der ASCHOFFschen Knötchen herausgestellt, was mit der experimentell bewiesenen Störung der mesenchymalen Zellproliferation durch Cortison und ACTH in Zusammenhang gebracht wird (PLOTZ, HOWES, BLUNT, MEYER u. RAGAN). Wir weisen an dieser Stelle noch einmal auf unsere Abb. 4—7 (SN. 273/55) hin. GOLDEN u. HURST wie auch NORCROSS, LOCKIE, CONSTANTINE, TALBOTT u. STEIN beobachteten nach Nebennierenrindentherapie auffällig *zellarme* ASCHOFFsche Knötchen, während die fibrinoiden Ablagerungen zunächst unverändert bestehen blieben (SPAIN u. ROTH).

W. DOERR weist auf die besondere Bedeutung dieser Befunde hin: Bisher wurde das rheumatische Knötchen als histiocytär, also als mesenchymales Zellknötchen, aufgefaßt. Finden sich aber nach Cortisonmedikation ASCHOFFsche Knötchen, die durch große Zellarmut auffallen, oder sogar völlig zellfrei werden, während die fibrinoiden Massen noch deutlich zutage treten, so darf man vielleicht schließen, daß die Zellen der ASCHOFFschen Granulome *myogener* Natur sind, da das Cortison die reine Histiocytenproliferation nach den Untersuchungen von STUDER und auch BÜCHLER wenig hemmt.

Wir selbst möchten in dieser Umwandlung der ASCHOFFschen Knötchen zu zellarmen fibrösen Gebilden *nicht* unbedingt einen Therapieeffekt erblicken. Wir müssen auf jeden Fall auch eine spontane Rückbildung der ASCHOFFschen Knötchen, d. h. die Veränderung dieser Granulome ohne vorangegangene ACTH- oder Cortisonbehandlung berücksichtigen. Wir wissen, daß eine große Zahl rheumatischer Erkrankungen am Herzen ohne klinisch faßbare Symptome völlig unerkannt und unbehandelt abläuft, so daß wir bei der späteren Sektion lediglich die Residuen dieser ehemals akut gewesenen Herzerkrankung entweder in Gestalt einer Endocarditis chronica fibrosa oder aber in Gestalt kleiner disseminierter Herzmuskelschwielen vorfinden, woraus sich ergibt, daß die zur Zeit des floriden Rheumatismus sicherlich vorhanden gewesenen ASCHOFFschen Knötchen inzwischen auch ohne Therapie abgeheilt sind. Der Weg zu dieser Abheilung, d. h. zur völlig fibrösen Umwandlung, führt aber zwangsläufig über das zellarme

Stadium des ASCHOFFschen Knötchens. FASSBENDER u. RUCKES fanden — entsprechend der von uns vertretenen Ansicht — bei nicht erkannten, also auch nicht behandelten rheumatischen Herzerkrankungen häufig perivasculäre Schwielen, die sie als abgeheilte ASCHOFFsche Knötchen deuteten. Die Zellarmut dieser Knötchen unter der Cortison-Therapie kann somit nicht als spezifischer Effekt des Cortison gewertet werden, sondern stellt die *mittelbare Folge* dieser Therapie als unspezifischer Ausdruck des in Abheilung begriffenen Rheumatismus dar. Die Abheilung des Rheumatismus wird unter der Cortison- und ACTH-Therapie in gewisser Weise beschleunigt, so daß auch die Veränderungen an den ASCHOFFschen Knötchen, ähnlich einer Aufnahme im Zeitraffer, deutlicher ins Auge treten. In gleichem Sinne äußern sich auch NORCROSS u. Mitarb., A. G. KUTTNER, J. S. BALDWIN, C. MCEWEN, J. J. BUNIM, M. ZIFF u. D. K. FORD (1952), die in den Veränderungen der ASCHOFFschen Knötchen unter der Cortisontherapie ebenfalls keinen spezifischen Hormoneffekt erblicken wollen.

Auch T. E. HUNT u. A. J. BLANCHARD (1951) studierten die rheumatischen Gewebsveränderungen unter der Cortison- und ACTH-Therapie. Sie fanden durch orale Verabreichung von Cortison sowie durch intramuskuläre Gaben von ACTH eine in kurzer Zeit auftretende Umbildung der subcutanen Rheumatismusknoten. Im histologischen Bild schwanden das Ödem und die Metachromasie der Grundsubstanz. Sie verglichen dieses Verhalten der Grundsubstanz nach Hormongaben mit dem der Gewebsschnitte bei in vitro-Behandlung mit Hyaluronidase.

Außerdem zeigt das Granulationsgewebe beim Skorbut nach Gaben von Vitamin C ein metachromatisches Verhalten. Es liegt daher der Gedanke nahe, daß die Wirkung von Cortison und ACTH in der Erzeugung eines lokalen Mangels an Ascorbinsäure besteht. Es besteht aber die Möglichkeit, daß die beiden Hormone eine ähnliche Lokalwirkung wie die Hyaluronidase selbst besitzen, und zwar entweder direkt auf die Grundsubstanz oder durch Stimulation der Bindegewebszellen. Im Vordergrund der Meinungen steht heute die Auffassung, daß Cortison und ACTH die Antigen-Antikörper-Reaktion in normale Bahnen lenken und so den schädigenden Einfluß eines abnormen Immunitätsmechanismus verhüten (T. E. HUNT).

Die Abnahme der cellulären Elemente nach Cortison und ACTH-Behandlung des Rheumatismus betrifft vor allem die Lymphocyten und Plasmazellen, ferner zeigt sich eine zurückgehende Vascularisation wie auch ein Zurücktreten des intercellulären Ödems (HENCH u. Mitarb., W. BAUER, GIANSIRACUSA, MASSELL, WARREN, STURGIS, HALL u. CRAIGE).

H. DIEDENHOFEN, FR. SIGNIER, I. WELTI, BLAUGUERNON u. CHIMENES beobachteten unter der Cortison-Therapie die Umwandlung einer rheumatischen Endokarditis in eine bakterielle. Sie nehmen an, daß der Phagocyten-hemmende und die Entwicklung der Antikörper bremsende Effekt des Cortisons das Angehen von Bakterien auf der rheumatischen Klappenveränderung begünstigt habe (vgl. auch E. JAWETZ u. E. R. MERRILL, F. GROSSE-BROCKHOFF, A. BÜCHLER). R. FIENBERG u. F. L. COLPOYS (1951) studierten ebenfalls die Wirkung des Cortison bei rheumatischen Erkrankungen und fanden eine Abnahme der peripheren Zellexsudation sowie eine Zunahme der Riesenzellen und eine fibröse Umwandlung des ganzen Knötchens als Ausdruck der regressiven Veränderungen. Sie weisen aber darauf hin, daß sie bei den *nicht mit Cortison behandelten* Fällen ebenfalls in dem gleichen entsprechenden Zeitraum Rückbildungsvorgänge beobachten konnten, die sich lediglich durch die geringere Intensität von den behandelten Fällen unterschieden.

Es werden auch völlige Versager der Hormontherapie des Rheumatismus beschrieben. So sahen z. B. SPAIN u. ROTH bei einem 14 Jahre alten Patienten mit rheumatischer Pancarditis trotz hoher Gaben von Cortison und ACTH bei der späteren Sektion keine auf die Therapie zurückführenden Veränderungen an dem rheumatisch erkrankten Gewebe. Auch W. S. CLARK, H. O. TONNING, J. B. KULKA u. W. BAUER konnten bei 52 mit Cortison und ACTH behandelten Rheumatikern nicht eine einzige Dauerheilung buchen. In den histologischen Bildern fanden

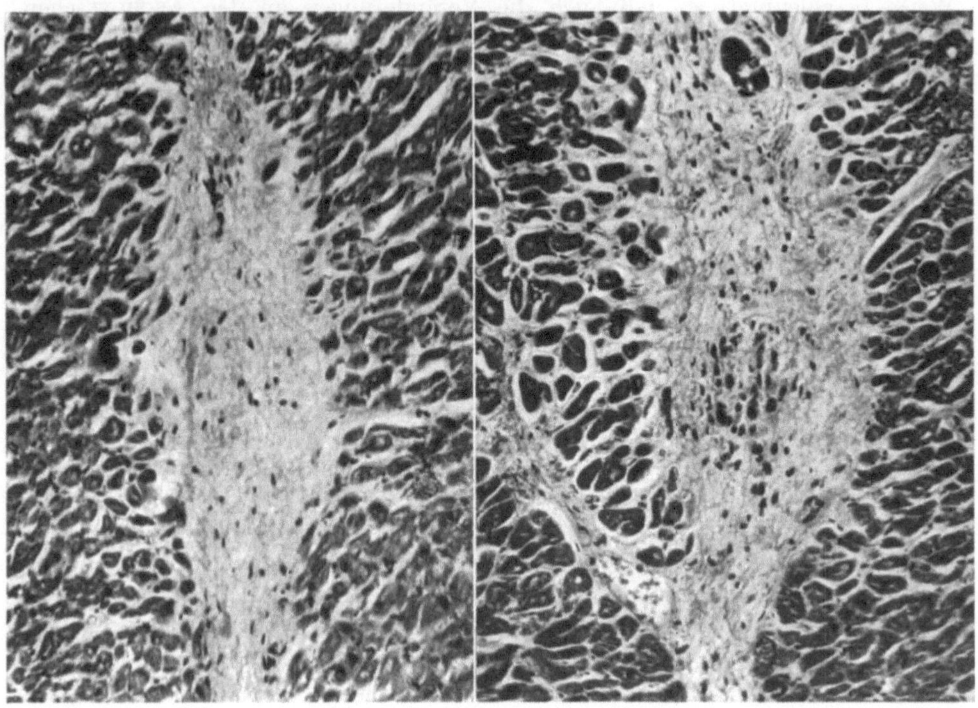

Abb. 33. SN. 353/55. 12jähr. ♀. Endocarditis rheumatica, mehrfache stationäre Behandlung. *Therapie:* 18 Mill. E Penicillin, 12 g Streptomycin, große Mengen Pyramidon und Salicylate. Kein Cortison, kein ACTH! Gesamtkrankheitsdauer etwa 2 Jahre. „Abheilendes" und „fibrös-abgeheiltes", vernarbtes ASCHOFFsches Rheumaknötchen (Paraffin, HE, Vergr. 1:240)

sich überall zellreiche floride ASCHOFFsche Knötchen trotz der intensiven Behandlung. A. R. BARNES (1950) vertritt nach eigenen Erfahrungen die Ansicht, daß sowohl das Cortison als auch das ACTH nicht in der Lage seien, eine bestehende rheumatische Endokarditis zu heilen oder einen Rückfall zu verhüten.

Im ganzen gesehen ist die Klinik hinsichtlich eines wirklichen dauerhaften therapeutischen Effektes dieser Mittel noch sehr skeptisch (vgl. Dtsch. Forsch.-Dienst 10/1954), und wir können unter Bezugnahme auf unser engeres Thema folgendes mit an Sicherheit grenzender Wahrscheinlichkeit aussagen: Einen Gestaltwandel im klinischen oder pathologisch-anatomischen Sinne haben diese Therapeutica bisher *nicht* auszulösen vermocht, sie haben auch keine sehr wesentliche Besserung der Aussichten auf Dauerheilung hervorgerufen. So ungeklärt die

Ätiologie und Pathogenese des Rheumatismus ist, so problematisch ist auch seine Therapie geblieben. Völlig ungewiß und auch nur im persönlichen Eindruck vorhanden (Böhmig), ist ein echter *spontaner* Gestaltwandel des Rheumatismus, noch zweifelhafter aber ein durch die Therapie bedingter. Allgemein gültige Schlüsse hierüber sind nicht zu ziehen, so daß wir uns lediglich auf eigene kasuistische Mitteilungen beschränken:

1. SN. 353/55, 12jähr. ♀. **Anamnese.** Seit Frühjahr 1953 (etwa 2 Jahre vor dem Tode) ist eine Endocarditis rheumatica bekannt. Krankenhausaufenthalt 1953 in Berlin-Buch, 1954 im Städtischen Krankenhaus Prenzlauer Berg. Ende November 1954 wiederum stationäre Behandlung wegen hochgradiger Kreislaufdekompensation. Es traten trotz Therapie (Strophantin, Diuretica), generalisierte Ödeme auf, schließlich ein Lungenödem, Vorhofflimmern, absolute Arrhythmie und eine hypostatische Pneumonie. Exitus letalis am 14. 4. 1955.

Chomotherapie. 18 Mill. E. Penicillin, 12g Streptomycin, sehr reichliche Dosen Pyramidon und Salicylsäurepräparate. *Kein Cortison, kein ACTH.*

Sektionsbefund. Chronisch-rezidivierende rheumatische Endo-Myokarditis mit zahlreichen zum Teil zellarmen oder sogar fibrös umgewandelten Aschoffschen Knötchen (Abb. 33). Vernarbende Endokarditis der Aorten-, Mitral- und Tricuspidalklappen mit frischeren verrucösen Auflagerungen. Kleiner keilförmiger Lungeninfarkt an der Basis des re. Oberlappens. Infarktpleuritis. Hypertrophie der Herzkammermuskulatur sowie starke Erweiterung beider Herzkammern. Chronische Stauungsorgane. Stauungstranssudate in der re. und li. Pleurahöhle sowie im Herzbeutel. Ödeme der Ober- und Unterschenkel, allgemeines Anasarca. Zustand nach lange zurückliegender Tonsillektomie.

Wir weisen in diesem Falle besonders auf die zellarmen, zum Teil fibrös umgewandelten Aschoffschen Knötchen hin, obwohl eine Cortison- oder ACTH-Therapie während der zahlreichen klinischen Aufenthalte nicht erfolgte.

2. SN. 51/55, 34jähr. ♀. Seit etwa 20 Jahren *subseptischer* mit zahlreichen polyarthritischen Schüben einhergehender *Rheumatismus.* Es bestanden in der Vorgeschichte seit langem teilweise abscedierende Gaumenmandelentzündungen. 1938 entwickelte sich nach einem Sturz auf der Treppe ein Hämatom über dem Steißbein, das in der Folge vereiterte und zur Fistelbildung führte. Operation. Der im Jahre 1940 auftauchende Verdacht auf das Vorliegen einer Lungentuberkulose konnte durch Heilstättenbehandlung nicht bestätigt werden. Tuberkelbacillen sind niemals nachgewiesen worden. Im Jahre 1941 wurde im Rudolf-Virchow-Krankenhaus in Berlin wegen ungeklärter, teilweise sogar septischer Temperaturen eine Sulfonamidbehandlung durchgeführt, die aber keine Besserung brachte. Im Jahre 1943 trat eine fieberhafte Neuritis im re. Bein auf. 1945 Tonsillektomie. Von nun an Verstärkung der polyarthritischen Beschwerden, Aufschießen zahlreicher Erythemata nodosa. Im Jahre 1946 wurde klinisch ein Poncetsches Rheumatoid angenommen. 1948 erfolgte ein septischer Abortus. 1950 trat eine Weichteilfistel an der re. Hüfte auf. Bakteriologisch fanden sich hier hämolysierende Staphylokokken. Es entstand ferner eine Polyserositis mit Höhlenergüssen und eine Polyneuritis. 1951 erneute Fisteleiterung, Appendektomie. 1952 wurde eine Weichteiltuberkulose angenommen, die Veranlassung zu einer zweimaligen histologischen Untersuchung von Fistelexstirpaten gab. Die Tuberkulose konnte nicht bestätigt werden. Die 1953 und 1954 mehrfach angelegten Blutkulturen blieben steril. Nach komplizierter, in ihren Einzelheiten in der von Prof. W. Doerr gegebenen Abb. 34 ersichtlichen Behandlung, trat am 18. 1. 1955 der Tod ein.

Sektionsbefund. Chronisch-rheumatische Infektion in subseptischer Verlaufsform. Septische Milzschwellung mit starker Follikelhyperplasie und pflaumengroßem gemischtzelligem nekrotischem granulomatösem Herd am unteren Milzpol. Chronische serofibrinöse rheumatische Polyserositis. Flächenhafte Pleuraverwachsungen mit der Brustwand. Chronische adhäsive Perikarditis. Rheumatische, zum Teil noch frische zellige granulierende Myokarditis. Hochgradige Dilatation der Herzkammern, akutes finales Lungenödem. Chronisch-eitrige einschmelzende Osteomyelitis des Kreuzbeines mit etwa kirschgroßer Absceßbildung. Chronisch-rheumatische Periarthritis des Hüft- und Kniegelenkes beiderseits. Allgemeine Anämie, zartes arterielles Gefäßsystem. Zustand nach lange zurückliegender Tonsillektomie. Die *histologische Untersuchung* der Milz zeigte herdförmige Einlagerungen von fibrinoiden und mucoiden Massen, ferner Nekrosen und Hyalinosen der Wände der kleinen Gefäße (Abb. 35).

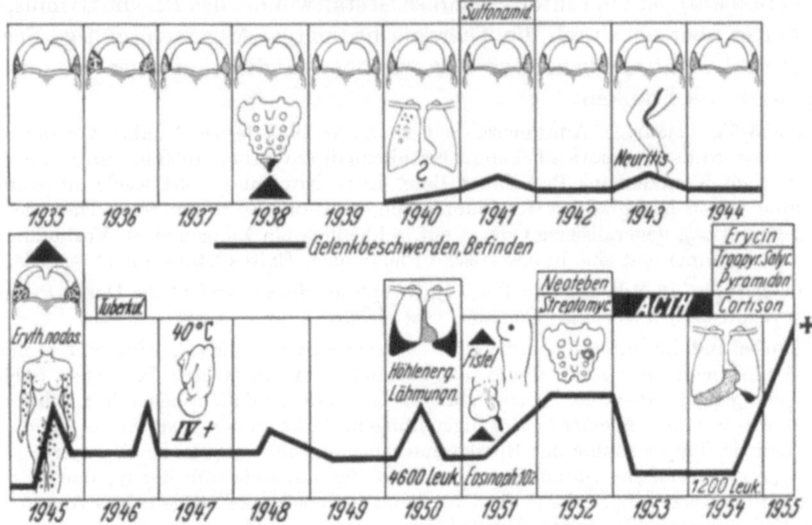

Abb. 34. SN. 51/55, 34jähr. ♀. Graphische Darstellung des Krankheitsverlaufes. Erklärung s. Text (D.)

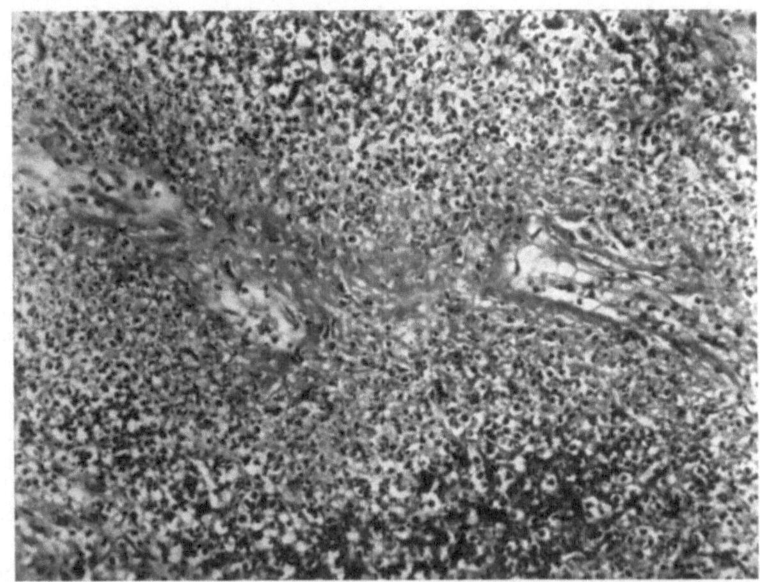

Abb. 35. SN. 51/55, 34jähr. ♀. (Gleicher Fall wie Abb. 34) Nekrose der Wandung kleiner Milzarterien. Nekrotisierend — granulomatöse Angiitis. (Paraffin, MASSON-GOLDNER, Vergr. 1:180) (D.)

Die Gesamtheit aller Veränderungen, der jahrelange subseptische Verlauf, die rheumatische Synovitis und Serositis, die Anämie und die granulomatös-angiitischen Veränderungen lassen nach Ansicht W. DOERRS die klinische Annahme, daß es sich um ein FELTY-Syndrom gehandelt habe, wenigstens bis zu einem gewissen Grade berechtigt erscheinen. W. DOERR stellt zu diesem Fall weiterhin fest: „Der primär-chronische, über fast 20 Jahre verlaufende Rheumatismus ist letzten Endes — trotz Chemotherapie — das geblieben, was er war."

Noch einige wenige Worte zum FELTY-*Syndrom*: Unter dem FELTY-Syndrom, das 1924 von FELTY beschrieben wurde, verstehen wir ein Krankheitsbild, bei dem eine chronische Arthritis mit Splenomegalie und Leukopenie vorliegt (BREU u. FLEISCHHACKER, 1938; J. CREMER, 1941; M. DONNER, 1950, siehe ausführliche Darstellung bei FELLINGER u. SCHMID, 1954), pathologisch-anatomisch zeigen sich (G. PLIESS, I. KÜHL) ausgedehnte Veränderungen an den Gefäßen und im Mesenchym, ferner eine mucoide und fibrinoide Verquellung des Zwischengewebes sowie Vermehrung und Verdickung der argyrophilen und kollagenen Fibrillen an Capillaren und Arteriolen, an den größeren Arterien aber subintimale Sklerosierung und Hyalinose der Media. Es handelt sich um einen rezidivierenden, am Mesenchym angreifenden degenerativen Prozeß. Obwohl diesem Syndrom als klinischem Begriff eine gewisse Berechtigung eingeräumt werden muß, läßt es sich doch in den Kreis der primär-chronischen rheumatischen Krankheiten einbeziehen.

Ätiologisch scheinen vergrünende Streptokokken ähnlich, wie bei der Endocarditis lenta, eine gewisse Rolle zu spielen, so daß man dem FELTY-Syndrom hinsichtlich seiner Pathogenese und Ätiologie eine Zwischenstellung zwischen der Endocarditis lenta und dem akuten Rheumatismus einräumen müßte (vgl. Halbkreisschema v. ALBERTINI, siehe auch M. BUSER, 1950), nach E. BÖHLKE ist es der Ausdruck „eines infektiös-allergischen Geschehens der capillären und mesenchymalen Gewebselemente" (F. E. SCHMENGLER u. P. PETRIDES, 1949). Über günstige Beeinflussungen dieses Krankheitsbildes berichten u. a. J. BICHEL u. F. KISSMEYER-NIELSEN (1951).

Ganz ähnlich verhält sich das von LIBMAN u. SACKS (1924) beschriebene Krankheitsbild (Hauterscheinungen ähnlich dem Lupus erythematodes acutus, atypische Endocarditis verrucosa und fibrinöse Perikarditis), das von vielen Autoren zu den sogenannten Kollagenkrankheiten gerechnet wird (SELYE, P. KLEMPERER, 1951; GILLESPIE u. POTELJAKHOFF). M. KARTAGENER (1951) diskutiert die Frage der verwandtschaftlichen Beziehungen dieser Erkrankung zum Morbus BUERGER und zum Lupus erythematodes disseminatus. BÖHMIG erkennt eine morphologische Sonderform der verrucösen Endokarditis in Gestalt einer LIBMAN-SACKschen Endokarditis *nicht* an. Nach seiner Ansicht handele es sich in allen Fällen um eine einfache, echte rheumatische Endokarditis, die sich in ihrem morphologischen Bild in keiner Weise von anderen rheumatischen Endokarditiden unterscheide. In der Therapie steht die Behandlung mit ACTH und Cortison an erster Stelle, aber wie bei den übrigen Krankheiten rheumatischer Genese, zeigen sich auch hier nur zweifelhafte Ergebnisse. In Deutschland und in der Schweiz berichteten über die Therapie der LIBMAN-SACKschen Erkrankung u. a. H. FRANKE u. H. WÖRDEHOFF (1951), HEGGLIN (1954) und W. SIEGENTHALER (1955), ohne daß sich hieraus für unser Thema neue, bei der Besprechung des akuten Rheumatismus noch nicht berücksichtigte Gesichtspunkte ergeben würden. Eine mehr als vorübergehende Besserung konnte von keinem dieser Autoren mit Sicherheit beobachtet werden.

Wenn wir hiermit die rheumatischen Erkrankungen der Herzklappen endgültig verlassen, so müssen wir abschließend noch einmal feststellen, daß bei der rheumatischen Endokarditis selbst von einem eindeutigen Panoramawandel, d. h. von einer Änderung des Gesamtbildes durch eine bessere therapeutische Beherrschung nicht gesprochen werden kann. Die rheumatische Endokarditis ist von jeher häufig ohne jegliche Therapie „ausgeheilt", wenn auch oft mit erheblichen Defekten, die sich in vielen Fällen nicht von denen der bakteriellen Endokarditis unterscheiden. Die Veränderungen im histologischen Bild des Rheumatismus unter der modernen ACTH- und Cortison-Behandlung berechtigen uns kaum von einem Gestaltwandel zu sprechen, da sie keine direkte Antwort des Gewebes auf die Therapie darstellen, sondern lediglich im Zuge der allgemeinen Abheilungsvorgänge auftreten, die nach Ansicht vieler Autoren — jedoch nicht unwidersprochen — unter dieser Therapie verkürzt und beschleunigt werden können. Ein von BÖHMIG u. a. wiedergegebener „Eindruck" eines spontanen Gestaltwandels des akuten Rheumatismus ist zur Zeit statistisch nicht signifikant.

Auch das Studium des *chronischen Gelenkrheumatismus* läßt keine auffälligen spontanen oder durch die Therapie hervorgerufenen Änderungen dieses seit langem bekannten Krankheitsbildes erkennen. Die Veröffentlichungen über das gesamte Gebiet des chronischen Gelenkrheumatismus können auch nicht annähernd übersehen werden. Das hängt zum Teil damit zusammen, daß der Rheumatismus zur wichtigsten Volkskrankheit geworden ist und ihm so eine immer mehr steigende sozialmedizinische Bedeutung zukommt (FELLINGER u. SCHMID, vgl. auch A. E. LUCKHARDT, 1947).

Es ist unmöglich, über den Gestaltwandel des chronischen Rheumatismus zu sprechen, ohne seine gesamte Problematik aufzureißen, den geschichtlichen Verlauf sowie die verschiedenen klinischen und pathologisch-anatomischen Manifestationen abzuhandeln, die Pathogenese und Ätiologie in die Betrachtung miteinzubeziehen und seine Beziehungen zu den bakteriellen und Virusinfektionen darzustellen, die Fokallehre zu umreißen und schließlich auf die so außerordentlich mannigfaltigen Behandlungsversuche einzugehen, die da sind: Allgemeine therapeutische Maßnahmen, die hormonelle Therapie durch ACTH und Cortison, die Pyrazolon- und Salicylsäurebehandlung, die sogenannte „nervale" und schließlich die Goldsalz-Therapie. Wir haben uns stets bemüht, darzulegen, daß eine exakte Bearbeitung unseres Themas unmöglich wird, wenn wir von einer zu behandelnden Krankheit weder ihren Charakter erfassen können, noch Klarheit über die auf sie einwirkenden exogenen und endogenen Noxen haben.

Wir verweisen auf die ausführliche Darstellung des Rheumatismus von FELLINGER u. SCHMID (1954). Nach diesen Autoren stieg die Gesamtzahl der chronischen Rheumakranken in den letzten Jahren um mehr als 45% und um mehr als 130% die Zahl der an chronischer rheumatischer Arthritis Erkrankten. Nach einer Statistik von BAUER (1949) müssen 8,5% aller Arbeitsunfähigkeitsfälle in Westdeutschland auf das Konto des Rheumatismus gebucht werden. In anderen Ländern verhält es sich ähnlich (FELLINGER u. SCHMID), somit zeichnet sich ein deutlicher Panoramawandel ab, der seinen Ausdruck in der prozentualen Verschiebung der Krankheitsstatistik zugunsten des chronischen Rheumatismus findet.

Von einer therapeutischen Beherrschung des chronischen Rheumatismus kann kaum gesprochen werden, wir haben zwar zahlreiche Therapeutica, doch kein

„Heilmittel". Es muß zugegeben werden, daß im Einzelfalle ohne Zweifel durch dieses oder jenes Medikament ganz erhebliche Erfolge erzielt werden konnten (GIANSIRACUSA, KULKA u. BAUER), aber auf das Ganze gesehen, hat keine Therapie bis jetzt eindeutige Erfolge erzielen können, so daß von einem Nachlassen der rheumatischen Erkrankungen als Folge einer bestimmten Therapie nicht gesprochen werden kann. Im Gegenteil, die chronisch-rheumatischen Erkrankungen sind im Steigen begriffen, und es treten immer wieder Stimmen auf, die angesichts der rechten Hilflosigkeit der modernen Therapie die Erfolge der alten „humanistischen" Rheumatherapie preisen (vgl. B. ASCHNER, 1949).

Medikamentöse Beeinflussungen des chronischen Gelenkrheumatismus der Art, daß der Therapie zuzuschreibende veränderte gestaltliche Reaktionen auftreten, sind unseres Wissens nicht bekannt. Es ist kaum angängig, diese oder jene Abweichung vom klassischen Bilde als Gestaltwandel anzusprechen, besonders nicht bei einer Erkrankung, deren Entstehung und deren Abheilung von so zahlreichen, uns keineswegs bekannten Faktoren kontrolliert werden und deren außerordentlich zahlreiche Manifestationen bereits ein beredtes Bild für die großen Variationsfähigkeiten dieser Krankheit abgeben.

Wir schließen das Kapitel der rheumatischen Erkrankungen mit einer kurzen Betrachtung der (rheumatischen) *Gefäßkrankheiten* ab:

Sprechen wir von zum Formenkreis des Rheumatismus zählenden Gefäßerkrankungen, so stehen wir bereits inmitten der Problematik, der wir bei der Behandlung des chronischen Rheumatismus aus dem Wege gehen wollten. Hat man bis dato zwischen allergischen und rheumatisch bedingten Gefäßkrankheiten keineswegs scharf unterschieden, da man den Rheumatismus für eine echte allergische Krankheit ansah (KLINGE, GRÄFF, RÖSSLE u. a.), so läßt neuerdings v. ALBERTINI (1955) die Periarteriitis nodosa als einzige bewiesene allergische Gefäßkrankheit — da im Tierversuch als solche reproduzierbar — gelten. H. FAHRLÄNDER hält dagegen die überwiegende Zahl der Periarteriitiden beim Menschen für „nicht sicher allergischer Genese". Verwandtschaftliche Beziehungen der rheumatischen Gefäßkrankheiten zu den allergisch bedingten mögen auch aus der Tatsache hervorgehen, daß sich bei den an Periarteriitis nodosa Erkrankten sehr häufig rheumatische Krankheiten in der Anamnese fanden (FROBOESE, DISSEN u. TERBRÜGGEN). Von vielen Autoren werden bekanntlich verwandtschaftliche Beziehungen zwischen sämtlichen Gefäßkrankheiten angenommen, da alle diese Krankheiten Berührungspunkte, ja, auch Überschneidungen im klinischen und pathologisch-anatomischen Bilde zeigen (TERBRÜGGEN, STAEMMLER).

Die Beurteilung eines Gestaltwandels dieser Krankheiten ist allein schon wegen dieser begrifflichen und nosologischen Unklarheiten besonders schwierig. Statistische Angaben über das Ausmaß dieser Krankheiten fehlen bzw. sind kaum verwertbar. Es existiert auch keine einheitlich geübte Therapie der Gefäßkrankheiten und schließlich können die gleichen Therapeutica, die zur Heilung dieser Krankheiten Verwendung finden, dieselben auch auslösen (SELBERG, BOCK, W. DOERR, Periarteriitis nodosa-artige Gefäßveränderungen nach Sulfonamidtherapie).

Das anatomische Bild der *Periarteriitis nodosa* war bereits ROKITANSKY bekannt, ist später dann von A. KUSSMAUL u. R. MAIER (1866) und in neuerer Zeit von G. B. GRUBER (1923) genau beschrieben worden.

„Die Periarteriitis nodosa ist keine Krankheitseinheit, sondern ein pathologisch-anatomisch, vor allem aber histiologisch bestimmt ausgeprägtes und gut unterscheidbares symptomatisches, hyperergisch entzündliches, umschriebenes oder allgemein verstreutes Geschehen am Arteriensystem im Verlaufe allgemeiner, infektiös-toxischer bzw. septischer Erkrankungen, welche sich durch ein sehr wenig bestimmtes klinisches Bild, oft aber durch lang hingezogenen Verlauf, und durch schlechte Voraussage auszeichnet" (G. B. Gruber).

Im *mikroskopischen Bild* findet man an den kleinen und mittleren Arterien kleine (zuweilen unter der Haut bereits tastbare) Knötchen, die der Krankheit den Namen Periarteriitis „nodosa" gegeben haben. Es imponieren in allen Gefäßwandabschnitten, besonders aber in der Adventitia, entzündliche Zellinfiltrate, ferner sektorenartige fibrinoide Nekrosen der Media, ein mehr oder weniger ausgesprochenes Wandödem sowie Histiocytenansammlungen. Es kann zu aneurysmatischen Veränderungen der Gefäßwand oder zum thrombotischen Verschluß der Lichtung kommen. Die Krankheit befällt jedes Lebensalter, 50% der Erkrankten befinden sich jenseits der vierziger Jahre, wobei das männliche Geschlecht geringfügig überwiegt (Terbrüggen). Oftmals führt die Krankheit in wenigen Monaten zum Tode. An den Hautgefäßen (Arteriitis temporalis) sind auch schleichende Verlaufsformen bekannt, die spontane Ansätze zu Ausheilungen erkennen lassen (Lindberg, Mleczer u. Venkel). Zumeist besteht ein Krankheitsbild, das einer larvierten Sepsis gleicht (Terbrüggen).

Nach A. Dissen u. A. Terbrüggen (1952) ist das „früher ungewöhnliche Krankheitsbild der Periarteriitis nodosa in den letzten Jahren zweifellos *häufiger* geworden". P. M. Zeek (1952) hat besonders darauf hingewiesen, daß im Laufe der Jahrzehnte seit der Erstbeschreibung dieser Krankheit durch Kussmaul unter dem Krankheitsbilde der Periarteriitis nodosa von pathologisch-anatomischer Seite nicht immer die gleichen Gewebsveränderungen verstanden wurden, was die Beurteilung eines Gestaltwandels dieser Krankheit natürlich außerordentlich erschwert. Die Zunahme der Periarteriitis nodosa ist zweifellos zu einem großen Teil der besseren Kenntnis dieser Krankheit zuzuschreiben, aber auch einer exakteren histologischen Diagnostik (Zeek). Ferner werden von einzelnen Autoren heute auch weitere, der ursprünglichen Pariarteriitis nur noch ähnliche Gefäßveränderungen diesem Krankheitsbild zugerechnet, so daß ein Vergleich der letzten 20 Jahre mit den früheren Jahrzehnten keine verwertbaren Resultate hinsichtlich einer Häufigkeitsverschiebung der Periarteriitis nodosa erwarten läßt. Zeek reiht die Periarteriitis nodosa in die Gruppe der „nekrotisierenden Angitiden" ein, zu denen er folgende 5 Typen zählt: „Hypersensitivity angiitis, allergic granulomatous angiitis, rheumatic arteriitis, periarteriitis nodosa, temporal arteriitis." Aus einer solchen Einteilung wird ersichtlich, daß Überschneidungen und Fehleinordnungen der einzelnen Krankheitsbilder kaum vermeidbar sind und damit eine statistische Auswertung des vorliegenden Zahlenmaterials unmöglich wird.

Balo (1926) und Fr. Paul (1927) weisen auf die erste bekannte signifikante Zunahme der Periarteriitis nodosa nach den Grippejahren 1918/19 hin. Sie konstatieren bereits damals, daß die Periarteriitis nodosa „ihren Seltenheitswert verloren hat". Paul betont die fließenden Übergänge der Periarteriitis nodosa zu anderen Gefäßerkrankungen. Eine ähnliche Zunahme wie nach dem ersten Weltkrieg beschreiben MEESSEN u. LOOGEN am Material der Düsseldorfer Kliniken aus den Jahren um 1950. Auch HORNBOSTEL (1949) beobachtete eine Zunahme der Periarteriitis nodosa nach dem zweiten Weltkrieg und führt diese Zunahme auf einen vermehrten Gebrauch von *Sulfonamiden* zurück (vgl. auch BOCK, SELBERG, DOERR). A. R. RICH verzeichnet seit 1936 eine Zunahme dieser Krankheit auf das Zwölffache (Tab. 14).

Tabelle 14. *Das Vorkommen der Periarteriitis nodosa im Sektionsgut des Pathologischen Institutes des John-Hopkin-Hospital* (nach A. R. RICH)

Berichtszeit	Anzahl der Sektionen	Periarteriitis nodosa
1916—1920	1902	1
1921—1925	2561	1
1926—1930	2774	2
1931—1935	2779	2
1936—1940 (Einführung der Sulfonamide 1936)	2628	15
1941—1946	2579	23

LOHSE (1952) findet ebenfalls eine Zunahme der Periarteriitis nodosa. Die von ihm erwähnte Altersverschiebung der Periarteriitis nodosa zur Seite der älteren Jahrgänge hin — seit 1926 fand LOHSE unter 113 Fällen etwa gleich viele Erkrankungen bei 20- und 60jährigen, damit ein Durchschnittsalter von 38,7 Jahren — können wir nicht bestätigen. Wir haben nach den Angaben von G. B. GRUBER das Durchschnittsalter der an Periarteriitis nodosa Erkrankten von 1882—1925 mit 36,8 Jahren errechnet. GRUBER konnte von 1866—1918 aus der Literatur 57 Beobachtungen zusammenstellen, in der kurzen Zeit von 1920—1926 sammelte er jedoch allein 60 Fälle!

Wir müssen allen diesen Angaben gegenüber der oben erwähnten Gründe wegen, des örtlich und zeitlich bedingten, allzu verschieden definierten und abgegrenzten Krankheitsbildes wegen größte Zurückhaltung walten lassen, wir müssen daran denken, daß heute eine frühere und sichere Diagnostik der Periarteriitis nodosa durch Probeexcisionen möglich ist (DOENHARDT u. MIES, 1952) und dadurch auch solche Fälle diagnostiziert werden können, die in ihrem weiteren Krankheitsverlauf der Klinik fernbleiben, oder die nach dem Tode nicht zur Sektion gelangen. G. HÜBNER u. H. KOCH, die sich mit der Frage der Zunahme der Periarteriitis nodosa eingehend befaßt haben, sprechen sich für eine echte, nicht diagnostisch bedingte Häufung dieser Krankheit aus.

RANDERATH sprach davon, daß das anatomische Bild der Periarteriitis nodosa in den letzten Jahren vielfältiger geworden sei, die perlschnurartigen knotigen Verdickungen, die nach KUSSMAUL u. MAIER der Krankheit ihren Namen gaben, seien weit seltener geworden, und die Krankheit sei mehr in die Peripherie abgewandert, so daß sie bereits durch Probeexcisionen diagnostizierbar werde. Rechnen wir die Periarteriitis nodosa den rheumatischen Erkrankungen zu bzw. konzidieren wir eine gewisse Verwandtschaft zu ihnen und berücksichtigen wir, daß es sich hierbei um ein allergisches Krankheitsbild handelt, das experimentell auch durch Arzneimittel ausgelöst werden kann, so kann uns die Tatsache der zunehmenden Häufung dieser Gefäßkrankheit nicht überraschen. Sie scheint ohne weiteres verständlich, auch wenn wir zugeben müssen, daß von einer Häufung der Periarteriitis nodosa im exakten statistischen Sinne nicht gesprochen werden kann.

Haben wir einen Anhaltspunkt dafür, daß durch die moderne Therapie Änderungen dieser Krankheit im klinischen oder pathologisch-anatomischen Bild eingetreten sind? Darf man von einer therapeutischen Beherrschung der Periarteriitis nodosa sprechen?

Aus der älteren Literatur sind einige Spontanheilungen bekannt, die aber von GRUBER sehr stark in Zweifel gezogen werden (KUSSMAUL u. MAIER, MORAWITZ, KOPP u. LEMKE, CARLING u. BRAXTON-HICKS). Lokalisierte Spontanheilungen wurden von SPIRO, PICKERT-MENKE, MANGES u. BADER, ferner von E. CHRISTELLER mitgeteilt (vgl. G. B. GRUBER). H. BENEDIKT (1907) berichtete von einer spontangeheilten Periarteriitis nodosa bei einer 44 jährigen Frau. E. JÄGER (1933) beobachtete einen 34 jährigen Mann, der angeblich 37 Monate an einer Periarteriitis nodosa gelitten hatte. Das akute Krankheitsbild war nach 10 Monaten abgeklungen, 16 Monate nach Krankheitsbeginn war der Patient wieder arbeitsfähig. Eine Angina pectoris führte dann 3 Jahre nach Krankheitsbeginn zum Tode. Bei der Sektion wurden keine Anzeichen einer Periarteriitis nodosa mehr festgestellt, lediglich arterioskleroseähnliche Veränderungen fanden sich, die als Ausheilungsresiduen der Periarteriitis nodosa gedeutet wurden. P. KLEIN (1949), der langjährige Remissionen der Periarteriitis erlebte, wies besonders darauf hin, daß auch milde Verlaufsformen dieser Krankheit bekannt sind, und daß sie die Möglichkeit einer Spontanheilung durchaus in sich schlösse.

Als einzige theoretisch fundierte *Therapie* der Periarteriitis nodosa nennt FAHRLÄNDER die ACTH- bzw. Cortisontherapie (JOHNSSON, LOHMAN, SHICK, GOLDMAN u. Mitarb., STILLMAN u. LAMBERT, V. CONRAD, J. J. DESNEUX u. P. A. BOSTENIE, R. A. CARRY, A. MCGEHEE, HARVEY u. J. E. HOWARD, W. L. MUNDY, W. G. WALKER, H. A. BICKERMANN u. J. G. BECK, J. H. DENT, J. E. STRANGE, W. SAKO u. D. J. YORK). BAGGENSTOSS u. Mitarb. sowie auch LEVIN berichten über *Defektheilungen* nach ACTH-Therapie. Oftmals führt die Anwendung von ACTH lediglich zu vorübergehenden Besserungen. H. SELYE (1950) konnte im Tierversuch zeigen, daß Cortison in der Lage ist, die Entstehung einer Periarteriitis nodosa zu verhindern. Seine Versuche wurden von RICH, BERTHRONG u. BENNETT (1950) bestätigt. DRURY, HICKEY u. MALONE betonen, daß die ACTH- und Cortison-Behandlung *nicht* imstande wäre, irreversible allergische Gefäßveränderungen zu beeinflussen, so daß höchstens nach der Behandlung eine Defektheilung resultieren könne, die jedoch nicht ungefährlich sei, da sie durch bindegewebige Gefäßverschlüsse zu mehr oder weniger ausgedehnten Organinfarzierungen führen könne (vgl. auch J. HARVAKAVY, 1952).

SIEGENTAHLER u. ISLER (1956) berichten in einer neueren Arbeit eingehend über die Prednisolon-(Dehydro-Hydrocortison)-Behandlung der Periarteriitis nodosa. Unter dieser Behandlung schwanden bei einer 39 jähr. Frau sowohl die subcutanen Knötchen als auch die hämorrhagische Diathese. SIEGENTHALER u. ISLER glauben sich nach ihren eigenen Erfahrungen wie auch nach einem umfangreichen Literaturstudium zu dem Schluß berechtigt, daß „das Cortison und die von ihm abgeleiteten Derivate den Verlauf der Periarteriitis nodosa günstig zu beeinflussen, diese aber nicht zu heilen vermögen“. Sie zitieren LOHSE, der schreibt, daß man einer geheilten Periarteriitis nodosa mißtrauen muß, zumal da vieljährige Remissionen beobachtet werden können. Als Wirkung des Prednisolon auf das histologische Bild der Periarteriitis deuten sie das Fehlen frischer entzündlicher Gefäßveränderungen und des Überwiegen granulomatöser und hyalin-narbiger Stadien, machen aber die Einschränkung, daß die Möglichkeit einer spontanen Remission nicht ausgeschlossen werden kann.

H. Kalk u. E. Wildhirt (1954) berichten über die Ausheilung einer Periarteriitis nodosa durch Terramycin und Calciummethionin. Im Kontrollpunktat konnten keine Periarteriitis nodosa-ähnlichen Gefäßveränderungen mehr nachgewiesen werden. Das Auftreten von bindegewebigen Gefäßverschlüssen darf unseres Erachtens keinesfalls als durch die Therapie bedingter Gestaltwandel bezeichnet werden. Thrombosierungen der an Periarteriitis nodosa erkrankten Gefäße gehören durchaus zum Bilde dieser Krankheit, so daß es sich zwanglos versteht, wenn bei chronischen Verlaufsformen diese Thrombosen eine bindegewebige Organisation erfahren. Auch ist die Periarteriitis nodosa gar nicht selten mit einer Endarteriitis obliterans bzw. mit einer Arteriosklerose gekoppelt, so daß im einzelnen Fall kaum sicher ausgesagt werden kann, was auf das Konto der einen und was auf das der anderen Erkrankung zu buchen ist. R. Donat (1953) sieht sowohl die Periarteriitis nodosa als auch die Endangitis obliterans als besondere Grenzfälle einer „Panangiitis thrombotica obliterans" an. Wir haben bereits erwähnt, daß P. M. Zeek wie auch seine Mitarbeiter, insbesondere H. C. Knowles u. M. A. Blankenhorn die Periarteriitis nodosa und die Endangiitis obliterans dem übergeordneten Begriff der nekrotisierenden Arteriitiden zuordnen.

E. Jäger weist besonders auf die Überschneidungen zwischen dem Krankheitsbild der Periarteriitis nodosa und dem der Endangiitis obliterans hin. Die mannigfaltigen Beziehungen der Endangiitis obliterans zur Arteriosklerose sind ebenfalls häufig diskutiert worden (vgl. Staemmler), so daß wir hier auf eine Wiedergabe verzichten können. Wir entnehmen hieraus, daß alle diese Gefäßerkrankungen hinsichtlich ihrer Ätiologie, Pathogenese und auch ihrer Morphologie engere oder weitere Beziehungen zueinander haben und in den sicherlich keineswegs seltenen Grenzfällen nicht immer einwandfrei gegeneinander abgrenzbar sind, was eine exakte statistische Auswertung der einzelnen Gefäßkrankheiten schwierig, wenn nicht sogar unmöglich macht und leicht Veranlassung zu Fehlschlüssen geben kann.

W. Doerr (1955) konnte auf der 39. Tagung der Deutschen Gesellschaft für Pathologie in Zürich zwei besonders eindrucksvolle Vorkommnisse von Gefäßkrankheiten gegenüberstellen, nämlich eine zwar ausgiebig, aber *nicht* mit Cortison- oder ACTH behandelte, vernarbende rheumatische Arteriitis und eine Gefäßerkrankung beim Lupus erythematodes disseminatus.

SN. 415/54, 29jähr. ♀. **Anamnese.** Seit 3 Jahren mehrfache stationäre Behandlung wegen eines angeblich primär-chronischen Gelenkrheumatismus. Eine Fokus-Sanierung (Tonsillen, Zähne, Appendix) und eine Therapie mit Salycilsäure, Irgapyrin, Penicillin, Terramycin und Streptomycin brachten keine Heilung. Blutkulturen stets negativ. Es enstand schließlich das Bild eines chlorotischen Marasmus und einer chronischen intracapillären Glomerulonephritis.

Die **Obduktion** deckte eine teilweise in Abheilung begriffene *rheumatische Angiitis* auf. Unsere Abb. 36 zeigt eine sogenannte *Fleckenmilz.* Es handelt sich hierbei um eine starke Verdickung der Wände der Zentralarterien, um eine Fibrose der Follikel, aber auch um den Befall kleinerer Gefäße. Schließlich finden sich derbe Knoten auch ohne Beziehung zu präformierten Blutgefäßen. Der Befund zeigt eine Ähnlichkeit mit den Milzveränderungen beim Erythematodes disseminatus (Abb. 37). — Es wird ausdrücklich vermerkt, daß eine Behandlung mit ACTH oder Cortison *nicht* stattgefunden hatte.

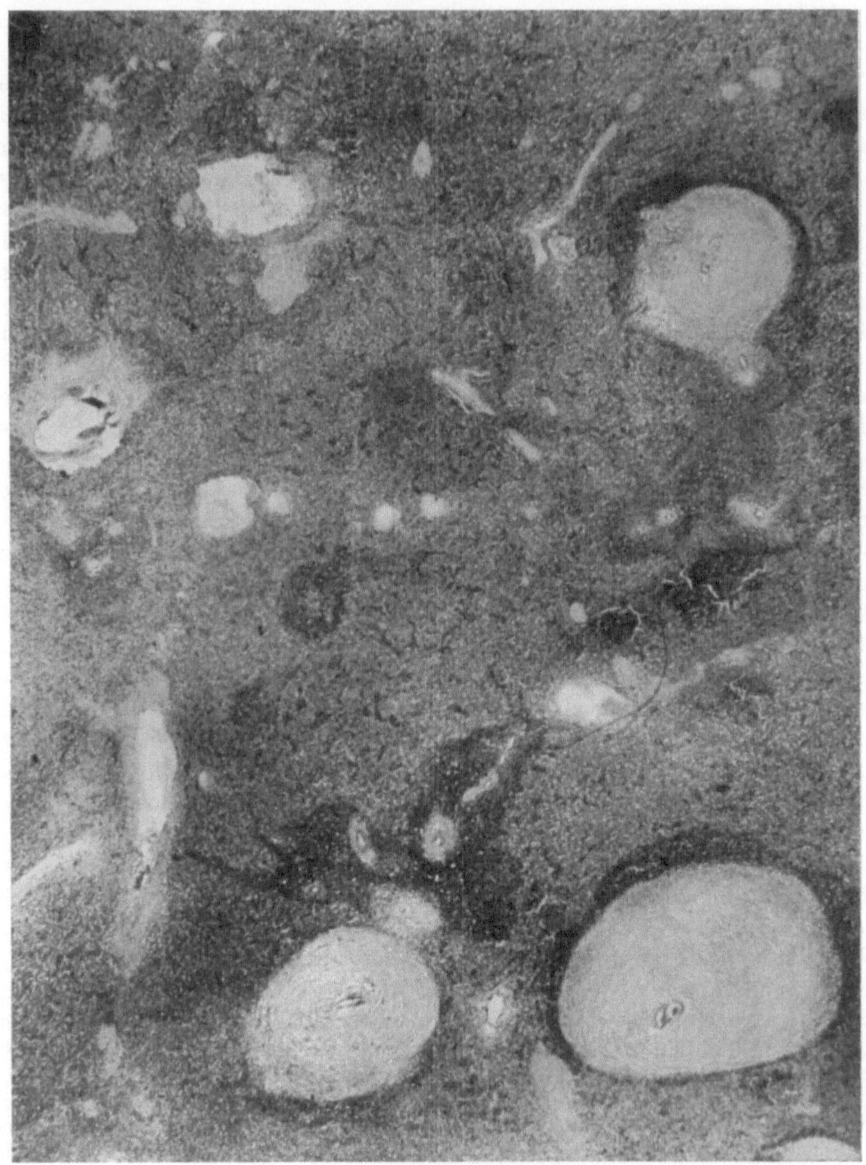

Abb. 36. SN. 415/54, 29jähr. ♀. Primär chronischer Gelenkrheumatismus, sogenannte „Fleckenmilz". Periarterielle und Follikel-Fibrose, vernarbte rheumatische Granulome (Paraffin, HE, Vergr. 1:160) (D.)

Der nächste Fall zeigt ähnliche Milzveränderungen bei einem *Erythematodes disseminatus acutus* (die Originalpräparate wurden uns freundlicherweise von Herrn Professor Dr. C. Froboese überlassen).

SN. Spandau 601/51, 49jähr. ♀. **Anamnese.** 9 Monate vor dem Tode trat ein fieberhafter Rheumatismus in Schulter, Hand- und Fußgelenken auf. 3 Monate später zeigte sich ein typisches Erythematodes der Gesichtshaut. Der weitere Verlauf entsprach durchaus dem Bilde eines Erythematodes disseminatus acutus-subacutus.

Die **Obduktion** zeigte u. a. einen Milztumur von 215 g mit überaus zahlreichen fibrösen exquisit an die Follikelarterien gebundenen Knoten (Abb. 37).

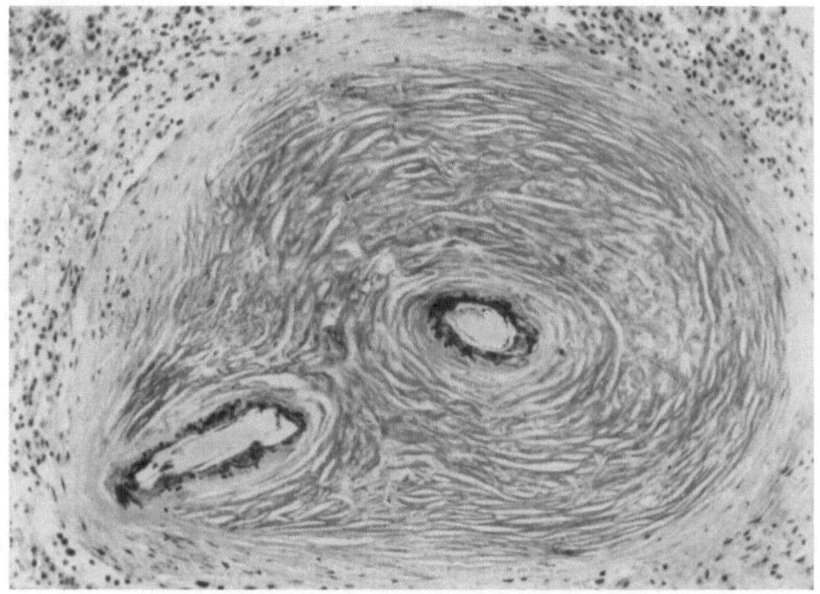

Abb. 37. SN. 601/51 (Spandau), 49jähr. ♀. Erythematodes disseminatus subacutus. Follikelfibrose der Milz. Originalpräparat von Herrn Prof. Dr. C. FROBOESE (Paraffin, VAN GIESON, Vergr. 1:180)

W. DOERR fügte der Demonstration dieser beiden Fälle fogende Bemerkung an:

„Wer nicht die Originalpräparate zur Verfügung hat, wird den letzten und den zuvor demonstrierten Fall hinsichtlich der Milzveränderungen nicht leicht voneinander trennen können. Floride Granulome sind nicht (mehr) vorhanden. Die einfache Diagnose Follikelfibrose wird den Gegebenheiten nicht gerecht. Ich spreche also ausdrücklich nicht von einer Identität der Veränderungen, dagegen vermag ich den Eindruck nicht abzuweisen, als ob die moderne Therapie z. B. einer rheumatischen Arteriitis einmal die Geschwindigkeit der Erkrankung umschalten, nämlich verlangsamen, und zum anderen eine Verschiebung der Befunde, eine Art Phänokopie zustandebringen kann. Dies wäre *Gestaltwandel*!"

Wir müssen hinzufügen, daß es W. DOERR lediglich um die Wiedergabe eines Vergleiches zu tun war. Es handelte sich sozusagen um ein Modell dessen, was dem Pathologischen Anatomen als „Gestaltwandel" imponieren *kann.* In dem zuerst demonstrierten Falle der rheumatischen Arteriitis wurden zwar Antibiotica verabfolgt, aber es kamen weder Cortison noch ACTH zur Anwendung; auch der von Professor C. FROBOESE überlassene Fall des Erythematodes disseminatus wurde nicht lege artis chemotherapeutisch behandelt. Wir halten es nicht für ausgeschlossen, daß dem aufmerksamen Beobachter künftig ähnliche Befunde begegnen.

C. Die bösartigen Geschwülste und geschwulstartigen Erkrankungen des Blut- und Lymphgewebes

1. Der Krebs

Im 3. Teil unserer Betrachtungen zum Gestaltwandel klassischer Krankheitsbilder unterziehen wir die bösartigen Geschwülste, die Retotheliosen und Hämoblastosen einer diesbezüglichen Prüfung. Angesichts der erdrückenden Problematik des Krebsgeschehens könnte dieses vermessen erscheinen. Wir erhalten einen Begriff von der Schwierigkeit unserer Aufgabe beim Studium einiger neuerer Arbeiten und Berichte über die dem Krebs gewidmeten Kongresse und Symposien wie z. B.: „Die Biochemie der Krebsentstehung in der Leber" (MILLER u. MILLER, 1947), „Krebsmetastasen" (H. G. WALTHER, 1948), „Das Krebsproblem" (K. H. BAUER, 1949), „Grundlagen und Praxis chemischer Tumorbehandlung" (2. Freiburger Symposion 1953), „Kongreßbericht der 5. Tagung für geographische Pathologie in Washington 1954", — womit natürlich nicht gesagt werden soll, daß die ältere Literatur, namentlich die Arbeiten von RUDOLF VIRCHOW und J. WOLFF einen weniger großartigen Eindruck von dem Umfange des Krebsproblems hinterlassen.

Wir können selbstverständlich nicht auf alle Fragen der Krebsproblematik, die unser Thema berühren, eingehen. Wir begnügen uns mit einer kurzen Umreißung der wichtigsten Punkte, die zur Abklärung der Frage des Gestaltwandels bösartiger Tumoren notwendig erscheinen.

Die Schwierigkeiten, ein Krankheitsbild, dessen Wesen unbekannt ist, hinsichtlich eines spontanen oder therapeutisch bedingten Gestaltwandels zu beurteilen, sind unbegrenzt. Wir haben in unseren bisherigen Ausführungen stets darauf hingewiesen, daß nur dort ein Urteil über das Ob und Wie einer Pathomorphose möglich erscheint, wo das ursprüngliche zu untersuchende Krankheitsgeschehen in Pathogenese, Ätiologie, Morphologie und Klinik einigermaßen klar umrissen ist. Anderenfalls laufen wir Gefahr, die Variationen der Krankheiten als Pathomorphose zu deuten, wir sehen vielleicht natürliche, durchaus zur Krankheit gehörige Abwehr- und Heilungsvorgänge als Ausdruck eines Gestaltwandels an, oder beziehen fälschlicherweise spontane, kausal nicht faßbare Abwandlungen der Krankheit auf eine bestimmte stattgehabte Therapie. Erst die genaue Kenntnis sämtlicher genannten Daten einer bestimmten Erkrankung, die Verfolgung des Krankheitsbildes durch Jahrzehnte, wenn nicht sogar durch Jahrhunderte, setzt uns in den Stand, ein Urteil über das Vorliegen und die vermutlichen Ursachen einer Pathomorphose zu fällen.

Treten wir an die Prüfung der bösartigen Geschwülste hinsichtlich eines durchgemachten Gestaltwandels heran, so müssen wir bekennen, daß uns nur ein sehr dürftiges Wissen über das Wesen dieser Krankheit zu Hilfe kommt. Die Literatur ist zwar unübersehbar, aber sie erschöpft sich in Vermutungen, Fehldeutungen, Theorien, ohne selbst solche grundsätzlich entscheidenden Fragen wie die nach Art und Wirkung exogener und endogener Noxen auf das Krebsgeschehen auch nur annähernd befriedigend beantworten zu können. Wie sollen wir aber eine etwaige Veränderung eines Krankheitsbildes kausal richtig deuten, wenn wir nicht einmal wissen, welche Faktoren auf dieses Krankheitsgeschehen einwirken und in welcher

Art sie es tun, wenn wir nicht einmal so etwas wie ein „*genormtes*" spontanes Verhalten dieser Krankheit kennen? So versuchte z. B. HOEPKE (1952) den Einfluß des reticulo-endothelialen Systems oder des Milzgewebes auf experimentelle Rattencarcinome (WALKER-Tumoren) nachzuweisen und glaubte, aus der umgebenden zelligen Reaktion sowie aus der Verkleinerung dieser experimentellen Tumoren durch Milzextrakte auf antiblastische Funktionen dieser Gewebe, ja sogar auf ähnliches Verhalten beim Menschen schließen zu können.

Ein weiteres Beispiel: Man war zu Beginn dieses Jahrhunderts namentlich in der Zeit um den ersten Weltkrieg von der absoluten *Zunahme der Krebskrankheiten* überzeugt: „Jeder 6. Mensch stirbt an Krebs ... Seit der Jahrhundertwende nimmt die Krebskrankheit ständig steigend an Häufigkeit zu" (K. H. BAUER). Auch heute scheint es vielen Beobachtern so, als sei, was die Häufigkeit der einzelnen Organkrebse im Verhältnis zueinander betrifft, eine ganz auffällige Verschiebung, ein sogenannter *Panoramawandel*, vonstatten gegangen.

K. H. BAUER hat in seinem Buch „Das Krebsproblem" der Krebsstatistik ein ausführliches Kapitel gewidmet und gezeigt, wie wenig brauchbare Statistiken über diese Krankheit zur Verfügung stehen. Auf die zahlreichen Schwierigkeiten, die der Aufstellung jeder Krebsstatistik entgegenstehen, hat KÖHN erst kürzlich in seiner Abhandlung über den primären Leberkrebs hingewiesen. Wir verdanken FR. PRINZING (1924, 1926), HADDA (1931), HAUBOLD (1935, 1938) und vor allem den sorgfältigen Untersuchungen K. FREUDENBERG die Erkenntnis, daß von einer echten Zunahme des Krebses in unserem Jahrhundert *nicht* gesprochen werden kann, sondern die scheinbare Zunahme dieser gefürchteten Krankheit durch Überalterung unserer Bevölkerung sowie durch die zahlenmäßig bessere Erfassung und auch durch die Vervollkommnung der Diagnostik bedingt ist. Zum besseren Verständnis dieser Tatsachen sei kurz erwähnt, daß z. B. in *Berlin* nach den Angaben des Statistischen Hauptamtes 1933 6,6% der männlichen und 8,4% der weiblichen Bevölkerung über 65 Jahre alt waren, 1954 dagegen 12,6% der männlichen und 15,4% der weiblichen. Die mittlere Lebensdauer im Dtsch. Reich bzw. im Bundesgebiet betrug (vgl. K. FREUDENBERG) 1871/81 37,0 Jahre, 1910/11 49,0 Jahre und 1949/51 66,5 Jahre. FREUDENBERG (1932, 1954, 1955), der die Frage der Zunahme der bösartigen Geschwülste seit mehr als 2 Jahrzehnten verfolgt, sagt hierzu: „Das Ergebnis ist jedenfalls unzweideutig das, daß bei Berücksichtigung des Altersaufbaues die wirkliche Sterblichkeit an malignen Tumoren mit dem Ende des vorigen Jahrhunderts sicher nicht zugenommen, sondern um ungefähr 10% abgenommen hat."

H. R. SCHINZ u. TH. REICH (1954) unterscheiden 3 Arten von Altersdisposition: 1. Die echte oder direkte, die in der Tatsache begründet ist, daß alte Zellen infolge cellulärer Abnutzung für cancerogene Noxen anfälliger werden. 2. Die unechte oder indirekte Altersdisposition, nach der die Sterblichkeitsrate an bösartigen Tumoren durch die verlängerte Expositionszeit zunimmt und 3. die vorgetäuschte Altersdisposition. Sie glauben, daß die scheinbare Zunahme des Carcinoms in der heutigen Zeit „die Summe der drei Einzelwirkungen ist". Auch H. GROSSE (1953), der die Krebshäufigkeit von 1925—1951 an 88998 Sektionen verfolgt, stellt eine Zunahme der bereinigten Krebshäufigkeit bei Frauen von 14,4% auf 19,4%, bei Männern von 9,2% auf 17,5% fest. Er sieht aber darin keine echte Zunahme des Krebses, sondern lediglich eine relative.

Demgegenüber vertreten A. Jeuther, H. Koeper u. H. Piontek die Ansicht, daß die im Obduktionsgut festgestellte Altersumschichtung die Zunahme der Carcinome nur zum Teil erklären könne, auch W. Einfalt (1952) führt die auf Grund seiner statistischen Erhebungen in Bayern festgestellte Krebszunahme nur zu einem Teil auf die Überalterung der Menschen zurück, es verbliebe dann noch eine Zunahme der das männliche Geschlecht betreffenden Krebse von etwa 46%, die nicht durch Überalterung geklärt werden könne. E. E. Zylmann (1952) findet in seinen statistischen Untersuchungen, daß die Carcinome im Sektionsmaterial seit 1914 von 14,1% auf 22,8% gestiegen sind. Er sieht diese Zunahme zwar hauptsächlich durch Überalterung bedingt an, findet aber doch für die männlichen Jahrgänge diesseits des 6. Dezennium eine echte Zunahme von etwa 5—6%.

Mit Ausnahme einiger weniger Arbeiten aber scheint die These von der Zunahme der bösartigen Geschwülste in ihrer Gesamtheit heute widerlegt, jedoch die Meinungsverschiedenheiten betreffs der Häufigkeitsverschiebungen innerhalb der einzelnen Organkrebse halten an. Es ist noch nicht lange her, da die Frage nach der Zunahme des Lungenkrebses im Mittelpunkt der statistischen Carcinomforschung stand (W. Berblinger, R. Breckwoldt, K. Katz). Heute gilt die Zunahme dieses Organkrebses als gesicherte Tatsache (W. Fischer, K. H. Bauer, E. Emminger u. W. Einfalt, W. Werner, G. Knorr, E. Zylmann, K. Weber u. G. Noll, L. Wagner u. J. von Karger). Aber diese „gesicherte" Tatsache ist keineswegs unwidersprochen geblieben. A. Keutzer (1955) stellte auf Grund eingehender statistischer Untersuchungen eine Zunahme des Lungenkrebses in Abrede.

Über die *Häufigkeit* des *Lungenkrebses* im Sektionsgut des *Pathologischen Institutes der Freien Universität Berlin* berichtete vor kurzem Margarete Düben. Das Verhältnis der Bronchialcarcinomsektionen zu der Gesamtzahl der Leichenöffnungen betrug im Durchschnitt 2,4%, und zwar von 1930—1939 1,6% und von 1945—1954 3,7%, es zeigt also eine deutliche Zunahme des Lungenkrebses in den letzten 15 Jahren. Die auffälligste Zunahme dieses Organkrebses fand Düben in der Altersgruppe von 61—80 Jahren, wobei die allgemeine Altersverschiebung der Bevölkerung jedoch in Rechnung gestellt werden muß, so daß die wirkliche Zunahme des Lungenkrebses in unserem Obduktionsgut wohl wesentlich tiefer, als es die von Düben genannten Zahlen darstellen, eingestuft werden muß (vgl. Freudenberg). Köhn fand eine Zunahme des primären Leberkrebses nach dem zweiten Weltkrieg von 0,1% des Sektionsgutes bzw. 1,5% der Gesamtkrebsobduktionen in den Jahren 1930—1947 auf 0,6% bzw. 3,9% in den Jahren nach 1947. H. Blümlein (1955) spricht von einer Zunahme des Kehlkopfkrebses.

Die Diskussion über die Gründe einer solchen auffällig starken Zunahme eines Organkrebses ist noch keineswegs abgeschlossen (vgl. G. Kahlau). Der Lungenkrebs galt um die Jahrhundertwende noch als extrem seltenes Vorkommnis (vgl. die interessanten statistischen Angaben von J. Wolff, 1911), heute nimmt er ohne Zweifel bereits die zweite, wenn nicht sogar die erste Stelle in der Häufigkeitsskala der Carcinome ein (W. Einfalt). Für die Zunahme des Lungenkrebses wird der ständig im Wachsen begriffene Tabakverbrauch (nach K. H. Bauer seit den neunziger Jahren um das 15fache gestiegen) immer wieder verantwortlich gemacht (F. Lickint, von Glinski, K. Wegelin, W. Wildt, O. Gsell, H. Grosse, K. H. Bauer), von anderer Seite wurden auch die immer häufiger werdenden

Bronchitiden bzw. Grippeerkrankungen als vermeintliche Ursache in Erwägung gezogen (M. ASKANAZY, M. SCHMIDTMANN, J. WÄTJEN, C. FROBOESE). K. H. BAUER spricht vom Bronchialkrebs als Produkt inhalierter Carcinogene. DOBBERSTEIN weist in seinen vergleichenden pathologisch-anatomischen Untersuchungen nachdrücklich darauf hin, daß auch beim Pferd und beim Hund der Lungenkrebs im Zunehmen begriffen ist, obwohl diese Tiere nicht rauchen, auch DORMANNS u. KEUTZER lehnen eine Korrelation der Zunahme des Lungenkrebses mit dem Tabakverbrauch ab (vgl. die experimentellen Untersuchungen von O. MÜHLBOCK, 1955). Für die von K. KÖHN, J. ZEITLHOFER und F. W. BLACHFORD festgestellte Zunahme des primären Leberkrebses werden die nach dem zweiten Weltkriege zahlreicher gewordenen Lebercirrhosen als ursächliche Momente in Erwägung gezogen.

Andere Krebsarten sollen nach statistischen Untersuchungen im Abnehmen begriffen sein, so z. B. die Krebse des Magen-Darmtraktes (W. WERNER, H. GROSSE, E. ZYLMANN). Demgegenüber spricht A. HUNZIKER davon, daß der prozentuale Anteil der Magenkrebse am Gesamtsektionsgut des Pathologischen Institutes der Universität Zürich in den von ihm untersuchten drei Jahrfünften (1092—06, 1927—31, 1948—52) gleichgeblieben ist, lediglich für die jüngeren und mittleren Altersklassen ließ sich eine Abnahme dieses Organkrebses feststellen.

Wir sehen, wie selbst die Lösung einer solchen, anscheinend völlig unkomplizierten Frage wie die des zahlenmäßigen Verhaltens der bösartigen Geschwülste oder die einer Häufigkeitsverschiebung innerhalb der einzelnen Organkrebse im Gegensatz zu den bisher besprochenen erregerbedingten Krankheiten mit fast unüberbrückbaren Schwierigkeiten verbunden ist.

Schwierig zu beantworten sind auch sämtliche, mit dem Problem des Gestaltwandels zusammenhängende Fragen, die sich auf die *Ursachenforschung* beziehen, die nach gestaltverändernden, nicht durch die Therapie bedingten Faktoren forschen. Die Ätiologie und die Pathogenese des Krebses sind völlig ungeklärt. Eine mehr als umfangreiche Literatur kann keine befriedigende Antwort geben. Krebs als Folge chronisch-entzündlicher Reize, Ulcuskrebs (W. RIEBEN), Cirrhosekrebs (ZEITLHOFER, KÖHN), Röntgenkrebs (WALTHER), Präcancerosen, Präsarcomatosen (K. H. BAUER), Frühcarcinome (G. SCHUBERT), Krebs und Trauma (A. v. ALBERTINI), Krebs und Hormone (K. H. BAUER, W. DONTENWILL u. v. a.), Lues und Krebs (W. WERNER u. KNORRE), Krebs in (tuberkulösen) Narben (J. FISCHER-WASELS, J. C. LÜDERS), Diabetes mellitus als Ursache verminderter Krebshäufigkeit (W. WERNER) und zahlreiche andere Themen beleuchten schlagartig die Vielgestaltigkeit der Problematik des Krebsgeschehens. Die experimentelle Krebsforschung ist für den Einzelnen kaum noch übersehbar (vgl. die zahlreichen Zeitschriften der Krebsforschung! E. und G. MILLER zitieren allein 274 Arbeiten über die Biochemie der Krebsentstehung in der Leber!). Nach K. H. BAUER waren bereits 1949 über 300 sogenannte Krebsnoxen bekannt.

Die 5. Konferenz der internationalen Gesellschaft für geographische Pathologie in Washington (1954) gab in zahlreichen Einzelvorträgen ein anschauliches Bild über die *geographischen Verschiedenheiten* des Krebsvorkommens und über die verschiedenen, diesem Phänomen zugrunde liegenden Daten, woraus nicht nur die Vielfalt der auf die Krebskrankheit einwirkenden exogenen Noxen klar hervorging, sondern auch die geographisch bedingten und der funktionellen Bedeutung jedes Organs angepaßten Verschiedenheiten dieser Einflüsse. So werden für die Genese des Lungenkrebses inhalierte carcinogene Stoffe verantwortlich gemacht, für die Genese des Hautkrebses Einflüsse des Lichtes sowie der Röntgenstrahlen oder Witterungseinflüsse, für die Genese des Leberkrebses Ernährungsfaktoren (Eiweiß- und Vitamin-Mangel). In diesem Zusammenhang muß auch auf die interessante Tatsache des Fehlens des Penis-Carcinomes bei den beschnittenen Semiten hingewiesen werden (R. WILLIAMS), sowie auf die von K. H. BAUER (1953) herausgestellte Tatsache der prozentualen Abnahme des Mamma-Carcinomes bei Frauen mit hoher Kinderzahl. Derselbe Verfasser erwähnt ferner die Beziehungen der Häufigkeit des Portio-Carcinomes zum heterogeschlechtlichen Verkehr. Bei 13000 über 20 Jahre beobachteten Nonnen konnte nicht ein einziger Fall eines Cervix-Carcinomes festgestellt werden.

Eine weitere zu untersuchende Frage wäre die der *Tumormultiplizität.* Haben z. B. die multiplen Primärtumoren zugenommen? Nach K. H. BAUER entfällt auf etwa 100 Solitärcarcinome ein Doppelcarcinom, und auf 2000 Solitärkrebse ein Fall mit 3 Primärkrebsen. Auch frühere Bearbeiter dieser Frage (ausführliche Literaturhinweise bei J. WOLFF, 1911; F. BARTLETT, D. v. HANSEMANN, H. JUNGHANNS) nennen eine gleiche Häufigkeit der multiplen Krebse, R. F. MÜLLER gibt sie mit 1—2% an, H. HILGERT mit 2,2%. Ausländische Autoren zitieren etwas höhere Werte: J. C. BUGHER 3,1%, H. HURT u. A. G. C. BRODERS 3,34%, ST. WARREN u. O. GATES 3,7%, dagegen P. DESAIVE nur 1,84%. Die neuere deutsche Literatur nennt Zahlen um 1—2% (H. ZIEGLER, V. GRÜNBERGER). H. HUBER findet unter besonderer Berücksichtigung der intragenitalen Tumor-Multiplizität beim Genitalcarcinom eine Häufigkeit von 4,8%. HUBER weist ausdrücklich darauf hin, daß die Sektionsstatistik in dieser Frage kein klares Bild vermitteln kann, und wir erinnern daran, daß bei den Obduktionen stets nur ein kleiner Teil der vorliegenden Geschwulstknoten zur histologischen Untersuchung gelangt und so manches Doppelcarcinom übersehen werden kann. Auf der anderen Seite ist die Klärung der Frage: „Metastase oder zweites Primärcarcinom" oft selbst durch die histologische Untersuchung nicht möglich, da die histologischen Strukturen vieler Organkrebse einander gleichen. Nach den bisher vorliegenden Statistiken scheint jedoch eine Häufigkeitsänderung der primären multiplen Geschwülste nicht beobachtet worden zu sein. Zu dieser Ansicht kommt auch E. ZYLMANN (1951), obwohl von GULEKE eine derartige Vermutung ausgesprochen worden war.

Wir können im Rahmen vorliegender Schrift auf diese Fragen nicht näher eingehen; wir würden selbst bei ausführlicher Bearbeitung immer noch skizzenhaft, propädeutisch bleiben müssen, da jeder Organkrebs hinsichtlich seiner Entstehung und seines klinischen sowie pathologisch-anatomischen Bildes und, wie wir sehen werden, auch hinsichtlich der gegen ihn gerichteten Therapie, heute ein Problem für sich darstellt. Neben vielen *gemeinsamen,* für den ganzen Körper gültigen Krebsfaktoren, scheinen auch zahlreiche, für jedes Organ spezielle Krebsnoxen wirksam zu werden, so daß die Frage nach der Ätiologie und Genese des Krebses nicht auf einen Generalnenner zu bringen ist, sondern für jedes Organ gesondert betrachtet werden müßte.

Wir verzichten daher auf ein weiteres Eingehen auf die eigentlichen Entstehungstheorien des Krebses (vgl. H. DRUCKREY). Müssen wir aber die Frage nach der Häufigkeit des Vorkommens, die Frage nach der Ätiologie und Pathogenese der bösartigen Tumoren im Zusammenhang mit einem etwaigen Gestaltwandel dieser Krankheiten mehr oder weniger unberücksichtigt lassen, da sie noch keineswegs genügend abgeklärt sind, um bereits gültige Unterlagen für die Beurteilung einer Pathomorphose des Krebses liefern zu können, so fragen wir uns, was wir eigentlich *zum Maßstab* der Beurteilung eines Gestaltwandels bösartiger Tumoren machen können! Ihr makroskopisches Verhalten, ihre Metastasierung, deren Ursachen und Entstehungsmechanismen heute unklarer denn je sind, oder etwa ihr histologisches Bild? Sollen wir aus der Fülle der makroskopischen Eindrücke (große Primärtumoren ohne Metastasen, kleine Krebse mit zahlreichen, zum Teil Riesenmetastasen, Mikrokrebse, wenig nekrotische oder völlig zerfallene, hämorrhagische, cystisch umgewandelte Krebse, solche mit derbem Stroma, scirrhöse Formen oder medulläre Krebse, infiltrierende, gut abgegrenzte, papillär wachsende, intramurale, schüsselförmige oder knotige) eine Form als die primär gegebene herausgreifen und die andere als eine von dieser angenommenen ursprünglichen Form abgewandelte betrachten, sollen wir mächtige bindegewebige Proliferationen als den Erfolg einer bestimmten Therapie ansehen, oder etwa Nekrosen als morphologischen Ausdruck einer Arzneimittelwirkung auffassen, sollen wir also in Vorgängen, die uns vom klassischen Bilde des Krebses durchaus geläufig sind, Gestaltveränderungen einer unbekannten hypothetischen Form des Primärtumors erblicken?

„In nekrotischen Bezirken finden sich häufig unspezifische entzündliche Zellinfiltrate und phagocytierende Gewebsmakrophagen als Ausdruck der Resorption und Gewebsreinigung. Die entstandenen Gewebsdefekte können durch bindegewebiges Granulationsgewebe, durch Vernarbung und Hyalinisierung repariert werden. Aus diesen sekundären Veränderungen einer Geschwulst können prognostisch keine Rückschlüsse auf den Malignitätsgrad gezogen werden. Sie sind nur Zeichen örtlicher Rückbildungsvorgänge und ändern bei begrenzter Ausdehnung nichts an dem Gesamtcharakter des Tumors ... unter dem Gesichtswinkel therapeutischer Tumorbeeinflussung erhebt sich jeweils die Frage, ob solche regressiven und progressiven Veränderungen spontane Erscheinungen darstellen oder infolge Tumorzellzerstörung bzw. infolge einer Proliferation durch therapeutische Maßnahmen hervorgerufen wurden“ (E. Gögler).

Selbst wenn wir vor der Anwendung jeglicher Therapie das Ergebnis der histologischen Untersuchung von dem Tumor entnommenen Probeexcisionen vorzuliegen hätten und bei der späteren Sektion des Verstorbenen ein von der Probeexcision abweichendes histologisches Bild des Tumors finden sollten, vielleicht mit ausgedehnten Nekrosen oder starker Bindegewebsproliferation oder auch in Gestalt eines stärker entdifferenzierten Wachstums, so sind wir doch niemals berechtigt, allein aus dieser Tatsache heraus einen auf die angewandte Therapie zurückzuführenden Gestaltwandel des vorliegenden Krebses zu postulieren. Es liegt im Wesen der Krebskrankheit, sein makroskopisches und auch sein histologisches Verhalten spontan zu ändern, wobei die Änderung der histologischen Struktur zumeist zur Seite der geringeren Differenzierung hin verstanden werden muß. Wissen wir doch, daß selbst die Metastasen eines Primärtumors ein unterschiedliches histologisches Bild zeigen können (A. E. Walther, F. Büchner). Wir selbst fanden z. B. in der Lunge Krebsgewebe von hepatocellulärem Bau als Metastase eines cholangiocellulären Krebses der Leber, ähnliche Beobachtungen wurden auch von E. Bersch u. M. Goldzieher bekanntgegeben (vgl. Abb. 38, 39).

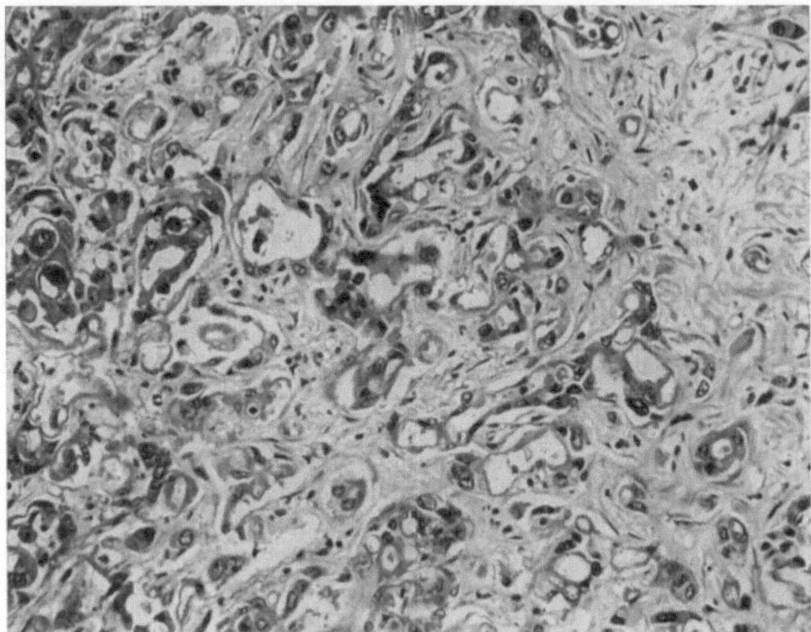

Abb. 38. SN. 25/42 (Spandau), 72jähr. ♀. *Primärer Leberkrebs:* Tubuli-bildendes Carcinom mit fibrösem Stroma (sogenanntes cholangiocelluläres Carcinom). Aus: KÖHN, Der primäre Leberkrebs. Springer 1955 (Paraffin, HE, Vergr. 1:180)

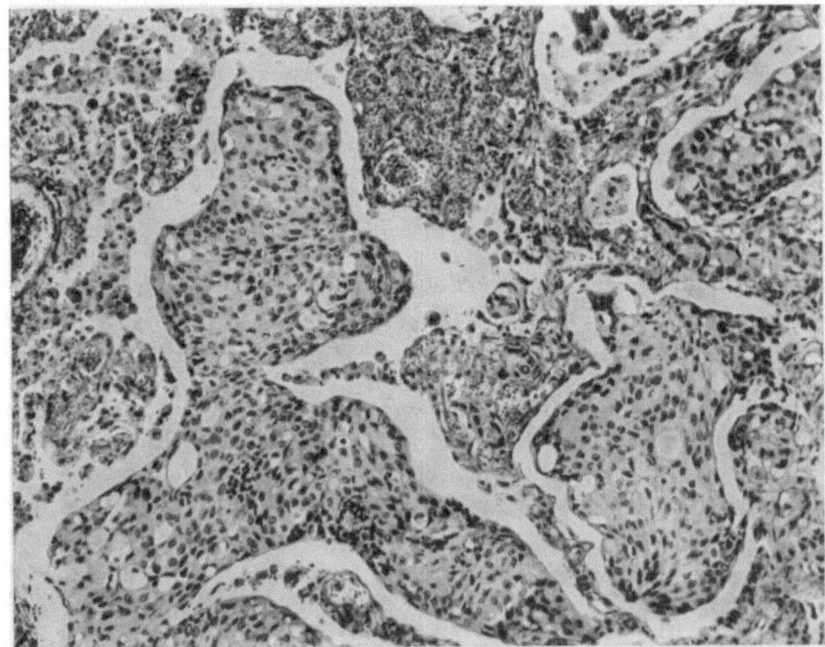

Abb. 39. SN. 25/42 (Spandau), 72jähr. ♀. (Gleicher Fall wie Abb. 38.) Lungenmetastasen des in Abb. 38 dargestellten primären Leberkrebses. Typus des soliden hepatocellulären Carcinoms. Beachte das völlig andere Aussehen der Krebszellen und des Stromas im Vergleich zu dem Primärtumor. Aus: KÖHN, Der primäre Leberkrebs. Springer 1955 (Paraffin, HE, Vergr. 1:180)

Auch die zeitlichen Verhältnisse des Verlaufes der Krebskrankheit sind unterschiedlich, so daß hieraus im Einzelfalle niemals auf eine gewisse Therapiewirkung geschlossen werden darf, das gleiche gilt für die Rezidivneigung und die Metastasierung der Tumoren. C. FROBOESE berichtete von einem Melanosarcom des Auges, das noch nach 21 Jahren metastasierte und zum Tode führte. L. HEILMEYER (1954) erwähnt eine sechzigjährige Frau mit einem Mamma-Carcinom, die nach Amputation in der Narbe 30 Jahre lang eine nicht weiterwachsende Metastase aufwies.

Sind wir berechtigt, bei der Umwandlung eines Ulcus ventriculi zum Ulcuscarcinom von „Gestaltwandel" zu sprechen, oder etwa beim Auftreten eines Leberkrebses auf dem Boden der Lebercirrhose? Ja und nein. Ein Gestaltwandel liegt zwar vor, jedenfalls ein Wandel der organischen Läsion, aber kein Gestaltwandel in dem Sinne, daß ein- und dasselbe Krankheitsbild sein Gesicht geändert hätte, denn das Ulcuscarcinom kann nicht mehr als peptisches Ulcus, sondern muß als ein Carcinom angesprochen werden. So ist auch der Leberkrebs keine abgewandelte Form der Lebercirrhose! Diese Beispiele mögen uns vor Augen führen, wie das Krankheitsgeschehen der bösartigen Tumoren schon rein theoretisch schwer in die Gedankengänge des Gestaltwandels einzuordnen ist, da es als forziertes dynamisches Geschehen vor sich geht und der „Gestaltwandel" zu seinem ureigensten Wesen gehört.

Die Arbeiten über das Verhalten von Kern und Protoplasma der krebsig veränderten Zelle gegenüber der normalen Zelle machen deutlich, daß das Krebsgeschehen als solches mit vollem Recht bereits als „Gestaltwandel" bezeichnet werden kann. Das geht z. B. aus der Charakterisierung der Tumorzelle nach LETTRÉ hervor:

„Nach LETTRÉ kann die Tumorzelle charakterisiert werden:

a) als eine mutierte Körperzelle, erkenntlich an Variationen der Chromosomenzahl und -art,

b) durch den Stoffwechseltyp der unvollständigen Oxydation,

c) als ein zwar von der Norm abgewandeltes Stoffwechselsystem, das aber mit an sich gleichartigen Fermentsystemen wie das der normalen Zelle arbeitet,

d) durch Überwiegen der Wachstumsprozesse gegenüber funktionellen Leistungen,

e) durch eine Adaptation an die Regulationsfaktoren des Gesamtorganismus, eine Hormontaubheit gegenüber der physiologisch vorkommenden Hormonmenge" (E. H. GRAUL).

So wie einem spontanen Gestaltwandel vieler Infektionskrankheiten die Mutation ihrer Erreger zugrunde liegt, müßten wir den Krebs nach der Mutationstheorie von K. H. BAUER ebenfalls als eine Form des echten spontanen Gestaltwandels verstehen. SIEGMUND spricht in diesem Zusammenhange von einem „aus der Art-Schlagen" der Tumorzellen, es handele sich um eine Artänderung der Zellen durch Mutation. Das Geschwulstproblem ist nach SIEGMUND „als Störung des Ordnungs- und Regulationsgeschehens, also nicht nach der quantitativen Seite allein zu betrachten". Er betont jedoch in Übereinstimmung mit BORST u. FISCHER-WASELS, daß es keine eigentliche „Krebszelle" gäbe.

Wir ersehen hieraus, wie schwierig die Dinge beim Carcinom zu liegen kommen, da die dem Krankheitsbild eigene Pathogenese völlig unbekannt ist, jedoch als eine Art Pathomorphose betrachtet werden muß und eine darüber hinausgehende Deutung bzw. Einordnung weiterer in das Gebiet der Pathomorphose gehöriger Veränderungen fragwürdig erscheinen muß, besonders im Hinblick auf ihren Zusammenhang mit dem sogenannten „normalen" Krebsgeschehen, d. h. im

Hinblick auf die Frage, ob sie einen Teil der Krankheit selbst oder ein zusätzliches, bisher nicht zur Beobachtung gelangtes Geschehen darstellen.

Eine Abgrenzung derjenigen Vorgänge, die unmittelbar zum Wesen der bösartigen Geschwülste gehören, von solchen, die entweder spontane oder durch die Therapie induzierte Pathomorphose darstellen, ist nach dem Gesagten heute kaum möglich. Ebenso wie über dem Primärgeschehen des Krebses noch viel Dunkelheit liegt, so auch über dem Vorgang der Metastasenbildung (H. E. WALTHER, 1948; A. BIENENGRÄBER, 1949; K. KATZ, 1951, 1954; W. FISCHER, 1952).

Der Krebs ist eine Erkrankung, die im Kampf mit dem Organismus bis auf wenige Ausnahmen stets die Oberhand behält, und doch sind hier und dort eindeutige Abwehrreaktionen des Organismus bekannt geworden, ja selbst vereinzelte *Spontanheilungen*. Man hat von einer Beeinflussung des Geschwulstwachstums von seiten der Hypophyse (SELYE, SAMUELS) wie auch von seiten der Schilddrüse (H. BAUER) gesprochen. HOEPKE denkt an eine antiblastische Wirkung des reticuloendothelialen Systems, und DOMAGK hat darauf hingewiesen, daß von der Milz und von der Leber Einflüsse ausgehen können, die einem Wachstum des Tumors entgegenwirken. HEILMEYER u. DRUCKREY sprechen allen diesen Faktoren keine nennenswerte Rolle in der Geschwulstabwehr zu. Andere Autoren sehen wiederum in den fast stets im Stroma des Krebses vorhandenen Lymphocytenansammlungen eine Abwehrreaktion (RIBBERT). A. DIETRICH ist von „Gegenwirkungen“ des Körpers „gegen die Autonomie der Geschwülste überzeugt“, selbst wenn wir bisher noch „wenig über diese geschwulsthemmenden Eigenschaften des Körpers wissen“.

Über *Spontanheilungen* (ausführliche Literatur siehe bei J. WOLFF, HACKMANN, HUTH) berichten SENGER (1894), LUBARSCH (1894), W. PETERSEN (1902), HANDLEY (1909), GODFREY (1911), A. THEILHABER (1912), H. RIBBERT (1916), KONJETZNY (1918), ROTHENBURG (1918), W. CEELEN (1920), E. CORDES (1924), M. FLESCH (1927), FR. ERKES (1925), CASPER (1927), R. FRAUCHIGER (1929). 1922 publizierte auch SAUERBRUCH über Spontanheilungen bösartiger Tumoren: „Solche Feststellungen über spontane Heilungsmöglichkeiten sind für das Studium der bösartigen Geschwülste von grundlegender Bedeutung. Der Körper verfügt also unter Umständen über die Kraft, eine bösartige Neubildung zur Rückbildung, ja zur Spontanausheilung, zu zwingen.“ KÖRBLER, DUNN u. SMITH beobachteten Spontanheilungen bei Hautkrebsen und J. O. FORGESON u. B. N. BLACK (1955) berichten neuerdings über das spontane Verschwinden eines inoperablen Carcinoms des Colon descendens!

Selbstverständlich müssen wir allen diesen Mitteilungen gegenüber äußerste Zurückhaltung wahren (vgl. v. HANSEMANN, 1913; O. STRAUSS, 1927; H. WINTZ, 1950 und R. FRAUCHIGER). Und doch werden wir die spontane Vernichtung von Krebszellen und -nestern im Körper anerkennen müssen, was freilich nicht beweisen kann, daß selbst ganze Krebsgeschwülste ausheilen können. M. B. SCHMIDT u. CEELEN beobachteten die Vernichtung von Krebszellen in der Lunge (vgl. auch WALTHER), KONIETZNY (1918) im Netzgewebe und SCHAIRER (1938) in der Leber. CHR. HACKMANN (1950) konnte im Tierversuch zeigen, daß die „Heilung“ des Krebses unter Nekrotisierung des Tumorgewebes erfolgt, ferner durch Resorption und Bindegewebsentwicklung. Eine wesentliche Rolle leukocytärer, lymphocytärer und plasmazelliger Infiltrate (wie von HOEPKE angenommen) konnte HACKMANN nicht feststellen, auch für die Wirkung hemmender Einflüsse dieser Zellsysteme ergaben sich keine Anhaltspunkte.

Vielleicht müssen wir auch die *Knochenbildung* in Carcinomen als einen Spontanheilungsversuch deuten. Knochenvorkommen im Krebsgewebe wurde unter anderem von G. B. GRUBER (1913, 1953), T. HAGESAWA (1923), G. MICSEH und von K. PLENGE (1955) beschrieben.

H. F. HUTH (1952) glaubt feststellen zu müssen, daß sichere Spontanheilungen maligner Tumoren sowohl beim Carcinom als auch beim Sarkom beobachtet worden sind sowie ebenfalls langanhaltende Remissionen. Die Ursache dieser Remissionen bzw. Spontanheilungen sieht HUTH in bestimmten, gleichzeitig auftretenden Infektionen, wie z. B. im Erysipel, in Eiterungen, Abscessen, Pneumonien (vgl. hierzu J. WOLFF und die bei ihm aufgeführte ältere Literatur, vor allem BUSCH, 1866; HAHN, 1870; BRUNS, 1888).

Es fragt sich, inwieweit wir die von einigen „medizinischen Außenseitern" berichteten Heilungen von Krebsen durch homöopathische oder pflanzliche Mittel ebenfalls den Spontanheilungen zurechnen wollen: E. SCHLEGEL, der altehrwürdige Tübinger Homöopath, sah in einer Reihe von Fällen einen Stillstand des Krebses durch die Homöotherapie, desgleichen G. W. SURYA (1927), A. NEUMANN (1935), A. HEISLER (1944) und J. ISSELS (1953). GORDON (1895) will sogar einen Zungenkrebs mit Veilchenblättertee geheilt haben. R. JACOB u. A. SCHLOZ (1955) unterzogen erst kürzlich die auch heute noch immer wieder zur Krebstherapie empfohlene GERSON-Diät einer strengen Kritik.

A. LEROI publizierte günstige Ergebnisse bei der Behandlung bösartiger Tumoren mit *Iscador*, einem Mistelpräparat, das wir an dieser Stelle nennen, ohne es mit den oben aufgeführten Mitteln gleichsetzen zu wollen. Siehe über die Mistelextrakttherapie (Plenosol) auch D. KRAFT (1940), M. WASMUTH (1944), E. RÖSELER (1949), W. STEHBERGER (1950), F. E. KOCH (1951), W. B. RÖSELER (1952), H. MITTELSTRASS (1953), K. HEUSCH (1953), D. BRÜCK (1954) u. a.

Diese wenigen Hinweise mögen genügen! Entnehmen wir ihnen, daß der Krebs ganz sicher keine gesetzmäßig gradlinig zum Tode verlaufende Krankheit ist, sondern spontane Remissionen, auch spontane „Heilungsversuche", selbst wenn sie nicht zur Heilung der Krebskrankheit als solcher führen, zu seinem Wesen gehören. Wir halten uns nicht für berechtigt, diese in Richtung auf eine angestrebte Heilung hin auftretenden Gewebsveränderungen als Spontanpathomorphose des Krebses zu deuten. Auch erlauben die dürftigen Mitteilungen der Literatur zur Frage des spontanen Gestaltwandels einiger Organkrebse noch keine verallgemeinernden Schlüsse, ehe wir nichts Näheres über das Krebsgeschehen als solches wissen.

K. H. BAUER sagt in bezug auf den Wandel der Krebskrankheit: „Aber was sind schließlich jene paar Dutzend umstrittener Fälle Spontanheilungen gegenüber den vielen Millionen Krebskranker der gleichen Zeit; Kranker, bei denen nichts variiert, als nur die Zeit zwischen der Krebsdiagnose und dem Tode."

Fragen wir, ob die *Chemotherapie* einen grundsätzlichen Wandel in der Prognose oder im klinischen bzw. pathologisch-anatomischen Bild der Krebskrankheit geschaffen hat:

„Über Chemotherapie des Krebses zu sprechen ist gefährlich. Der Illusion vorzubeugen, beginne ich mit der Feststellung, daß es bis heute endgültig chemotherapeutisch geheilte Krebse noch nicht gibt" (K. H. BAUER, 1945).

Ähnlich äußern sich L. Heilmeyer, E. H. Graul und J. Pirwitz. W. Doerr betont aber zu Recht, daß eine bescheidene Hoffnung, schließlich durch die Chemotherapie doch noch zum erhofften Ziele zu gelangen, nicht unbegründet sei. „Die Zellteilung, ohne die ein Wachstum undenkbar ist, ist ein komplizierter Vorgang, der durch toxische Einflüsse gestört werden kann; die ungeheure Vielzahl der möglichen chemischen Verbindungen gibt das Recht zu hoffen . . . Die experimentelle und klinische Prüfung von mehr als nach Butenandt 5000, nach Gellhorn 10000 chemischen Substanzen, hat auch Stoffe mit sogenannter Selektivwirkung erkennen lassen."

Wir müssen uns trotz gegenteiliger Stimmen (Schinz) also grundsätzlich zu der Auffassung bekennen, daß malignes Wachstum sehr wohl chemotherapeutisch zu beeinflussen ist (vgl. H. Druckrey, 1954) und die Möglichkeit, wie dieses zu geschehen habe, prüfen. Nach Butenandt kommt es darauf an, entweder die Entstehung der Krebszellen von vornherein zu verhindern, die Anzahl etwa vorhandener Geschwulstzellen zu verkleinern oder das Tumorwachstum zu verzögern. Die experimentelle therapeutische Geschwulstforschung ist die verschiedensten Wege gegangen. Nach Domagk (1954) dürfte ein Angriffspunkt für die Chemotherapie nur insofern vorhanden sein, als die Krebszelle qualitativ und quantitativ ein anderes fermentatives und Stoffwechselverhalten als die normale Zelle bietet. Seitdem bekannt ist, daß auch die Chemotherapie der bakteriellen Infektionen letzten Endes darauf beruht, daß die Vermehrung der Krankheitserreger durch eine spezifische Beeinflussung ihrer fermentativen Lebensprozesse gedrosselt werden kann, dürfte nach Domagk eine gewisse Hoffnung auf eine kausale Therapie des Krebses für die Zukunft nicht ganz ausgeschlossen sein.

L. G. Birth (1955) geht auf eine Arbeit von C. P. Rhoads (1954) ein, der die Entwicklung der bisherigen Krebs-Chemotherapie in zwei Stufen einteilt und die Ansicht vertritt, daß sie sich nunmehr in der 3. Phase ihrer Entwicklung befindet. Der erste Schritt führte zur Entdeckung von Stoffen und Verfahren, die eine Atrophie des spezifischen Gewebes verursachen und damit ein weiteres Wachstum von Krebszellen unterdrücken (hormonelle Behandlung des Prostata- und Mamma-Carcinoms sowie der Leukämie). Die zweite Entwicklungsstufe führte zu Therapeutica, welche alle Zellen in direkter Abhängigkeit von ihrer Teilungs- und Wachstumsgeschwindigkeit schädigen. Zu diesen Stoffen rechnet z. B. das Colchizin, das Stickstoff-Lost sowie chemisch ähnliche Verbindungen. Durch die Entdeckung von Stoffen, die auf Grund unterschiedlicher biochemischer Eigenschaften des Nucleinsäurestoffwechsels nur die Krebszellen selektiv schädigen, befinden wir uns am Beginn einer 3. Stufe der Krebstherapie.

Die chemische Krebstherapie muß also einmal versuchen, die Geschwulst als solche zu treffen, zum anderen, die Abwehrkräfte des Wirtsorganismus zu stärken (Butenandt, Domagk, Domagk u. Hackmann, Hoepke, Frey, Fischer-Wasels, Streicher, Tuchmann, Wilcke), oder sie wird kombiniert als physikochemische Therapie oder als mutative Syncarcinocolyse (K. H. Bauer) betrieben. Die Zahl der bis heute zur Verwendung gelangten chemischen Mittel ist groß. Heilmeyer unterscheidet 5 Gruppen von Krebstherapeutica: 1. die eigentlichen *Teilungsgifte*, die sich wiederum in *Mitosegifte* (z. B. Colchizin, Lettré) und *Ruhekerngifte* (z. B. Arsen, Stickstoff-Lost, TEM, Actinomycin C) trennen, 2. die *Cytostatica*, deren Wirkung auf den Wuchsstoff-Hemmstoff-Mechanismus abgestimmt ist, 3. Stoffe von *Hormoneigenschaft*, 4. *Radio-Isotope* und 5. Stoffe, die unspezifische Abwehrkräfte aktivieren.

Eine ähnliche Einteilung geht auf LETTRÉ (1954) zurück, der ebenfalls Cytostatica, Mitosegifte, Stoffwechselgifte, Antiwirkstoffe (z. B. Aminopterin) und Stoffwechselbeeinflussungen durch Kohlenhydrate oder Atmungskatalysatoren unterscheidet.

E. GRAUL bringt eine ausführliche Darstellung der Chemie und Pharmakologie der heute gebräuchlichsten Krebstherapeutica, H. SCHULTEN u. W. PRIBALLA (1955) eine kurze, aber übersichtliche Zusammenfassung der Tumorbehandlung mit cytostatischen Substanzen. Eine weitere erwähnenswerte zusammenfassende Arbeit über den heutigen Stand der Chemotherapie maligner Tumoren stammt von W. SIEGENTHALER (1956). GELLHORN unternahm den Versuch einer generellen Klassifizierung der Chemotherapeutica. Er unterscheidet Stoffe mit einem die Umgebung des Krebsgewebes treffenden Einfluß, Substanzen mit Einfluß auf den Allgemeinstoffwechsel und schließlich Therapeutica, die zu einer Schädigung des Krebsstoffwechsels selbst führen.

Der Name „Cytostatica" wurde von HEILMEYER eingeführt, der die 1946 in kurzem zeitlichen Abstand in die Geschwulsttherapie aufgenommenen Chemotherapeutica Äthylurethan (PATTERSON u. Mitarb.), Stickstoff-Lost, Stilbamidin (SNAPPER) und weibliche Keimdrüsenhormone (HUGGINS) unter dieser Bezeichnung zusammenfaßte. Der Begriff ist dem der Bacteriostatica nachgebildet und besagt nichts weiter, als daß im Vordergrund die Hemmung der Zellvermehrung steht. Der Effekt hängt eng mit der Hemmung der Kernteilung zusammen, er ist durch zahlreiche Tierversuche demonstrierbar (LETTRÉ, DRUCKREY). Leider rechtfertigt der klinische Erfolg nicht die auf Grund der Tierversuche gehegten Erwartungen, was auf dem zweiten Freiburger Symposion 1953 über die „Grundlagen und Praxis chemischer Tumorbehandlung" deutlich zum Ausdruck kam. KRETZ betonte hier unter anderem bereits die außerordentlichen Schwierigkeiten der Beurteilung chemotherapeutischer Behandlungserfolge beim Krebs, denn „reihenweise Vergleiche der chemotherapeutischen Behandlung sind beim Krebskranken kaum möglich".

Wir dürfen nicht vergessen, daß die Chemotherapie oft bei desolaten inoperablen, also weit vorgeschrittenen Carcinomen zur Anwendung kommt, so daß der Beurteilung der Wirkung dieser Arzneimittel zumeist ein völlig gemischtes unausgesuchtes Krankengut zugrunde liegt. R. RIEGEL (1955), der von 137 inoperablen Bronchialcarcinomen 38 cytostatisch behandelte, konnte im Endeffekt keinen Vorteil der behandelten Fälle gegenüber den unbehandelten feststellen (vgl. ähnliche Ergebnisse bei H. SCHMIDT-ELMENDORFF, V. SCHILD u. K. H. SCHREYER, 1955).

Viele Beobachtungen über günstige Erfolge mit den obengenannten chemischen Mitteln beziehen sich auf die Gruppe der Hämoblastosen und verwandte Krankheiten, jedoch nicht auf die eigentlichen Carcinome und Sarkome. H. MÜLLER berichtet zwar über gute Erfolge mit Cilag 61 bei inoperablen Tumoren mit Rückbildung der Lymphknotenmetastasen, aber auch er schätzt die Zahl der günstigen Beeinflussungen auf höchstens 30%. Über das Colchizin und seine Derivate in ihrer Wirksamkeit auf bösartige Blastome liegen Arbeiten unter anderem von A. P. DUSTIN, H. E. BOCK, R. GROSS, B. SCHÄR, P. LOUSTALOT u. F. GROSS sowie von H. H. BERRES vor.

Zu den Cystostatica rechnet auch das erst kürzlich von G. DOMAGK entwickelte „BAYER E 39", eine Kombination der Werkprinzipien der Chinone und der Äthylenimine. Günstige Erfahrungen hierüber liegen vor von G. DOMAGK, PETERSEN u. DOMAGK, H. J. WOLF u. N. GERLICH. Die Wirkung des Präparates soll nicht am Auftreten von Tumornekrosen, sondern von vermehrter Bindegewebsentwicklung im Krebs zu erkennen sein. Ferner sei eine Besserung des Allgemeinbefindens und der Blutsenkung zu beobachten.

Der *Stickstoff-Lost-Therapie* wurde von NABARRO, GADERMANN, GELLHORN, COLLINS, GRUNDMANN, RAFFAEL u. REILLEY besondere Aufmerksamkeit geschenkt. Neuerdings ist auch die intraarterielle Applikation in eine in das Gebiet der zu behandelnden bösartigen Geschwulst hineinführende Arterie empfohlen worden (SULLIVAN, JONES, SCHNABEL u. MCSHORY, BATEMANN, CORNMAN, PRICE, KENNELY, WINDISCH, HEUMANN, BERRY, CROMER, KLOPP, MESCON u. JONES). W. DOERR sagt hierzu mit Recht, daß diese Maßnahme kaum noch als Therapie bezeichnet werden könne, sondern nur als „verzweifelte Versuche an todkranken Menschen zu verstehen" sind.

H. SHAY, D. C. H. SUN u. C. J. D. ZARAFONETIS sowie H. SHAY u. D. C. H. SUN (1955) berichten über die i.v.-Thiotepa-Behandlung von 47 inoperablen und strahlenresistenten Carcinomträgern im Alter von 28—82 Jahren. Die Mamma- und Ovarialcarcinome des Untersuchungsmaterials (im ganzen 15) sprachen im allgemeinen gut an, so daß langdauernde Remissionen erzielt werden konnten, bei einem Fall wurde sogar völliges Verschwinden der Krebszellen beobachtet, sowie auch eine Änderung der Zellstruktur. Völlig ablehnend dagegen drückt sich RIEGEL über die Chemotherapie der Tumoren aus: „Die cytostatische Behandlung der Bronchialcarcinome und, wie unsere weiteren Beobachtungen zeigen, allgemein bei den echten malignen Neoplasmen, auch beim Sarkom, ist unwirksam."

Viele Autoren, besonders aber K. H. BAUER, sowie HUGGINS haben ihre Aufmerksamkeit der Frage der *Hormontherapie* des Krebses zugewandt. WINKLE berichtet über 750 mit Androgen behandelten Mamma-Carcinomen. 73% Besserungen, davon 27% objektiv nachgewiesene, konnten erzielt werden (vgl. A. WALSER, 1956). Eine weitere Statistik der Hormontherapie stammt von NESBIT u. BAUM. Bei 1818 Fällen von Prostatacarcinomen erzielten sie in 29% 5 Jahre Überlebensdauer, bei gleichzeitiger Kastration verbesserte sich diese Zahl auf 44%. Bei den unbehandelten Vergleichsfällen fanden sich nur 10% mit 5jähriger Überlebensdauer. HEILMEYER gibt an, daß die Lebenserwartung von Prostatacarcinomträgern bis um das Fünfzehnfache verlängert werden kann.

H. BAUER untersuchte nicht nur die Wirkung der männlichen und weiblichen Sexualhormone, sondern auch die Wirkung der Schilddrüsenhormone sowie den Einfluß der Hypophysenentfernung auf bösartige Geschwülste (vgl. DRUCKREY, LACASSAGNE). H. BAUER wirft die Frage wohlmöglicher Korrelationen zwischen einer Schilddrüsenvergrößerung und dem Krebsgeschehen auf. Er konnte bei einem Manne mit Magenkrebs und Wirbelsäulenmetastasen eine mächtige Zunahme der Schilddrüsengröße und eine Grundumsatzsteigerung von 151% feststellen und gibt zu bedenken, daß sich der Organismus vielleicht durch Funktionssteigerung der krebshemmende Wirkstoffe abgebenden Schilddrüse zu wehren versuche.

Auf die *Provozierung von Carcinomen* durch Hormonbehandlung (siehe oben) machten unter anderem BUTENANDT, KAUFMANN, MÜLLER, FRIEDRICH-FRESKA aufmerksam. G. LIEBEGOTT sah bei einem 66jährigem Manne nach Follikelhormonbehandlung wegen Prostatacarcinom in der linken Brustdrüse eine Mastopathia cystica mit beginnender krebsiger Entartung. Ähnliches konnte er auch bei einer Frau beobachten. R. R. HOWARD u. W. A. GROSJEAN bemerkten die Entwicklung eines doppelseitigen Mamma-Krebses bei einem Manne nach protrahierter Behandlung mit oestrogenen Substanzen (weitere Kasuistik vgl. B. SCHWEINGRUBER, 1956). W. DONTENWILL (1955) hält die Zusammenhänge zwischen einer gesteigerten Hormonproduktion, wie sie bei der Mastopathie vorliegt, und dem echten Carcinom für völlig unklar. Die Vermutung, das Follikelhormon sei allein verantwortlich für die Entstehung des Mamma-Krebses, wird von ihm als nicht bewiesen abgelehnt.

W. SCHÄFER berichtet über gute Erfolge des Stilbens (Asta 52) beim Prostata-Krebs. Ähnliche Erfahrungen konnten R. CAROW, W. KNIPPER, H. WILLMANS und C. E. WARNECKE machen. Die Synthese der Stilben-Präparate geht auf die Angaben von DRUCKREY, RAABE und H. ARNOLD zurück.

H. SCHMIDT u. H. WATRIN (1954) sahen nach neunmonatiger Sanamycin-Behandlung eines metastasierenden Hypernephroms ein völliges Schwinden der Lungenmetastasen und eine Normalisierung aller übrigen klinischen Befunde.

Pathologisch-anatomische Arbeiten über diese Fragenkomplexe liegen kaum vor. MEESSEN und seine Mitarbeiter LANGER u. GUSMANO berichten über den Gestaltwandel des bronchopulmonalen Carcinomes in zweifacher Hinsicht: Sie fanden eine besondere Variabilität in der Ausdifferenzierung der Platten- sowie auch der Adenocarcinome, zum anderen eine deutliche Vermehrung der Plattenepithelkrebse. Auch DÜBEN fand in ihren statistischen Erhebungen am Material unseres Institutes eine Vermehrung der Plattenepithelkrebse während der letzten zu vergleichenden Epoche. Da in allen diesen Zahlen Operationsmaterial mit verwertet wurde, erhebt sich der Verdacht, daß die bessere Operabilität der Plattenepithelkrebse die Zunahme derselben im Beobachtungsgut Pathologischer Institute vorgetäuscht habe, welchen Verdacht bereits MEESSEN aussprach. M. BOEHNKE beschäftigte sich mit der im histologischen Bild sichtbaren Wirkung der Stickstoff-Lost-Therapie auf bösartige Tumoren, konnte aber für die echten Carcinome und Sarkome nur in einem einzigen Fall von Bronchialcarcinom eine sichtbare therapeutische Wirkung herausfinden. Eine andere ausführliche statistische Bearbeitung dieser Frage stammt von E. GÖGLER (1952). Er kommt an Hand seiner eigenen Beobachtungen zu der Schlußfolgerung, daß eine „Entdifferenzierung“ als eine Folge der Chemotherapie *nicht* nachweisbar sei. Lediglich zwei von 16 Fällen ließen einen ursächlichen Zusammenhang zwischen der angewandten Therapie und der Entstehung ausgedehnter Nekrosen vermuten. Die gefundenen regressiven Veränderungen entsprachen aber keineswegs immer dem Umfange und der Art der angewandten Therapie. Sie fanden sich nicht einmal in allen Fällen, die in günstigem Sinne reagiert hatten, so daß GÖGLER zu dem Schluß kommt, die histologische Untersuchung könne über die morphologischen Grundlagen der Remissionen nicht in vollem Umfange Aufschluß geben.

Zahlreiche Autoren, unter ihnen MEYTHALER u. HÄNDEL, CRAVER und auch GAENSLER u. Mitarb. glauben in etwa 50% der Fälle von Bronchialcarcinom eine deutliche Beeinflussung des Tumors durch Stickstoff-Lost gesehen zu haben. Namentlich die kleinzelligen indifferenten Krebse sollen auf dieses Mittel gut ansprechen.

I. B. HERRMANN, E. KIRSTEN u. J. S. KRAKAUER behaupten einen echten Gestaltwandel der Mamma-Krebse unter der Therapie mit Sexualhormonen, da sie eine ganz auffällige Zunahme der osteoklastischen Knochenmetastasen nach dieser Therapie gesehen haben wollen. Es ist jedoch bekannt, daß das Mamma-Carcinom von jeher als ein Hauptvertreter der in das Knochensystem metastasierenden Geschwülste gilt und osteoklastische Metastasen ganz allgemein häufiger sind als osteoblastische. H. BÖNI (1956) behandelte einen Fall von Prostatacarcinom mit ausgedehnten Knochenmetastasen mit Äthinyl-Oestradiol. Er sah weitgehende Heilung der Knochenmetastasen, die in 4 Formen sichtbar wurde: 1. Als osteosklerotische Narben, 2. als hyaline Marknarben mit und ohne Carcinom, 3. als Krebsknötchen mit Osteosklerose und 4. als narbige Steatonekrose. BÖNI unterstreicht, daß alle beschriebenen Veränderungen auch spontan auftreten können, durch die oestrogenen Hormone aber verstärkt werden. L. GEISSENDÖRFFER (1947) sah an oestrogen behandelten Prostatakrebsen regressive Veränderungen der Zellen in Gestalt von hydropisch-vacuolären Degenerationen (vgl. R. HASCHE-KLÜNDER u. A. GACA, 1955, H. JACOB u. C. F. ROTHAUGE 1956), ähnliche Veränderungen konnten auch SULLIVAN, JONES, SCHNABEL u. SHOREY an Stickstoff-Lost-Behandelten beobachten.

Ein Beispiel aus unserem eigenen Beobachtungsgut:

SN. 1082/55, 81 jähr. ♂. Angeblich bis 1950 immer gesund gewesen. Seit dieser Zeit Miktionsbeschwerden. Es wurde eine Prostatahypertrophie diagnostiziert, in der sich bei der histologischen Untersuchung von durch Elektroresektion entnommenem Gewebsmaterial ein eindeutiges *Carcinom* nachweisen ließ. Da eine ausgedehntere Operation wegen des vorgeschrittenen Alters und des schlechten Herz- und Kreislaufzustandes nicht ratsam erschien, wurde eine *Hormonbehandlung* eingeleitet. 1954 Vasektomie und Entfernung beider Hoden, wiederum Hormonbehandlung. Es wurden in der Hauptsache die Präparate Honvan und Progynon verabfolgt, genaue Dosis nicht mehr feststellbar. Unter Berücksichtigung der insgesamt 4 jährigen Hormonbehandlung darf mit ungewöhnlich hohen Dosen gerechnet werden. 1955 wurden Knochenmetastasen in der Wirbelsäule und im Becken festgestellt. Am 2. 12. 1955 trat der Tod infolge Herz- und Kreislaufversagens bei zusätzlich vorliegendem syphilitischen Aortenaneurysma und arteriosklerotischem Schwielenherz ein.

Sektionsdiagnose. Pflaumengroßes *Prostatacarcinom.* Chronische, teilweise härmorrhagische Urocystitis. Ausgedehnte Knochenmetastasen, besonders in fast allen Wirbelkörpern, im Kreuzbein und in der li. Darmbeinschaufel. *Zustand nach Kastration und Hormonbehandlung: Beiderseitige Gynäkomastie,* lipoidreiche Nebennierenrinden. Allgemeine Anämie, Kachexie.

Allgemeine Arteriosklerose, besonders hochgradige kalkige und geschwürige Arteriosklerose der Aorta. Mesaortitis syphilitica. Walnußgroßes Aortenwandaneurysma im aufsteigenden Teil sowie hühnereigroßes Aneurysma am Anfang des absteigenden Aortenabschnittes. Arterio-Arteriolosklerose der Nieren. Exzentrische Hypertrophie der li. Herzkammer. Disseminierte Herzmuskelschwielen (sowie einige in diesem Zusammenhange zu vernachlässigende Nebenbefunde).

Die **histologische Untersuchung** der Prostata sowie verschiedener Knochenmetastasen zeigt ein infiltrierend wachsendes, trabeculär strangförmig gebautes Cylinderepithelcarcinom mit vereinzelten angedeutete tubulären Bildungen. Es fallen in allen Abschnitten der untersuchten Gewebsstückchen die hochgradigen regressiven Veränderungen des Krebses in Gestalt der *hydropisch-vacuolären* Krebszelldegenerationen auf. An zahlreichen Stellen finden sich große „*Schaumzell*"-*Lager*, die als durch die Hormonwirkung (?) abgewandelte Tumorzellen gedeutet werden müssen (Abb. 40).

J. Becker beschrieb histologische Veränderungen des Krebses nach Behandlung mit Cholinum chloratum, die zumeist in Form einer Änderung des Wachstumcharakters der Geschwulst zu erkennen waren. In der Umgebung der Geschwulstkomplexe fand er erhebliche entzündlich-zellige, vorwiegend leukocytäre Reaktionen ähnlich wie nach der Anwendung von Röntgenstrahlen. Makroskopisch zeigte sich die Tumoraffinität des Cholins in einer regelmäßig auftretenden

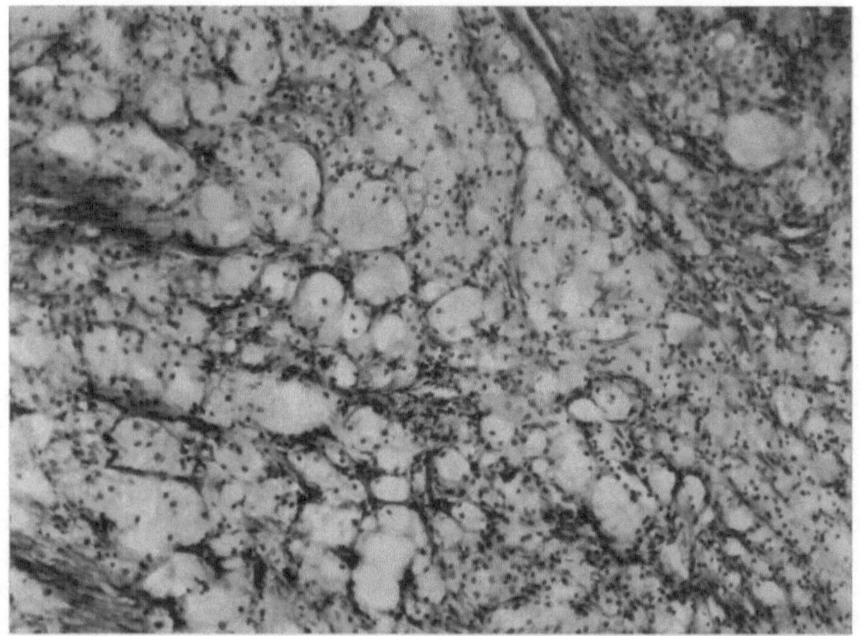

Abb. 40. SN. 1082/55, 81jähr. ♂. *Prostatacarcinom.* Krankheitsverlauf 4 Jahre. *Therapie:* Hohe Dosen Honvan und Progynon. Gynäkomastie. Ausgedehnte hydropisch-vacuoläre, schaumzellenartige Veränderungen des trabeculär wachsenden Krebses (Paraffin, HE, Vergr. 1:160)

Herdreaktion im Tumor und im Metastasengebiet: Rötung, Schwellung, Schmerzen und Vergrößerung, später Schrumpfung und Konsistenzvermehrung des Tumors.

Hat der Krebs nun sein klinisches oder gar sein pathologisch-anatomisches „Gesicht“ unter der modernen Chemotherapie gewandelt, etwa derart, daß wir Schwierigkeiten hätten, ihn heute auf dem Sektionstisch oder im Mikroskop zu erkennen? Wir können hierauf mit einem klaren „Nein“ antworten. Der Krebs sieht heute, selbst nach intensiver Chemotherapie, immer noch so aus, wie wir ihn seit den Beschreibungen von v. Rokitansky und Virchow kennen. Die seltenen Heilungen oder ins Gewicht fallenden Remissionen stellen in Würdigung der Häufigkeit des Krebsvorkommens extreme Ausnahmefälle dar, die keine allgemein gültigen Schlüsse zulassen, um so weniger, als doch anscheinend auch echte, wenn auch seltene Spontanrückgänge des Carcinoms beobachtet werden. Es erhebt sich auch die Frage, inwieweit wir berechtigt sind, regressive

Veränderungen im Krebsgewebe, die vielleicht als vom Körper angestrebte Heilungsvorgänge gewertet werden könnten, als Gestaltwandel zu bezeichnen?

Auch im *histologischen Verhalten* des Krebses sind keine Änderungen bekannt geworden, die das Maß der gewöhnlichen hinlänglich bekannten Variationsfreudigkeit des Krebses überschreiten würden. Wir möchten auch nicht Abweichungen zwischen dem Bilde des Primärtumors und dem der Metastasen oder die im Laufe der Krankheitsdauer zuweilen stärker werdende Entdifferenzierung einer Krebsart als Pathomorphose bezeichnet wissen. Diese Frage kann unseres Erachtens nicht allein durch die histologischen Untersuchungen des Operationsmaterials oder der Probeexcisionen entschieden werden.

Wir haben im vorliegenden Kapitel aufzuzeigen versucht, wie *ungeklärt* fast alle zur Beurteilung eines etwaigen Gestaltwandels des Krebses notwendigen Daten sind. Wir glauben damit unter Beweis gestellt zu haben, daß die Zeit für eine solche Beurteilung der Geschwulstkrankheiten noch nicht gekommen ist.

2. Die Hämoblastosen

Die Prüfung der Hämoblastosen hinsichtlich eines stattgehabten spontanen oder therapeutisch bedingten Gestaltwandels sieht sich ähnlichen Schwierigkeiten gegenüber wie die der echten bösartigen Tumoren. Handelt es sich bei den erstmalig von RUDOLF VIRCHOW (1946) beschriebenen Leukämien um tumorartige Krankheiten (BANTI, RIBBERT, APITZ, HEILMEYER, ROHR, MOESCHLIN), oder um hyperplastische Systemerkrankungen (M. B. SCHMIDT, NAEGELI), handelt es sich um infektbedingte, durch exogene Einflüsse hervorgerufene oder um spontane, aus endogenen Ursachen heraus entstandene Krankheiten? Wir wissen es nicht. VIDEBAEK z. B. ist der Ansicht, daß die Leukämie eine gemeinsame hereditäre Disposition mit Malignomen hat, und auch LENTZ stellt fest, „daß Leukämie und perniciöse Anämie sich auf dem Boden einer allgemeinen Geschwulstveranlagung in gleicher Weise entwickeln können wie ein Carcinom, ein Sarkom oder andere bösartige Geschwülste". Es sind zahlreiche *exogene* Noxen auf ihre leukämieprovozierenden Eigenschaften hin untersucht worden, z. B. durch Erreger bedingte Infekte, Vergiftungen, besonders die Benzolvergiftung, auch Röntgenstrahlen, ohne daß wir heute über das Wesen dieser Krankheit mehr wüßten als zur Zeit RUDOLF VIRCHOWS. Auch *endogene* Noxen, Einflüsse des Geschlechtes (Männer sollen häufiger befallen werden als Frauen), des Alters (myeloische Leukämien treten hauptsächlich in mittleren, lymphatische im höheren und akute Leukämien im Kindesalter auf), sowie erbbedingte Faktoren müssen berücksichtigt werden (vgl. W. LÖFFLER u. W. BOLLAG, 1955). Alle diese Fragenkomplexe sind von L. HEILMEYER im Handbuch der inneren Medizin ausführlich abgehandelt worden (Literatur siehe dort).

Zur Frage der *Häufigkeit* der Leukämien äußert sich HEILMEYER wie folgt: „Die leukämischen Erkrankungen sind zweifellos in starker Zunahme begriffen." HEILMEYER führt alte Statistiken von LIMBECK (1896) an, der die Häufigkeit der Leukämien im klinischen Krankengut mit 0,04% beziffert, ferner Aufzeichnungen von EICHHORST, der sie mit 0,1% angibt.

Heute wird die Häufigkeit der Leukämien nach HEILMEYER mit 50 bis etwa 200 Fälle auf 10000 Erkrankungen angegeben. Diese Zahl stellt nicht, wie beim

Carcinom, eine scheinbare, durch Altersverschiebung und bessere Diagnostik verursachte Zunahme dar, sondern zeigt nach CURSCHMANN, STAGELSCHMIDT u. LEARDT eine statistisch signifikante Vermehrung der leukämischen Erkrankungen an. Zum gleichen Ergebnis gelangten auch die statistischen Nachprüfungen der ROBERT-ROESLER-DE VILLIERS-Stiftung 1955, die eine einwandfreie Zunahme der Leukämien in Nordamerika und Europa nachweisen konnten.

Das *gestaltliche Bild* der Leukosen ist mannigfaltig: Wir kennen chronische *Lymphadenosen* mit hauptsächlichem Befall der Lymphknoten, mit den charakteristischen Infiltraten der GLISSONschen Felder der Leber, wir kennen chronische Myelosen, lienale Leukämien mit pyoidem Knochenmark und riesigen Milztumoren, wir kennen eosinophile Leukämien, plasmocelluläre und auch megakaryocytäre, wir kennen ferner die große Gruppe der *akuten Leukosen*, die heute fast allgemein den myeloblastischen Leukämien bzw. den Stammzellenleukämien zugeordnet werden, ihrem Wesen nach aber keineswegs geklärt sind. Sie alle rufen charakteristische klinische und pathologisch-anatomische Befunde hervor; die akuten Formen verlaufen häufig als Sepsis, zuweilen auch typhusähnlich mit Darmgeschwüren oder agranulocytotischen Schleimhautveränderungen. Ferner grenzen wir von diesen leukämischen Formen der Hämoblastosen aleukämische Verlaufsformen oder tumorartige Krankheitsbilder ab. Alle Organe unseres Körpers können von leukämischen Infiltraten durchsetzt sein, zuweilen sind aber nur einzelne Organe befallen, ja selbst die Leber kann leukämische Infiltrate vermissen lassen.

Neben den erwähnten klassischen Formen der Leukämien sind von jeher auch solche bekannt, die sich außerordentlich schwer in das eine oder andere Schema einordnen lassen und gerade diese Grenzfälle erschweren die Beurteilung eines Gestaltwandels außerordentlich. Vergessen wir nicht, daß es erst vor kurzem STODTMEISTER u. SANDKÜHLER gelang, die Frage der aleukämischen chronischen Myelose dahingehend zu klären, daß dieser Krankheit fast stets eine Osteomyelosklerose oder -fibrose zugrunde liegt. Vergessen wir ferner nicht, daß sehr zahlreiche Übergänge und Zwischenformen der leukämischen zu den retothelialen Erkrankungen bekannt sind (FRESEN), was nicht wunder nehmen kann, wenn man das Retothelgewebe als das Muttergewebe der gesamten Hämopoese betrachten darf. So sah E. BENECKE (1940) den Übergang einer Leukämie in ein Retothelsarkom, und A. DIETRICH (1942) den einer Leukämie in eine Lymphogranulomatose.

Derartige Übergänge des einen der in diesen Formenkreis gehörigen Krankheitsbilder in ein anderes kann jedoch nicht in unserem Sinne als „Spontanpathomorphose“ bezeichnet werden. Ohne Zweifel liegt hier in gewissem Sinne ein Gestaltwandel, eine Abwandlung eines Krankheitsbildes vor, aber es handelt sich doch jeweils nur um ein *Einzelvorkommnis* und nicht etwa um den Wandel eines ganzen Krankheitsbildes, d. h. der Summe aller Vorkommnisse. Dieser „Wandel“ ist auch ein dem Wesen der leukämischen Geschehnisse eigentümlicher und wurde in der gleichen Form seit jeher beobachtet. Er birgt lediglich die Problematik des Krankheitsbildes selbst in sich, aber kein Problem im Sinne des Gestaltwandels.

Diese Fragen können im Rahmen unserer Arbeit nicht erschöpfend behandelt werden, wir müssen lediglich die Zusammenhänge kennen, um nicht Fehlschlüssen in der Beurteilung eines Gestaltwandels der Leukämien zum Opfer zu fallen. Ehe wir nach den Erfolgen der Therapie fragen und nach ihrem etwaigen Einfluß auf das gestaltliche Geschehen der Leukämien, forschen wir zunächst nach bekanntgewordenen spontanen Veränderungen. Langdauernde Remissionen ohne vorausgegangene Behandlung gehören durchaus zu dem gewöhnlichen Bilde der Leukämie. Bei der akuten Leukämie sollen sie nach SMITH u. BELL in etwa 2—3% vorkommen, nach HUTH in 1%. HUTH gibt eine tabellarische Übersicht über die bisher bekannten Spontanremissionen bei Leukosen. Er macht für diese Spontanremissionen ähnlich wie für die Spontanheilungen der Krebse Infektionskrankheiten verantwortlich, die mit Auflösung bestimmter Arten von Mikroorganismen in der Leber oder in der Haut vor sich gehen (z. B. Erysipel). Eine bleibende spontane Ausheilung einer Leukämie ist nach HUTH bisher jedoch nicht beobachtet worden.

Die *Prognose* der *akuten Leukämie* muß in allen Fällen als *infaust* bezeichnet werden (HEILMEYER), der bekannte Fall GLOOR, den NÄGELI als geheilte akute Leukämie ansprach, gehört nach HEILMEYER in die Gruppe der „oft stürmischen Heilreaktionen einer Agranulocytose oder Panmyelophthise".

Die *chronischen Leukämien* verlaufen zumeist über viele Jahre, so daß leicht Heilungen vorgetäuscht werden können. NÄGELI beobachtete eine 25 Jahre während Krankheitsdauer einer Myelose, KRACKE einen über 18 Jahre andauernden Fall und HEILMEYER sogar mehrere Fälle chronischer Myelosen, die mit Perioden jahrelangen Wohlbefindens 7 Jahre Krankheitsdauer aufwiesen. Die chronischen Lymphadenosen verlaufen im allgemeinen noch länger, 3—16 Jahre werden in der Literatur genannt (KLEIN u. v. NOORDEN).

Als *morphologischen Ausdruck spontaner* Heilungstendenzen beschrieb U. GRAFF (1938) herdförmige Verkalkungen in der Leber, sowie in der Milz, im Pankreas und in den Lungen, die er bei einer 58jährigen Frau beobachten konnte, welche bereits seit 30 Jahren an einer Lymphadenose litt. Ob man hierzu auch den von VERSE (1920) beschriebenen Fall mit ausgedehnten Verkalkungen der Lungen, der Lungenvenen und des linken Vorhofes bei chronischer Myelose rechnen darf, erscheint zweifelhaft.

A. HÄSSIG (1947) berichtete über das Vorkommen von *Lebercirrhose* bei aleukämischen Lymphadenosen. Er beschrieb einen Fall, welcher cirrhoseartige Veränderungen in der Leber bei einer dreijährigen aleukämischen Lymphadenose aufwies, die unter zunehmender begleitender hämorrhagischer Diathese zum Tode geführt hatte. HÄSSIG stellte eine Tendenz sämtlicher leukämischer Infiltrate zur Induration und Vernarbung fest, in deren weiteren Verlauf es zur Entwicklung einer klassischen *Lebercirrhose* kam. M. MOSSE u. R. RÖSSLE beschreiben ähnliche, fibrös-narbige Veränderungen der Leber bei Leukämien, die PRINZ als Folge von Abbauvorgängen deutet, in der Ansicht, daß die leukämischen Infiltrate der periportalen Felder zerstörend auf die Leberläppchen übergreifen. Durch Schwund der Infiltrate soll die so entstehende Zuwachszone des periportalen Feldes kollagenisiert und dadurch das Leberbild dem einer Cirrhose ähnlich werden (PRINZ). Diese Beobachtungen sind für unsere Betrachtungen insofern wichtig, als derartige Veränderungen ursächlich leicht der Chemotherapie zugeschrieben werden könnten, sie aber auch unabhängig von dieser schon vor der chemotherapeutischen Ära zur Beobachtung kamen.

Uns sind aus der Literatur *keine* Daten bekannt geworden, die eine *spontane gestaltliche Änderung* des Gesamtkrankheitsbildes der Leukämien wahrscheinlich machen könnten, wobei nochmals betont werden muß, daß vereinzelte spontane Übergänge, also die seit jeher zur Beobachtung gekommenen Wandlungen der einen in die andere Form der Hämoblastosen oder Retotheliosen nicht als Pathomorphose in unserem Sinne gewertet werden können.

Wie steht es mit dem Einfluß der *Chemotherapie* auf das Krankheitsbild der Leukämien? Die Chemotherapie der Leukosen ist verhältnismäßig gut ausgearbeitet (W. DOERR). HEILMEYER gibt in seinem Referat auf dem 2. Freiburger Symposion 1953 ein anschauliches Bild hiervon. Als Therapeutica kommen für die Leukämien die gleichen Arzneimittel zur Anwendung wie für die echten bösartigen Geschwülste, aus welcher Tatsache auf eine gewisse Verwandtschaft der Leukämien zu den Blastomen geschlossen werden darf. HEILMEYER sieht in der kurzen Lebensdauer der weißen Blutzellen den Grund, warum bei diesen Krankheiten die Hemmung der Zellteilung so rasch in den Abfall der Zellzahl und in der raschen Verkleinerung leukotischer Tumoren sichtbar wird, und warum diese Neoplasie die dankbarste Erkrankung für die Behandlung mit cytostatischen Mitteln darstellt.

Zunächst eine kurze Übersicht über die heute zur Anwendung kommenden Chemotherapeutica:

1. **Zellkerngifte** (Mitose- und Ruhekerngifte): Colchicin und Derivate, Stickstoff-Lost, Stilbamidin, Colcenicol, Demecolcin, TEM, Cilag 61, Trypaflavin, Benzol, Urethan, Myleran, Purinethol.
2. **Antiwuchsstoffe:** Folsäureantagonisten wie Aminopterin, Natriumfluoridmalonad, Jodacetat, Arsen.
3. **Hormone:** Oestrogen, Cortison, ACTH.
4. **Antibiotica:** Actinomycin C (Sanamycin).

Die Erfahrungen mit den eben genannten Mitteln sind in einer für den einzelnen fast unübersehbaren Literatur niedergelegt (vgl. u. v. a. BOCK u. GROSS, OEHME, HORSTER u. SANDKÜHLER, HEILMEYER, PATERSON, MÖSCHLIN, MEYER, LICHTMAN, BOLLAG, RIEGEL, LINKE u. LASCH, BEGEMANN, BROCKMANN, G. SCHULTE, H. LINGS, HACKMANN, PAUL, LANDOLT, LEMAIRE u. Mitarb., JUSTIN u. LAMOTTE, GOODMAN u. WINTROBE, SIEGENTHALER). H. HENNING (1955) faßt die Ergebnisse der cytostatischen Therapie der Leukosen wie folgt zusammen:

„Betrachtet man zusammenfassend die Ergebnisse der cytostatischen Therapie, so ist festzustellen, daß sich mit verschiedenen Mitteln Remissionen erzielen lassen. Diese beziehen sich vorwiegend auf chronische Prozesse, aber auch die akuten Formen lassen eine gewisse Beeinflußbarkeit erkennen. Den chemotherapeutischen Maßnahmen sind enge Grenzen gesetzt, die sich aus dem Verhältnis von toxischer und therapeutischer Dosis sowie aus der sich durchweg entwickelnden Resistenz gegen das jeweilige Medikament ergeben. Auch an der Tatsache des mehr oder minder schnell eintretenden letalen Ausganges der akuten wie der chronischen Leukosen konnten weder die alten Behandlungsmethoden mit Röntgenbestrahlung, großen oder häufigen kleinen Bluttransfusionen noch die neuen Cytostatica und die zur Abwehr von Sekundärinfektionen eingesetzten modernen Antibiotica etwas ändern."

MÖSCHLIN konnte an Hand eines relativ großen Materials zeigen, daß die Überlebenszeit seiner Kranken mit chronischen Leukämien im Durchschnitt 3,2 Jahre nach Diagnosenstellung betrug, wenn sie mit Röntgenstrahlen behandelt wurden, dagegen 5 Jahre, wenn sie konsequent nur mit Arsen angegangen wurden. H. SCHULTEN findet, „daß es bisher nicht erwiesen ist und auch recht fraglich erscheint, ob durch die Einführung der Cytostatica und Radio-Isotopen die Lebenserwartung der Leukämiekranken wesentlich gebessert worden ist". BOCK u. GROSS sowie auch RIEGEL haben darauf hingewiesen, daß sich bei den chronischen Leukosen sogenannte „Wirkungsschwerpunkte" für die einzelnen Arzneimittel herauskristallisieren. Während das Myleran besser bei den Myelosen anspricht, erzielt das TEM bei den Lymphadenosen eine größere Wirkung.

Als eines der ältesten bekannten Cytostatica darf das von PATERSON, HADDOW, THOMAS u. WATKINSON eingeführte *Urethan* gelten. Erfolge dieser Therapie sind übereinstimmend von BEDINGER u. Mitarb., BREDNOW, KARTAGENER, HANSEN, HEILMEYER, PIRWITZ, MÖSCHLIN, SCHÖN, SCHULTEN, TORIOLLI berichtet worden: Rückgang des Milztumors sowie der Leukocytenzahlen zur Norm werden beschrieben. Jedoch birgt die Urethanbehandlung auch Gefahren in sich, die heute zu einem Verlassen dieses Mittels als Therapeuticum geführt haben. HEILMEYER, MERK u. PIRWITZ sowie BOCK u. GROSS erwähnen urethanbehandelte Leukämien, die sich zu akuten Myeloblastenleukämien „wandelten" oder durch zu starkes Absinken der roten Blutkörperchen infolge Schädigung der Erythropoese zur aplastischen Anämie führten. J. BRUGSCH sah eine Porphyrinämie nach Urethanbehandlung.

Über die Urethanwirkung liegen auch einige pathologisch-anatomische Arbeiten vor. Im Mittelpunkt der feineren Veränderungen stehen Alterationen der Leukosezellen, Vacuolen in Zellkernen und Protoplasma. An die Stelle der zugrundegegangenen Zellen kann Granulationsgewebe mit Fibrose und Hyalinose treten, besonders in der Milz, im Lymphknoten und im Knochenmark. Das Lymphgewebe wird am stärksten beeinträchtigt. LENNERT hat über hyalintropfige Eiweißspeicherung in den Endothelien der Milzpulpavenen berichtet. MASSHOFF u. HEINZEL nehmen an, daß spontanheilende Leukämien ähnliche Spuren hinterlassen wie urethanbehandelte, nämlich eine Osteomyelosklerose. CHIARI hat über die Nebenwirkungen des Urethans referiert. Es ist aber außerordentlich mühsam zu entscheiden, ob eine vorliegende Hyalinose des Lymphgewebes im einzelnen Fall Ausdruck der Urethangabe, einer Arsenmedikation, eines chronischen Infektes oder aber einer Spontanremission ist (W. DOERR).

K. LENNERT (1950), der 20 autoptisch und bioptisch untersuchte Leukämiefälle hinsichtlich der Morphologie der Urethanwirkung untersuchte, kam zu folgenden Ergebnissen: Bei chronischen myeloischen Leukämien ist die Urethanwirkung am stärksten, wofür besonders die fehlende intracapilläre Myelopoese in der Leber spricht, während makroskopisch bereits das geringe Gewicht von Leber und Milz auffallen. Im Knochenmark konnte LENNERT Zelldegenerationen auffinden. Bei den akuten Leukämien sah er keine wesentliche Beeinflussung des morphologischen Bildes durch das Urethan, wohl dagegen aber bei den chronischen lymphatischen Leukämien, die eine zunehmende Hyalinisierung des Lymphgewebes (Milz und Lymphknoten) nach Urethangaben erkennen ließen. LENNERT schließt aus diesen Befunden, daß die Hauptveränderungen an den einzelnen Zellen durch eine vacuolige Aufblähung der Kerne sowie durch Pyknose und vereinzelte Riesenzellbildung gekennzeichnet seien. Der Hauptangriffspunkt des Urethans scheint somit der Kern der Zelle zu sein, und der entscheidende Faktor der Urethanwirkung sei nicht in der Mitosehemmung, sondern in einem degenerativen Vorgang zu suchen. Als Nebenwirkung sah LENNERT die Reduktion des lymphatischen Gewebes, die hyalintropfige Eiweißspeicherung und als Negativa die Panmyelophthise sowie die auffallende Herabsetzung der Infektresistenz.

M. Masshoff u. W. Heinzel berichten ebenfalls über das pathologisch-anatomische Bild der urethanbehandelten chronischen Myelose: Zeichen der Rückbildung leukämischer Wucherungen können fehlen, andererseits in ausgeprägter Form vorhanden sein und zum Bilde der Osteosklerose führen. Die leukämischen Infiltrate schwinden dann spurlos aus den sinusoiden Räumen

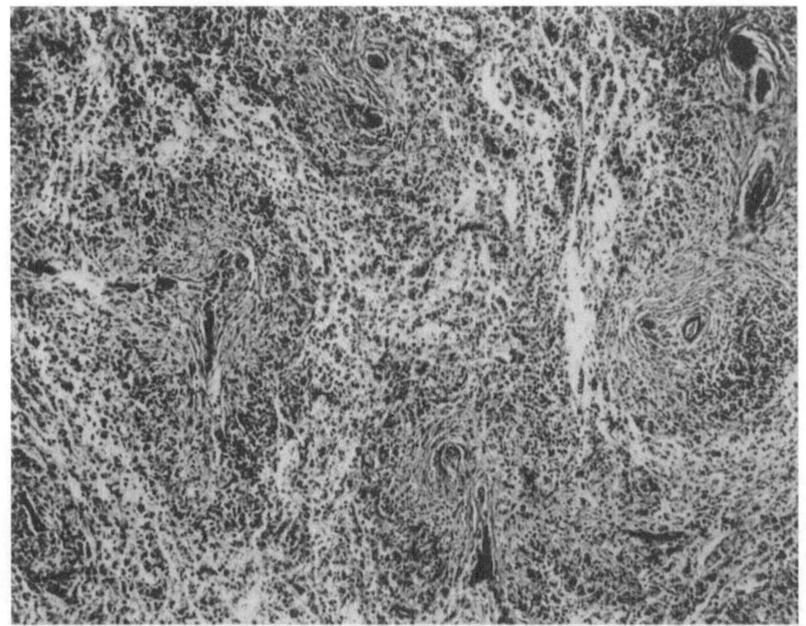

Abb. 41. Beobachtung Prosektor Dr. Knorr, Ärztl. Wschr. **1949**, 491: *Leukämische Lymphadenose*, 16jähr. ♀. Dreimalige Urethankur, Anschwellung der Milz. Histologisch sogenannte „leere Milz", diffuse Fibroadenie (Paraffin, HE, Vergr. 1:60)

dagegen geht der Schwund des reticulären Gewebes mit reparatorischen Bindegewebswucherungen einher. Atypien der proliferierten Zellen sind an der Tagesordnung, es sind hiervon sowohl die myeloischen Stammzellen, als auch bei der sklerosierenden Leukämie die Bindegewebsbildner betroffen.

G. Knorr publizierte über „Milzfibrose" bei Urethanbehandlung der chronischen Lymphadenose. Nach einer Urethanbehandlung einer leukämischen Lymphadenose eines 16jährigen Mädchens fanden sich bei der Sektion pathologisch-anatomisch keine Anhaltspunkte für eine solche Erkrankung mehr, was für eine weitgehend günstige therapeutische Beeinflussung sprechen könnte. Es imponierte aber eine stark vergrößerte, auffallend „leere" Milz mit diffuser Bindegewebsvermehrung bei ungewöhnlicher Zellarmut (Abb. 41).

Im Kalenderjahr 1954/55 standen im Krankenhaus der Freien Universität Berlin-Westend 55 Leukämiefälle in (chemischer) Behandlung, 25 Kranke sind verstorben und seziert worden. Wir stellen im folgenden einige Befunde behandelter Leukämien vor:

SN. 58/55, 14jähr. ♂. *Subakute myeloische Leukämie.* **Anamnese.** Seit April 1953 Furunkulose. Vom 14. 8. 1953 bis 11. 1. 1954 in stationärer Behandlung der Hautklinik des Rudolf-Virchow-Krankenhauses wegen eines exulcerierten Hautinfiltrates der re. Wade und der li. Ferse. Dort wurde die Diagnose Myeloblastenleukämie gestellt und eine chemotherapeutische Behandlung (insgesamt 9,5 mg Aminopterin) durchgeführt. Die Hauterscheinungen heilten ab, die Leukocytenwerte wurden von etwa 30000 auf 15000 gesenkt. Das Differentialblutbild zeigte überwiegend Myeloblasten (76%). Rotes Blutbild: 63% Hb, 3,02 Mill. Erythrocyten. Wegen einer aphtösen Veränderung der Mundschleimhaut wurde das Aminopterin abgesetzt,

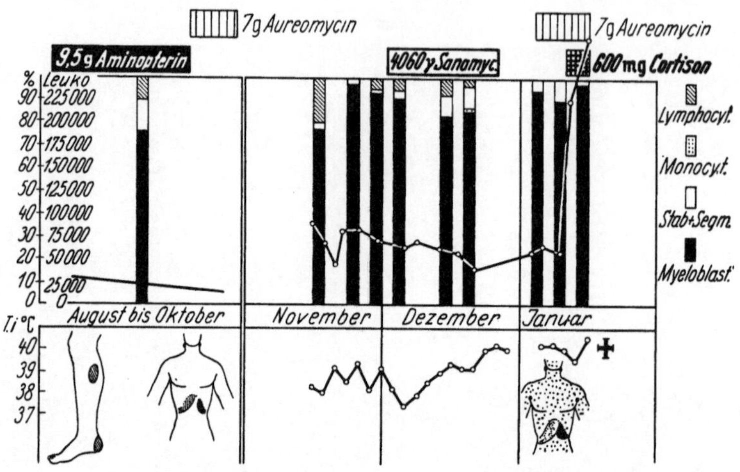

Abb. 42. SN. 58/55, 14jähr. ♂. *Subakute myeloische Leukämie.* Graphische Darstellung des Krankheitsverlaufes. Krankheitsdauer etwa 2½ Jahre. *Therapie:* 9,5 mg Aminopterin, 4060 Sanamycin, 600 mg Cortison, 14 g Aureomycin. *Histologisch:* Klassische myeloische Leukämie, *keine* Therapiewirkung!

die Aphten heilten unter 7 g Aureomycin ab. Am 16. 11. 1954 Wiederaufnahme in die Kinderklinik der Freien Univ. Berlin, Kaiserin-Augusta-Viktoria-Haus (Direktor: Prof. Dr. A. Loeschke): Bei der Aufnahme bestanden bei dem hochaufgeschossenen blassen Knaben einige vergrößerte cervicale Lymphknoten sowie eine um 2 Querfinger vergrößerte Leber und Milz. 71000 Leukocyten, 77% Myeloblasten. Behandlung mit Sanamycin (insgesamt 4016 γ), Senkung der Leukocytenzahl auf 38000. Nach einem 10tägigen Weihnachtsurlaub wurde der Knabe am 4. 1. 1955 mit einer Leukocytenzahl von 62000 wieder aufgenommen. Erheblicher Milztumor. Zahlreiche leukämische Hautinfiltrate sowie eine thrombopenische Purpura am ganzen Körper. Eine Aureomycinbehandlung sowie die Verabfolgung von Cortison brachten keinen Erfolg. Die Leukocytenwerte stiegen auf 312000 an. Am 17. 1. 1955 trat der Tod ein (Krankheitsverlauf s. Abb. 42).

Sektionsdiagnose. Subakute myeloische Leukämie mit Spleno- und Hepatomegalie. Leukämisches hyperplastisches Knochenmark in den Röhrenknochen. Ausgedehnte leukämische Lungeninfiltrate. Diffuse leukämische Niereninfiltrate beidseits. Markig-leukämische Lymphknotenschwellungen der inguinalen hilären und peribronchialen Lymphknoten. Allgemeine hochgradige Anämie. Abmagerung.

Der **histologische Befund** von Leber, Milz, Lymphknoten und Knochenmark zeigt das klassische Bild einer myeloischen Leukämie *ohne* jeglichen Anhaltspunkt für eine stattgehabte Therapiewirkung.

Vorliegender Fall läßt also jeden therapeutischen Erfolg *vermissen*, was die histologische Untersuchung der Leber besonders deutlich machen konnte. Es erscheint dieses um so bemerkenswerter, als gerade die kindlichen Leukosen mehr zu Remissionen neigen, als die akuten und subakuten Myelosen des Erwachsenenalters.

SN. 88/55, 67jähr. ♀. *Chronische lymphatische Leukämie.* Am 12. 6. 1952 plötzlicher Krankheitsbeginn. Nachdem die Pat. sich am Abend vorher angeblich noch wohlgefühlt hatte, erwachte sie morgens mit Drüsenschwellungen zu beiden Seiten des Halses und Temperaturen, die 3 Tage anhielten und bis auf etwa 40° C anstiegen. Unter Ölumschlägen, Blaulicht und Penicillininjektionen seien die Drüsenschwellungen zurückgegangen. Ein damals vorgenommener Blutstatus sei o. B. gewesen. Wegen anhaltender Schwäche und Herzbeschwerden Kuraufenthalt im August 1952 in Bad Salzuflen. Hier traten erneut Lymphknotenschwellungen in der Achselgegend, ferner Hautjucken sowie ein petechiales Exanthem an den Unterschenkeln auf. Der Badearzt stellte zunächst die Verdachtsdiagnose einer Lymphogranulomatose und schickte die Pat. zur stationären Behandlung nach Berlin zurück. Unter

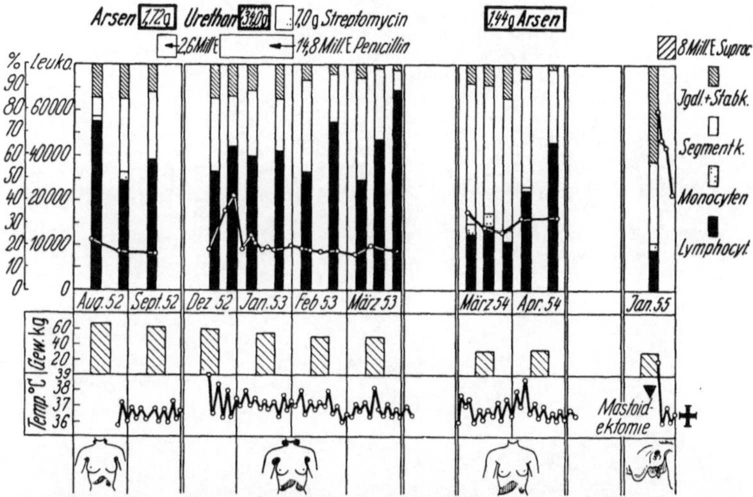

Abb. 43. SN. 88/55, 67jähr. ♀. *Chronische lymphatische Leukämie.* Graphische Darstellung des Krankheitsverlaufes. Krankheitsdauer etwa 3 Jahre. *Therapie:* 3,16 g Arsen, 34,0 g Urethan, 17,6 Mill. E Penicillin, 8 Mill. E Supracillin. Durch Urethan bedingte (?) Abwehrschwäche. Ausbildung eines Keilbeinhöhlenempyem und einer Mastoiditis. Infektbedingte (?) Remissionen der Leukämie. *Histologisch:* Klassisches Bild der chron. Lymphadenose. Lediglich die Leber zeigt auffällig geringfügige Infiltrate sowie eine deutliche Sklerose. Lymphknoten siehe Abb. 44 (D.)

insgesamt 34 g Urethan bildeten sich die Drüsenpakete an beiden Halsseiten zunächst wesentlich zurück, um später jedoch wieder stärker hervorzutreten. Bei schlechter werdendem Allgemeinzustand war das Gewicht der Pat. von 60 auf 52 kg zurückgegangen. Von nun an ambulante Behandlung, z. T. mit homöopathischen Mitteln (Calcium jodat. D 4, Arsen D 6). Als vom 3. 3. bis 3. 5. 1954 die Pat. wegen einer leichten rechtsseitigen Pleuritis stationär im Krankenhaus „Paulinenhaus" behandelt wurde, konnten kaum noch Drüsenanschwellungen festgestellt werden, jedoch war der Allgemeinzustand der Pat. mit nur 38 kg Gewicht ein sehr reduzierter. Blutbild: 17300 Leuko (56% Seg., 24% Lympho). 48% Hb, 2,64 Mill. Ery. Toxische Granulation der Neutrophilen. Behandlung mit Cytobion und Arsen. Vereinzelte subfebrile Schübe. Die Pat. wurde in häusliche Pflege entlassen.

Am 25. 1. 1955 gelangte die Pat. mit einer rechtsseitigen Otitis media acutissima und Meningitis zur Aufnahme in die HNO-Klinik der Freien Univ. Berlin (Direktor: Prof. Dr. LINK). Vornahme einer Mastoidektomie und Cysternendrainage, septische Temperaturen, Behandlung mit Supracillin. Blutwerte: 59000 Leukocyten mit starker Linksverschiebung, 3,72 Mill. Ery., 77% Hb. In der Folgezeit fielen die Leukocytenwerte auf 23000 ab. Am 29. 1. 1955 trat der Tod ein (Krankheitsverlauf s. Abb. 43).

Sektionsdiagnose. Zustand nach rechtsseitiger Mastoidektomie mit Drainage der hinteren Schädelgrube sowie des Subduralraumes. Thrombose des re. Sinus transversus, Hämatom im Wundgebiet. Empyem der Keilbeinhöhle, Meningitis serofibrinosa, Hirnschwellung.

Lymphatische Leukämie: Leukämische Infiltrate in den paraortalen und inguinalen Lymphknoten sowie in der li. Niere, geringfügiger in Leber und Milz. Schlaffe Erweiterung der Herzhöhlen, terminales Lungenödem (sowie einige für unsere Betrachtung unwichtigere Nebenbefunde).

Die **histologische Untersuchung** der Leber zeigte nur geringfügige lymphatisch-leukämische Infiltrate in den GLISSONschen Dreiecken, aber eine deutliche Sklerose des ganzen Organs. Die Lymphknoten boten das Bild einer ausgesprochenen Hyalinose (Abb. 44).

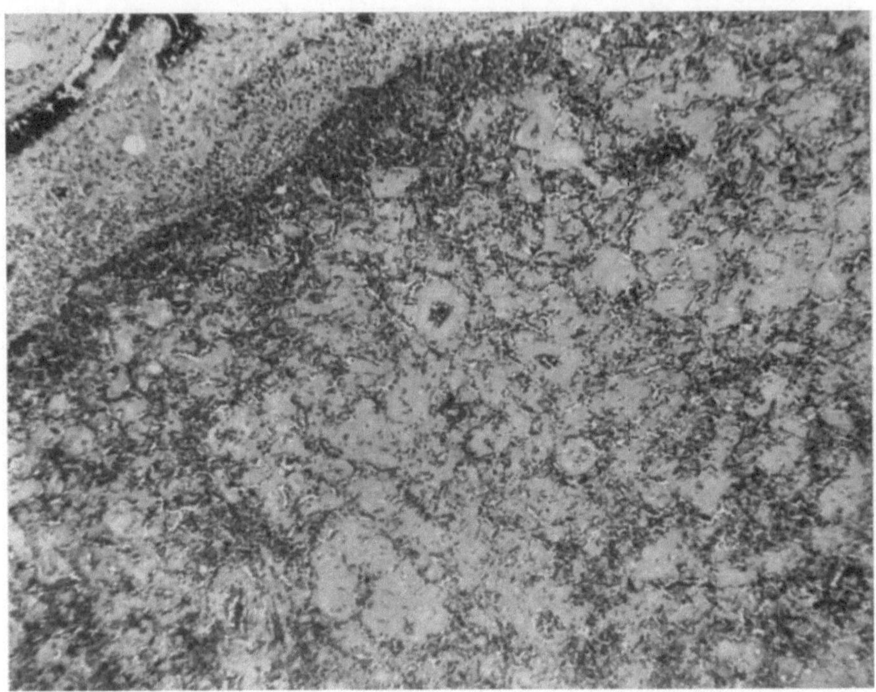

Abb. 44. SN. 88/55, 67 jähr. ♀. (Gleicher Fall wie Abb. 43.) *Chronische lymphatische Leukämie.* Hyalinose und Fibrose der Lymphknoten mit leukämischen Infiltraten (Paraffin, HE, Vergr. 1:180) (D.)

Mit Sicherheit handelt es sich bei diesem Fall um eine sub- bzw. aleukämische Lymphadenose, wenngleich auch im histologischen Bild die leukämischen Infiltrate der Leber nur geringfügig erscheinen und die Lymphknoten als wahrscheinlicher Therapieeffekt völlig hyalinisiert sind. Bemerkenswert ist die *Wechselbeziehung* zwischen der Leukämie und dem Infekt. Ob die Leukämie durch die Mastoiditis verschlimmert wurde, läßt sich nicht sicher entscheiden. *Zusammenfassend* möchte man sagen, daß, vielleicht infolge der Schwächung des Gesamtorganismus, vielleicht auch infolge der Abwehrschwäche durch die Urethantherapie, sich in den Jahren 1953/54 ein Keilbeinhöhlenempyem entwickelt hat. Diese Krankheit drängte sich als interkurrenter Infekt in den Vordergrund und verursachte eine deutliche Remission der Leukämie. Schließlich gewann der Infekt soweit die Oberhand, daß die Patientin ihm erlag. Auf die Beeinflussung der bösartigen Tumoren sowie der Hämoblastosen durch interkurrente Infekte sowohl im günstigen als auch im ungünstigen Sinne haben wir bereits hingewiesen (vgl. W. LÖFFLER u. W. BOLLAG, 1955).

SN. 1055/54, 66jähr. ♀. *Subakute myeloische Leukämie.* **Anamnese.** Seit Anfang September 1954 Müdigkeit, Schwäche, Kopfschmerzen, Erbrechen, Gewichtsabnahme, auffallende Blässe. Am 4. 12. 1954 Aufnahme in die I. Med. Klinik der Freien Univ. Berlin (Direktor: Prof. Dr. H. FRHR. v. KRESS): Es wird eine myeloische Leukämie festgestellt mit Angina agranulocytotica. Um 3 Querfinger vergrößerte Leber, wenig vergrößerte derbe Milz.

Blutbild. 288000 Leukocyten (96% Promyelocyten), 1,67 Mill. Ery, 6,4 g-% Hb. Im Sternalmark massenhafte Myeloblasten und Promyelocyten. Therapie: 124 mg Myleran. Die Leukocytenwerte fallen bis auf 11000, bei 76% Promyelocyten und 20% Myeloblasten. Der Tod erfolgte infolge einer Bronchopneumonie beider Unterlappen am 21. 12. 1954 (Krankheitsverlauf s. Abb. 45).

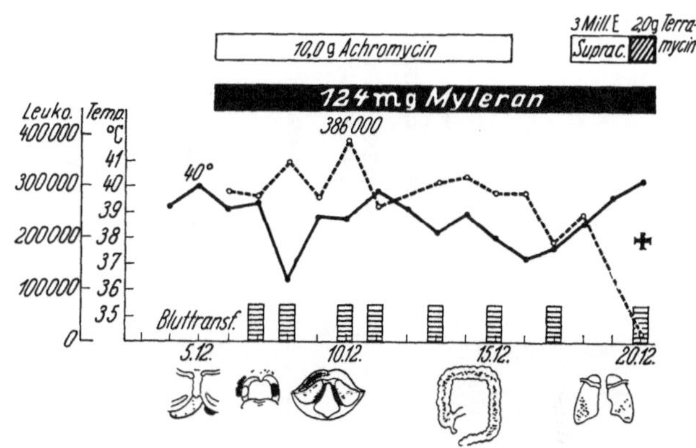

Abb. 45. SN. 1055/54, 66jähr. ♀. *Subakute myeloische Leukämie.* Graphische Darstellung des Krankheitsverlaufes. Krankheitsdauer etwa 4 Monate. *Therapie:* 124 mg Myleran, 10 g Achromycin, 3 Mill. E Supracillin, 20 g Terramycin. Finaler Abfall der Leukocytenwerte. Im histologischen Bild zeigt sich die Leber frei von leukämischen Infiltraten, spärliche leukämische Infiltrate in Milz, Nieren und Darmwand

Sektionsdiagnose. Subakute myeloische Leukämie, myeloische Metaplasie des Knochenmarkes der langen Röhrenknochen. Geringfügige leukämische Infiltrate der Milz (200 g) und der Nieren. Hochgradige Reifungshemmung des weißen Blutbildungsmarkes. Exulcerative pseudomembranöse und verschorfende Entzündung der Schleimhäute des Pharynx, des Larynx sowie der Tonsillen. Verschorfende Entzündung auch der gesamten Dickdarmschleimhaut. Petechiale Blutungen der Dura mater sowie der Pleuren. Eitrige Bronchitis. Akute katarrhalisch-eitrige Bronchopneumonie in beiden Unterlappen. Die histologische Untersuchung der Leber ließ leukämische Infiltrate völlig *vermissen.* Dagegen waren Milz, Niere und Darmwand von kleinen, leukämischen Infiltrierungen befallen.

Da in dem eben dargestellten Fall eine finale Panmyelophthise nicht vorlag, kann man das Zurückgehen der leukämischen Infiltrate in der Leber sowie die Normalisierung des Blutbildes wohl nur als *Therapieeffekt* ansehen.

SN. 1058/54, 64jähr. ♀. *Chronische lymphatische Leukämie.* **Anamnese.** Im Oktober 1953 Mattigkeit und Auftreten hühnereigroßer „Geschwülste" an der li. Halsseite sowie in beiden Achselhöhlen. Eine ambulante Blutuntersuchung deckte eine starke Vermehrung der weißen Blutkörperchen auf. Im November 1953 trat plötzlich ein eitrig-pustulöser Hautausschlag im Gesicht auf. Im Februar und April 1954 wurde durch den praktischen Arzt eine Lungenentzündung mit Streptomycin und Penicillin behandelt. Die weiter zunehmenden Lymphknotenvergrößerungen führten am 26. 4. 1954 zur stationären Aufnahme in die I. Med. Klinik der Freien Univ. Berlin (Direktor: Prof. Dr. FRHR. v. KRESS).

Bei der Aufnahme bestanden pflaumengroße supraclaviculäre, submandibuläre und axilläre Lymphknotenpakete. Die Leber und die Milz waren um 3 Querfinger vergrößert. Die mikroskopische Untersuchung eines Lymphknotenpunktates zeigte eine deutliche Lymphadenose. Blutbild: 33600 Leukocyten (87% Lymphoblasten und Lymphocyten), 4,17 Mill. Ery, 11 g-% Hb. Im Sternalmark eine deutliche lymphatische Metaplasie. Unter der Behandlung mit insgesamt 12,5 mg TEM kam es zu einem Rückgang der Lymphknotenschwellungen und zur Besserung des Allgemeinzustandes. Blutbild nach TEM-Behandlung: 8500 Leukocyten (49% Lymphocyten), 4,61 Mill. Ery, 11,3 g-% Hb. Nach der Entlassung am 8. 6. 1954 ambulante Weiterbehandlung mit insgesamt 22,5 mg TEM. Bis zum September 1954 Wohlbefinden, dann zunehmende Schwäche mit Übelkeit und Erbrechen. Stationäre Wiederaufnahme am

29. 11. 1954. Bis hühnereigroße cervicale und axilläre Lymphknotenpakete. Der Mageneingang ist nachweislich durch pflaumengroße Lymphknotenpakete eingeengt, so daß nur flüssige Kost aufgenommen wird. Temperaturen bis 39° C. Blutbild: 5400 Leukocyten (55%

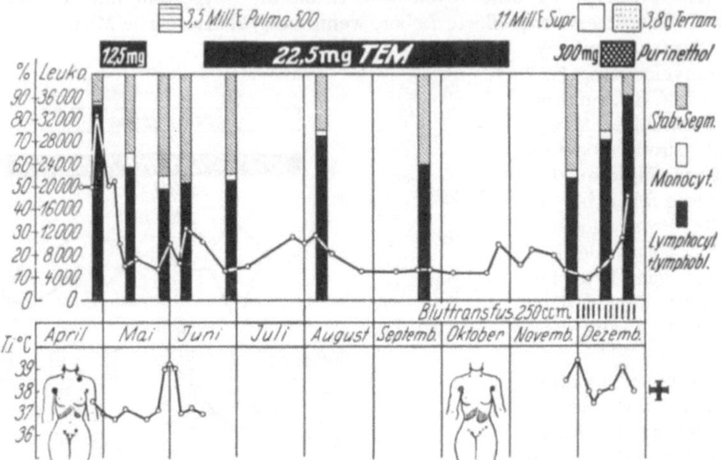

Abb. 46. 1058/54, 64 jähr. ♀. *Chronische leukämische Lymphadenose.* Graphische Darstellung des Krankheitsverlaufes. Krankheitsdauer etwa 1 Jahr. *Therapie:* 22,5 g TEM, 300 mg Purinethol, 3,8 g Terramycin, 11 Mill. E Supracillin, 3,5 Mill. E Pulmo 550. Lymphknotenschwellungen gingen zurück, Leber- und Milztumor blieben. Finale Pancytopenie

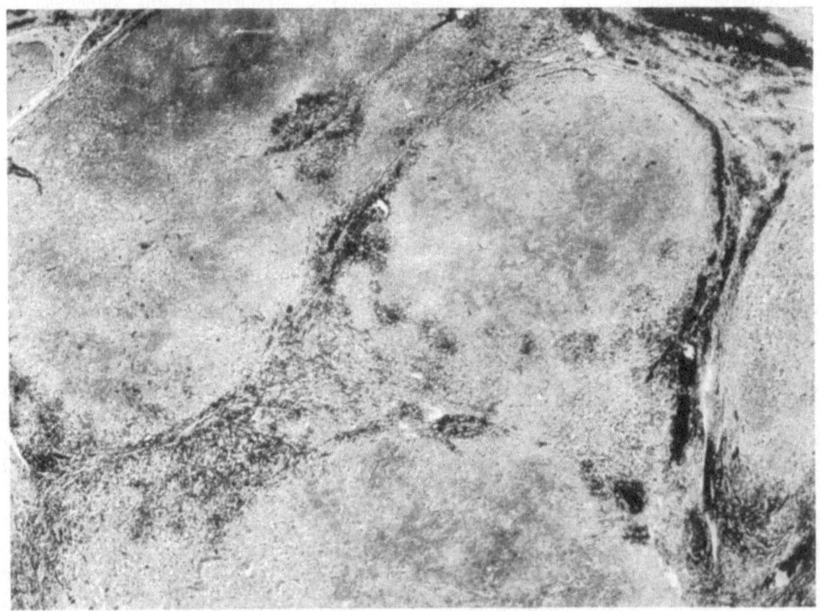

Abb. 47. 1058/54, 64 jähr. ♀. (Gleicher Fall wie Abb. 46.) *Chronische leukämische Lymphadenose.* Mediastinallymphknoten mit ausgedehnten Nekrosen (Therapieeffekt?) (Paraffin, HE, Vergr. 1:60) (D.)

Lymphocyten und Lymphoblasten). Trotz Behandlung mit Bluttransfusionen, Supra- und Terramycin sowie Purineholt gelang es nicht mehr, den schlechten Allgemeinzustand der Pat. zu beeinflussen. Die Frau verstarb am 21. 12. 1954 (Krankheitsverlauf s. Abb. 46).

Sektionsdiagnose. Chronische lymphatische Leukämie. Lymphatische Infiltrate in nahezu allen Lymphknoten. Hühnereigroße Lymphknotenpakete an beiden Halsseiten, in den Axillen und in der li. Inguinalgegend, ferner kleinere Lymphknotenschwellungen des Mediastinum sowie des Oberbauches. Rotes blutbildendes Knochenmark im Sternum, in den Wirbelkörpern und im Oberschenkelknochen. Einengung der Kardia des Magens durch eine pflaumengroße Lymphknotengruppe. Hochgradige Oesophagusdilatation. Petechiale Schleimhautblutungen des Magen-Darmtraktus sowie des Epikard. (Einige weniger wichtige Nebenbefunde.)

Die **histologische Untersuchung** bestätigte die lymphatische Leukämie, es fanden sich in sämtlichen Lymphknoten ausgedehnte lymphatische Infiltrate, auch die Leber, die Milz und die Nieren wiesen die klassischen Befunde der lymphatischen Leukämie auf. In den mediastinalen Lymphknoten fanden sich ausgedehnte *Nekrosen* (Abb. 47), die vielleicht als Therapieeffekte angesehen werden müßten.

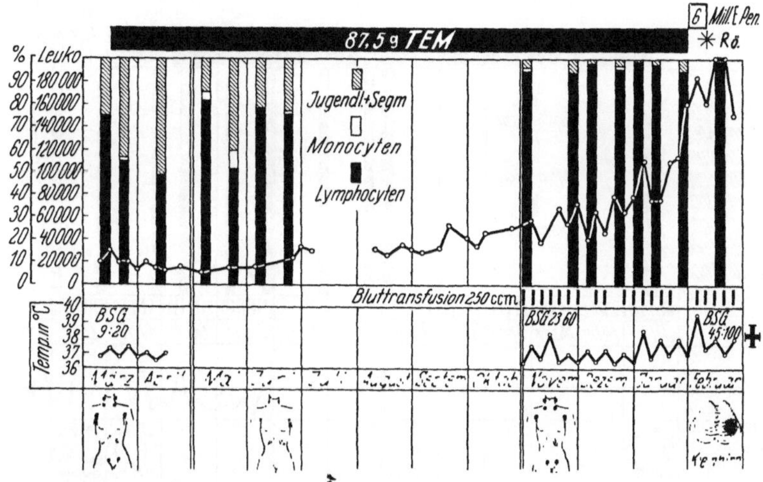

Abb. 48. SN. 185/55, 51 jähr. ♀. *Chronische leukämische Lymphadenose.* Graphische Darstellung des Krankheitsverlaufes. Krankheitsdauer etwa 2 Jahre. *Therapie:* 87,5 mg TEM, 6 Mill. E Penicillin, Röntgentiefenbestrahlung. Die histologische Untersuchung sämtlicher Organe ließ nicht die geringste Spur eines therapeutischen Erfolges erkennen

SN. 185/55, 52 jähr. ♀. *Chronische leukämische Lymphadenose.* **Anamnese.** Anfang Dezember 1953 traten Lymphknotenschwellungen der li. Halsseite sowie der li. Supraclaviculargrube auf. Die schon seit Oktober 1953 auffallend blasse Pat. klagte über Müdigkeit und Schwäche. Auf Grund des Blutbildes, das hohe Leukocytenwerte aufwies (92% Lymphocyten), erfolgte die Einweisung in die I. Med. Klinik der Freien Univ. Berlin (Direktor: Prof. Dr. H. Frhr. v. Kress). Es fanden sich erbs- bis bohnengroße Lymphknotenschwellungen am Hals, in den Achselhöhlen und in der Leistengegend. Die histologische Untersuchung eines excidierten Lymphknotens ergab das Vorliegen einer chronischen leukämischen Lymphadenose. Blutbild vor der Behandlung mit TEM (1. 3. 1954): 17200 Leukocyten (25% Lymphocyten), 4,6 Mill. Ery, 14,2 g-% Hb. Das Sternalmark wies nur vereinzelte, in kleinen Gruppen zusammenliegende Lymphocyten auf, sonst normale Erythro- und Leukopoese. Unter der Behandlung mit 15 mg TEM Rückgang der Lymphknotenschwellungen, Besserung des Allgemeinzustandes. Entlassung aus klinischer Behandlung. Ambulant wurde die TEM-Behandlung mit insgesamt 47,5 mg fortgesetzt.

Stationäre Wiederaufnahme am 1. 11. 1954, Lymphknotenschwellungen am Hals und in der Leistenbeuge. Im Sternalmark jetzt überwiegend lymphoide Zellen. Blutbild: 48000 Leukocyten (95% Lymphocyten), 2,16 Mill. Ery, 7,6 g-% Hb. Nach 25 mg TEM erfolgte ein Leukocytensturz bis auf 27000, der jedoch nur vorübergehender Natur war. In der Folge entwickelte sich eine auch mit 20 Bluttransfusionen kaum zu beeinflussende Anämie sowie eine hämorrhagische Diathese. Am 15. 2. 1955 erfolgte der Tod (Krankheitsverlauf s. Abb. 48).

Sektionsdiagnose. Chronische leukämische Lymphadenose: tumorartige leukämische Infiltration der Halslymphknoten, der inguinalen, iliacalen, perigastrischen und besonders der parapankreatischen und paraortalen Lymphknotengruppen. Diffuse leukämische Infiltration der Leber, der Milz sowie ausgebreitete leukämische Durchsetzung des roten Knochenmarkes. Hochgradige Anämie. Frische punktförmige Blutungen der Magen-Darmschleimhaut sowie der Schleimhaut beider Nierenbecken. Frische hühnereigroße Blutung in der li. Kleinhirnhemisphäre mit Durchbruch in den li. Subarachnoidalraum. Hochgradiges akutes Lungenödem, schlaffe Dilatation beider Herzkammern.

Die **histologische Untersuchung** ließ in allen Organen das klassische Bild der Lymphadenose erkennen, besonders in Lymphknoten, Leber, Milz und Knochenmark. *Es fand sich auch nicht die Spur eines Erfolges* der Chemotherapie.

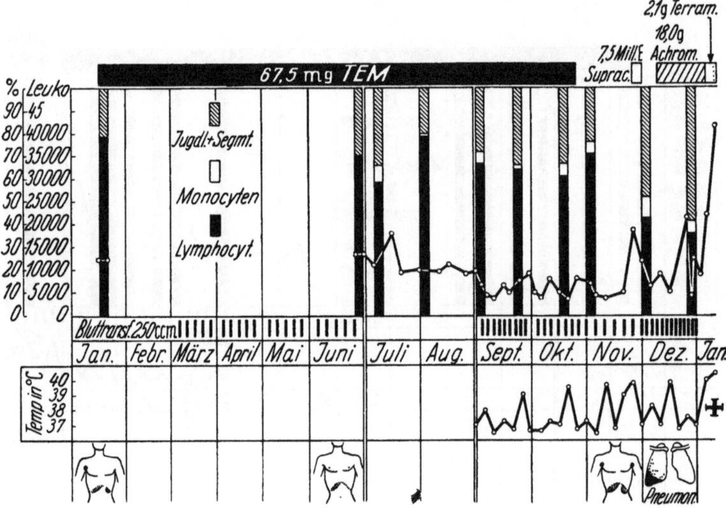

Abb. 49. SN. 25/55, 61 jähr. ♂. *Chronische aleukämische Lymphadenose.* Graphische Darstellung des Krankheitsverlaufes. Krankheitsdauer etwa 1 Jahr. *Therapie:* 67,5 mg TEM, 7,5 Mill. E Penicillin, 18 g Achromycin, 2,1 g Terramycin. Histologisch zeigen lediglich die Lymphknoten deutliche Zeichen einer Lymphadenose. Leber und Milz siehe Abb. 50 u. 51

SN. 25/55, 61 jähr. ♂. *Chronische aleukämische Lymphadenose.* **Anamnese.** Bei der Aufnahme in die I. Med. Klinik der Freien Univ. Berlin (Direktor: Prof. Dr. H. Frhr. v. Kress) am 14. 1. 1954 fand sich in der re. Achselhöhle ein pflaumengroßer Lymphknoten, der nach Exstirpation im histologischen Bild den Befund einer chronischen Lymphadenose zeigte.

Blutbild. 12000 Leukocyten (78% Lymphocyten), 1,39 Mill. Ery, 7,5 g-% Hb. Das Sternalmark wies eine ausgereifte lymphatische Metaplasie auf. Unter der Behandlung von 38 mg TEM Rückgang der Lymphknotenschwellungen, das Blutbild blieb jedoch unverändert. Nach der Entlassung am 1. 7. 1954 wurde der Pat. ambulant mit 7 mg TEM weiterbehandelt. Wiederaufnahme am 2. 9. 1954. Leber um 3 Querfinger vergrößert, zahlreiche Lymphknotenschwellungen. Hochgradige Anämie, die mit 36 Bluttransfusionen und Vitamin B 12 angegangen wurde. 22,5 mg TEM. Von einer höheren Dosierung wurde abgesehen, da die Leukocyten bereits unter die Norm abgesunken waren. Am 23. 12. 1954 trat eine rechtsseitige Unterlappenpneumonie hinzu, an der der Pat. am 8. 1. 1950 verstarb. (Krankheitsverlauf s. Abb. 49.)

Sektionsdiagnose. Chronische aleukämische Lymphadenose. Dichte, lymphatische Durchsetzung des roten Oberschenkelmarkes. Chronische Lymphadenose der Halslymphknoten, der paraortalen sowie der portalen Lymphknoten. Leukämische Infiltration des lymphatischen Apparates des Dickdarmes. Hochgradige Anämie, akutes Lungenödem, schlaffe Erweiterung beider Herzkammern. (Zahlreiche weitere in diesem Zusammenhang unwichtigere Befunde.)

Die **histologische Untersuchung** zeigte lediglich in den Lymphknoten das Bild einer Lymphadenose, in der Leber dagegen fanden sich nur sehr spärliche Lymphocyten in den periportalen Feldern. Die Milz wies eine diffuse Reticulumzellwucherung auf sowie eine Zunahme der

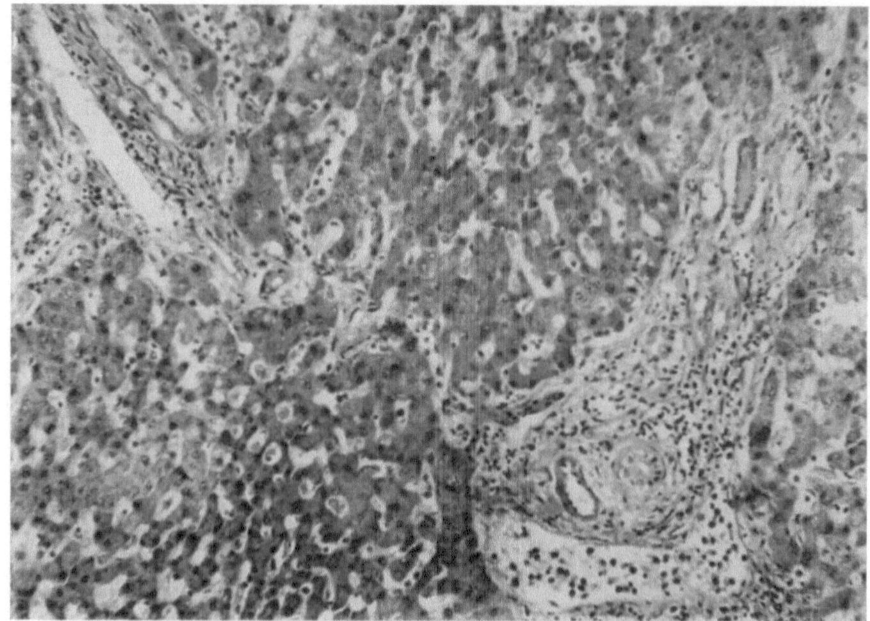

Abb. 50. SN. 25/55, 61 jähr. ♂. (Gleicher Fall wie Abb. 49.) *Chronische aleukämische Lymphadenose.* Auffälliges Zurücktreten der leukämischen Infiltrate in der Leber (Paraffin, HE, Vergr. 1:170)

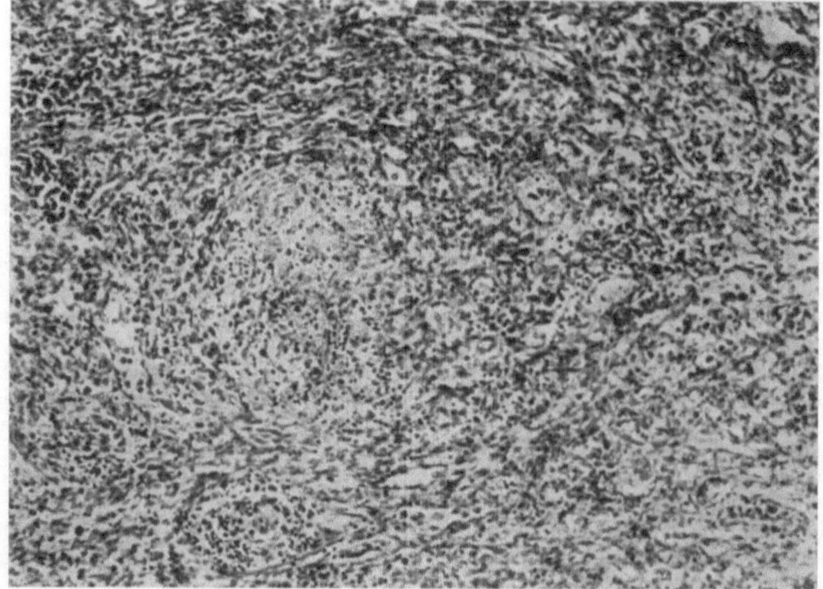

Abb. 51. SN. 25/55, 61 jähr. ♂. (Gleicher Fall wie Abb. 49 und 50.) *Chronische aleukämische Lymphadenose.* Nur spärliche Lymphocyteninfiltrate in der *Milz*, starke Wucherung der Reticulumzellen, geringfügige Fibrose. Kleine herdförmige Nekrosen (Paraffin, HE, Vergr. 1:180)

fibrösen Faserelemente und kleine, herdförmige Nekrosen. Die Lymphocyteninfiltrate waren auffällig gering, *worin wir die Wirkung der Chemotherapie zu erblicken glauben* (Abb. 50 u. 51).

Als letztes Beispiel eine Beobachtung, die wiederum jegliche Therapiewirkung vermissen ließ:

SN. 980/55, 71 jähr. ♂. *Chronische leukämische Lymphadenose.* **Anamnese.** Anläßlich der klinischen Untersuchung wegen eines Plattenepithelcarcinoms der Epiglottis wurde eine lymphatische Leukämie festgestellt. Aufnahme in die I. Med. Klinik der Freien Univ. Berlin (Direktor: Prof. Dr. H. Frhr. v. Kress). Hochgradige Reduktion des Allgemeinzustandes; am Hals, in den Achselhöhlen sowie in den Inguinalgegenden bis kirschgroße Lymphknoten.

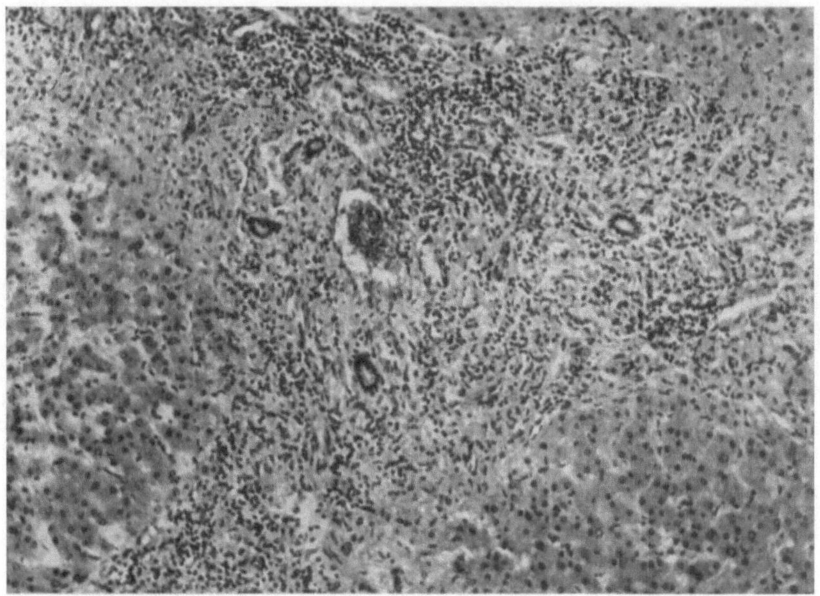

Abb. 52. SN. 980/55, 71 jähr. ♂. *Chronische leukämische Lymphadenose.* Krankheitsdauer unbekannt. Leukämie zufällig etwa 6 Monate vor dem Tode aufgedeckt. *Therapie:* 350 mg Thiotepa. Im histologischen Bild der Leber läßt sich keine Therapiewirkung erkennen (Paraffin, HE, Vergr. 1:170)

Milz und Leber nur wenig vergrößert. Blutbild: 103000 Leukocyten (89% Lymphocyten). Das sehr zellreiche Sternalmark zeigt eine massive lymphatische Metaplasie. Unter insgesamt 350 mg Thiotepa sank die Leukocytenzahl zunächst auf 10800 und kurz ante finem auf 2900 ab. Der Tod erfolgte nach vierwöchentlicher stationärer Behandlung am 2. 11. 1955.

Sektionsdiagnose. Chronische leukämische Lymphadenose: Lymphadenose sämtlicher Lymphknoten, besonders der Hals-, Oberbauch- und Inguinallymphknoten. Dichte lymphatisch-leukämische Infiltration von Leber, Milz und Knochenmark. Hochgradige Anämie. Zustand nach Röntgenbestrahlung eines Plattenepithelcarcinoms des Kehldeckels. Tiefgreifende, z. T. vernarbende Defekte des Kehldeckels und des Zungengrundes (weitere in diesem Zusammenhang zu vernachlässigende Befunde).

Die **histologische Untersuchung** zahlreicher Lymphknoten, der Milz, Leber, der Nieren und des Knochenmarkes zeigt das bekannte Bild der chronischen Lymphadenose ohne etwaige auf die Therapie zurückzuführende Veränderungen (Abb. 52).

Über die Wirkung der Folsäureantagonisten liegen Berichte von S. H. Burchenal, J. Colsky, E. M. Greenspan u. Th. M. Warren vor. Sie sahen bei 5 Kindern mit akuter Leukämie nach Behandlung mit Folsäureantagonisten deutliche Zeichen einer *Leberfibrose*, die nach der Obduktion durch die histologische Untersuchung gesichert werden konnte. Der ätiologische Faktor dieser Bindegewebswucherung in der Leber ist nicht bekannt. Es ist möglich, daß eine Kombination der Faktoren „Leberschaden als Folge der Auflösung leukämischer Infiltrate" und „fehlerhafte normale Heilung" Platz gegriffen hat. So kann es sich um eine Interferenz mit der Utilisation der normalen Stoffwechselprodukte als auch um eine größere Empfindlichkeit der Lebern junger Menschen auf die Stoffwechselantagonisten handeln. N. A. KRAJEVSKIJ untersuchte 38 chronische Myelosen und 14 chronische Lymphadenosen. 23 waren mit Röntgenstrahlen, 12 mit Urethan, 10 kombiniert und die anderen mit Embichin behandelt worden. Es wurde besonders auf Veränderungen, die als Folge der Behandlung angesehen werden könnten, geachtet. Es fanden sich vereinzelte nekrobiotische Zerfallsherde sowohl im Zentrum der Leberläppchen als auch in ihrer Peripherie, sowohl im Bereiche der leukämischen Infiltrate als auch außerhalb dieser. Ferner waren die flachen und spongiösen Knochen durch einen Zerfall des Knochengewebes mit anschließender atypischer Neubildung betroffen. Aber auch dem Urethan war es nicht gelungen, die leukotischen Wucherungen zu unterdrücken (vgl. Referat MASING).

Kritisches zur Lost-Therapie wurde weiterhin von J. JAKOBI u. C. ZUR VERTH beigetragen. Obwohl diese Autoren klinisch eine eindrucksvolle Besserung der Hämoblastosen beobachten konnten, sahen sie früher als bei der Röntgenbestrahlung Rezidive. Es soll sehr bald zu einer Schädigung aller proliferativen Gewebe, speziell des Knochenmarkes und der Hodenkanälchen kommen.

Diese sogenannten Nebenwirkungen, von denen HEILMEYER sagt, daß sie in Wirklichkeit nicht Neben- sondern *Hauptwirkungen* dieser chemischen Stoffe darstellen, „wenn man eine cytostatische Therapie betreibt", konnten von ALTMANN ebenfalls an Ratten beobachtet werden. HEILMEYER u. ALTMANN sahen Hodenkanälchen im Rattenversuch, in denen die Spermiogenese nach Einverleibung cytostatischer Mittel völlig erloschen war. Auch Störungen des Haarwuchses wurden beobachtet. Diese Erscheinungen haben jedoch nichts mit dem von uns zu untersuchenden Gestaltwandel zu tun, sondern stellen unbeabsichtigte, mit der Primärkrankheit in keinem Zusammenhang stehende, allein durch die Arzneimittel ausgelöste schädliche Nebenwirkungen dar, die wir bereits im allgemeinen Teil unserer Arbeit gebührend gewürdigt haben.

Zur Frage des Gestaltwandels der Leukämie läßt sich *abschließend* in Übereinstimmung mit W. DOERR sagen: „Wenn wir uns rückschauend prüfen, ob wir einen eindeutigen Wandel im Erscheinungsbild der Leukämien haben nachweisen können, so müssen wir mit einem klaren ‚Nein' antworten. Was sich geändert hat, sind Einzelbefunde. Sie können zwar die pathologisch-anatomische, klassifizierende Diagnose erschweren, wohl aber nicht unmöglich machen. Ich habe auch keine Übergänge einer Leukämieform in eine andere unter der Therapie, was von OSAY u. TAYLOR behauptet worden ist, beobachten können." Die unter der Chemotherapie zu beobachtenden Remissionen, das Zurückgehen der Zellzahlen im Blute, wie auch das Verschwinden der leukämischen Infiltrate aus den parenchymatösen Organen, konnten bereits früher schon — wenn vielleicht auch nicht in der gleichen Häufigkeit — unter der Therapie mit Bluttransfusionen und Röntgenstrahlen beobachtet werden, sie sind, wie besonders betont, auch spontan aufgetreten, so daß wir in diesen Vorgängen keinen therapeutisch bedingten *Gestaltwandel* erblicken dürfen, sondern lediglich eine Häufung der an sich durchaus zum Krankheitsbild der Leukosen gehörigen Reaktionen.

3. Die Lymphogranulomatose

Aus der Vielzahl der Erkrankungen des reticulohistiocytären Systems wählen wir für unsere Betrachtungen die Lymphogranulomatose aus. Sie wird heute sehr häufig chemotherapeutisch angegangen, und zwar grundsätzlich mit den gleichen Medikamenten wie die malignen Blastome und die Hämoblastosen, was wohl auf verwandtschaftliche genetische Beziehungen dieser drei großen Krankheitsgruppen schließen läßt. So sind auch die Schwierigkeiten, die uns bei der Bearbeitung dieses Krankheitsbildes begegnen, die gleichen, wie wir sie bei der Behandlung der bösartigen Geschwülste und vor allem auch der Hämoblastosen kennengelernt haben. Wir fragen nach Veränderungen des klinischen und pathologisch-anatomischen Bildes, die sich spontan im Laufe der Zeiten oder durch die moderne Chemotherapie bedingt, im letzten Jahrzehnt herauskristallisiert haben, und wir wissen nicht einmal, welches Bild, welches Verhalten der Lymphogranulomatose wir einem solchen Urteil als Maßstab zugrundelegen sollen.

Die nosologische Stellung der Lymphogranulomatose ist bis heute ungeklärt, obwohl sie in den letzten 50 Jahren Thema außerordentlich zahlreicher Publikationen war. Eine befriedigende Lösung konnte aber nicht erzielt werden. Die Fronten der beiden gegnerischen Meinungen sind erstarrt: Wir finden auf der einen Seite jene Forscher, die die Lymphogranulomatose den *entzündlichen Granulomen* zurechnen, unter ihnen die bedeutendsten Pathologen und Hämatologen der letzten 50 Jahre, vor allem STERNBERG selbst als leidenschaftlicher Verfechter dieser Ansicht, sowie SCHILLING, VIDEBAEK, FRESEN, RÜTTNER, NICOD u. a., auf der anderen Seite die Anhänger der *Tumor*-, der *Blastom*theorie der Lymphogranulomatose. Auch sie stellen keine kleine Gruppe dar, YAMASAKI vertrat diese Ansicht bereits 1904, auch HUECK war stets ihr Befürworter, ferner HOLLER, TISCHENDORF und WILLIS. Es ändert auch nichts an der Tatsache, daß wir der Lösung dieser Frage noch nicht nähergekommen sind, daß heute die Gruppe der „Vermittler" an Umfang gewinnt, d. h. die Zahl derjenigen zunimmt, die der Lymphogranulomatose eine Zwischenstellung zwischen den entzündlichen Granulomen und den echten Blastomen einräumen.

Wir erinnern ferner an die Vielgestaltigkeit dieser Krankheit, die — und das sei besonders hervorgehoben — seit jeher bekannt ist, ja geradezu als Wesenszug der Lymphogranulomatose bezeichnet werden kann (W. FISCHER, HAAS, RÜTTNER, FRANKE, LENNERT, WEPLER, HEILMEYER). Wir kennen Formen dieser Erkrankung, die im makroskopischen Bild mit ihren großen verbackenen Lymphknotenpaketen, ihrer Bauernwurst-Milz, ihren Knochenmarksherden und den Darm-„metastasen" durchaus den Eindruck eines bösartigen Blastoms hinterlassen. Wir kennen auch von jeher das isoliert wachsende Lymphogranulom (RATKOCZY), das im Magen-Darmtrakt von TERPLAN u. MITTELBACH, FROBOESE, DUDITS, CORONINI u. a. beschrieben und häufig klinisch und makroskopisch anatomisch mit dem Carcinom verwechselt worden ist, das aber auch als lymphogranulomatöse Encephalomyelitis (WEPLER) bekannt ist, in der Haut (HÖRDBORN, G. H. WARZECHA u. M. GOES), in der Lunge (M. VERSÉ, WEBER), im Knochen, in der Milz und in den Tonsillen (vgl. HEILMEYER) vorkommen kann. Auf der anderen Seite sind uns auch jene Fälle geläufig, die nur geringfügige Lymphknotenschwellungen aufweisen, sogar eine Milzbeteiligung vermissen lassen (ITERBERG, LUBARSCH, STEPHANI, TERPLAN u. MITTELBACH) oder klinisch nicht, wie obengenannte Formen, ein tumorartiges, sondern das Bild eines chronisch-rezidivierenden Infektes hervorrufen (FR. KLEIN, KLIMA u. a.). ALDER u. ZBINDEN (vgl. W. DOERR) sprechen von der Lymphogranulomatose als einer Erkrankung, die wie eine Infektionskrankheit beginne und wie ein Geschwulstleiden auslaufe.

Zweifellos sind seit jeher Übergänge der Lymphogranulomatose in das echte Retothelsarkom bekannt (DUDITS, W. FISCHER, R. G. CALLENDER, K. KÖHN, K. WERNER, CHR. LANDSCHÜTZ, G. A. KAUSCHE, H. KIPPING, E. GÖGLER), obwohl derartige Beobachtungen von FRESEN, RÜTTNER u. a. nicht bestätigt werden konnten. Um dem bald mehr granulationsgewebsartigen, bald mehr blastomatösen Charakter dieser Krankheit gerecht zu werden, unterteilten H. JACKSON u. F. PARKER die Lymphogranulomatose in drei Untergruppen:

1. Eine relativ gutartige (LOEW u. LENNERT, LENNERT u. HIPPCHEN), langsam verlaufende Form rein granulomatösen Charakters, das *Paragranulom*, von welchem KLIMA bereits zahlreiche Spontanheilungen beobachten konnte,

2. das echte HODGKIN-*Granulom*, das sogenannte klassische Bild der Lymphogranulomatose, und

3. die tumorartige Lymphogranulomatose, das HODGKIN-*Sarkom*, unter welchem LENNERT zwar ein Sarkom, jedoch nicht das gewöhnliche Retothelsarkom versteht, und das FRESEN u. RÜTTNER nicht den echten Blastomen zuordnen wollen.

Die verschiedenen Formen der Lymphogranulomatose sind hinlänglich bekannt und immer wieder Gegenstand heftiger Kontroversen gewesen. Welche Form dieser Krankheit sollen wir aber für unsere Betrachtungen als „Grundform" ansehen? Müssen die anderen Erscheinungsbilder als spontan abgewandelte Bilder der Grundform aufgefaßt werden, oder gehören auch sie zu dem ursprünglichen Bild dieser Krankheit? Die Geschichte der Lymphogranulomatose führt nur bis auf die klassischen Arbeiten C. STERNBERGS (1898) zurück, vor dieser Zeit verschwand die Lymphogranulomatose in dem großen „Sammeltopf" der tumorartigen Lymphknotenerkrankungen. Aber seit dieser Zeit kennen wir bereits die uns heute noch geläufigen verschiedenen Formen der Krankheit, und ebenfalls seit dieser Zeit herrscht völlige Unklarheit über das wahre Wesen der Lymphogranulomatose.

Lange Zeit hindurch glaubte man ätiologische Faktoren als Beweis für die Granulomnatur der Lymphogranulomatose heranziehen zu können, d. h. solange man der Überzeugung war, die Ätiologie dieser Krankheit zu kennen. So sagt noch SCHITTENHELM in dem von ihm bearbeiteten Kapitel des BERGMANNschen Lehrbuches der inneren Medizin: „Die Ätiologie der Lymphogranulomatose ist sicher infektiös." STERNBERG selbst dachte zunächst an einen unmittelbaren Zusammenhang der Lymphogranulomatose mit der Tuberkulose. Er sah sie als eine Art abgeschwächter Tuberkulose an. Diese Ansicht ist heute längst widerlegt. Es ist auch durchaus möglich, daß unter den Fällen, die STERNBERG seinerzeit als abgeschwächte Tuberkulosen deutete, Fälle von sogenanntem benignem Lymphogranulom, also eines Morbus BESNIER, BOECK, SCHAUMANN waren. Viele Autoren, wie z. B. FRAENKEL, LUBARSCH, ZIEGLER und neuerdings auch BREDNOW und JACKSON u. PARKER wollen in der nicht so seltenen Vergesellschaftung von Tuberkulose und Lymphogranulomatose mehr als ein rein zufälliges Ereignis sehen. Diphtheroide Bacillen wurden ebenfalls als mögliche Erreger dieser Krankheit betrachtet. MIEREMENT sprach vom Corynebacterium Hodgkini, ferner wurde die Lymphogranulomatose in verwandtschaftliche Beziehungen zu Pilz- und Protozoenerkrankungen gebracht, was von CULLINAN, GARROD u. STONE systematisch experimentell geprüft und für unrichtig befunden wurde. Auch ein angenommener Zusammenhang mit den Brucellosen konnte nicht bestätigt werden. GORDON führte 1932 die erste systematische Untersuchung über die Virus-Ätiologie der Lymphogranulomatose durch, die bekanntlich ihren Niederschlag in dem heute wieder verlassenen GORDON-Test fand. Für die immer wieder auftretende Vermutung, daß es sich bei dieser Erkrankung um eine Virusinfektion handeln könnte, glaubt man die Anwesenheit von sogenannten Einschlußkörperchen in den STERNBERGschen Riesenzellen verwerten zu können, sie sind unter anderem von v. ALBERTINI, FERRARA, POTTER beobachtet worden und anscheinend mit der von FRÄNKEL u. MUCH beschriebenen Granula identisch.

Trotz aller dieser Untersuchungen konnte die Ätiologie der Lymphogranulomatose bisher nicht aufgeklärt werden, und wir können wohl soviel mit an Sicherheit grenzender Wahrscheinlichkeit sagen, daß sie keine Infektionskrankheit im *üblichen* Sinne ist, daß sie also hinsichtlich ihrer Ätiologie nicht ohne weiteres den anderen entzündlichen Granulomen wie der Tuberkulose, der Lepra oder der Syphilis gleichgestellt werden kann.

Unter einem anderen Gesichtswinkel sind die neueren Arbeiten über die Ätiologie der Lymphogranulomatose, z. B. von LUNDBECK u. LÖFGREN, von HOSTER u. RICHTER zu verstehen, die durch Beimpfung der Amnionhöhle frisch bebrüteter Hühnereier mit lymphogranulomatösem Gewebe ein Agens züchten konnten, das auf Versuchstiere übertragen, lymphogranulomähnliche Veränderungen hervorrief. Diese Versuche können unseres Erachtens kaum in dem Sinne verwertet werden, daß damit ein Beweis für die infektiös-entzündliche Natur der Lymphogranulomatose erbracht sei. Diese Versuche sind weit eher in Parallele zu setzen zu den Virusversuchen der experimentellen Krebsforschung oder der experimentellen Erforschung der Leukämien, zumal das gleiche aus Lymphogranulomgewebe gewonnene Agens sich aus Lymphknoten eliminieren ließ, die an Lymphosarkom oder Retothelsarkom erkrankt waren.

Wir sehen, auch die Bemühungen um die Aufklärung der Ätiologie der Lymphogranulomatose haben bisher nicht zu einer Klärung ihrer nosologischen Stellung beitragen können. Wir erinnern in diesem Zusammenhang an die ungeklärten Beziehungen der Lymphogranulomatose zum Granuloma gangraenescens der Nase oder zur Mycosis fungoides.

Das *histologische Bild* der Lymphogranulomatose ist vielgestaltig und weicht häufig von der durch STERNBERG u. FRAENKEL gegebenen Beschreibung ab. Einzelne Komponenten des „Granulationsgewebes“ können das Bild beherrschen oder völlig vermißt werden: Junge, zellreiche Stadien der Lymphogranulomatose sind oft auffallend arm an STERNBERGschen Riesenzellen (ASKANAZY), und während FRAENKEL noch der Ansicht war, „die Anwesenheit der vielen Eosinophilen schütze vor der Verwechselung mit Tumor und zeige die entzündliche Genese", sind von K. TERPLAN u. M. MITTELBACH, C. STERNBERG, TH. BRUGSCH, J. WIEDING und K. KÖHN Lymphogranulomatosen ohne Gewebseosinophilie beschrieben worden. Die Tendenz dieser Krankheit zum Vernarben ist ebenfalls nicht unbekannt (H. STAHR, W. FISCHER) und darf auch heute noch nicht als eindeutige Therapiewirkung angesprochen werden.

Dieses spontane histologische Verhalten der Lymphogranulomatose müssen wir uns immer wieder vor Augen halten, wenn wir die Einwirkungen der modernen Chemotherapie auf diesen Krankheitsprozeß betrachten wollen. Ähnlich wie bei den Leukämien, so können auch hier die bekannten Grenz- und Übergangsfälle nicht als spontaner oder durch die Therapie induzierter Gestaltwandel aufgefaßt werden, es sei denn, diese Fälle wären heute in toto auffallend häufiger geworden, was sich jedoch insofern schwer überprüfen läßt, als das zuweilen auf dem Boden der Lymphogranulomatose entstandene Retothelsarkom erst in den letzten 20 Jahren Eingang in die Diagnostik gefunden hat. Zwar ist das Retothelsarkom als Neoplama keine Neuerscheinung, nur finden wir es in den früheren Jahrzehnten unter den verschiedensten anderen Namen, so z. B. als Reticulosarkom (WEGELIN) oder auch als großzelliges Lymphosarkom bezeichnet. Wir können uns aber nicht des Eindrucks erwehren, als würde die Diagnose des Retothelsarkoms heute zu häufig gestellt, so daß die Sektionsstatistik kaum exakte Zahlen vermitteln dürfte. Eine wirklich echte Zunahme der Lymphogranulomatose oder des Retothelsarkoms läßt sich statistisch nicht sichern (L. HEILMEYER, A. ARNDT). ARNDT (1940) konnte an einem großen Material feststellen, daß die Lymphogranulomatose fünfmal so selten ist als die Leukämie und recht unregelmäßigen Schwankungen der Häufigkeit unterliegt.

Als *Therapeutica* kommen die bereits genannten Cytostatica zur Anwendung, besonders das *TEM* sowie das Sanamycin, das von BROCKMANN u. GRUBHOFER aus den Nährlösungen von Streptomyces chrysomallus gewonnen und von HACKMANN experimentell geprüft wurde.

Wir verzichten auf die Wiedergabe der zahlreichen günstigen Erfahrungsberichte (vgl. WAKSMANN, HACKMANN, RAVINA, SCHULTE, BUSCH, VOSS, FIEDLER HEILMEYER, MEYTHALER u. HÄNDEL, KLIMA, HORNISCHER, BRAUE u. HARTWIG, SCHMIDT, LOOSEN, HEINEN). Soviel wir der Fülle der diesbezüglichen Literatur entnehmen können, sprechen die einzelnen Erkrankungsfälle sehr unterschiedlich auf diese Therapeutica an. Klinisch zeigen sich oftmals langwierige Remissionen oder sogar Heilungen, welche aber wohl ausschließlich bei dem Krankheitsbild des sogenannten Paragranuloms beobachtet wurden (vgl. KLIMA). Aber auch kritische Stimmen zur chemotherapeutischen Behandlung der Lymphogranulomatose fehlen nicht: A. ALDER u. F. ZBINDEN schrieben erst kürzlich: „Die Therapie der Lymphogranulomatose stellt heute immer noch ein ungelöstes Problem dar, und es sei gleich vorweggenommen, daß wir heute rund 6 Jahre nach der Einführung des Nitrogenmustard nicht wesentlich weitergekommen sind als mit den früheren Behandlungsarten." Eine wirklich ins Gewicht fallende

Lebensverlängerung konnten Verff. nicht feststellen. W. Bollag u. A. F. Esselier (1954) berichten ebenfalls über negative Resultate bei Sanamycinbehandlung wie auch Meythaler, Ritter u. Priske.

Wir müssen feststellen, daß die bekanntgewordenen Remissionen wie auch die wenigen Heilungen der Lymphogranulomatose noch keine Änderung ihrer Gesamtprognose hervorrufen konnten. Sehen wir doch die Lymphogranulomatose in unserem eigenen Sektionsgut im großen und ganzen zahlenmäßig *unverändert* (Abb. 53). Der geringfügige Anstieg der blastomatösen Formen kann nicht als statistisch gesicherte Zunahme der tumorartigen Lymphogranulomatosen gewertet werden. Die alten Sektionsprotokolle ließen oft eine genaue histologische Differenzierung der Lymphogranulomfälle vermissen, alte Präparate zur Begutachtung waren nicht vorhanden, und so ist ein exakter Vergleich der Vorkriegszahlen mit denen der letzten Jahre nicht möglich.

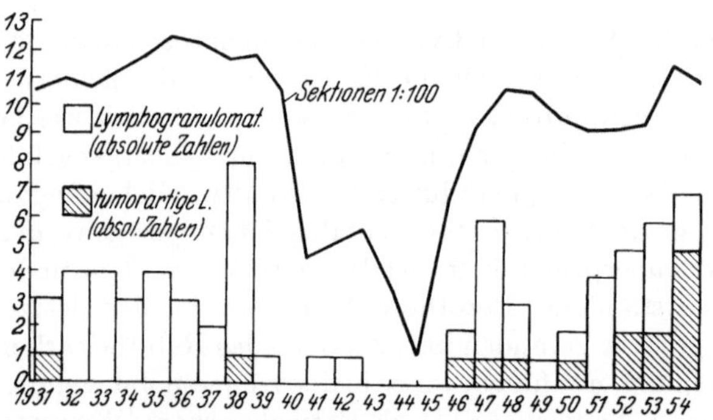

Abb. 53. Zur Häufigkeit der Lymphogranulomatose im Sektionsgut des Pathologischen Institutes der Freien Universität Berlin

Eine andere Frage ist jedoch, inwieweit wir in den histologischen Bildern der Lymphogranulomatose die Wirkung einer bestimmten Therapie verfolgen können. Ob vielleicht Gewebsveränderungen unter der Therapie auftreten, die wir bisher nicht als zum Bilde der Lymphogranulomatose gehörig kannten? Sehen wir daraufhin unser eigenes Sektionsgut durch, so findet sich vornehmlich der bereits von R. Börnstein u. F. Stein veröffentlichte Fall, der nach intensiver Sanamycinbehandlung sein ursprüngliches, durch histologische Untersuchung einer Probeexcision gesichertes blastomatöses Aussehen völlig veränderte, so daß bei der späteren Obduktion nur noch „weitgehend fibrös veränderte und breitflächig von jungem ödematösen Narbengewebe ausgefüllte“ Lymphknoten gefunden werden konnten. Lymphogranulomatöse zellreiche Strukturen wurden an keinem der zahlreichen untersuchten Lymphknoten nachgewiesen.

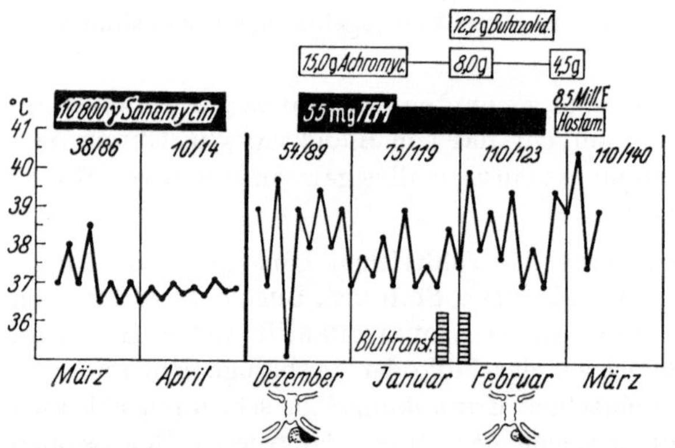

Abb. 54. SN. 262/55, 33jähr. ♂. *Lymphogranulomatose.* Graphische Darstellung des Krankheitsverlaufes. Krankheitsdauer etwa 1 Jahr. *Therapie:* 10800 γ Sanamycin, 55 mg TEM, 27,5 g Achromycin, 8,5 Mill. E Hostamycin, 12,2 g Butazolidin. Die Lymphknoten lassen histologisch keine Therapiewirkung erkennen! (D.)

Wir lassen nun einige weitere Beobachtungen chemotherapeutisch behandelter und von uns obduzierter Lymphogranulomatosen folgen.

SN. 262/55, 33jähr. ♂. *Lymphogranulomatose.* **Anamnese.** Seit Anfang des Jahres 1945 Schwellung der Hals- und Achsellymphknoten. Von März bis Mitte April 1954 stationäre Behandlung im Rudolf-Virchow-Krankenhaus Berlin. Die histologische Untersuchung eines Lymphknotenexcisionsstückchens ergab die Diagnose „*Lymphgoranulomatose*". Es stellten sich in der Folge intermittierende Temperaturen sowie ein starkes Hautjucken ein. Nach 2000 γ Sanamycin besserte sich der Zustand des Pat. Am 11. 12. 1954 Wiedereinweisung in die I. Med. Klinik der Freien Univ. Berlin (Direktor: Prof. Dr. H. Frhr. v. Kress). Am Hals und in den Achselhöhlen sind mehrere bohnengroße Lymphknoten zu tasten. Milz um 2 Querfinger vergrößert, faustgroßer palpabler Tumor im Mittelbauch. Unter TEM-Behandlung wurde der Tumor im Mittelbauch kleiner und weicher. Die anfänglich hohen Temperaturen wurden zunächst durch Achromycin, Butazolidin und Hostamycin beeinflußt. Das Blutbild war im ganzen uncharakteristisch. Pat. kam am 7. 3. 1955 unter den Zeichen des Herz- und Kreislaufversagens ad exitum (Krankheitsverlauf s. Abb. 54).

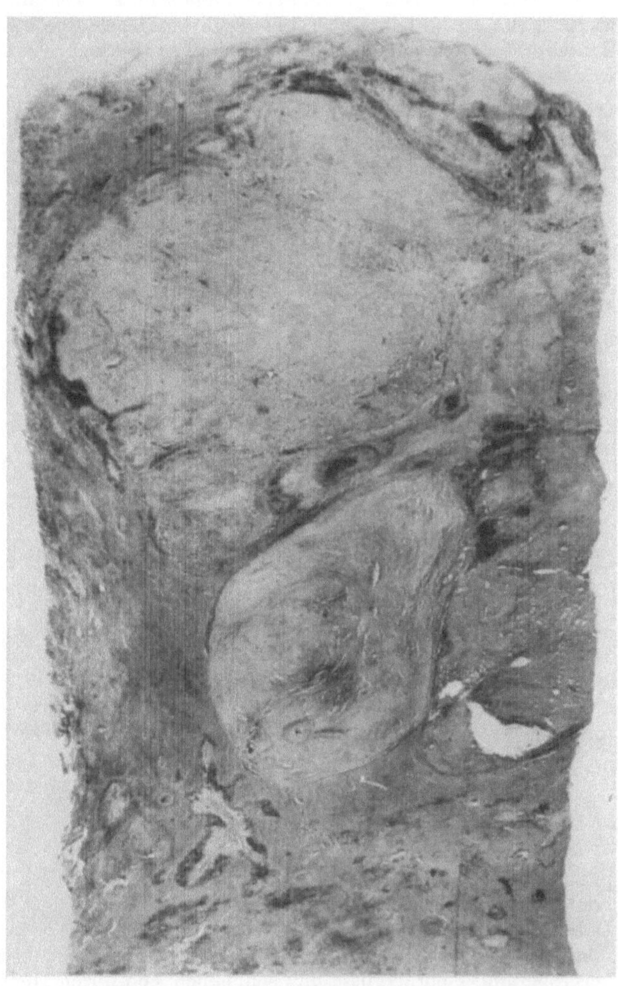

Abb. 55. SN. 262/55, 33jähr. ♂. *Lymphogranulomatose.* (Gleicher Fall wie Abb. 54.) Ausschnitt aus der *Milz.* Große kollagen-faserige, schwielige, hyalindurchtränkte, knotige Narben (Paraffin, HE, Vergr. 1:2, und Nachvergrößerung) (D.)

Sektionsdiagnose (Teilsektion). Ausgedehnte, aus zahlreichen konfluierten Lymphknoten zusammengesetzte mediastinale und intrapulmonale Lymphogranulomatose. Kirschgroße peribronchiale, die Bronchien leicht stenosierende lymphogranulomatös veränderte Lymphknoten. Kompression der Pulmonalvenen, vereinzelte bis kirschgroße axilläre Lymphknoten. Milzhyperplasie mit größerem narbigem Bezirk (Abb. 55).

Die **histologische Untersuchung** zeigt in allen pathologisch veränderten Lymphknoten eine sehr zellreiche deutlich granulomatöse, polymorphzellige Form der Lymphogranulomatose.

Wir fanden in diesem Falle nach der Sanamycinbehandlung lediglich eine vorübergehende klinische Besserung. Nach der kombinierten cytostatischen und antibiotischen Behandlung ist wohl ein zuvor deutlich gewesener Milztumor kleiner geworden, die mediastinalen Lymphknoten aber sind erhalten geblieben. Der größte Teil der histologischen Schnittpräparate aus den tumorartig veränderten Lymphknoten läßt überhaupt keinen therapeutischen Effekt erkennen, einige Lymphknoten zeigen Nekrosen, und die Milz eine fibröse Narbe, im ganzen gesehen alles Befunde, die uns vom Spontanverhalten der Lymphogranulomatose durchaus geläufig sind. Eine weitere Beobachtung einer sanamycinbehandelten Lymphogranulomatose ohne deutlichen Therapieeffekt:

SN. 1032/55, 55jähr. ♂. *Lymphogranulomatose.* **Anamnese.** Die Lymphogranulomatose wurde erstmalig im September 1954 festgestellt und durch histologische Untersuchung einer Probeexcision aus einem Halslymphknoten gesichert. Von September bis Oktober 1954 Röntgentiefenbestrahlung sowie Verabfolgung von 2200 γ Sanamycin. Rückgang der bis

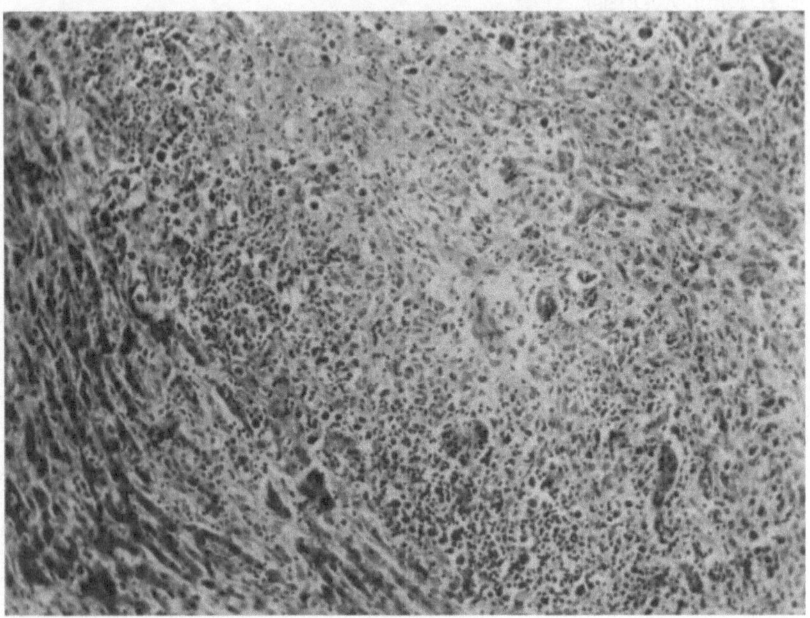

Abb. 56. SN. 1032/55, 55jähr. ♂. *Lymphogranulomatose.* Krankheitsdauer etwa $1^1/_4$ Jahr. *Therapie:* 8500 γ Sanamycin. Kein histologisch wahrnehmbarer Therapieeffekt. Lymphogranulomatoseherd in der *Leber* (Paraffin, HE, Vergr. 1:60)

pflaumengroßen Lymphknoten. Blutbild uncharakteristisch. Von Dezember bis Januar sowie von Mai bis Juni 1955 wurden weitere Bestrahlungsbehandlungen mit Unterstützung hoher Dosen Sanamycin (Gesamtdosis 8500 γ) durchgeführt. Nach vorübergehender Besserung erfolgte jedoch eine ständig zunehmende Verschlechterung: Ikterus, Ascites, Scrotalödem, Lebervergrößerung, Pleuraergüsse und schließlich Tod durch Herz- und Kreislaufdekompensation.

Sektionsdiagnose (Auszug). Lymphogranulomatose mit Befall der mediastinalen, paraaortalen und mesenterialen Lymphknoten. Zahlreiche teilweise bis kirschgroße Lymphogranulomherde in beiden Lungen, in der Leber (2100g) und in der Milz (850g). Diffuse lymphogranulomatöse Durchsetzung des Knochenmarkes von Sternum, Wirbelsäule und Oberschenkel. Massenhafte bis erbsgroße Lymphogranulominfiltrate in der äußeren Haut des Stammes und der Extremitäten. Kachexie, allgemeine Anämie. Schlaffe Erweiterung der Herzhöhlen, akutes Lungenödem. Stauungsleber und Stauungsmilz, Ascites, allgemeines Anasarca.

Die **histologische Untersuchung** der Lymphknoten, der Milz, Leber, Haut und der Lungen zeigt überall das Bild der klassischen Lymphogranulomatose mit teilweise zellreichen, polymorphzelligen Partien und teilweise fibrös-hyalinen Abschnitten. In den zellreichen Bezirken fielen zahlreiche gewucherte Reticulumzellen, reichliche STERNBERGsche Riesenzellen, Eosinophile, Lymphocyten und Plasmazellen auf (Abb. 56).

SN. 1046/55, 42jähr. ♀. *Lymphogranulomatose.* **Anamnese.** Im Januar 1952 erstmalig Lymphknotenschwellungen in der li. Achselhöhle, bald darauf auch am Halse und in den Leistenbeugen. Stationäre Behandlung mit 30,25 mg Dichloren und Röntgentiefenbestrahlung. Geringfügige Besserung. 1953 wiederum stationäre Behandlung: 15 g TEM. Ausbildung einer schweren aplastischen Anämie. Anfang 1954 ambulante Behandlung mit Sanamycin, darauf Wiederaufnahme in die I. Med. Klinik der Freien Univ. Berlin (Direktor: Prof. Dr. H. Frhr. v. Kress). Am Halse, in den Achselhöhlen und in den Leistenbeugen kirschgroße

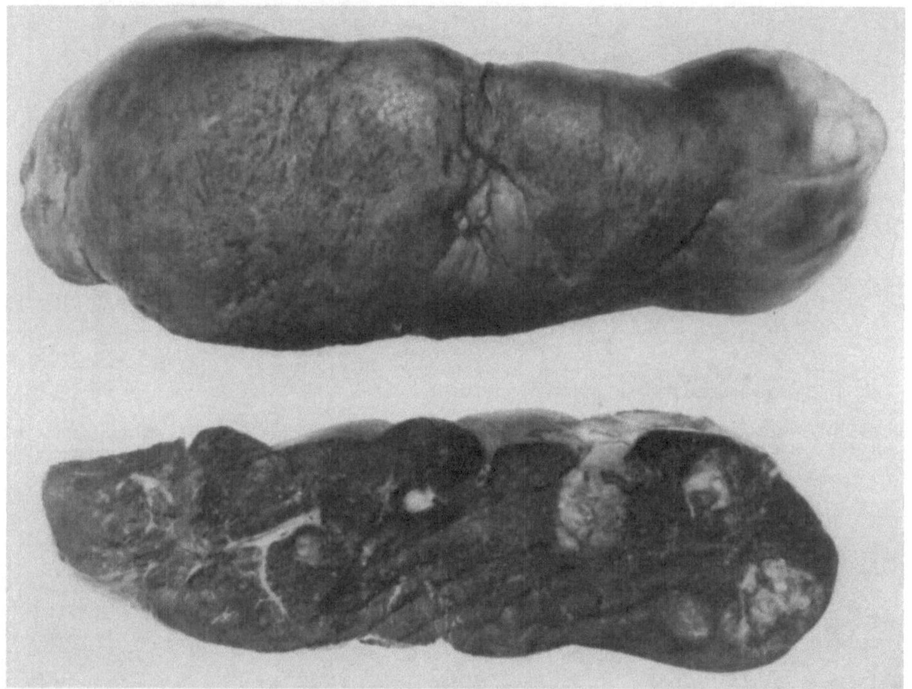

Abb. 57. SN. 1046/55, 42jähr. ♀. *Lymphogranulomatose.* Krankheitsdauer fast 4 Jahre. *Therapie:* 25650 γ Sanamycin, 15 mg TEM, 30,25 mg Dichloran, Thiotepa (genaue Dosis unbekannt). Grobnarbige Einziehungen der Milzoberfläche, auf dem Schnitt knotige Lymphogranulomherde, strahlig-narbig veränderte Pulpa

Lymphknoten tastbar, Milz handbreit unter dem Rippenbogen spürbar, Leber etwa 3 Querfinger verbreitert, Blutbild uncharakteristisch. Röntgenologisch wird eine Destruktion des 1.—3. Lendenwirbelkörpers festgestellt. Behandlung: 20650 γ Sanamycin, zahlreiche Bluttransfusionen sowie geringere Mengen Thiotepa. Der schlechte Allgemeinzustand konnte nicht mehr behoben werden, es erfolgte am 27. 6. 1955 der Tod unter zunehmender Herz- und Kreislaufschwäche.

Sektionsdiagnose (Auszug). Blastomatöse Lymphogranulomatose; verhärtete und vernarbte granulomatöse Infiltrate in den Lymphknoten des Halses, der Axillen, des Lungenhilus und der Leistenbeugen. Frischere lymphogranulomatöse Infiltrate in den periportalen, parapankreatischen, perigastrischen und mesenterialen Lymphknoten. Sogenannte Porphyrmilz mit zahlreichen narbigen Einziehungen. Milzgewicht 560 g (Abb. 57). Lymphogranulomatöser Rundherd im li. Oberlappen. Völlige Zerstörung des 2. Lendenwirbelkörpers durch granulomatöses Gewebe. Allgemeine Kachexie. Anämie. Endocarditis verrucosa der Mitralis bei allgemeinem Marasmus.

Die **histologische Untersuchung** der Lymphknoten und der Milz (Abb. 58) zeigt ausgedehnte, teilweise narbig-hyaline Bezirke, teilweise zellreiche, polymorphzellige granulomatöse Stellen mit zahlreichen gewucherten Reticulumzellen, Eosinophilen, Plasmazellen, Lympho-

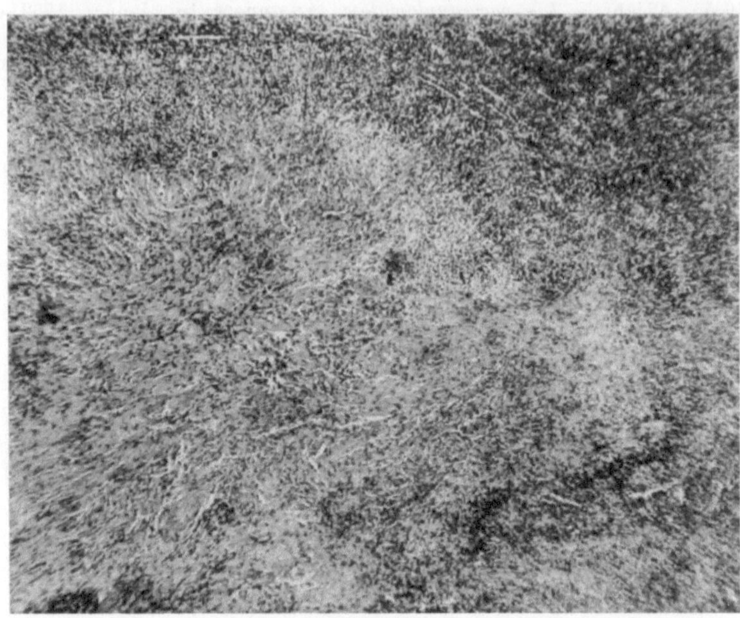

Abb. 58. SN. 1046/55, 42jähr. ♀. *Lymphogranulomatose.* (Gleicher Fall wie Abb. 57.) Histologisches Bild der in Abb. 57 dargestellten Milz. Narbig hyalines Bindegewebe wechselt mit zellig-lymphogranulomatösen Bezirken (Paraffin, HE, Vergr. 1:60)

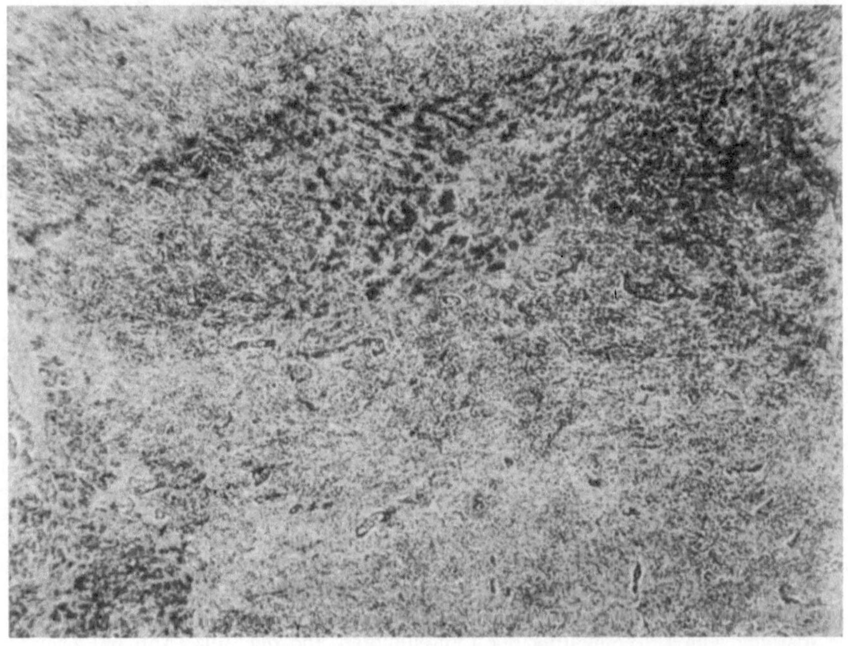

Abb. 59. SN. 1046/55, 42jähr. ♀. *Lymphogranulomatose.* (Gleicher Fall wie Abb. 57 und 58.) Lymphogranulombezirke der im ganzen cirrhotisch veränderten Leber (Paraffin, HE, Vergr. 1:80)

cyten und STERNBERGschen Riesenzellen. Der lymphogranulomatöse Herd der Leber (Abb. 59) bietet im großen ganzen das gleiche mikroskopische Bild.

Wir möchten im vorliegenden Falle einen gewissen Therapieeffekt konzidieren. Das eigentümliche makroskopische Bild der Milz mit ihren grobnarbigen Bezirken muß an eine besondere therapeutische Leistung denken lassen, da es nicht zu dem allgemein bekannten, gewöhnlichen Bilde der Lymphogranulommilz gehört. Auch das histologische Aussehen mit den stellenweise ausgedehnten narbigen Veränderungen könnte eine Therapiewirkung darstellen.

Als letzter Fall sei eine ebenfalls ausgiebig mit Sanamycin behandelte Lymphogranulomatose geschildert, die schließlich zur Agranulocytose geführt hat, ohne einen sichtbaren therapeutischen Effekt an den Lymphknoten zu hinterlassen. Auffällig war lediglich die Schnittfläche der Leber, die abgesehen von den zahlreichen kleinen Granulomknoten ein cirrhoseähnliches Bild erkennen ließ.

SN. 1075/55, 49 jähr. ♂. *Lymphogranulomatose.* **Anamnese.** Seit Oktober 1954 unregelmäßige Fieberschübe, die 6—7 Tage anhielten. Schwellung der inguinalen Lymphknoten. Bei der Aufnahme in die I. Med. Klinik der Freien Univ. Berlin (Direktor: Prof. Dr. H. FRHR. v. KRESS) am 31. 3. 1955 besteht ein deutlicher Milztumor sowie eine Leberschwellung. Die Untersuchung einer Probeexcision aus einem Leistenlymphknoten ergibt eine klassische Lymphogranulomatose. Therapie: Sanamycin, Bluttransfusionen. Nach vorübergehender Entlassung am 17. 8. 1955 Wiederaufnahme mit Anämie, Leukopenie, Milz- und Leberschwellung sowie generalisierten Lymphknotenvergrößerungen. Therapie 5200 γ Sanamycin, Röntgenbestrahlungen, Bluttransfusionen. Zunehmender Ascites, Ikterus, mehrfache Hämoptysen. Schließlich Abfall der Thrombocyten auf 13200, zunehmende Benommenheit, Tod durch Herz- und Kreislaufversagen.

Sektionsdiagnose. Lymphogranulomatose mit generalisierter Schwellung der Hals-, Achsel-, Hilus- und Leistenlymphknoten sowie auch der paratrachealen, parapankreatischen, periportalen und mesenterialen Lymphknoten. Sogenannte Porphyrmilz. Diffuse und umschriebene Granulomatose der cirrhotisch veränderten Leber, der Lungen und aller Wirbelkörper. Ascites (500 cm^3), Hydroperikard (300 cm^3). Hochgradige Anämie, Zustand bei klinisch beobachteter Agranulocytose: Verschorfende Geschwüre der Tonsillen und beider Stimmbänder. Blutbildungsmark im Oberschenkel, multiple Dekubitalulcera an der li. Schulter. Subikterus. Schlaffe Dilatation beider Herzkammern, terminales Lungenödem.

Die **histologische Untersuchung** zeigt in allen untersuchten Organen und Lymphknoten das klassische Bild der Lymphogranulomatose. Die Leber fällt durch eine ausgedehnte periportale unspezifische Bindegewebswucherung nach Art der Lebercirrhose auf (Abb. 60; S. 180).

Weitere Beobachtungen der Umwandlung lymphogranulomatösen Gewebes in fibrös-hyalines Narbengewebe durch Sanamycin- oder TEM-Behandlung konnten G. SCHULTE u. H. LINGS, A. GELLHORN u. V. P. COLLINS, CL. VOSS, A. H. MEYER u. W. C. OVERMILLER, E. GÖGLER und auch H. OTTO machen. Andere Beobachter, wie z. B. L. A. ERF u. R. D. BAUER sahen nach Stickstoff-Lost-Therapie keine histologisch erkennbaren, auf die Therapie zurückzuführenden Veränderungen, auch K. BILLERBECK vermißte einen nennenswerten morphologisch sichtbaren Einfluß der Chemotherapie auf die Lymphogranulomatose.

E. LETTERER (1948) untersuchte die histologischen Veränderungen urethanbehandelter Lymphogranulomatosen unter folgenden Gesichtspunkten: Inwieweit formal der bekannte Ablauf verändert werde, welche Nebenwirkungen und Komplikationen aufträten, und welche Wirkung auf am Krankheitsgeschehen unbeteiligte Zellen ausgemacht werden könnte. Bei der nur kurzfristig behandelten Lymphogranulomatose zeigte sich im spezifischen Prozeß kein Stillstand, obwohl die Lymphknoten sämtlich kleiner geworden waren. Reticulocytäre Proliferation, bizarre Riesenzellen, Rückgang der Lymphocyten sollen die Wirkung charakterisieren. Bei den langfristig behandelten Fällen wird zunehmend ein unspezifisches Granulationsgewebe innerhalb der spezifischen Herde sichtbar, das sich durch kollagenisierte Reticulumfasern mit Hyalinbildung, Lymphocytenschwund, Nekrosen und diffuser Bindegewebszunahme auszeichnet.

V. H. Cornell u. A. S. Blauw sahen bei Lymphogranulomatosen, die mit Stickstoff-Lost behandelt wurden, Zelldegenerationen an den Lymphocyten und Reticulumzellen, Kernfragmentation und Phagocytose, aber keinen charakteristischen übereinstimmenden Befund.

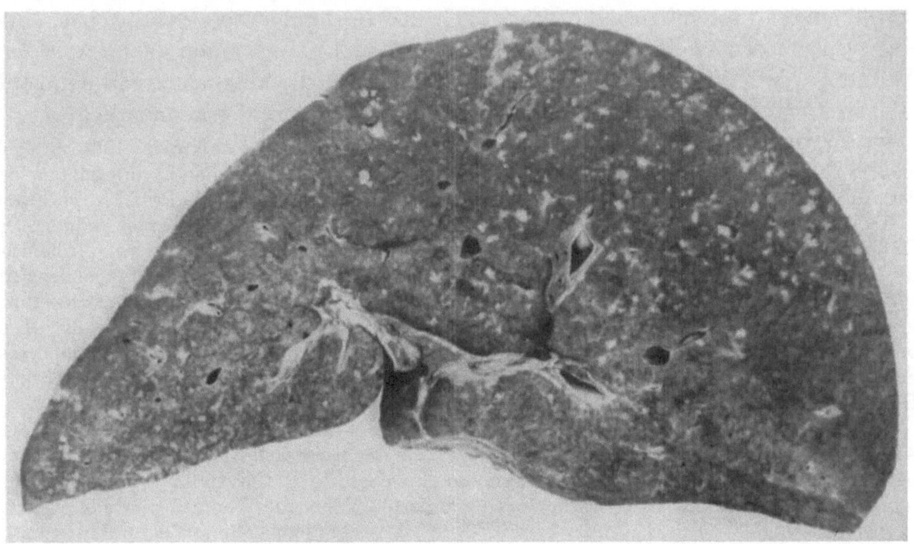

Abb. 60. SN. 1075/55, 49jähr. ♂. *Lymphogranulomatose*. Krankheitsdauer etwa 1 Jahr. *Therapie:* 8000 γ Sanamycin, Röntgenbestrahlung. Zahlreiche kleine Lymphogranulombezirke der Leber. Hochgradige diffuse unspezifische Bindegewebswucherung nach Art der Lebercirrhose

Es handelt sich also bei der Wirkung der Chemotherapie auf die Lymphogranulomatose entweder um bindegewebige, hyalin-fibröse Umwandlungen, die wir sowohl von dem Spontanverhalten der Lymphogranulomatose als auch infolge intensiver Röntgenbestrahlungen kennen, wie z. B. G. G. Wendt in seiner Arbeit über die Vernarbung der Lymphogranulomatose der Leber unter Hinweis auf gleiche Beobachtungen von G. B. Gruber, W. Weiss, E. Fraenkel, P. E. Steiner und G. Hauck hervorhebt, oder wir finden als Folge der Chemotherapie mehr oder weniger ausgedehnte nekrotische Veränderungen, die uns jedoch ebenfalls von dem spontanen Verhalten der Lymphogranulomatose geläufig sind, ja geradezu zu ihrem klassischen Bilde gehören (Heilmeyer). Mögen in Einzelfällen auch echte therapeutische Leistungen am histologischen Bild wie auch im klinischen Verlauf der Lymphogranulomatose sichtbar werden, so berechtigen sie uns doch noch keineswegs, von einem therapeutisch bedingten Gestaltwandel der Lymphogranulomatose schlechthin zu sprechen. Wir können höchstens sagen, daß durch die modernen Therapeutica Heilungstendenzen im lymphogranulomatösen Gewebe sichtbar werden. Es handelt sich hierbei aber niemals um Veränderungen, die vom klassischen Verlauf der Lymphogranulomatose grundsätzlich abweichen würden.

D. Anhang

1. Die Erkrankungen der Schilddrüse und ihre Behandlung durch Thyreostatica

Die antithyreodale Chemotherapie geht auf P. Martini zurück. Es gelangen hauptsächlich das Methylthiourazil oder andere Thiourazilverbindungen zur Anwendung. Diese Verbindungen verdanken ihre Entdeckung der 1928 von Chesney, Clawson u. Webster gemachten Beobachtung, daß Kaninchen, die einseitig mit Kohl ernährt werden, einen Kropf bekommen. Von Astwood wurde 1943 der Thioharnstoff und dann das Thiourazil in die Therapie des Morbus Basedow eingeführt. Die Thyreostatica haben eine unmittelbare Wirkung auf die Schilddrüse selbst, indem sie die Funktion der Schilddrüse hemmen, ohne das funktionstragende Gewebe zu vernichten, sie hemmen lediglich die wichtigste Funktion des Parenchyms, den Aufbau des Thyroxin aus Jod und Tyrosin über Dijodtyrosin. Auf den Wirkungsmechanismus der Thyreostatica soll nicht näher eingegangen werden.

Das Verhalten der Hyperthyreosen unter Methylthiourazil wurde besonders von C. Wegelin (1948), H. W. Weber und von E. Herrmann studiert. Nach H. W. Weber wird die Schilddrüsenstruktur Basedow-Kranker durch Methylthiourazil nicht verändert. J. Wätjen konnte nach Behandlung mit Thiourazil im perifollikulären Bindegewebe glasige, nicht näher differenzierbare Einlagerungen entdecken. Nach den Untersuchungen von Gerteis häufen sich unter der Wirkung von MTU die sogenannten hellen Zellen der Schilddrüse. H. Bassalleck (1951) machte das MTU für das Auftreten einer phlegmonösen Thyreoiditis verantwortlich, die er im Gefolge der antithyreodalen Behandlung bei einer knotig veränderten Basedow-Schilddrüse sah. H. W. Bansi weist besonders darauf hin, daß die chemische Hormonblockade durch die Thyreostatica die in sie gesetzten Erwartungen nicht erfüllt habe. Knotenkröpfe sprechen nur schlecht auf die Thyreostatica an.

Heute beschäftigt uns vor allem die Frage nach der Entstehung des Schilddrüsenkrebses auf dem Boden einer mit MTU behandelten Schilddrüsenerkrankung. R. L. Payne, A. R. Crane u. J. G. Price beschreiben einen Fall, bei dem die Provokation eines papilliformen Cystocarcinoms durch vorausgegangene Thiourazilbehandlung vermutet werden muß. Die maligne Entartung einer diffusen Struma ist nach der Statistik von Wegelin derartig selten, daß man in dem erwähnten Fall einen Zusammenhang zwischen der Therapie und der Entwicklung der malignen Geschwulst zumindest in nähere Erwägung ziehen muß. Auch E. Herrmann diskutiert an Hand einiger Fälle den möglichen Einfluß des Thiourazils auf die Genese der Schilddrüsentumoren. Herrmann kommt aber zu dem Schluß, daß Thiourazil und seine Derivate nicht als carcinogen bezeichnet werden können, wohl aber zu den Stoffen rechnen, die imstande sind, Schilddrüsenadenome hervorzubringen, welche dann sekundär maligne entarten können. Er warnt deshalb vor einer zu lang andauernden MTU-Behandlung. J. Kracht vertritt die Auffassung, daß es sich bei den unter der MTU-Behandlung entstandenen Adenomen nicht um echte Geschwülste handele, sondern um geschwulstartige

Anpassungshyperplasien im Sinne BÜNGELERS als Ausdruck einer regulierten Wachstumsstörung. Dagegen lehnen W. R. TROTTER u. H. W. HIMSWORTH die Möglichkeit, daß durch Thiourazilbehandlung bösartiges Wachstum hervorgerufen werden könne, bei den in Frage kommenden Dosierungen ab. J. HABEN u. A. SCHÜRMEYER beschäftigten sich eingehend mit einem Falle einer mittelschweren Hyperthyreose, der unter Methylthiourazil folgendes histologisches Bild bot: „Zum Teil Wucherung kleiner Follikel mit hyperplastischem Epithel. In anderen Bezirken aber auch eine diffuse Wucherung von Epithelien in soliden Strängen ohne Follikelbildung, wobei es manchmal schwer zu entscheiden ist, ob es sich nur um eine starke Desquamation hypertrophischer Epithelien in die Follikel handelt, wie man das bei ausgesprochenen Basedow-Fällen findet, oder ob die Veränderungen bereits verdächtig auf ein beginnendes Schilddrüsencarcinom sind." Auch W. ROTTER u. W. DONTENWILL nehmen an Hand eigener Beobachtungen Stellung zur Frage der malignen Entartung der mit MTU behandelten Schilddrüse:

Die Schilddrüse zeigte nach der Strumektomie histologisch schwere Parenchymschädigungen (cytostatische Wirkung des Thiourazils), eine reaktive chronische Thyreoiditis, auffallende Zell- und Kernpolymorphien sowie vermehrte Mitosen.

Nach ROTTER u. DONTENWILL sind bisher weder im Experiment noch beim Menschen durch MTU-Behandlung entstandene Schilddrüsenkrebse gesichert worden. Die von ihnen gefundene auffällige Häufung der chronischen Thyreoiditis während des letzten Krieges sowie in den ersten Nachkriegsjahren kann an Hand unseres eigenen Materials nicht bestätigt werden. BÜNGELER weist auf Versuche von DALTON, MORRIS u. DUBNIK hin, die Schilddrüsencarcinome nach Thiouracilbehandlung nur bei Tierstämmen mit hoher Tumorbelastung auftreten sahen, während bei nicht belasteten Tierstämmen nur Hyperplasien beobachtet werden konnten. P. LUNDSGAARD-HANSEN (1956) sieht das Risiko für eine maligne Degeneration der Schilddrüse nach Thiourazilbehandlung nicht größer als das der spontanen Tumorentstehung.

W. H. MINDER (1952) publizierte eine Beobachtung über einen GRAHAMschen Schilddrüsentumor, der zufällig in einer Struma *basedowiana* entdeckt wurde, und der sich durch eine besondere Kern- und Zellpolymorphie sowie durch eine starke Gefäßinvasion auszeichnete. Es wird ein möglicher Zusammenhang mit der Thiouracilmedikation diskutiert. „Hat das Thiourazil über des thyreotrope Hormon den Malignitätsgrad des GRAHAMschen Tumors in ungünstigem Sinne beeinflußt?"

Da die Wirkung des Thyreotropins als ausschlaggebend für die maligne Entartung des Schilddrüsenparenchyms angesehen wird, ist die Mitteilung von GOLDBERG u. CHAIKOFF interessant, die bei Ratten, die mit radioaktivem Jod behandelt wurden, in einem großen Prozentsatz maligne Veränderungen der Schilddrüse fanden. Diese Autoren sind der Ansicht, daß das Thyreotropin nicht als Ursache der Krebsentstehung in Frage komme, da sich ähnliche maligne Veränderungen selbst nach längerer Behandlung mit Propylthiourazil nicht fanden.

W. DOERR faßt die heute geltende Ansicht über den Mechanismus der etwaigen Entstehung von Krebsen durch die MTU-Behandlung wie folgt zusammen:

Unter dem Zwange des nach Blockade der Thyroxinsynthese vermehrt ausgeschütteten thyreotropen Hormones kommt es zur Intensivierung progressiver metrisch bestimmbarer Transformationen des Follikelepithels, das die Matrix für eine geschwulstartige Anpassungshyperplasie abgibt (vgl. KRACHT).

Es fragt sich jedoch, ob wir in dem Vorgang der Krebsentstehung auf dem Boden einer thyreostatisch behandelten Hyperthyreose einen echten Gestaltwandel dieser Krankheit erblicken wollen oder mehr eine unbeabsichtigte Nebenwirkung auf das Schilddrüsengewebe durch cancerogene Substanzen. Es steht also die gleiche Frage zur Diskussion wie bei der Provokation eines Mamma-Krebses durch Hormonbehandlung einer Mastopathie, eine Frage, die heute in völliger Unkenntnis des Wesens und der Genese des Carcinoms noch keineswegs befriedigend beantwortet werden kann.

2. Die Thromboseprophylaxe

Der Thromboseprophylaxe durch medikamentöse sogen. antikoagulierende Behandlung wurden auf der Ersten Internationalen Tagung über Thrombose und Embolie 1954 in Basel zahlreiche Referate gewidmet, auf die im einzelnen einzugehen wir verzichten müssen; es würde im Rahmen unserer Arbeit nicht allein zu weit führen, sondern wäre allenfalls auch lediglich eine sehr unvollständige Wiedergabe dieser umfassenden Darstellung des gesamten Thrombose-Embolieproblemes.

Folgende in Basel behandelten Themen: „Physiologie und Pathophysiologie des Gerinnungsvorgangs", „Blutgerinnung in der Schwangerschaft", „Fibrinolysis in patience with metastatic cancer of the prostatae", „Die Bedeutung niedermolekularer Eiweißkörper für die Entstehung von Kreislaufschock und für die Hemmung der Blutgerinnung", „Gerinnungsfaktoren und vegetative Regulationen", „Einfluß der Benetzbarkeit auf den Verlauf der Blutgerinnung und den Gerinnungsbeginn", „Pathogenese und Pathophysiologie des Thrombus", „Die morbide Fernthrombose als konstellationspathologisches Phänomen", „Thrombosis and stress", „thrombosefördernde Faktoren" a) endogene, z. B. „Eisenmangel und Thrombose", „Thrombose bei kardialer Insufficienz", „Gerinnungs- und Blutstillungsfaktoren in den verschiedenen Altersstufen", und b) exogene thrombosefördernde Faktoren, z. B. „Die Genese der postoperativen Fernthrombose", „Die infektiöse Fernthrombose", und schließlich „Thrombose und Allergie" — zeigen uns, welche Kenntnisse zahlreichster Faktoren Voraussetzung sind und als Voraussetzung gefordert werden müssen, um die Thrombose, ihre Ursachen, die etwaigen Schwankungen in der Häufigkeit ihres Auftretens, ihr vielleicht gegenüber früheren Jahrzehnten verändertes gestaltliches Bild kausal richtig einzuordnen, also um eine richtige Einstellung der Wirkung der chemischen Antikoagulantien gegenüber zu gewinnen. Auch auf die von uns im Teil I dieser Arbeit erwähnten Nebenwirkungen der Antikoagulantien wurde in Basel ausführlich eingegangen.

Als Quintessenz dieser Tagung mag die von KOLLER getroffene Feststellung gelten, daß die Schwere des Gesamtkrankheitsbildes heute gemildert, seine Dauer und Letalität verringert worden sei. So verstanden liegt ohne Zweifel ein therapeutisch induzierter Gestaltwandel des klinischen Bildes der Thrombose-Embolie-Erkrankung vor, ein Gestaltwandel, der sich jedoch eher im Zurückgehen der Krankheit innerhalb des Sektionsgutes, als Panoramawandel auswirken wird, als daß ihm eine echte histomorphologische Veränderung zugrunde liegt.

KOLLER konnte für die Universitätsfrauenklinik Basel ein Zurückgehen der Thrombose-Embolie-Mortalität von 4,31‰ im Jahre 1935 auf 0,58‰ im Jahre 1953 feststellen, wobei der entscheidende Abfall der Erkrankungsziffern zwar nach dem Jahre 1940 erfolgte, aber doch bereits vor Einführung der chemotherapeutischen Thrombosebehandlung oder Thromboseprophylaxe. Allein durch internmedizinische und physikalische Prophylaxe konnte KOLLER einen deutlichen Abfall der Thromboseembolie-Mortalität erzielen.

Die chemischen Präventivmittel greifen zum Teil direkt in das komplizierte Gerinnungsgeschehen des Blutes ein. Ist erst ein Thrombus zustande gekommen, so sind diese Mittel fähig, diesen ohne Rekanalisation zurückzubilden. JÜRGENS u. STUDER konnten im Tierversuch durch fortlaufende Gaben von Thrombin und Thrombokinase Mikroembolien erzeugen, d. h. durch eine Konsumption von Fibrinogen eine Afibrinogenämie hervorrufen und damit dem Gerinnungsvorgang den Boden entziehen (REHN u. HALSE).

SANDRITTER u. Mitarb. haben sich in größeren Versuchsreihen mit den morphischen Veränderungen beschäftigt, die bei der heparininduzierten Fibrinolyse an experimentellen Gerinnungsthromben auftreten und haben im Vergleich dazu eine große Zahl menschlicher Thromben aus dem laufenden Sektionsmaterial untersucht:

„Gerinnungsthromben verkleinern sich unter der Heparinbehandlung, wobei an der Oberfläche der Thromben fädig-netzige Fibrinauflockerungszonen auftreten, die für den fibrinolytischen Abbau charakteristisch sind. An experimentellen Abscheidungsthromben wurde die Auflösung der aus Fibrin und Erythrocyten bestehenden Gerinnungsanteile der Thromben beobachtet, während die vorwiegend thrombocytenhaltigen Abscheidungsteile weitgehend resistent blieben. Das Fibrin tritt an der Oberfläche der experimentellen Abscheidungsthromben in verwaschenen Faserstrukturen und feinen unscharf konturierten Körnchen auf.“

So bedeutungsvoll die morphologischen Befunde an chemotherapeutisch behandelten Thrombosen auch sind, so stellen sie im großen ganzen doch lediglich feingewebliche Veränderungen dar, die zwar als therapeutisch bedingter Gestaltwandel des histologischen Aufbaues der Thrombose bezeichnet werden müssen, aber noch keinen Gestaltwandel der Thrombose-Embolie-Krankheit als solcher darstellen. Wir haben vom Sektionstisch aus bisher nicht den Eindruck, als habe sich an dem grob morphologischen Bild der Thrombose seit Einführung der chemotherapeutischen Behandlung etwas Wesentliches geändert, was sich erschwerend auf die Diagnostik auswirken könnte. Die Zahl der Thromboseembolievorkommen ist seit jeher großen zeitlichen und örtlichen Schwankungen unterworfen, ein durch die Therapie bedingtes Zurückgehen der postoperativen Thrombose-Embolie-Fälle in unserem Sektionsgut (vgl. W. CRAMER, 1955) stellt lediglich einen Panoramawandel im Gesamtsektionsbeobachtungsgut dar.

III. Vorzüge und Gefahren der Sektionsstatistik[1]

Wenn das Gesamtgebiet der medizinischen Statistik auch in den letzten Jahrzehnten nach mancher Richtung hin erweitert wurde, insbesondere etwa dadurch, daß RÖSSLE „Maß und Zahl in der Pathologie" als besonderen Forschungsgegenstand dieses Bereiches einführte, so bleiben ihre Hauptgebiete dennoch die klassischen der Morbiditäts- und der Mortalitätsstatistik. Die Begriffe der Morbidität und der Mortalität sind durch denjenigen der Letalität rechnerisch miteinander verknüpft. Bei der Mortalität kann es sich um die gesamte einer Bevölkerung handeln, von tiefergreifendem medizinischem Interesse ist aber die Mortalität an den einzelnen Todesursachen. Noch ausgeprägter gilt das Entsprechende für die Morbidität. Die Gesamtmorbidität einer Bevölkerung, also etwa die Zahl der jährlichen Neuerkrankungen an Krankheiten (oder auch Unfällen) irgendwelcher Ätiologie auf 1000 Lebende der Gesamtbevölkerung oder die analogen Zahlen für ein Geschlecht oder eine Altersklasse oder eine Berufsgruppe oder dergleichen mehr, kann zwar namentlich für die Statistik der Sozialversicherung oder für ähnliche Zwecke bedeutsam sein, obwohl es dort im allgemeinen weniger auf die Zahl der Erkrankungen, absolut oder auf die zugehörige Einwohnerzahl oder sonstige Beobachtungsmasse bezogen, ankommt als vielmehr eher auf die Zahl der wegen Krankheit versäumten Arbeitstage oder sonstige wirtschaftliche Folgen der Erkrankungen. Für wissenschaftliche Zwecke hingegen kommt es fast ausschließlich auf die Morbidität an einzelnen Ursachen an. Erst recht gilt diese Einschränkung beim Begriff der Letalität. Es ist zwar rein logisch gesehen durchaus möglich, eine Gesamtletalität einer Bevölkerung zu berechnen, indem man die Gesamtzahl der Todesfälle, die in der Regel eindeutig feststeht, durch die Gesamtzahl der Erkrankungsfälle dividiert, wobei die letztgenannte allerdings nicht eindeutig feststeht, sondern erst einer Definition bedarf, was in dem betreffenden Zusammenhange unter einem Erkrankungsfalle verstanden werden soll. Sachlich gesehen wäre aber eine derartige allgemeine Letalitätsziffer doch nur eine Spielerei, etwa in dem Sinne von SCHOTT, der in seinem trefflichen populären Büchlein über Statistik sagte, formell gesehen könne man eine Relativzahl mittels Division einer beliebigen Zahl durch eine beliebige andere Zahl bilden, also auch z. B. eine, in der der Wert der deutschen Warenausfuhr durch die Anzahl der Viertelnoten in einer WAGNER-Oper dividiert wird. Sinnvoll ist also in der Regel nur die Berechnung von Letalitätsziffern für einzelne Erkrankungen, und um so sinnvoller, je schärfer bei der betreffenden Krankheitsart der Begriff der Erkrankung definiert werden kann, insbesondere also im allgemeinen bei Erkrankungen akuter Art schärfer als bei chronischen. Daß auch bei ausgesprochen akuten Krankheiten wie vor allem den ausdrücklich als solchen terminologisch zusammengefaßten akuten Infektionskrankheiten der Begriff der Erkrankung nicht so eindeutig faßbar ist, wie man sich dies namentlich in der Anfangszeit der bakteriologischen Ära vorstellte, davon wird noch zu sprechen sein.

Gleichgültig, ob die Betrachtung sich auf alle Erkrankungen bzw. Todesfälle bezieht oder nur auf solche an einer bestimmten Ursache, gelten immer die folgenden Beziehungen, wobei bedeuten soll:

---

[1] Von Prof. Dr. Dr. K. FREUDENBERG.

K = absolute Zahl der Erkrankungen,
T = absolute Zahl der Todesfälle,
E = Einwohnerzahl,
Mb = Morbidität,
Mt = Mortalität,
Lt = Letalität.

Dann ist:

$$Mb = \frac{K}{E};\ Mt = \frac{T}{E};\ Lt = \frac{T}{K}.$$

Nun kann man logisch gesehen bekanntlich niemals sagen, eine Terminologie sei richtig oder falsch; es ist aber zweckmäßig, sich an diejenige zu halten, die von den Fachleuten der Statistik entwickelt und von den mit statistischem Verständnis begabten Vertretern der medizinischen Forschung übernommen wurde, um dem Zwecke jeder Terminologie gerecht zu werden, nämlich der Erleichterung der gegenseitigen Verständigung.

Neben den drei soeben definierten sozusagen legitimen Arten von Relativzahlen in der medizinischen Statistik findet man wiederholt noch eine solche von illegitimer Art, wobei oft mit der Illegitimität auch eine Unterschiebung verbunden wird, indem manche Autoren schlechthin von einer Mortalität sprechen, wo ausschließlich der Ausdruck „relative Mortalität" sinngemäß wäre. Das gleiche würde auch für den Begriff der „relativen Morbidität" gelten, hat dort aber weniger praktische Bedeutung. Zahlen der relativen Mortalität ergeben sich nur dort, wo es sich um die Sterblichkeit an einer einzelnen Ursache bzw. Gruppe von Ursachen handelt, und zwar bedeutet sie dann den Anteil der Todesfälle infolge dieser Ursache an der Gesamtzahl der Todesfälle infolge aller Ursachen. Ziffern, die auf solche Art gebildet sind, sind deshalb zu perhorreszieren, weil sie geradezu dazu geschaffen sind, irreführend zu wirken. Die Ursache hierfür liegt in der trivialen Tatsache begründet, daß bei der Aufteilung einer Gesamtheit in ihre Teile deren Summe immer 100% ergeben muß. Wenn z. B. auf eine bestimmte Todesursache früher 20% aller Sterbefälle entfielen, infolge hygienischer und therapeutischer Maßnahmen aber die Sterblichkeit an dieser Ursache auf die Hälfte herabgedrückt wird, während die Sterblichkeit an allen anderen Ursachen unverändert bleibt, dann sterben an der erstgenannten dort, wo früher 20 starben, nur noch 10, an den anderen Ursachen aber nach wie vor 80, und da die Gesamtzahl der Todesfälle nunmehr von 100 auf 90 gesunken ist, ist die Sterblichkeit an anderen Ursachen, obwohl sie tatsächlich unverändert geblieben ist, scheinbar von 80:100 = 80% auf 80:90 = 89% angestiegen, wenn man die Methode der relativen Mortalität anwendet! Sehr deutlich hat dies immer wieder der Mann dargelegt, der sich die größten Verdienste um die medizinische Statistik erworben hat, nämlich PRINZING; in seinem grundlegenden „Handbuch der medizinischen Statistik" bot er als erstes folgendes Beispiel:

„Im Jahre 1900 sind von 100 Sterbefällen in Oberbayern 11,6, in der Pfalz dagegen 15,5 durch Tuberkulose verursacht; man könnte geneigt sein, daraus zu schließen, daß diese Krankheit in der Pfalz erheblich häufiger sei als in Oberbayern. Nun ist aber im letzteren die Mortalität infolge der großen Kindersterblichkeit sehr groß, während sie in der Pfalz viel kleiner ist; man erhält daher ein ganz anderes Verhältnis, wenn die Tuberkulosesterbefälle auf die Zahl der Lebenden bezogen werden; es kamen 1900 auf 10000 Einwohner in

Oberbayern 32,3 und in der Pfalz 30,8. Sehr sorgfältig muß man daher vorgehen, wenn nur die Sterbefälle ohne die entsprechenden Ziffern der Lebenden bekannt und deshalb Kontrollrechnungen unmöglich sind."

Und der Verfasser dieses Beitrages brachte in seinem Handbuchartikel im Handbuch der biologischen Arbeitsmethoden das folgende fingierte Beispiel:

„Nimmt man z. B. an, in einer Großstadt ereigneten sich täglich 100 Todesfälle, hiervon 10 an Tuberkulose, dann wäre also die relative Tuberkulosemortalität 10%; nun ereigneten sich an einem Tage Zusammenstöße zwischen den Anhängern verschiedener politischer Parteien mit einem Ergebnis von 65 Todesfällen, neben denen natürlich die 100 Todesfälle infolge von Krankheiten oder regelmäßig auftretenden Unfällen gleichfalls vorkommen, darunter 10 Todesfälle an Tuberkulose, welche vermutlich durch die Straßenkämpfe nicht beeinflußt werden, so daß an diesem Tage insgesamt 165 Todesfälle zu buchen wären, darunter 10 an Tuberkulose. Dann ist also die relative Mortalität an Tuberkulose plötzlich von 10% auf 6% gesunken, und wer die relative Mortalität als eine brauchbare Ziffer betrachtet, muß also jetzt sagen, daß der Zusammenstoß politischer Parteien die Tuberkulosemortalität äußerst günstig beeinflußt hätte; in Anlehnung an den in der Volkswirtschaftslehre üblichen Scherz von der Wirkung eingeworfener Fensterscheiben müßte man also sagen, der Staat sei verpflichtet, ein so günstig wirkendes Ereignis nicht dem bloßen Zufall zu überlassen, sondern mit seinen Machtmitteln dafür zu sorgen, daß die verschiedenen politischen Verbände recht häufig aneinandergeraten!"

Das Beobachtungsmaterial, dem die Zahlen für die Morbiditäts- und Mortalitätsstatistik entstammen, kann entweder ein vollständiges für die Gesamtbevölkerung sein oder ein ausgelesenes aus den Beobachtungen der Kliniken bzw. der pathologischen Institute. Das was diesbezüglich von der Mortalitätsstatistik der pathologischen Institute gilt, gilt entsprechend auch von der Morbiditätsstatistik der Kliniken. Ein vollständiges Material über die Sterbefälle in der Gesamtbevölkerung haben ausschließlich die statistischen Ämter zur Verfügung, und in allen Kulturstaaten wird dasselbe seit der zweiten Hälfte des 19. Jahrhunderts auch nach Todesursachen ausgezählt.

Der große Vorzug der Statistik der pathologischen Institute, d. h. der *Sektionsstatistik*, liegt nun vor allem darin, daß bei einer Sektion die Todesursache tatsächlich zuverlässig festgestellt wird; dies war schon vor einer Reihe von Jahrzehnten der Fall, und seither hat die Pathologie noch weitere Fortschritte gemacht. Die Bevölkerungsstatistik der statistischen Ämter hingegen muß sich mit der Auszählung desjenigen Materials begnügen, das ihr durch die Totenscheine geboten wird; auch wenn neuerdings Versuche gemacht werden, an Stelle der Totenscheindiagnosen die Sektionsdiagnosen auszuwerten, so muß sich dies doch notgedrungenermaßen auf die Todesursachen bei denjenigen Sterbefällen beschränken, bei denen eine Sektion stattgefunden hat, und dies ist selbst in Großstädten nur ein verhältnismäßig kleiner Anteil aller Todesfälle. Hinsichtlich der Totenscheindiagnosen ist zu betonen, daß diese nur dort überhaupt einen Sinn haben können, wo es genügend Ärzte gibt, daß alle oder wenigstens fast alle Sterbefalldiagnosen seitens eines Arztes gestellt werden. Selbst in den fortgeschrittensten Kulturstaaten ist dies erst seit wenigen Jahrzehnten einigermaßen der Fall, und hierdurch werden Vergleiche nicht nur zwischen verschiedenen Ländern mit verschiedener Entwicklungsstufe unbrauchbar, sondern auch Vergleiche aus dem gleichen Lande für Zeiten, die um etliche Jahrzehnte auseinanderliegen. Ein besonders deutliches Kriterium für die Unzuverlässigkeit der Todesursachen in einer Todesursachenstatistik bietet immer — zumindest nach den in Deutschland herrschenden Gepflogenheiten — die Häufigkeit der Angabe „Altersschwäche", die nach heutiger Erkenntnis in den weitaus meisten Fällen als reine Verlegenheitsdiagnose anzusehen ist. Im Jahre 1892, in dem erstmals eine Todesursachenstatistik für fast das ganze Deutsche Reich zusammengestellt wurde, waren unter 100 in der Altersklasse von 60 Jahren und darüber eingetretenen Todesfällen 38,4 unter der Diagnose „Altersschwäche" gemeldet; 1953 betrug in der gleichen Altersgruppe dieser Anteil nur noch 9,1%. Es müßte sich also hieraus allein bei den anderen, besser definierten Diagnosen scheinbar eine entsprechende Zunahme ergeben, und dies ceteris paribus, d. h. im Falle tatsächlich völlig unveränderter Verhältnisse.

Aber auch dort, wo die Ungenauigkeit einer Totenscheindiagnose nicht so deutlich in die Augen springt, bleibt sie in vielen Fällen an Zuverlässigkeit weit hinter derjenigen zurück, die mit Hilfe einer Sektion gewonnen werden kann. Die Pathologen machen oft genug die Erfahrung, daß selbst die Diagnosen der Kliniken, denen alle intra vitam anwendbaren diagnostischen Hilfsmittel zur Verfügung stehen, bei der Obduktion doch noch wesentlich abgeändert werden müssen; und wenn solches schon am grünen Holze der Kliniken geschieht, wie muß es dann erst in kleinen Krankenhäusern oder gar erst in der freien Praxis sein! Und dazu kamen besonders früher noch zahlreiche Todesfälle — vor allem in den jüngsten und in den höheren Altersklassen —, in denen überhaupt keine ärztliche Behandlung vorangegangen war. Man sieht also, daß zwischen der Zuverlässigkeit von Sektions- und von Totenscheindiagnosen ein großer Unterschied besteht, daß aber auch dieser Unterschied nicht konstant ist, sondern seinerseits wieder zeitliche Veränderungen aufweist, anscheinend in dem Sinne, daß er allmählich geringer wird, wobei er aber auch in der Gegenwart noch recht bedeutend ist.

Dort, wo es nach der Natur der Sache notwendig ist, sich in erster Linie auf die Zahlen der amtlichen Statistik, d. h. der Totenscheinstatistik, zu stützen, können unter diesen Verhältnissen zeitliche Vergleiche besonders irreführen. So findet sich in der vorstehenden Abhandlung auf S. 139 ein Ausspruch eines Klinikers zitiert: „Jeder 6. Mensch stirbt an Krebs . . . Seit der Jahrhundertwende nimmt die Krebskrankheit ständig steigend an Häufigkeit zu." In diesem Ausspruche wird zunächst eine relative Mortalität genannt, und daß eine solche Ziffer die wahren Zusammenhänge nicht wiedergibt, das wurde bereits ausführlich auseinandergesetzt. Und wenn es an der zitierten Stelle weiterhin heißt, daß die Häufigkeit der Carcinome seit der Jahrhundertwende ständig zunehme, dann liegt dies zum großen Teile eben daran, daß bei den — namentlich früher überwiegend nicht aus Krankenanstalten gekommenen — Totenscheindiagnosen die Zuverlässigkeit seit der Jahrhundertwende (auch schon einige Jahrzehnte vorher) ständig besser geworden ist. Darauf, daß diese Tatsache für Deutschland aus dem Vergleich zwischen der Häufigkeit der Diagnose „Carcinom" und derjenigen „Altersschwäche" nahezu quantitativ bewiesen werden kann, hat der Verfasser, wie auch Köhn u. Jansen (S. 139) zitieren, schon vor einem Vierteljahrhundert hingewiesen, und die Auswertung der Todesursachenstatistik in der Folgezeit bis jetzt hat dies immer wieder bestätigt. Im übrigen hat zwar die Zahl der Todesfälle an Carcinom, die nicht nach der Totenscheinstatistik, sondern wahrscheinlich tatsächlich eingetreten sind, in den letzten Jahrzehnten erheblich zugenommen, wenn man diese Zahl auf die jeweilige Gesamteinwohnerzahl bezieht, aber insoweit nur durch die Verschiebung des Altersaufbaus in der Richtung, daß der Anteil der höheren Altersklassen erheblich zugenommen hat. Dieses Moment wird zwar von einem anderen von Köhn u. Jansen (S. 140) genannten Autor berücksichtigt; wenn derselbe dann aber trotzdem für Bayern eine sehr erhebliche Zunahme der Krebshäufigkeit findet, die angeblich nicht durch Überalterung erklärt werden kann, dann muß hier wieder die zeitliche Veränderung der Diagnostik in dem Sinne einer allmählichen Verbesserung derselben im Spiele sein.

Der Zunahme mancher Diagnosen in der Totenscheinstatistik durch die Verbesserung der Diagnostik entspricht selbstverständlich hinsichtlich anderer Diagnosen eine Abnahme aus dem gleichen Grunde, und zwar dort, wo es sich um Diagnosen unbestimmter Natur handelt, die mangels genauer Kenntnis des tatsächlichen Geschehens als Verlegenheitsdiagnosen geeignet sind und solcherart verwendet werden, wofür die bereits in dieser Hinsicht genannte Angabe „Altersschwäche" wohl das zahlenmäßig bedeutsamste Beispiel darstellt.

Einen weiteren großen Vorzug der *Sektionsstatistik* bedeutet es, daß dieselbe bei jeder Auswertung der Sektionsergebnisse von dem gesamten Befund ausgehen kann, ohne sich auf eine Diagnose als die entscheidende beschränken zu müssen. In der amtlichen Statistik wird aus begreiflichen praktischen Gründen auch bei Mitteilung mehrerer pathologischer Befunde auf dem Totenschein in aller Regel nur ein einziger als Todesursache ausgezählt, und in internationaler Zusammenarbeit der Sachverständigen sind genaue Regeln erarbeitet worden, welche Diagnose beim Zusammentreffen mehrerer als die maßgebliche Todesursache gezählt wird. Auszählungen über das Vorkommen der Kombinationen von je zwei Diagnosen sind nur ganz vereinzelt, sozusagen probeweise gelegentlich unternommen worden, weil die für die statistischen Ämter sinngemäßeste Darstellungsform in einer vollständigen Veröffentlichung aller vorgekommenen Kombinationen besteht und eine solche recht kostspielig ist. Für ein pathologisches Institut hingegen ist es ohne weiteres möglich, diejenigen Kombinationen allein auszuzählen, die in einem gerade betrachteten wissenschaftlichen Zusammenhange bedeutsam sind. Und während die Totenscheinstatistik der statistischen Ämter auch in solchen Ausnahmefällen nur jeweils zwei Diagnosen miteinander kombiniert, keinesfalls aber mehr, ist es bei einer Sektionsstatistik ohne weiteres möglich, auch auszuzählen, in wie vielen Fällen drei oder auch vier bestimmte pathologische Befunde an der gleichen Leiche festgestellt wurden.

Ähnlich ist es zu werten, daß die Bevölkerungsstatistik hinsichtlich der auf Grund des Totenscheines gezählten Ursache im allgemeinen keine Möglichkeit hat, quantitative, d. h. den Schweregrad der Erkrankung bezeichnende Unterschiede zu machen. In Einzelfällen ergeben sich solche Unterschiede allerdings aus der diagnostischen Bezeichnung ziemlich automatisch; wenn z. B. in der Gruppe der tuberkulösen Erkrankungen ein Fall als Miliartuberkulose bezeichnet ist (Diagnose Nr. 024 des deutschen Verzeichnisses von 1950), dann ist anzunehmen, daß es sich um eine schneller verlaufene Erkrankung handelt als etwa bei einer unter „Tuberkulose der Knochen und Gelenke" (Diagnose Nr. 032) einzureihenden Angabe; aber z. B. bei der Zahl der an einer chronischen Bronchitis (Diagnose Nr. 549) Verstorbenen läßt sich nicht erkennen, in wie vielen dieserFälle die Bronchitis als solche so schwer war, daß sie die ganz überwiegende Todesursache war, und in wie vielen sie so beschaffen war, daß nur durch das Zusammenwirken mit anderen nicht unerheblichen pathologischen Veränderungen (vor allem des Kreislaufs) der tödliche Ausgang eintrat, wobei zwischen den extremen Möglichkeiten noch zahlreiche Zwischenstufen vorhanden sind, die bei einer Sektionsstatistik graduell, unter Umständen sogar in einer quantifizierten Abstufung erfaßt werden können.

Im Anschluß an die vorstehende Betrachtung kann man allgemein feststellen, daß es der Sektionsstatistik im Gegensatze zur Totenscheinstatistik möglich ist, von einer nur alternativen zu einer quantitativen Betrachtungsweise fortzuschreiten. Wie sich aus dem Ausgeführten ergibt, ist es mittels der Totenscheinstatistik im allgemeinen nur möglich auszuwerten, ob ein Mensch z. B. an Diabetes gestorben ist oder nicht; ob aber der Diabetes so schwer war, daß er etwa auf dem unmittelbarsten Wege, nämlich durch ein Koma zum Tode führte, oder ob am Tode eine Gangrän stark mitbeteiligt war, deren Ausbildung nicht von dem Vorhandensein bzw. dem Grade des Diabetes allein abhängt, das kann die Totenscheinstatistik nicht berücksichtigen. Die alternative Betrachtungsweise entsprach — analog den damaligen Vorstellungen der klassischen Physik — auch den biologischen, insbesondere auch medizinischen Anschauungen des 19. Jahrhunderts; nach dieser war ein Mensch entweder z. B. an Poliomyelitis erkrankt, was dann die in den Lehrbüchern beschriebenen schweren Krankheitssymptome mit sich brachte, oder er war es nicht. Daß es rudimentäre Erkrankungsformen in vielfacher Abstufung gibt, wobei aber auch ganz unbemerkt verlaufene Erkrankungen zu einer Immunität führen können, das ist erst eine Erkenntnis des jetzigen Jahrhunderts, wodurch auch auf biologischem Gebiete die Abkehr von der formalen Logik des ARISTOTELES und der Scholastiker vollzogen wird.

Die so gewonnene Erkenntnis, daß alle wissenschaftlichen Definitionen nur einen relativen Wert haben können, weil es eben in der Wirklichkeit kein Entweder-Oder gibt, sondern nur graduelle Unterschiede, ist nicht nur für den Biologen, sondern auch für den Statistiker recht unbequem, darf aber doch nicht aus einem solchen subjektiven Motiv heraus unberücksichtigt gelassen werden. Auch von diesem Gesichtspunkte aus muß eine Definition des Krebses abgelehnt werden, die von einem Kliniker gegeben wurde und die schon wegen der allgemeinen Schwierigkeiten der Abgrenzung des Carcinombegriffes (vgl. KÖHN und JANSEN, S. 138) unbefriedigend ist, nämlich: „Vom Standpunkte des Klinikers ist Krebs eine Neubildung menschlicher und tierischer Gewebe, welche . . . unbehandelt stets den Tod des Individuums herbeiführt.“ Von dem soeben erläuterten Standpunkte aus handelt es sich hier darum, daß nach dieser Definition ein Krebs „stets den Tod des Individuums herbeiführt“, und dies erscheint vage, weil der Tod jedes Individuums schließlich einmal herbeigeführt wird, aber zwar oft, jedoch nicht immer so, daß eine Ursache gegenüber den anderen so weit überwöge, wie es nötig wäre, um eine scharfe Definition darauf gründen zu können. Aus solchen Überlegungen heraus hat VERWORN schon vor zwei Menschenaltern vorgeschlagen, das Wort „Ursache“ überhaupt zu streichen und durch „Bedingungen“ zu ersetzen. Gerade bei einer ziemlich chronisch verlaufenden Krankheit wie dem Carcinom treten oft interkurrente Erkrankungen auf, ohne die das Carcinom allein zwar auch den Tod früher herbeiführen würde, als es der durchschnittlichen ferneren Lebenserwartung eines gleichaltrigen Gesunden entspräche, aber eben doch andererseits nicht so früh wie beim Hinzutreten einer interkurrenten Erkrankung, die sogar unter Umständen das Leben stärker zu verkürzen vermag, als das Carcinom allein es täte. Und da eine alternative Fragestellung, ob der Mensch sterblich ist oder nicht, durch die Erfahrung so eindeutig abschließend beantwortet ist, daß sie belanglos ist, bleibt also nur die quantitative Fragestellung übrig, wann der Tod erfolgen wird.

Ähnlicher Natur ist die von KÖHN u. JANSEN behandelte Frage, ob es eine scharfe Grenze zwischen malignen und benignen Tumoren gibt, die diese Autoren durchaus verneinen, ganz im Sinne von RÖSSLE, der sogar den Begriff der Malignitätsstufen eingeführt hat, wobei er dem zwar schon lange geprägten, aber noch nicht voll in das menschliche Denken übergegangenen Satze „Natura non facit saltus" auch in dieser Hinsicht zum Durchbruch verhalf. Dieser Übergang von der alternativen zur quantitativen Betrachtungsweise in der Welt der naturwissenschaftlichen Erkenntnis entspricht dem Vorbilde in der Welt der Ethik, das SCHILLER schuf, indem er aussprach, daß es nur für die Jugend die Alternative „Schändlich oder würdig, bös oder gut" gebe.

Ein interessantes Beispiel einer nur mittels der Sektionsstatistik möglichen Erkenntnis stellt die Frage nach der Häufigkeit multipler Primärtumoren dar, wie sie von KÖHN u. JANSEN (S. 142) behandelt ist. Es ist klar, daß man wie schon erwähnt in der Totenscheinstatistik selbst heutzutage noch sehr zufrieden sein muß, die Gesamtzahl der malignen Tumoren nach Primärsitzen für jede Altersklasse jedes Geschlechts wenigstens einigermaßen zuverlässig zu erfassen. Hingegen wird es, wenn intra vitam mehrere Tumoren diagnostiziert werden, dennoch kaum jemals ohne Sektion möglich sein zu entscheiden, ob es sich um einen Primärtumor mit Metastasen handelt oder um multiple Primärtumoren, was doch selbst mit allen Hilfsmitteln der pathologischen Diagnostik bei der Obduktion auch nicht einmal immer möglich ist. Die Pathologie allein also kann erkennen, in welchem Anteil aller Verstorbenen mit malignen Tumoren multiple Primärtumoren bestanden. Unter der ziemlich glaubhaften Annahme, daß dieser Anteil bei den zur Obduktion gekommenen Tumorpatienten gleich groß wie bei den nicht obduzierten ist, erhält man also unter Mitheranziehung der Totenscheinstatistik auch die ungefähre Gesamtzahl der innerhalb eines Zeitraumes mit multiplen Primärtumoren gestorbenen Personen eines Gebietes und könnte entsprechende Berechnungen auch getrennt nach Alter und Geschlecht vornehmen, was zur Gewinnung einer vertieften Einsicht notwendig wäre. Nur mittels solcher Gliederung der Zahlen ließe sich nämlich die Frage lösen, wie die kausalen Beziehungen sind, die bei der Entstehung bzw. Nichtentstehung multipler Primärtumoren im Spiele sind. Es ist nämlich die Frage zu prüfen, ob solche multiple Primärtumoren an Hand der Wahrscheinlichkeitsrechnung als voneinander unabhängig anzusehen sind. Im Falle einer solchen Unabhängigkeit müßte bei Personen, die schon an einem Tumor erkrankt sind, während der von der Erkrankung bis zum Tode verfließenden Zeit in so viel Fällen ein von dem ersten Tumor unabhängiger neuer auftreten, wie es bei bis dahin gesunden Personen des betreffenden Alters und Geschlechts während der gleichen Zeitspanne zu erwarten ist. Ergäbe sich eine in signifikantem Ausmaße höhere Frequenz von zwei Primärtumoren an dem gleichen Individuum (mehr als zwei gleichzeitig sind nach dieser Betrachtungsweise von vornherein nur äußerst selten zu erwarten), dann würde dies auf eine kausale Verknüpfung hinweisen, wohl in dem Sinne, daß eine individuell (vermutlich hereditär) überdurchschnittliche Tumordisposition bestünde; und ergäbe sich umgekehrt, daß die Häufigkeit multipler Primärtumoren in signifikantem Ausmaße gegenüber der Annahme unverbundener

Wahrscheinlichkeiten vermindert ist, dann würde dies also bedeuten, daß das Vorhandensein eines Tumors die Entwicklung eines weiteren, von ihm unabhängigen Primärtumors erschwerte.

Eine Schwierigkeit, die Totenscheinstatistik und Sektionsstatistik gleichermaßen betrifft, weil sie unabhängig von der sachlichen Erfassung ausschließlich auf mathematischen Überlegungen beruht, ist die Möglichkeit von Zufallsergebnissen im Sinne der Wahrscheinlichkeitsrechnung. Köhn u. Jansen (S. 8) behandeln diese Möglichkeit als Unterbegriff des „scheinbaren Gestaltwandels“ unter der Bezeichnung „Veränderungen innerhalb der biologischen Variationsbreite“. Die sachliche Bedeutung dieses Begriffes möge ein Beispiel erläutern. Nach den Wägungen von Rössle u. Roulet beträgt bei Männern von 41—45 Jahren das Herzgewicht durchschnittlich 317,23 g; bei den 51 Fällen, aus denen dieser Durchschnitt bestimmt ist, ergab sich eine mittlere Abweichung (exakter ausgedrückt: mittlere quadratische Abweichung) von 59,95 g. Unter der Annahme einer sogenannten Normalverteilung, die sich zwar niemals genau, in derartigen Fällen aber doch in der Regel annähernd vorfindet, ergibt das Integral der diesbezüglichen Funktion, daß ungefähr 68% aller Fälle um weniger als die mittlere Abweichung nach unten oder nach oben hin vom Durchschnitt entfernt liegen und je 16% unterhalb bzw. oberhalb dieser Zone; entsprechende Zahlen finden sich für alle beliebigen (nicht nur ganzzahligen) Vielfachen der mittleren Abweichung in den Tabellen des genannten Integrals. Wenn nun z. B. bei einem Manne des genannten Alters ein Herz von 400 g gefunden wird, so liegt dieses Gewicht um das 1,38fache der mittleren Abweichung über dem Durchschnitt, und das Wahrscheinlichkeitsintegral ergibt eine Wahrscheinlichkeit von 8,4% dafür, daß durch Zufall aus der Gesamtheit aller Fälle mit ihrer biologischen Variationsbreite gerade ein Herz herausgegriffen wird, das 400 g oder mehr wiegt. Es bestünde also kein Recht, in einem solchen Falle anzunehmen, daß irgendwelche konkrete Kausalfaktoren hier das Herz schwerer als im Durchschnitt einer großen Beobachtungsreihe werden ließen. Anders steht es hingegen, wenn man es nicht mit einem Einzelbefunde zu tun hat, sondern mit einer größeren Zahl gleichartiger Fälle; gesetzt z. B., man fände bei 50 Männern dieses Alters mit einer bestimmten Krankheit ein durchschnittliches Herzgewicht von 400 g mit einer Streuung, die ungefähr der von Rössle u. Roulet ermittelten entspricht, dann wäre es nicht mehr zulässig, mit der Möglichkeit zu rechnen, die Differenz der durchschnittlichen Herzgewichte in den beiden verschiedenen Beobachtungsmaterialien könnte auf Zufall beruhen. Zwischen den einzelnen Wahrscheinlichkeiten gibt es selbstverständlich kontinuierliche Übergänge. Man kann zwar in jedem Falle an Hand der Zahlen berechnen, wie groß die Wahrscheinlichkeit ist, daß eine Differenz zweier Beobachtungswerte (vor allem Durchschnittswerte) zufällig sein könnte; aber die Auswertung dieser gefundenen Wahrscheinlichkeit kann nur mehr oder weniger konventionell sein, weil es keine logische, sondern nur eine praktische Entscheidung gibt, ob man z. B. schon Wahrscheinlichkeiten, die unter 5% liegen, vernachlässigen darf oder erst solche unter 1% oder gar erst unter 0,3% usw. In der Praxis sind aber diejenigen Fälle die wichtigsten, bei denen die genannte Wahrscheinlichkeit über 5% liegt oder gar noch weit höher, so daß man durchaus mit der Möglichkeit rechnen muß, es handle sich nicht um einen kausalen Zusammenhang, sondern einfach um einen Zufall.

Zum Beispiel zitieren KÖHN u. JANSEN (S. 84) eine Statistik aus China, wonach von 1704 syphilitischen Prostituierten, die mit Quecksilber behandelt wurden, 5,8% eine Tabes bekamen, von 418 mit Salvarsan behandelten aber nur 5%, was eine Verminderung der Tabes durch die Salvarsanbehandlung beweise. Prüft man jedoch die Signifikanz dieser Berechnung, so zeigt sich, daß die gefundene Differenz von 0,8 auf 100 Luiker einen mittleren Zufallsfehler von 1,21 (in gleichen Einheiten) hat, also nur 0,66mal so groß wie ihr mittlerer Fehler ist; zu dieser Meßzahl ergibt die Tabelle des Wahrscheinlichkeitsintegrals eine Wahrscheinlichkeit von 25,5% dafür, daß durch den Zufall der Stichprobenentnahme aus einer gedachten sehr großen Gesamtheit eine solche oder größere Differenz entstanden ist, daß also ceteris paribus bei einer Untersuchung mit sehr großen Beobachtungszahlen die in der Stichprobe positiv gefundene Differenz der Tabeshäufigkeit bei Quecksilber- und bei Salvarsanbehandlung $\leqq 0$ würde.

Ein anderes Beispiel dafür, daß die Nichtbeachtung der Zufallsmöglichkeiten zu unzuverlässigen Schlüssen führen kann, läßt sich dem Bericht von KÖHN u. JANSEN (S. 88) entnehmen. Es handelt sich um die Frage, ob durch Penicillinbehandlung die Inkubationszeit der Aortenlues verlängert wird. Da hier im Gegensatze zu dem vorherigen Beispiele mit dessen alternativer Fragestellung (Auftreten oder Nichtauftreten einer Tabes) eine quantitative Fragestellung vorliegt, ist die dort benützte Formel des mittleren Zufallsfehlers, die sich unmittelbar aus dem Theorem von BERNOULLI ergibt, nicht anwendbar, sondern hier gilt die daraus weiterentwickelte Formel von GAUSZ, mittels welcher der mittlere Zufallsfehler aus der empirisch beobachteten Streuung berechnet wird; er wird ermittelt, indem die empirisch gefundene mittlere quadratische Abweichung der Verteilung durch die Quadratwurzel aus der Zahl der Beobachtungsfälle dividiert wird. Nun erwähnen KÖHN u. JANSEN, daß die Inkubationszeit der Aortenlues „an sich“ (d. h. wohl: bei gleicher Behandlungsweise) schon sehr variabel ist. Die von ihnen zitierten Autoren glauben teilweise eine Verlängerung und teilweise eine Verkürzung der Inkubationszeit durch eine ausreichende Therapie der primären Lues beobachtet zu haben; sie nennen aber weder die Zahl der Beobachtungsfälle noch die mittlere Abweichung der Inkubationszeiten bei gleicher Therapie, so daß sich der mittlere Fehler des Durchschnitts der Inkubationszeiten bei jeder einzelnen Therapie und hieraus der mittlere Fehler der Differenz zweier Zeitdurchschnitte nicht errechnen läßt und die Möglichkeit reiner Zufallsdifferenzen durchaus gegeben ist.

Hiermit etwas verwandt ist die Diskussion, über die KÖHN u. JANSEN (S. 33ff) als Einleitung zu ihrer eigenen ausführlichen Erörterung eines etwaigen Gestaltwandels der Pneumonie berichten, ob nämlich ein solcher als echter therapeutischer infolge der Behandlung mit Sulfonamiden und Antibiotica eingetreten ist, wobei sie die Worte eines Autors zitieren, „daß der prozentuale Anteil der verschiedenen Pneumoniebilder sowohl während des Jahresablaufes als auch von Jahr zu Jahr einem ständigen Wechsel unterworfen ist“. KÖHN u. JANSEN bringen ein solches Verhalten unter den Oberbegriff „scheinbarer Gestaltwandel durch Variation“. Wie weit es sich bei den Veränderungen von Jahr zu Jahr um wesentliche handelt (sei es durch tatsächliche Veränderungen der Virulenz oder sonstiger Eigenschaften der Erreger, sei es durch solche der Resistenz der Patienten, sei es durch solche anderer Faktoren) und wie weit um zufällige, die also bei sehr großen

Beobachtungszahlen verschwänden, läßt sich nach dem vorliegenden Beobachtungsgut nicht entscheiden. Was hingegen die Veränderungen „während des Jahresablaufes" betrifft, so läßt sich aus dem gleichen Grunde auch nicht sagen, wie weit es sich hierbei um Zufälligkeiten handelt; die Analogie mit anderen Erscheinungen auf medizinischem oder allgemein biologischem Gebiete, die einen ausgeprägten Saisonrhythmus aufweisen, macht es indessen durchaus glaubhaft, daß auch die Verteilung der verschiedenen Formen der Pneumoniebilder bei Sektionen echte, d. h. außerhalb der Grenzen der Zufallsschwankungen liegende, jahreszeitliche Verschiedenheiten darbieten könnte; ein Beweis hierfür ließe sich jedoch nur an Hand von nach jeder Richtung hin ausreichend großen Beobachtungszahlen erbringen.

Neben den Vorzügen, die die Sektionsstatistik in reichem Maße gegenüber der Totenscheinstatistik besitzt, und neben den Klippen durch unkritische Benützung von Zufallsergebnissen, die beide Arten der Todesursachenstatistik gleichermaßen bedrohen, gibt es nun auch *spezifische Gefahren* für die Sektionsstatistik. Diese Gefahren entspringen daraus, daß die Berechnung echter Mortalitäts- (und auch Letalitäts-) Ziffern in aller Regel nicht möglich ist. Auch dort, wo etwa ausnahmsweise bei allen in einer Krankenanstalt vorgekommenen Todesfällen eine Sektion durchgeführt wird, ist es schon deshalb nicht möglich, Mortalität und Letalität anzugeben, weil das „Einzugsgebiet" des Krankenhauses nicht scharf abgegrenzt ist, man also die Todesfälle nicht auf eine bestimmte Anzahl von Einwohnern bzw. von Erkrankungen beziehen kann. Nimmt man nun selbst den schematischen Fall einer Insel an, die ein einziges Krankenhaus besitzt (was also für die „Insel" West-Berlin nicht zutrifft), wobei wegen der Breite des umgebenden Wassers weder Inselbewohner in ein Krankenhaus des Festlandes noch Festlandsbewohner in das Krankenhaus der Insel kommen, so bleibt doch die Tatsache bestehen, daß nicht alle Todesfälle von Bewohnern der Insel in dem Krankenhaus eintreten. Wenn also nicht etwa ein gesetzlicher oder sonstiger Zwang zur Vornahme einer Obduktion bei jedem Todesfalle besteht, dann kann selbst unter diesen günstigen Umständen die Sektionsstatistik doch nur einen Teil der Todesfälle erfassen. Freilich hat man in jedem Kulturstaate die Möglichkeit, durch das zuständige statistische Amt zu erfahren, welcher zahlenmäßige Anteil aller Todesfälle im Krankenhause eingetreten ist, und hierdurch könnte man leicht in die Versuchung geraten, mittels einfacher Regeldetri aus den durch die Krankenhaussektionen bekannten Zahlen auf die Gesamtzahlen für alle in dem Gesamtgebiete vorgekommenen Todesfälle zu schließen. Eine solche Schlußweise wäre zunächst dem Nachteile jedes Repräsentationsschlusses unterworfen, daß nämlich die als repräsentativ angesehene Teilmasse nur eine Stichprobe aus der Gesamtheit darstellt, wobei die Zusammensetzung der Teilmasse nach dem Gesetz der Zufallsfehler von derjenigen der Gesamtheit abweicht. Hierauf beschränkt ist die Abweichung nur dann, wenn die Auswahl der Stichprobe tatsächlich zufällig vorgenommen wurde, also z. B. alle Fälle erfaßt wurden, deren Familiennamen mit bestimmten Anfangsbuchstaben beginnen (übrigens können auch hierdurch in Ausnahmefällen echte Abweichungen entstehen, wie SCHOTT schon vor langer Zeit an einem Beispiele zeigte, doch kann dies unberücksichtigt bleiben). In einem solchen Falle ist daß Maß der zu erwartenden Zufallsabweichung jedoch von der Größe der Zahlen abhängig; wenn man aus einer Teilmasse von 100 Fällen auf eine Gesamtheit von 1000 Fällen schließt, dann ist der Zufallsfehler groß, wenn man aber aus einer Teilmasse von 10000 Fällen auf eine Gesamtheit von 100000 Fällen schließt, dann beträgt er relativ nur noch den 10. Teil soviel wie in jenem Beispiele (nämlich fast genau entsprechend dem Verhältnis der reziproken Werte der Quadratwurzeln aus den Beobachtungszahlen). Ganz anders ist die Lage aber, wenn es sich nicht allein um den Zufallsfehler einer repräsentativen Stichprobe handelt, sondern um wesentliche Unterschiede zwischen der bekannten Teilmasse und dem übrigen Teile der Gesamtheit. Ein schematisches Beispiel dieser Art läge z. B. dann vor, wenn die Todesfälle von Personen über 50 Jahren sich überwiegend im Krankenhause ereigneten, diejenigen von Personen unter 50 Jahren hingegen überwiegend außerhalb desselben. Es ist klar, daß dann unter anderem die Todesfälle an Carcinomen in der Sektionsstatistik einen größeren Anteil aller Todesfälle dieser Statistik darstellen müßten als bei allen in der Gesamtbevölkerung vorgekommenen Todesfällen. Dieser Fehler ließe sich allerdings noch eliminieren, weil man nicht nur für alle Sterbefälle global, sondern auch gegliedert nach Altersklassen den Anteil der im Krankenhause erfolgten erfassen und daraufhin die „Hochrechnung“ von der Stichprobe auf die Gesamtheit mittels der nach Altersklassen unterteilten Zahlen durchführen kann. Hingegen muß diese Möglichkeit versagen, wenn es sich nicht um eine quantitative und daher der Statistik leicht zugängliche Größe handelt, auf der der Unterschied zwischen den Teilmassen beruht. Dies gilt schon für die Diagnose der Todesursache; denn wie bereits erörtert, kann man zwar jeden Befund des Sektionsprotokolls oder des ohne Sektion ausgestellten Totenscheins gemäß den statistischen Regeln einer Nummer des amtlichen Todesursachenschemas zuordnen; aber dieses Schema stellt doch nur ein Prokrustesbett für die ohne scharfe Grenzen ineinander übergehenden Mannigfaltigkeiten des biologischen Geschehens dar, und wenn man z. B. weiß, daß ein zahlenmäßig bestimmter Anteil der statistisch als Lobärpneumonien ausgezählten Todesfälle im Krankenhause gestorben ist, so darf man hieraus nicht etwa schließen wollen, daß die bei der Sektion erhobenen Einzelheiten des Gestaltbildes dieser Fälle mit gleicher Verteilung auch im Falle einer Sektion der außerhalb des Krankenhauses hieran Verstorbenen gefunden werden würden. Und das entscheidende ist, daß im Gegensatze zu den Zufallsfehlern repräsentativer Stichproben die wesentlichen Unterschiede, die durch eine systematische Auslese entstehen, von der Größe der Beobachtungszahlen ganz unabhängig sind. Gilt dies schon bei statischer Betrachtungsweise, so noch in verstärktem Maße bei dynamischer, also insbesondere bei zeitlichen Vergleichen. Die erste Gefahr eines Trugschlusses ist dann dadurch gegeben, daß in der Bevölkerung, aus der die Krankenhauspatienten stammen, der Altersaufbau sich verändert haben kann; aber selbst bei unverändertem Altersaufbau kann auch aus äußeren Gründen der Anteil der Altersklassen sich verschieben, z. B. wenn anderswo eine Entbindungsanstalt geschlossen wird und infolgedessen mehr Entbindungsfälle in die geburtshilflich-gynäkologische Klinik kommen, so daß in dieser das Durchschnittsalter der Patientinnen sinkt; auch Änderungen in den Bestimmungen oder deren Handhabung bei der Sozialversicherung hinsichtlich der Krankenhauseinweisungen können die Zusammensetzung der Krankenhausinsassen stark verändern, erst recht selbstverständlich die Verwendung für militärische Zwecke während eines Krieges, so daß mit Recht Kriegszeiten in einer Sektionsstatistik getrennt betrachtet zu werden pflegen.

Daß es bei Sektionsstatistiken fast immer unmöglich ist, zu echten Mortalitätsziffern zu gelangen, verursacht die Gefahr, daß die bei einer solchen Statistik allein gewonnenen Ziffern der relativen Mortalität für die statistische Quintessenz aus diesem Beobachtungsgute gehalten werden. Daß eine solche Betrachtungsweise nicht sinngemäß ist, ist bereits in den vorausgegangenen allgemeinen Ausführungen über den Begriff der relativen Mortalität dargelegt worden.

Auch hier handelt es sich wieder darum, ob man hinsichtlich einer bestimmten Todesursache Schlüsse daraus ziehen darf, daß der Anteil derselben an der Gesamtheit aller Sektionen eines bestimmten Zeitraumes sich verändert hat, wieder entweder grob betrachtet für alle Altersklassen zusammen oder in schon verfeinerter Betrachtung unter Trennung nach Altersklassen und gegebenenfalls auch Geschlechtern. Aus den allgemeinen Überlegungen hierüber dürfte es klar geworden sein, daß man dies nicht ohne weiteres tun darf, sondern höchstens dann, wenn man hinlängliche Anhaltspunkte dafür hat, daß der Grund der Verschiebung nicht bei den anderen Todesursachen liegt, also bei der gerade betrachteten liegen muß. Wenn z. B. in einem ersten Beobachtungszeitraume von allen Sektionen 10% auf Todesfälle an Carcinomen entfielen und in einem zweiten Zeitraume 12%, dann muß es untersucht werden, was aus den ursprünglich 90% an anderen Ursachen Gestorbenen des ersten Zeitraumes im zweiten Zeitraume geworden ist. Schematisch gibt es zwei Möglichkeiten: Wenn die Gesamtzahl aller Todesfälle des Gebietes, in dem das betrachtete Krankenhaus mit seinem pathologischen Institut liegt, z. B. im ersten Beobachtungszeitraume 10000 betragen hat, von denen das pathologische Institut eine repräsentative Auswahl zur Verfügung hatte, so daß im Gesamtgebiete 1000 Personen an Carcinomen und 9000 an anderen Ursachen starben, dann kann man die eine Annahme machen, daß — bei gleichgebliebener Einwohnerzahl — die Zahl von 9000 Todesfällen an anderen Ursachen unverändert geblieben ist; damit sich die Zahl der Todesfälle an Carcinomen zu der Zahl der anderen Todesfälle aber annahmegemäß wie 12:88 verhält, muß dann die wirkliche Zahl der Todesfälle an Carcinomen $\frac{12}{88} \cdot 9000 = 1227$ betragen haben. Die andere Annahme ist die, daß die Zahl der Todesfälle an Carcinomen mit 1000 konstant geblieben ist und die Zahl der Todesfälle an anderen Ursachen entsprechend abgenommen hat, um zu jenen annahmegemäß das Verhältnis 88:12 zu erreichen; dann beträgt also die Zahl der Todesfälle an anderen Ursachen $\frac{88}{12} \cdot 1000 = 7333$. Die Gesamtzahl aller Todesfälle wäre also von 10000 ausgehend nach der ersten Annahme auf 10227 gestiegen, nach der zweiten auf 8333 gesunken. Selbstverständlich sind neben diesen beiden als Prototypen herausgearbeiteten Schemata auch alle möglichen Übergangsfälle denkbar, auch solche, die über den durch die beiden Schemata gebildeten Rahmen hinausgehen, wobei nämlich die Sterblichkeit durch beide Ursachengruppen gleichzeitig gesunken oder gleichzeitig gestiegen ist, nur eben in einem verschiedenen Verhältnis, so daß die angenommene Verschiebung der Anteile von 10:90 auf 12:88 resultiert. Da es aber doch sinngemäß vor allem darauf ankommt, die Zahl der in der Gesamtbevölkerung eingetretenen Todesfälle an einer bestimmten Ursache absolut und namentlich in Beziehung zur Einwohnerzahl zu kennen, können wie gesagt aus den Zahlen der relativen Mortalität nur dann Schlüsse gezogen werden, wenn man für die Beantwortung der im vorstehenden formulierten Frage, ob der Grund der Verschiebung nicht bei den anderen Todesursachen als bei der gerade betrachteten liegen kann, hinlängliche Anhaltspunkte hat.

Diese Ausführungen gelten auch dann, wenn die Sektionsstatistik nach Alter und Geschlecht unterteilt ausgewertet wird. Erst recht gelten sie, wenn eine solche Unterteilung nicht vorgenommen wird, so daß als zusätzliche Fehlerquelle noch eine Verschiebung im Altersaufbau der Bevölkerung wirksam werden kann. Was von der relativen Mortalität der Haupttodesursachen als Anteilen aller beobachteten Sterbefälle gilt, das gilt ganz entsprechend auch von den Zahlen, die man als relative Mortalitätsziffern zweiter Stufe bezeichnen könnte, nämlich denen, die bezogen auf die Gesamtzahl der Todesfälle einer Hauptdiagnose die Verteilung der verschiedenen Komplikationen bei dieser Hauptursache ausdrücken. Oder ebenso gilt das gleiche auch hinsichtlich der Verteilung der Unterformen einer als Oberbegriff übergeordneten Hauptdiagnose, z. B. wenn es sich um das Verhältnis der Sektionen mit Aortitis luica zu allen Sektionen mit luischen Organstigmata handelt.

Eine gewisse Analogie ergibt sich hier zu der Frage, welchen Sinn die Berechnung eines durchschnittlichen Sterbealters hat. Die Bedeutung dieser Frage, deren Unverständnis in der Bevölkerungsstatistik und insbesondere der medizinischen Statistik schon zu vielem Unfug geführt hat, taucht nicht nur in der Sektionsstatistik auf, sondern hier liegt nur ein Sonderfall dieses allgemeinen Fragenkomplexes vor. So hat man in älteren Zeiten es mit einer primitiven Naivität als selbstverständlich angesehen, daß das Durchschnittsalter der Gestorbenen irgendeiner Gruppe von Menschen im Vergleich mit demjenigen einer anderen Gruppe ein unmittelbares Maß der Sterblichkeitsverhältnisse, also der Lebensgefährdung durch die besonderen Lebensverhältnisse der Gruppe darstelle. J. L. CASPER verwertete in seinem 1835 erschienenen Buche „Die wahrscheinliche Lebensdauer des Menschen" die Altersangaben bei den Personen, in deren Todesfallbescheinigungen ein Beruf angegeben war, berechnete hieraus für jeden Beruf den Durchschnitt und betrachtete diesen ohne weiteres als Maß der gesundheitlichen Verhältnisse in diesem Berufe. Was 1835, d. h. in der Frühzeit der sich erst von da an entfaltenden wissenschaftlichen Statistik, noch durchaus verzeihlich war, das wirkt grotesk, wenn es noch 120 Jahre später geschieht wie z. B. in einer mit fast der gleichen Methodik durchgeführten Statistik über das Sterbealter der „Manager". Um eine solche Methodik ad absurdum zu führen, dürfte es genügen, das Durchschnittsalter der 1950 in der Bundesrepublik Deutschland im Alter von 20 und mehr Jahren gestorbenen Männer nach ihrem Familienstande zur Zeit des Todes anzugeben: Dasselbe betrug

bei den Ledigen	52,0 Jahre
bei den Verheirateten	64,1 Jahre
bei den Verwitweten	77,2 Jahre
bei den Geschiedenen	59,7 Jahre
bei allen zusammen	66,2 Jahre

Es ist selbstverständlich, daß diese enormen Unterschiede nicht auf tatsächlichen Verschiedenheiten der Sterblichkeit beruhen, die bei Erfassung mittels richtiger Methodik nur eine größte Differenz von ungefähr 6 Jahren aufweisen, wobei übrigens die mittlere Lebenserwartung der Verwitweten sogar merklich niedriger als diejenige der Verheirateten ist. Vielmehr rühren diese zahlenmäßigen Unterschiede begreiflicherweise daher, daß die Alterszusammensetzung der lebenden Angehörigen der einzelnen Familienstände sehr verschieden ist, insbesondere die jüngsten Altersklassen bei den Ledigen und die höchsten Altersklassen bei den Verwitweten am stärksten vertreten sind. Gleiches gilt aber auch für die Angehörigen der verschiedenen Berufe, deren Altersaufbau sich nicht nur aus dem durchschnittlich früheren oder späteren Abgang durch Tod ergibt, sondern weit mehr aus der zeitlichen Entwicklung des Zugangs zum Beruf und dem Durchschnittsalter beim Zugang sowie daneben auch der Häufigkeit des Ausscheidens aus dem Berufe zu Lebzeiten und dem Durchschnittsalter bei einem solchen Ausscheiden.

Das gleiche muß aber auch gelten, wenn man die Menschen nicht nach ihrem Familienstande oder nach ihrem Berufe gruppiert, sondern auch nach irgendeinem anderen Merkmal, insbesondere also nach einem konstitutionellen Moment oder einer chronischen Erkrankung, was für die Sektionsstatistik vornehmlich in Betracht kommt. Es ist z. B. wohl nach den angeführten Analogien ohne weiteres einleuchtend, daß das Durchschnittsalter der Personen, bei deren Sektion eine Arteriosklerose gefunden wurde, höher liegen muß als dasjenige der Gesamtheit aller Sezierten, ohne daß hieraus etwa geschlossen werden dürfte, die Arteriosklerotiker hätten eine günstigere Lebenserwartung als Menschen ohne Arteriosklerose; der Vergleich der Lebenserwartungen ist doch nur sinnvoll, wenn er sich auf Personen oder Personengruppen bezieht, die im gleichen Alter betrachtet werden, von welchem gleichen Alter aus die fernere mittlere Lebensdauer berechnet und für einen Vergleich verwendet wird. Gleichermaßen gilt solches aber auch vom durchschnittlichen Sterbealter der Luiker, für das KÖHN u. JANSEN (S. 90) Zahlen zitieren. Hier spielt allerdings noch ein anderes Moment hinein, daß nämlich ein zeitlicher Vergleich zwischen den durchschnittlichen Sterbealtern der Luiker im ersten Viertel und in der Mitte des 20. Jahrhunderts vorgenommen wird, bei dem doch mitberücksichtigt werden sollte, daß das Durchschnittsalter der Verstorbenen überhaupt erheblich zugenommen hat, und zwar teils wegen wirklicher Verlängerung der mittleren Lebensdauer und teils scheinbar infolge der Verschiebung im Altersaufbau, namentlich infolge des Rückgangs der relativen Geborenenzahl; da diese allgemeine Erhöhung des durchschnittlichen Sterbealters nur zum kleinsten Teile auf der Senkung der Mortalität an Lues beruht, während der überhaupt echte Teil dieser Verlängerung ganz überwiegend der Verminderung der Sterblichkeit an anderen Krankheiten zuzuschreiben ist, müßte ein exakter Vergleich von diesem Faktor, der für Luiker und Nichtluiker gleichermaßen wirksam ist, abstrahieren.

Ganz das gleiche ist dort zu bedenken, wo die Sektionsstatistik die Altersverschiebung einer Todesursache nachweist, auch wenn dieselbe scheinbar statistisch gesichert ist, d. h. durch die Größe der Beobachtungszahlen dagegen gesichert, daß es sich um einen bloßen Zufall infolge zu geringen Ausmaßes der betrachteten Stichprobe handeln könnte. Der Verdacht, daß es sich tatsächlich um einen derartigen Zusammenhang handeln könnte, muß überall dort auftauchen, wo in der neuesten Zeit gegenüber einer um einige Jahrzehnte oder mehr zurückliegenden der Häufigkeitsgipfel des Vorkommens einer Todesursache sich nach den höheren Altern zu verschoben hat, wie es z. B. nach KÖHN u. JANSEN (S. 37

und S. 46) bei der Pneumonie der Fall ist. Das tatsächliche Bild der Wirkung einer Todesursache ergibt sich dann und nur dann, wenn man für jede einzelne Altersklasse betrachtet, wie viele Todesfälle dieser Ursache im Verhältnis zur Zahl der gleichaltrigen Lebenden zuzuschreiben sind; dann kann man zwar noch irgendeinen Mittelwert für sämtliche Altersklassen bilden, beim Vergleich verschiedener Bevölkerungen (z. B. an verschiedenen Orten oder zu verschiedenen Zeiten) muß dann aber ein einheitlicher Altersaufbau zugrunde gelegt werden, wofür sich in der Statistik besonders die von Körösy 1892 eingeführte Methode der Standardbevölkerung eingebürgert hat.

Wenn ferner manche Todesursachen in Ländern niedriger Entwicklungsstufe seltener vorkommen als bei Kulturvölkern, dann ist zwar vorweg zu prüfen, ob die Zahlen überhaupt zuverlässig sind; zutreffendenfalls muß jedoch auch noch untersucht werden, ob eine solche Verschiedenheit sich nicht bei einer ceteris paribus (d. h. in jeder einzelnen Altersklasse) bestehenden Gleichheit der Morbidität bzw. Mortalität durch die Unterschiedlichkeit des Altersaufbaus automatisch ergeben muß, also nur scheinbar ist. Als Beispiel für die Notwendigkeit einer solchen Überlegung kann man aus der Abhandlung von Köhn u. Jansen (S. 83) die Angaben über die Häufigkeit der Paralyse bei Völkern niedrigerer hygienischer Stufe heranziehen. Die dort wiedergegebenen starken Widersprüche zwischen den Mitteilungen der verschiedenen Autoren zeigen schon, daß zum mindesten ein Teil dieser Mitteilungen aus irgendwelchen Gründen nicht zuverlässig sein kann. Aber gerade dann, wenn es sich ergäbe, daß in Wirklichkeit die Paralyse in diesen Ländern seltener als in den höchstentwickelten ist, dann wäre zu berücksichtigen, daß die Paralyse meistens erst in einem Alter manifest wird, das der größte Teil der in jenen Ländern Lebenden überhaupt nicht erreicht, so daß also eine derartige Feststellung keinen Kausalzusammenhang auszudrücken brauchte; wenn es sich hingegen ergäbe, daß in den unterentwickelten Ländern die Paralyse ebenso häufig oder gar noch häufiger als in den ausgesprochenen Kulturstaaten ist, dann würde dies um so mehr auf einen entsprechenden Kausalzusammenhang hinweisen.

Alle diese Gefahren, die aktuell werden können, wenn der Altersaufbau der Lebenden nicht berücksichtigt wird, sind durchaus nicht etwa ausschließlich der Sektionsstatistik eigentümlich. Vielmehr haben die vorangegangenen Ausführungen doch deutlich gezeigt, daß solche Fehler auch in der Bevölkerungsstatistik überhaupt häufig gemacht werden, sei es, daß es sich nur um die Todesfälle als solche handelt, sei es, daß auch die Todesursachen an Hand der Totenscheinstatistik ausgewertet werden. Es besteht nur folgender Unterschied: Absolute Zahlen, die aus der amtlichen Bevölkerungsstatistik oder einer entsprechenden privaten Statistik stammen (z. B. einer Statistik von Lebensversicherungsgesellschaften für die „Bevölkerung" der bei ihnen versicherten Personen), brauchen nicht roh, d. h. ohne Berücksichtigung des Altersaufbaus der Lebenden, ausgewertet zu werden; denn wenn man den Altersaufbau der Gestorbenen kennt, kennt man bei einer solchen Statistik in aller Regel auch den Altersaufbau der Lebenden, aus denen die beobachteten Todesfälle stammten, und kann ihn daher zur Bildung sinngemäßer Relativzahlen heranziehen — sofern man sich nur des Problems überhaupt bewußt ist! Die Sektionsstatistik hingegen leidet, wie ausführlich gezeigt wurde, gerade an dem Hauptübel, daß sie die Zahlen der von ihr

Sezierten nicht auf zugehörige Zahlen von Lebenden beziehen kann, wodurch die Versuchung besonders groß wird, irgendwelche Ziffern einer relativen Mortalität zu berechnen, sei es durch Beziehung der Zahlen der an den einzelnen Ursachen Verstorbenen, sei es durch Beziehung der Zahlen der in den einzelnen Altersklassen oder den einzelnen Geschlechtern Verstorbenen auf die Gesamtzahlen der für diese Statistik als verstorben zählbaren Fälle, d. h. eben der Sezierten. Deshalb muß die Sektionsstatistik sich bemühen, diese Klippen zu überwinden, soweit es möglich ist, indem die beobachteten Zahlen nicht ohne weiteres in Ziffern der relativen Mortalität umgerechnet werden, sondern nur unter Berücksichtigung aller bekannten Tatsachen, aus denen sich weitere Schlüsse auf die wirklichen Zusammenhänge gewinnen lassen.

In jeder Statistik liegt die Gefahr nahe, daß man ein Post hoc mit einem Propter hoc verwechselt. Um derselben zu entgehen, muß vorweg geprüft werden, ob überhaupt ein zahlenmäßiger Zusammenhang zwischen zwei Erscheinungsreihen besteht, bei deren einer man eine kausale Abhängigkeit von der anderen erkennen will. Dies geschieht in der Statistik mittels der Berechnung von Maßzahlen der Korrelation; diese zeigen die Richtung und die Straffheit eines etwa bestehenden zahlenmäßigen Zusammenhanges an. Es genügt aber nicht, eine solche Maßzahl, etwa den Korrelationskoeffizienten, zu berechnen, sondern es muß auch durch Berechnung ihres mittleren Fehlers festgestellt werden, in welchen Grenzen der aus einer fiktiven sehr großen Gesamtheit zu erwartende Wert in dem Ergebnis der Stichprobe durch den Zufall kleiner Zahlen verändert sein könnte.

Weil eben Beobachtungen auf Grund sehr kleiner Zahlen durchaus Zufallsprodukte darstellen können, wird vernünftigerweise niemand z. B. aus einer Beobachtung, daß ein Kind gegen Pocken geimpft und zwei Wochen später von einem Kraftfahrzeug überfahren wurde, schließen, daß die Impfung als Kausalfaktor für den Unfall anzusehen sei. Die von KÖHN u. JANSEN (S. 17) mitgeteilte Vermutung eines Klinikers hinsichtlich der Gefahren der Hormontherapie stützt sich im ganzen auf zwei Fälle, hinsichtlich des Zusammenhanges mit der Carcinomentwicklung jedoch nur auf einen einzigen Fall, nämlich den einer Frau, die zwei Jahre hindurch täglich eine Tablette Stilboestrol genommen hatte und nach drei Jahren ein Mammacarcinom bekam. Einen solchen Tatbestand kann man also nicht einmal auf seinen zahlenmäßigen Zusammenhang prüfen, infolgedessen erst recht nicht auf einen etwaigen kausalen.

KÖHN u. JANSEN zitieren (S. 113) die Stellungnahmen verschiedener Autoren zu der Frage, ob das Hinzukommen einer Nephritis zu einer Endocarditis lenta bei penicillinbehandelten Fällen häufiger als bei nicht so behandelten sei, und führen dabei sowohl solche Autoren an, die dies bejahen, als auch solche, die es verneinen, und solche, die sogar einen entgegengesetzten Zusammenhang finden. Man kann allerdings nicht wissen, ob diese einander widersprechenden Auffassungen nicht auf systematischen Unterschieden der Beobachtungsauswertung beruhen, nämlich verschiedenartiger Auslese der der Penicillintherapie zugeführten Fälle; im übrigen aber liegt es nahe, einfach zu vermuten, daß die Beobachtungszahlen, denen die genannten Schlüsse entstammen, zu klein waren, um signifikante Ergebnisse zu ermöglichen.

In den gleichen Zusammenhang gehört wohl auch der von KÖHN u. JANSEN (S. 182) zitierte Fall, daß nach Behandlung einer Struma mit MTU ein Carcinom der Thyreoidea auftrat, wobei man wegen der Seltenheit, mit der eine solche maligne Entartung spontan erfolgt, an einen Kausalzusammenhang mit der genannten Therapie denken müsse. Auch hier hat eine korrekte Überlegung wieder von dem Stichprobenschema auszugehen. Man denke sich eine große Anzahl von nicht mit MTU behandelten Strumen, unter denen nach der wiedergegebenen Feststellung nur ein kleiner Anteil degenerieren würde; dann denke man sich, daß aus einer solchen großen Gesamtheit ein einzelner Fall als Stichprobe herausgeholt würde, und prüfe die Wahrscheinlichkeit, ob man dabei gerade einen der spontanen degenerierten Fälle erfaßt hätte. Nur wenn diese Wahrscheinlichkeit unter einer bestimmten niedrigen Grenze (konventionell einer solchen von höchstens 5%) liegt, dann kommt eine Kausalität des empirisch erhaltenen Zusammenhanges ernstlich in Betracht. Im vorliegenden Falle kann man die Statistik aber noch dadurch zuverlässiger gestalten, daß man sich nicht mit dem einen Falle begnügt, der auf MTU hin ein Carcinom bekam, sondern auch noch diejenigen Fälle mitberücksichtigt, in denen dies nach Behandlung mit MTU nicht der Fall war. Man erhält dann die relative Häufigkeit der malignen Degeneration bei behandelten ebenso wie diejenige bei unbehandelten Fällen, und zu der Differenz der Relativzahlen kann man deren mittleren Fehler berechnen, um aus dem Vergleich dieser beiden Zahlen festzustellen, wie groß die Wahrscheinlichkeit ist, daß die gefundene Differenz durch Zufall erklärt werden könne.

In den zuletzt dargelegten Beispielen handelte es sich also eigentlich gar nicht um die Frage, ob ein Post hoc als ein Propter hoc zu deuten sei, weil nämlich das Post hoc als solches schon zweifelhaft war, sei es mangels einer korrekten Korrelationsberechnung überhaupt, sei es wegen einer Stützung derselben auf zu kleine Grundzahlen. Wenn nun aber diese beiden Einwände nicht erhoben werden können, das Post hoc also weitgehend signifikant gesichert ist, dann besteht zwar vernünftigerweise kein Zweifel an einem kausalen Zusammenhange mehr; dessen Art ist aber hiermit noch keineswegs erwiesen. Ob von zwei Faktoren A und B, deren Korrelation statistisch gesichert ist, A als Ursache von B oder B als Ursache von A angesehen werden kann, läßt sich manchmal per exclusionem so weit klären, daß etwa B nicht die Ursache von A sein kann; damit ist aber dann noch lange nicht bewiesen, wie es einer naiven Anschauung erscheinen könnte, daß A die Ursache von B sein müsse, sondern beide können gleichermaßen Folgen einer Ursache oder eines ganzen Ursachenkomplexes C sein, was sich übrigens durch partielle Wechselwirkungen noch verwickelter gestalten kann. Als Beispiel sei etwa der diesbezügliche bekannte Scherz von DE RUDDER erwähnt, wonach von Männern, die an einer Poliomyelitis erkrankten, ein auffallend großer Anteil in den letzten Wochen vor der Erkrankung Strohhüte getragen hatte. Nimmt man an, daß die Erkrankung wegen der zeitlichen Aufeinanderfolge nicht die Ursache für das Tragen von Strohhüten sein kann (was übrigens auch nicht scharf beweisbar ist, weil doch die Erkrankung schon irgendwelche Wirkungen vor ihrem Manifestwerden haben könnte), dann läge also der Gedanke nahe, daß das Tragen von Strohhüten kausal für eine Erkrankung an Poliomyelitis sei, — wenn man eben nicht daran denkt, daß beide Reihen, nämlich diejenige der Häufigkeit des Tragens von Strohhüten und diejenige der Häufigkeit von Erkrankungen an Poliomyelitis gleichsinnig von einem dritten Faktor oder einer Gruppe von Faktoren verursacht sein können, wie es hier die klimatischen sind.

Medizinisch läßt sich dies oft auf die schematisierte Formel bringen, es sei die Frage, ob ein Erfolg bzw. ein Mißerfolg wegen oder trotz einer therapeutischen Maßnahme eingetreten sei. Ein Beispiel hierfür, das sich der Abhandlung von Köhn u. Jansen (S. 16) entnehmen läßt, befaßt sich damit, ob foudroyant verlaufende Enterocolitiden nach Verabreichung von Antibiotica von dieser Verabreichung verursacht oder unabhängig von ihr eine Folge des Grundleidens (in diesem Beispiele des Colon-Carcinoms) sind.

Die allgemeine Lehre aus diesen Überlegungen ist, daß man aus einem Post hoc, wenn dasselbe überhaupt statistisch gesichert ist, zwar ohne weiteres auf ein Propter hoc schließen darf, aber (abgesehen von ziemlich trivialen Fällen) nicht auf ein unmittelbares. Vielmehr ist im Zweifel immer eine Faktorenanalyse nötig. Im Experiment läßt sich eine solche meistens unschwer durchführen, indem man jeweils alle übrigen Faktoren konstant hält und nur den einen variiert, dessen Auswirkung man gerade beobachten will. Bei Beobachtungen an Menschen ist dies oftmals nicht möglich, man muß dann versuchen, durch gedankliche Analyse der Geschehnisse dem genannten Ideal so nahe wie möglich zu kommen, und manchmal hilft hierbei die Berechnung von partiellen Korrelationen und Regressionen weiter.

Wenn sich die Morbidität und die Letalität an einer Erkrankung gleichzeitig in der gleichen Richtung verändert haben, dann kommt es leicht in Betracht, daß ein einheitlicher Faktorenkomplex beides verursacht hat, z. B. exogene Ursachen. Bei Kinderkrankheiten ist im Falle eines zeitlichen Vergleichs insbesondere auch an die Auswirkungen des Geburtenrückgangs zu denken, wobei in diesem Zusammenhange das hier hineinspielende Problem unerörtert bleiben kann, wie weit — hauptsächlich in dem Zeitraume von ungefähr 1890 bis 1914 oder auch noch darüber hinaus — der Rückgang der Säuglings- und Kleinkindersterblichkeit eine Folge des Geburtenrückganges war und wie weit der Geburtenrückgang eine Folge des Rückganges der Säuglings- und Kleinkindersterblichkeit.

Eine Grenze, die nach der Natur der Sache unüberschreitbar ist, ist der Kausalitätsforschung mittels der Sektionsstatistik dadurch gezogen, daß sie in vielen Fällen die Beziehung zwischen zwei Ereignisreihen nur in der einen Richtung prüfen kann. Ein Beispiel hierfür sei wieder der Abhandlung von Köhn u. Jansen entnommen (S. 107). Hiernach findet sich gemäß einer großen Sammelstatistik bei den Fällen von Endocarditis lenta in der Anamnese in 39,4% ein Gelenkrheumatismus, in 30% eine Tonsillitis und in 24% eine rheumatische Endocarditis; offen bleibt hierbei noch, in wieviel Anamnesen diese drei hier unabhängig voneinander ausgezählten Vorerkrankungen zu zweien oder auch alle drei kombiniert aufgetreten sind. Sieht man von dieser letztgenannten Möglichkeit ab, deren Berücksichtigung recht wünschenswert wäre, allerdings die Bearbeitung sehr erschweren würde, und betrachtet z. B. die Tonsillitis unabhängig von den genannten und von anderen Vorerkrankungen für sich allein, dann geht man also von der — als ausreichend gesichert angenommenen — Tatsache aus, daß von den Patienten, bei denen eine Endocarditis lenta diagnostiziert wird, 30% früher eine Tonsillitis hatten. Um etwas hinsichtlich der Kausalität erkennen zu können, müßte man indessen auch wissen, wieviel Prozent aller Menschen ohne Endocarditis lenta ebenfalls eine Tonsillitis durchgemacht haben, wobei selbstverständlich darauf geachtet werden müßte, daß die verglichenen Gruppen (d. h. mit und ohne spätere Endocarditis lenta) hinsichtlich ihrer Verteilung nach Alter und Geschlecht übereinstimmen. Nur dann könnte man die einseitige Fragestellung, wieviel Prozent der Menschen mit Endocarditis lenta vorher eine Tonsillitis hatten, zu einer doppelseitigen ergänzen, nämlich auch, wieviel Prozent der Menschen, die eine Tonsillitis hatten, nachher eine Endocarditis lenta bekommen. Die Kliniken könnten dies durch katamnestische Überprüfungen feststellen — theoretisch ganz einfach, in der praktischen Durchführung allerdings nur mit größten Schwierigkeiten; die Sektionsbefunde hingegen dürften eine solche Ermittlung kaum ermöglichen, durch die beide Regressionen und daher auch die gegenseitige Korrelation gewonnen werden könnten.

Im Vorhergegangenen wurde betont, daß es in der Regel nicht möglich ist, aus den Mortalitätsziffern einer Sektionsstatistik auf diejenigen zu schließen, die sich in der Gesamtbevölkerung hinsichtlich der Mortalität an irgendeiner Todesursache finden. Wie vorher nur kurz angedeutet wurde, gilt das gleiche auch von der Berechnung der Letalität an irgendeiner Krankheit mittels der Sektionsstatistik. Man kann zwar die Zahl der Todesfälle mit irgendeiner als Hauptursache angesehenen Diagnose auf die Zahl der Erkrankungsfälle mit der entsprechenden klinischen Diagnose beziehen und muß hierbei allerdings berücksichtigen, daß bei den zur Sektion gekommenen Fällen die klinische Diagnose durch den Pathologen manchmal korrigiert wurde, bei den am Leben Gebliebenen aber nicht; man kann aber die Zahl der an der gleichen Ursache außerhalb von Krankenhäusern Gestorbenen nicht mit annähernd gleicher Genauigkeit erfassen und erst recht nicht die Anzahl der außerhalb von Krankenhäusern aufgetretenen Erkrankungen; und hierbei spielt auch noch der bereits ausführlich erörterte Umstand mit hinein, daß es für die weitaus meisten Diagnosen keine scharfe Abgrenzung gibt, ob manche Fälle als Erkrankungen der gerade betrachteten Art anzusehen sind oder nicht. Infolgedessen hat die Sektionsstatistik hinsichtlich der Letalität ganz so wie hinsichtlich der Mortalität den Vorzug, exakte Diagnosen stellen zu können, aber in einem gegenüber der Mortalitätsstatistik sogar noch verstärktem Maße den Nachteil, keine Verhältniszahlen auf Grund vollständiger Unterlagen bilden zu können.

Aus der These, daß die Sektionsstatistik wegen ihrer Exaktheit und der Antithese, daß die Totenscheinstatistik wegen ihrer Vollständigkeit beweiskräftiger sei, ergibt sich im Sinne von Hegel die Synthese. Diese müßte wohl darin bestehen, daß die statistischen Ämter in allen Fällen, in denen ein Sektionsbefund vorliegt, denselben mit der intra vitam gestellten Diagnose vergleichen, wie es das Statistische Landesamt Berlin in Zusammenarbeit mit den Berliner Pathologen in Angriff nimmt, und dann die gefundenen Abweichungen benützen, um abzuschätzen, welche Veränderungen der nicht durch Obduktion nachgeprüften Totenscheindiagnosen zu erwarten wären, wenn eine solche Nachprüfung stattfände. Hierdurch würden die Vorzüge der Sektionsstatistik ausgenützt, ihre Nachteile aber weitgehend eingeschränkt. Eine so bereinigte Statistik für die Gesamtbevölkerung wiese dann nicht die Genauigkeit der Auszählung angegebener Diagnosen auf, die doch tatsächlich nur eine ausgesprochene Pseudoexaktheit darstellt; aber die ausdrücklich mittels Schätzung gewonnenen Ergebnisse wären der Wirklichkeit dennoch besser angepaßt!

IV. Zusammenfassung und abschließende Betrachtungen zum Thema „Gestaltwandel"

Es war unser Anliegen, anhand einiger wohlbekannter klassischer Krankheitsbilder dem Phänomen des therapeutisch bedingten Gestaltwandels nachzugehen. Im Beobachtungsgut des Einzelnen imponiert bereits seit Jahren ein auffälliger Wandel zahlreicher Krankheiten, der immer wieder und oft recht kritiklos der modernen Chemotherapie angesichts ihrer umwälzenden Erfolge zugeschrieben wird. Die zahlreichen Publikationen zu diesem Thema sind wohl für den, der die *gesamte* diesbezügliche Literatur übersieht, aufschlußreich, haben aber bei vielen, die sich der Mühe eines laufenden Literaturstudiums nicht unterziehen können, manche zu korrigierende Vorstellung wachgerufen.

Herr Prof. FREUDENBERG hat im letzten, von ihm bearbeiteten Kapitel unserer Abhandlung anhand der von uns zitierten Literatur dargetan, wie zurückhaltend wir in der Verwertung des in der medizinischen Fachliteratur aufgenommenen statistischen Zahlenmaterials sein müssen, um nicht Fehlschlüssen zum Opfer zu fallen. Der im statistischen Denken nicht bewanderte Leser ist nur allzu leicht geneigt, aus Unkenntnis der mathematisch-statistischen Rechenmethoden Zahlenangaben sowie die oftmals hieraus gezogenen unzulässigen Verallgemeinerungen kritiklos hinzunehmen.

Es galt für uns zunächst, den Begriff der „Wandelbarkeit" einer Krankheit näher zu beleuchten, *echten* und *scheinbaren* Gestaltwandel zu trennen und in Übereinstimmung mit W. LÖFFLER fanden wir,

„Vieles, was als Änderung einer Krankheit bezeichnet wird, lediglich als Änderung der Verlaufsweise. Die Feststellung neuer Symptome bekannter Krankheiten, die Abspaltung neuer Krankheiten aus der Gruppe der unsicheren Diagnose, bedeutet Vertiefung der Erkenntnis, nicht aber Änderung der Krankheit selbst. Je eingehender eine Krankheit erforscht ist, desto vielgestaltiger wird dieselbe, und desto eher können vom Durchschnitt abweichende Verlaufsformen im Gesamtkrankheitsbild untergebracht werden, die ein wenig Erfahrener als Änderung im Krankheitsgeschehen auffassen könnte, was es tatsächlich nicht bedeutet."

Diesem „scheinbaren" Gestaltwandel, zu dem auch die durch unsere moderne Chemotherapie ausgelösten, von der Primärerkrankung unabhängigen, sie aber oft komplizierenden Nebenerkrankungen, die sog. Arzneimittelschäden, gehören, steht ein echter Wandel der Krankheiten im Laufe der Zeiten (H. HAMPERL) gegenüber. H. H. BERG bezeichnet die Summe aller dieser Erscheinungen, die zu einer Änderung der medizinischen Gesamtansicht führen, als Panoramawandel.

Nach kurzer Umreißung des Gestaltbegriffes, Definition dessen, was wir unter einem Gestaltwandel, einer Pathomorphose, zu verstehen haben, und nach Abgrenzung der Begriffe „Gestaltwandel" und „Heilung" widmeten wir uns im einzelnen mehreren wohlcharakterisierten Krankheitsbildern, u. a. den sog. Zivilisationsseuchen, der Pneumonie, der Syphilis, der Endokarditis, dem Rheumatismus, den bösartigen Blastomen, den Hämoblastosen und den Reticulosen. Eine ausführliche Darstellung der Literatur, besonders auch der älteren Literatur, schien uns zur Bearbeitung unseres Themas unabdingbare Voraussetzung, da sie allein imstande ist, über die Neigung eines Krankheitsbildes zum Gestaltwandel etwas auszusagen. Bei vielen Krankheiten hielten wir auch eine Berücksichtigung der Abwehr- und Immunitätsverhältnisse des Organismus für angebracht, da diese durch ihre Auseinandersetzung mit den krankheitserzeugenden Erregern oder deren Toxine die Gestalt und den Verlauf der Krankheit mitbestimmen, aber durch endogene und exogene Faktoren nennenswert zu beeinflussen sind. So erscheint zunächst die Annahme einer gestaltändernden Wirkung der modernen Therapie theoretisch gut fundiert.

Welche Ergebnisse haben unsere Untersuchungen gezeitigt?

1. Die günstige Wirkung der Chemotherapie auf die Prognose vieler Krankheiten, so z. B. auf die Pneumonie, auf viele durch Eitererreger bedingte Erkrankungen, besonders auf die Sepsis und auf die Meningitis, sowie auf die Syphilis darf als statistisch gesichert bezeichnet werden. Als Ergebnis dieser günstigen therapeutischen Wirkung können wir ein Seltenerwerden der betreffenden Krankheiten im Sektionsgut beobachten (Panoramawandel des Sektionsgutes).

2. Die therapeutische Beherrschung eines Krankheitsbildes ist keineswegs einem Gestaltwandel der betreffenden Krankheit gleichzusetzen. Wo wir auf einen echten Gestaltwandel einer Krankheit treffen, ist er zumeist, wie bei der Diphtherie und beim Scharlach und besonders bei der Neurolues *spontan* bedingt, oder Spontanpathomorphose und therapeutische Beeinflussung verflechten einander derart, daß ein sicheres Urteil über die Art des vorliegenden Gestaltwandels nicht möglich erscheint, wie z. B. bei der Osteomyelitis und auch bei der Pneumonie. Gestaltwandel kann auch durch reversible Variationen eines Krankheitsbildes, wie etwa bei der „Nachkriegs-Endokarditis“, vorgetäuscht werden.

3. Wir sehen als Folge der chemotherapeutischen Behandlung, wohl auf Grund einer Änderung der Immunitätsverhältnisse des Organismus, heute bedeutend mehr protrahierte, subchronische und chronische Verlaufsformen, so daß wir geneigt sind, von einem echten Gestaltwandel zu sprechen, wo es sich lediglich um eine Häufung früher nur selten zu beobachtender Verlaufsformen handelt. Es wird auf die Meningitis und auf die Endocarditis lenta hingewiesen! Sie mögen in diesem Sinne als Beispiel für durch die Chemotherapie gehäuft auftretende, im spontanen Verlauf selten beobachtete Defektheilungen mit späterem tödlichem Ausgang dienen (Hydrocephalus nach chronischer Meningitis, Herzinsuffizienz nach abgeheilter Endocarditis lenta). Allein für diese Art Heilungen scheint das eingangs erwähnte Wort von dem „Danaer-Geschenk“ der Chemotherapie angebracht, und man erinnert sich unwillkürlich des Wortes jenes Professors aus MOLIÈRES „Don Juan“, der an einem obduzierten Leichnam die Feststellung traf: „Messieurs, vous voyez que notre traitement était des plus efficaces; le sujet est mort, mais il est mort guéri“. Auch die Veränderungen der rheumatischen Knötchen, der Hämoblastosen und der Lymphogranulomatosen durch die Chemotherapie müssen unter dem Blickwinkel einer sich anbahnenden Heilung gesehen werden, da die gleichen Veränderungen im Spontanverlauf dieser Krankheiten, wenn auch wesentlich seltener, beobachtet werden können.

4. Ein sicherer nennenswerter Einfluß der Chemotherapie auf die bösartigen Geschwülste (Carcinom, Sarkom) kann nicht wahrscheinlich gemacht werden. Die Beurteilung einer therapeutisch bedingten Veränderung der Geschwulstkrank-

heiten wird aber durch zahlreiche ungeklärte Faktoren des Krebsgeschehens erschwert[1].

Somit können wir als Quintessenz der Betrachtungen zum therapeutisch bedingten Gestaltwandel klassischer Krankheitsbilder zusammenfassen:

Die menschlichen Krankheiten unterliegen als biologisches Geschehen steten Wandlungen deren auslösende Faktoren und deren Gesetzmäßigkeiten uns teilweise unbekannt sind, die aber einen ständigen Panoramawandel im Gesamtkrankheitsgut bedingen (vgl. A. CHIARI, Abb. 61).

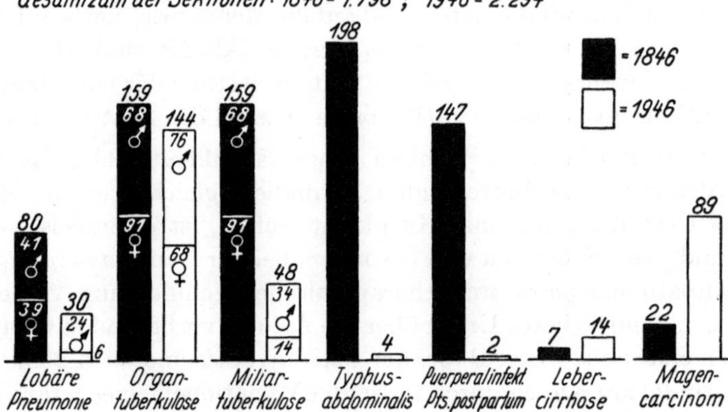

Abb. 61. Ein Vergleich der Todeskrankheiten 1846 und 1946 aus dem Pathologischen Institut der Universität Wien (nach H. CHIARI) (D.)

Die moderne Chemotherapie ist wohl im Stande, gewisse bisher tödlich verlaufende Krankheiten zu beherrschen, veranlaßt aber bei anderen lediglich Ansätze zu Heilungsprozessen, die sich klinisch in protrahiertem Verlauf, pathologisch-anatomisch in chronisch entzündlichen Gewebsveränderungen oder schließlich in Defektheilungen äußern. Die Chemotherapie hat jedoch bisher keine ins Gewicht fallenden und sich über das Maß mikroskopischer Vorgänge erhebende Gestaltveränderungen des Gesamtbildes einer Krankheit hervorzurufen vermocht.

Unsere Betrachtungen mögen dazu beitragen, den Segen, den die chemotherapeutische Behandlung der Menschheit brachte, auch weiterhin gebührend anzuerkennen und nicht durch die verhältnismäßig seltenen, oftmals durch falsch gehandhabte Indikation oder Medikation verursachten Komplikationen schmälern zu lassen, auch nicht durch das Wort vom „therapeutisch bedingten Gestaltwandel“, der angeblich durch Nivellierung aller Krankheitsbilder eine genaue Diagnostik erschwere oder gar unmöglich mache.

---

[1] Wir verweisen auf die erst nach Abschluß unserer Untersuchungen erschienene Arbeit von G. DOMAGK, Dtsch. med. Wschr. 81, 801 (1956). „Histologische Veränderungen an experimentellen und menschlichen Tumoren nach Darreichung von Zytostatika.“

Literatur

I. Allgemeiner Teil

ALSLEV, J., u. U. GESSLER: Klinische Bilder der Lungenmoniliasis. Ärztl. Wschr. **1955,** 343. — ASTER, E. v.: Geschichte der Philosophie. 7. Aufl. Stuttgart: Kröner 1949.

BAUER, K. H.: Hormone und Krebs. Dtsch. med. Wschr. **1953,** 1525. — BEICKERT, P., u. H. NOETZEL: Todesfall bei Penicillinüberempfindlichkeit. Klin. Wschr. **1952,** 37. — BERG, H. H.: Innere Medizin im Zeitgeschehen. Pro medico **21,** 1 (1952). — Vom Krankheitswechsel im Panorama der Inneren Medizin. Hippokrates **25,** 304 (1954). — Zeitgemäße Betrachtungen zum Panoramawandel innerer Krankheiten. Münch. med. Wschr. **1954,** 459. — BERNE, R. M.: An unusual sensivity reaction to penicillin. New England J. Med. **242,** 814 (1950). — BERNHART, G.: Todesfälle infolge Superinfektionen bei der Antibioticatherapie. Schweiz. med. Wschr. **1952,** 1335. — BERTALANFFY, L. v.: Kritische Theorie der Formbildung. Abh. 2, theoret. Biologie, H. 27. Berlin: Bornträger 1928. — Das biologische Weltbild. Bonn: A. Francke 1949. — BICKEL, G., et P. RENTCHNICK: Les entérocolites staphylococciques aiguee de la therapeutique antibiotique. Schweiz. med. Wschr. **1954,** 34. — BILECKI, G.: Die Sulfonamidnephrose. Z. inn. Med. **2,** 722 (1947). — BODECHTEL, G.: Über die Wandelbarkeit innerer Krankheiten. Münch. med. Wschr. **1954,** 1215. — BÖTTNER, H.: Tödliche aplastische Anämie nach Urethan-Behandlung einer myeloischen Leukämie. Med. Klin. **1948,** 636. — BOHNENKAMP, H.: Lehrb. d. Inn. Med. Hrsg. G. v. BERGMANN, 4. Aufl. II. Berlin: Springer 1939. — BRUINE, TJ. L. A. DE, u. A. C. J. RODENBURG: Heftige monilia-fluor na vaginale behandeling mit aureomycine. Nederl. Tijdschr. Geneesk. **1954,** 924. — BUTENANDT, A.: Zur physiologischen Bedeutung des Follikelhormons und der oestrogenen Wirkstoffe für die Genese des Brustdrüsenkrebses und die Therapie des Prostatacarcinoms. Dtsch. med. Wschr. **1950,** 5.

CAUSSÉ, R.: Action toxique vestibulaire et cochléaire de la streptomycine au point de vue expérimental. Ann. d'Oto-Laryng. **66,** 518 (1949). — CORSTEN, M.: Überblick über die Sulfonamidschäden nebst kasuistischen Beiträgen. Med. Mschr. **4,** 508 (1950).

DEARING, W. H., and F. R. HEILMAN: zit. nach W. DOERR. — DENNIG, H.: Wo stehen wir mit der antibiotischen Behandlung. Medizinische, Stuttgart **1954,** 1465. — DIEPGEN, P.: Geschichte der Medizin. Berlin: W. de Gruyter 1949, 1951. — DOERR, W.: Pathomorphose durch chemische Therapie. Verh. dtsch. Ges. Path. 39. Tagg. Zürich 1955. — Über Pathomorphose. Ärztl. Wschr. **1956,** 121. — DOERR, W., u. FR. STEIN: Therapeutisch bedingte Pathomorphose. Münch. med. Wschr. **1954,** 660. — DOMAGK, G.: Pathologische Anatomie und Chemotherapie der Infektionskrankheiten. Stuttgart: Thieme 1947. — DRAPER, A. J.: Dicumarol poisoning. J. Amer. Med. Assoc. **136,** 171 (1948). — DUFF, I. F., and W. H. SHULL: Fatal hemorrhage in dicumarol poisoning. J. Amer. Med. Assoc. **139,** 762 (1949).

EGGERT, W.: Über die Grundlagen der Chemotherapie mit Penicillin. Ärztl. Wschr. **1946,** 1.

FAIRLIE, CH. W., and R. E. KENDALL: Tödliche Staphylokokkenenteritis nach Penicillin- und Streptomycintherapie. J. Amer. Med. Assoc. **153,** 90 (1953). — FELDMAN, and HINSHAW: zit. nach J. ZINZIUS: Proc. Staff. Meet. Mayo Clin. **14,** 174 (1939). — FEUERBORN, H. J.: Zum Begriff der Ganzheit lebender Systeme, Naturwiss. **26,** 761 (1938). — FLOBERG, L. E., and H. KOCH: The effect of cortisone on the scarification in corrosive lesions of the oesophagus. Acta oto-laryng. (Stockh.) **109,** 33 (1953). — FODOR u. NEUMANN: Die Analyse des Wirkungsmechanismus der Paraaminobenzolsulfamidpräparate. Helvet. med. Acta **8,** 103 (1941). — FREI, W.: Beeinflussung der Bakterienatmung durch Sulfathiazol. Schweiz.

med. Wschr. **1942**, 763. — FRESU, I., e M. F. MANCALEONI: Alterazioni istologiche del fegato da antibiotici. Studi sassar. Sci. med. ital. **31**, 210 (1953). — FRIEDELL, G. H., and E. PAIGE: Pseudomembranous enterocolitis following antibiotic therapy for pneumonia. Amer J. Clin. Path. **24**, 1159 (1954).

GAUTHIER-VILLARS, P., et G. TANNIÈRES: Colite muco-membraneuse mortelle chez un malade traité par l'auréomycine. Arch. d'anat. path. **31**, A 92 (1955). — GELFAND, M. L., and S. ARONOFF: Periarteriitis nodosa relation to the increased usage of sulfonamides. Ann-Int. Med. **30**, 919 (1949). — GOERTTLER, K.: Entwicklungsgeschichte des Menschen. Berlin. Göttingen-Heidelberg: Springer 1950. — GOODMAN, M. J.: Periarteriitis nodosa with recovery: Report of an unusual case apparently due to sensivity to sulfadiazine. Ann. Int. Med. **28**, 181 (1948). — GRAFE, G.: Toxische Porphynurie nach Urethan bzw. Colchizinbehandlung. Dtsch. Gesundheitswesen **3**, 50 (1948). — GREEN and B. BIELSCHOWSKY: The mode of action of sulfanilamide. Brit. J. Exper. Path. **23**, 1 (1942). — GRIMMER, H.: Antibiotica und Pilzerkrankungen der Haut und Schleimhaut. Antibiotica et Chemotherapia. Fortschr. **1**, 180. Basel/New York: S. Karger 1954. — GROTE, L. R.: Chronopathologie. Dtsch. med. Wschr. **1948**, 6. — Über die biotische Zeit, Zschr. Altersforsch. **9**, 193 (1955). — Zeit und Leben, Hippokrates **27**, 9 (1956). — GRUNKE, W.: Die Anwendung der Sulfonamide in der inneren Medizin und ihren Grenzgebieten. Stuttgart: Wiss. Verlag G. m. b. H. 1949. — GSELL, O.: Klinische Probleme der Chemotherapie, Antibiotica et Chemotherapia. Fortschr. **2**, 1. Basel/New York: S. Karger 1955. — GSELL, O., u. F. KESSELRING: Letale Staphylokokken-enteritis nach Achromycin. Dtsch. med. Wschr. **1955**, 1218.

HÄMEL, J.: Zum Problem der Bakterienresistenz bei Sulfonamiden **50**, 24 (1955). — HALSE, TH.: Heparin, Heparinoide, Dicumarol. Stuttgart: Hirzel 1950. — HAMPERL, H.: Über Veränderungen von Krankheiten im Laufe der Zeiten. Klin. Wschr. **1955**, 247. — HANSEN, K.: Nebenwirkungen der modernen medikamentösen Therapie mit besonderer Berücksichtigung der allergischen Reaktionen. Verh. dtsch. Ges. inn. Med. **60**, 428 (1954). — HEILMEYER, L.: Handb. d. inn. Med., Bd. II (Blut und Blutkrankheiten). Berlin-Göttingen-Heidelberg: Springer 1951. — HELMER, F.: Zur Frage der Ätiologie der akuten postoperativen Enterocolitis. Wien. klin. Wschr. **1955**, 949. — HELLPACH, W.: Pathomorphose. Med. Welt **1929**, 478. — HENNEBERG, G.: Chemotherapie, Immunität und Prophylaxe. Antibiotica et Chemotherapia, Vol. 2. Basel/New York: S. Karger 1955. — HENSCHEN, F.: Über Änderungen im Krankheitspanorama Schwedens während der letzten 50 Jahre. Schweiz. Med. Wschr. **1947**, 969. — HIRSCH, A.: Handb. d. historialgeograph. Path., 2. Aufl. Stuttgart: Enke 1881. — HIRSCH, J.: Die „parasitotropen" Eigenschaften der Sulfonamide. Schweiz. med. Wschr. **1943**, 1470. — HOWARD, R. R., and W. P. GROSJEAN: Bilateral mammary carcinoma in the male coincident with prolonged stilbestrol therapy. Surgery (St. Louis) **25**, 300 (1949). — HUBER, G.: Zur Kenntnis zentralnervöser Arzneimittelschäden. Dtsch. med. Wschr. **1954**, 29/30, 1120. — HUECK, O.: Histologische Untersuchungen an Versuchstieren über die Wirkung hoher Dicumarol- und Tromexandosen auf die Leber und andere Organe. Arch. exper. Path. u. Pharmakol. **212**, 302 (1951).

JACKSON, G. G., T. H. HAIGHT, E. H. KASS, C. G. WORNACK, T. M. GOCKE and M. FINLAND: Terramycin Therapie of Pneumonia. Clinical and Bacteriologic Studies in 91 Cases. Arch. Int. Med. **35**, 1175 (1951). — JANBON, M., L. BERTRAUD, J. SALVAING et R. LEBAUGE: Montpellier Med. **93**, 300 (1952). — JENSEN, K. A., K. SCHMITH u. P. BRANDT: Über die bakteriostatische Wirkung von p(Aminomethyl)benzolsulfonamid. Klin. Wschr. **1942**, 1042. — JOHOW, R., u. T. H. THIES: Über Dicumarol-Intoxikation. Med. Klin. **1950**, 1161.

KÄRCHER, K.-H.: Die Penicillinallergie als ernstzunehmender Therapieschaden. Medizinische, Stuttgart **1954**, 1089. — KASSEL, H.: Die Nasenheilkunde des Mittelalters. Z. Laryng. usw. **4**, 572 (1912); **5**, 79, 675 (1913). — KEEFER, BLAKE, MARSHALL u. Mitarb.: zit. nach J. ZINZIUS (1943). — KIBLER, M.: Das wechselnde Gesicht der Krankheit. Hippokrates **25**, 301 (1954). — KIMMIG, J.: Nebenwirkungen der modernen medikamentösen Therapie mit besonderer Berücksichtigung der allergischen Reaktionen. Verh. dtsch. Ges. inn. Med. **60**, 449 (1954). — KOCH, E.: Über die Penicillin- und Terramycin-Intoxikation. Verh. dtsch. Ges. inn. Med. **60**, 726 (1954). — KÖHLER, W.: Gestaltprobleme und Anfänge einer Gestalttheorie. Jber. Physiol. exper. Pharmakol. **3**, 512 (1922). — KOLLER, Th.: Helvet. med. Acta **14**, 263 (1947). — KRÜCKEMEYER, K.: Tödlicher Ausgang eines Leberschadens nach Cortison-Behandlung einer Dermatitis herpetiformis Duhring. Dtsch. med. J. **1954**, 531. — KUHL-

MANN, F.: Colitis ulcerosa. Med. Klin. **1955**, 674. — KUTSCHER, A. H., ST. L. LANE and R. SEGALL: The clinical toxicity of antibiotics and sulfonamides. A comparative review of the literature based on 104, 672 cases treated systemically. J. Allergy **25**, 135 (1954).

LANE, ST. L., A. H. KUTSCHER and R. SEGALL: Unusual toxic reactions to sulfonamide and antibiotic therapy. A review of the literature from 1936—1953. Ann. Allergy **11**, 615 (1953). — LEDERER, M., and TH. ROSENBLATT: Death during sulfathiazole therapy. Pathologic and clinical observations on four cases with autopsies. J. Amer. Med. Assoc. **119**, 8 (1942). — LEESER, O.: Die Stellung der Homöopathie in der Medizin. Medizinische, Stuttgart **1955**, 1255. — Die Bedeutung der Physik des 20. Jahrhunderts für das ärztliche Denken. Hippokrates **20**, 255 (1949). — LETTERER, E.: Pathologisch-anatomische Beobachtungen an urethanbehandelten Erkrankungen. Klin. Wschr. **1948**, 385. — LE WINN, E. B.: Gynecomastia during digitalis therapy. Report of eight additional cases with liver functions studies. New England J. Med. **284**, 316 (1953). — LIEBEGOTT, G.: Follikelhormon und Mammacarcinom. Beitr. path. Anat. **112**, 235 (1953). — Zur Pathologie des Penicillinschadens des Zentralnervensystems. Beitr. path. Anat. **115**, 208 (1955). — LIEBEGOTT, G., u. C. DOLFF: Colitis fibrinosa nach Antibiotica-Behandlung. Medizinische, Stuttgart **1955**, 496. — LINDER, F.: Nebenwirkungen der Antibiotica in der Chirurgie. Chirurg **26**, 7 (1955). — LODGE, K. V., and A. S. WOODCOCK: Widespead acute necrosis of the liver following sulfonamide therapy in patiente with leukemia. Amer. J. Path. **30**, 361 (1954).

MEESSEN, H.: Zur „Pathologie der Therapie". Dtsch. med. Wschr. **1955**, 169. — Morphologische Beiträge zum Problem des Lungenkrebses. Ärztl. Forsch. 8, 481 (1954). — MEIER, F.: Postoperativer tödlicher Kreislaufkollaps nach Behandlung mit Terramycin. Schweiz. med. Wschr. **1952**, 1337. — MELLON, LOCKE and SHINN: The anti-enzymatic nature of sulfonamides bacteriostatic action. Amer. J. Med. Sci. **199**, 749 (1940). — MERKEL, H., u. J. FALCAO: Hodenschädigung durch Atophanyl beim Versuchstier. Frankf. Z. Path. **66**, 68 (1955). — MERTENS, H. G.: Über Sulfonamidschäden unter besonderer Berücksichtigung der Injektionsneuritis. Ärztl. Wschr. **1948**, 364. — MERZ, W. R., u. A. AUFDERMAUR: Nebennierenapoplexie bei Heparinverabreichung. Schweiz. med. Wschr. **1952**, 590. — MÖBIUS, G.: Pseudomembranöse Colitis und „pseudomembranöse Bronchopneumonie" nach antibiotischer Therapie. Zbl. Path. **94**, 489 (1956). — MOHR, W.: Soor. Handb. Inn. Med., 4. Aufl., Bd. I, 1. Berlin-Göttingen-Heidelberg: Springer 1952. — MÜLLER, R., u. H. VOGT: Über die Nebenwirkungen von Aureomycin, Chloromycetin und Terramycin. Praxis **40**, 1047 (1951).

OLESON, H., and A. MYSCHETZKY: Periarteriitis nodosa. A case presumably caused by Sulfonamides. Acta path. scand. (Cobenh.) **26**, 142 (1949). — OPPENHEIM, P.: Die natürliche Ordnung der Wissenschaften. Jena: G. Fischer 1926.

PETRIDES, P.: Nebenwirkungen der modernen medikamentösen Therapie mit besonderer Berücksichtigung der allergischen Reaktionen. Verh. dtsch. Ges. inn. Med. **60**, 457 (1954). — PETTET, J. D., A. H. BAGGENSTOSS, E. S. JUDD jun. and W. H. DEARING: Generalizes postoperative pseudomembranous enterocolitis. Proc. Staff. Meet Mayo Clin. **29**, 342 (1954). — POCHE, R.: Fibrinöse Colitis nach Behandlung mit Aureomycin und Terramycin. Ärztl. Wschr. **1955**, 149.

RAUCH, S.: Die granulationshemmende und epithelisationsfördernde Wirkung bei lokaler Penicillinapplikation. Schweiz. med. Wschr. **1949**, 7. — Die granulationshemmende Wirkung bei lokaler Penicillinapplikation, ihr Wesen und ihre Verhütung. Dtsch. med. Wschr. **1949**, 863. — REIMIS, Z., u. M. KUBIK: Klinische Erfahrungen mit einem neuen Präparat der Cumarinreihe. Schweiz. med. Wschr. **1948**, 785. — REINER, L., M. J. SCHLESINGER and J. M. MILLER: Pseudomembranous Colitis following Aureomycin and Chloramphenicol. Arch. of Path. **54**, 39 (1952). — RENTCHNICK, P.: Die akute Staphylokokkenenterocolitis, eine ernste Komplikation der Antibiotica-Therapie. Dtsch. med. Wschr. **1955**, 892. — Les accidents provoques par les antibiotiques. Antibiotica et Chemotherapia. Prog. **1**, 96. Basel/New York: S. Karger 1954. — RICH, A. R.: Kongr.Ber. I. Int. Kongr. Allergie. Zürich 1951. Basel: S. Karger 1952. — RIECKERT, P.: Die Entstehung frischer nekrotisierender Kolitiden während einer antibiotischen Behandlung. Dtsch. med. Wschr. **1955**, 855. — RIGDON, R. H., W. H. SIDDON and D. E. FLETCHER: Consideration of glomerular nephritis in its relation to sulfonamide sensivity. Amer. J. Med. **6**, 177 (1949). — RIMBAUD, P., et J. A. RIOUX: Les moniliases au cours de traitement par les antibiotiques. Presse méd. **34**, 701 (1955). — RODMAN, F. B.: Hazards in the use of antibiotica. Canad. Med. Assoc. J. **70**, 638 (1954). — RÖL-

LINGHOFF, W.: Allergische Nierenschädigung durch Sulfonamide. Klin. Wschr. **1949**, 553. — RÖSSLE, R.: Reflektorische Anurie oder Idiosynkrasie gegen Sulfonamid. Zbl. Gynäk. **68**, 193 (1944). — Enterocolitis nach Urethanbehandlung. Zbl. Path. 85, 231 (1949). — ROSSIER, P. H.: Antibiotica und Mykosen. Helvet. med. Acta **19**, 261 (1952). — ROSSIER, P. H., u. T. WEGMANN: Pilzerkrankung als Komplikation antibiotischer Behandlung unter besonderer Berücksichtigung der Lungenmykose. Wien. med. Wschr. **1953**, 358. — DE RUDDER, B.: Die akuten Zivilisationsseuchen. Leipzig: Thieme 1934. — Über Erkenntnisschichten und Axiome in der heutigen Medizin. Dtsch. med. Wschr. **1950**, 39. — RUMMELHARDT, S.: Tödliche Colitis nach antibiotischer Behandlung. Wien. klin. Wschr. **1955**, 450. — RUSCHMANN, E.: Tierexperimentelle Untersuchungen zur Frage der Penicillinintoxität. Z. Hyg. **140**, 264 (1954).

SCHMIDT, H.: Grundlagen der spezifischen Therapie und Prophylaxe bakterieller Infektionen. Berlin: Bruno Schulz 1941. — SCHOEN, R., W. TISCHENDORF u. W. WEPLER: Schäden durch Dicumarol. Münch. med. Wschr. **1951**, 22. — SENN, A., u. P. LUNDSGAARD-HANSEN: Zum Problem der Staphylokokkenenteritis nach Antibiotica-Verabreichung. Schweiz. med. Wschr. **1956**, 432. — Helvet med. Acta **23**, 1 (1956). — DE SÈZE, S., A. HUBAULT et J. CL. RENIER: Fractures spontanées sous cortisone. Rev. Rhumat. **20**, 193 (1955). — SIEGMUND, H.: Naturwissenschaftliches Denken in der modernen Pathologie. Dtsch. med. Wschr. **1950**, 24, 74. — SOEHRING, K.: Nebenwirkungen der modernen medikamentösen Therapie mit besonderer Berücksichtigung der allergischen Reaktionen. Verh. dtsch. Ges. inn. Med. **60**, 463 (1950). — STAUB, H.: Nebenwirkungen von Antibiotica. Schweiz. med. Wschr. **1954**, 1379. — STROUD, G. M.: Anaphylaxis from Penicillin. Arch. of Dermat. **66**, 491 (1952).

THIESSEN, P., u. E. AUGUSTIN: Toxische Parenchymschädigung der Niere nach Sulfonamidanwendung. Dtsch. med. Wschr. **1950**, 393.

UHLBACH, P.: Morphologische Befunde nach Sulfathiazolschäden. Frankf. Z. Path. **61**, 168 (1949).

VIVELL, O., u. J. GERMER: Soorpilzinfektionen und Antibioticatherapie. Kinderärztl. Prax. **20**, 97 (1952).

WALTER, A. M., u. L. HEILMEYER: Antibiotika-Fibel. Stuttgart: Thieme 1954. — WEGMANN, T.: Pilzerkrankungen der inneren Organe als Folge von Behandlung mit Antibiotica, unter besonderer Berücksichtigung des Respirationstraktes. Antibiotica et Chemotherapia, Fortschr. **1**, 235. Basel/New York: S. Karger 1954. — WEINSTEIN, L.: The complications of antibiotic therapy. Bull. New York Acad. Med. **31**, 500 (1955). — WEINSTEIN, L., u. Mitarb.: Amer. J. Med. Sci. **14**, 56 (1947); zit. nach J. ZINZIUS. — WEISS, S., and C. P. RHOADS: Healing and heales vegetative (subacute bakterial) Endokarditis. New England J. Med. **199**, 70 (1928). — WEIZSÄCKER, C. F. v.: Zum Weltbild der Physik, 4. Aufl. Zürich: S. Hirsch 1949. — WELCH, H.: Antibioticis and Chemotherapy. Wash. **3**, 56 (1953).

ZINZIUS, J.: Die Antibiotica und ihre Schattenseiten. Stuttgart, Hippokrates-Verlag 1954. — Schattenseiten der antibiotischen Therapie. Wien med. Wschr. **1955**, 1060.

II. Spezieller Teil

A. Die Infektionskrankheiten

Die Viruskrankheiten

ANDERS, W.: Epidemiologische Studien über die Poliomyelitis 1947—48 in Groß-Berlin. Die Poliomyelitis. Berlin: W. de Gruyter **1949**. — ANDERSON, J. S., u. Mitarb.: zit. nach W. GRUNKE. Brit. Med. J. **1939**, 716. — ANDREWES, G. H., P. P. LAIDLAW and W. SMITH: The usceptibility of mice to the viruses of human and swine influenza. Lancet **1934**, 859. — APPENZELLER, K.: Die Masernencephalitis im Kinderspital Zürich in den Jahren 1928—1952. Helvet. paedriat. Acta **10**, 301 (1955).

BAKER, A. B., and SAM CORNWELL: Poliomyelitis. Arch. of Path. **61**, 185 (1956). — BAMATTER, F.: L'encéphalite et l'hydrocéphalie consécutives à la conjunctivite à inclusions, Ann. Paediatr. **161**, 343 (1943). — BEHREND, CHR.: Exogene Faktoren in der Pathogenese der Poliomyelitis. Stuttgart: Thieme 1955. — BEITZKE, H.: Über die pathologische Anatomie der Grippe. Münch. med. Wschr. **1934**, I, 125. — Berg, H. H.: Zeitgemäße Betrachtungen zum Panoramawandel innerer Krankheiten. Münch. med. Wschr. **1954**, 459. — Bieling, R., u. H. Heinlein: Viruskrankheiten des Menschen. Naturforschung und Medizin in Deutschland 1939—1946. Wiesbaden: Dietrich 1947. — Biermer, A.: Influenza. Virchows Handb. der spez. Pathologie u. Therapie, V. I. Abt. Erlangen 1865. — Bodechtel, G.: Über die Wandelbarkeit innerer Krankheiten. Münch. med. Wschr. **1954**, II, 1215. — Bodechtel, G., u. A. Schrader: Die Erkrankungen des Rückenmarkes. Handb. Inn. Med. (v. Bergmann, Frey, Schwiegk), 4. Aufl., V, 2, S. 300. Berlin-Göttingen-Heidelberg: Springer 1953. — Boivin, A.: Bactéries et virus. 2. Aufl. Paris: Presses universitaires de France 1947. — Borst, M.: Pathologisch-anatomische Beobachtungen zur „spanischen Grippe" 1928. Münch. med. Wschr. **1919**, II, 1342. — Breen, G. E.: Antibiotics in smallpox. Lancet **1951**, II, 713. — Busse, O.: Zur pathologischen Anatomie der Grippe. Münch. med. Wschr. **1919**, I, 119.

Collins, S. D., and J. Lehmann: Trends and epidemics of influence and pneumonia 1918—1951. Publ. Health. Rep. **66**, **1487** (1951).

Dietrich, A.: Pathologisch-anatomische Betrachtungen über Influenza im Felde. Münch. med. Wschr. **1918**, 929. — Doerr, R.: Werden, Sein und Vergehen der Seuchen. Baseler Universitätsreden, 3. Heft. Basel: Helbring und Lichtenhahn 1932. — Die Lehre von den Infektionskrankheiten in allgemeiner Darstellung. Lehrb. d. inn. Med. H. Assmann u. a., 5. Aufl. Berlin: Springer 1942. — Die Infektion als Gast—Wirtbeziehung mit besonderer Berücksichtigung der pathogenen Virusarten. Arch. Virusforsch. (Wien) **2**, 87 (1941). — Domagk, G.: Ausführungen über die Anwendung des Prontosils in der Berliner medizinischen Gesellschaft. Sitzung vom 10. u. 17. 1. 1940. Dtsch. med. Wschr. **1941**, 308.

Fahr, Th.: Sitzung des ärztlichen Vereins in Hamburg. Münch. med. Wschr. **1919**, I, 28. — Fanconi, G.: Poliomyelitis und verwandte neurotrope Viruskrankheiten. Handb. Inn. Med., Bd. I, 1. — Über Klinik und Epidemiologie der Poliomyelitis. Bulletin der Schweiz. Akad. d. Med. Wissenschaften, Vol. II, Fasc. **3**, 196 (1955). — Referat über die Poliomyelitis 61. Tagung der Dtsch. Ges. f. Inn. Med. in Wiesbaden vom 18.—21. April 1955. — Fassbender: Zur Geschichte der Influenza. Med. Klin. **1918**, 1051. — Finkeldey, W.: Über Riesenzellbefunde in den Gaumenmandeln. Virchows Arch. **281**, 323 (1931). — Riesenzellbefunde bei akuter Wurmfortsatzentzündung. Virchows Arch. **284**, 518 (1932). — Fischer, A. W.: Pathologische Anatomie der epidemischen Grippe. Münch. med. Wschr. **1918**, II, 1303. — Fischl, R.: Haben sich Krankheitsbild und Infektiosität der Masern geändert. Dtsch. med. Wschr. **1929**, 1540. — Frank, J. P.: Spezielle Pathologie und Therapie. Berlin-Wien 1830. — Frey, E.: Die Influenza-Epidemie 1918—1919 im Kanton Aargau. Inaugural-Diss. Zürich 1920. — Freyche, M. J., A. M. Payne and M. Lederey: Poliomyelitis in 1953. Bull. World Health Organizat. **12**, 595 (1955); ref. Dtsch. med. Wschr. **1955**, **1368**.

Gins, H. A.: Neuere Gesichtspunkte zur Epidemiologie der Pocken. Z. Hyg. **103**, 209 (1924). — Glanzmann, E.: Handb. d. Inn. Med., Bd. I (G. v. Bergmann, W. Frey, H. Schwiegk). Berlin-Göttingen-Heidelberg: Springer 1952. — Gleichmann, H. G.: Pathologisch-anatomische Erfahrungen bei der Grippeepidemie im Frühjahr 1949. Z. inn. Med. **1949**, 589. — Goldschmid, E.: Anatomische Befunde bei der Influenzaepidemie im Sommer 1918. Münch. med. Wschr. **1918**, 1097. — Gotschlich, E.: Über Werden und Vergehen von Infektionskrankheiten. Dtsch. med. Wschr. **1919**, 593. — Kommen und Gehen der Epidemien. Naturwissenschaften **1928**, 913. — Gottstein, A.: Epidemiologische Studien über Diphtherie und Scharlach. Berlin 1895. — Beiträge zur Epidemiologie der Diphtherie. Ther. Mh. **12**, 605 (1901). — Zur Epidemiologie der Diphtherie. Ther. Mschr. **16**, 177 (1902). — Graetz: Über Grippe. Ärztl. Verein Hamburg 10. 12. 1918. — Münch. med. Wschr. **1919**, 28. — Gruber, G. B., u. A. Schädel: Zur Pathologischen Anatomie und zur Bakteriologie der influenzaartigen Epidemie im Juli 1918. Münch. med. Wschr. **1918**, 905. — Grunke, W.: Die Anwendung der Sulfonamide in der inneren Medizin und ihren Grenzgebieten. Stuttgart: Wiss. Verlagsgesellschaft m.b.H. 1949.

Habs, H.: Die Gesamtinfektkette als Grundlage epidemiologischer Darstellungen. Klin. Wschr. **1943**, 666. — Grundlagen der allgemeinen Epidemiologie, in: M. Gundel: Die ansteckenden Krankheiten. Stuttgart: Thieme 1942, — Heinlein, H.: Die allgemeine Pathologie der Viruserkrankungen beim Menschen. Verh. dtsch. Ges. Path. **38**, 56 (1954). — Hellpach, W.: Pathomorphosen. Med. Welt **3**, 478 (1929). — Henneberg, G.: Epidemiologische Betrachtungen über die Poliomyelitis-Epidemie Berlin 1947/48, in: Die Poliomyelitis. Berlin: W. de Gruyter 1949. — HERRLICH, A.: Über die virulizide Wirkung antibiotischer Präparate. Dtsch. med. Wschr. **1953**, 431. — HERZBERG, K.: Virusgrippe, Bakteriengrippe, Viruspneumonie. Zbl. Bakter. **153**, 125 (1949). — HIRSCH, A.: Hand. d. geograph. Path. I. 277. Erlangen 1860. — Historisch-geographische Pathologie **3**, 77 (1886). — Die indische Pest und der schwarze Tod. Virchows Arch. **5**, 508 (1953). — HÖRING, F. O.: Die Phylogenese der Infektion. Klin. Wschr. **1941**, 161. — „Klinische Infektionslehre", 2. Aufl. Berlin-Göttingen-Heidelberg: Springer 1948. — Grippe und grippeartige Krankheiten. Stuttgart: F. Enke 1948. — Pocken, in: Handb. d. Inn. Med. Bd. I (G. v. BERGMANN, W. FREY, H. SCHWIEGK). Berlin-Göttingen-Heidelberg: Springer 1952. — Der Genius epidemicus. Ärztl. Wschr. **1955**, 749. — HORSTMANN, D. M.: Problems in the epidemiologic of Poliomyelitis. Lancet **1948**, 273. — HOTTINGER, A.: Über die maligne toxische Diphtherie. Berlin 1932. — Die Diphtherie, in: Handb. d. Inn. Med. (G. v. BERGMANN, W. FREY, H. SCHWIEGK), Bd. I, 1. Berlin-Göttingen-Heidelberg: Springer 1952. — HUEBSCHMANN, P.: Über die derzeitige Influenza und ihre Komplikationen. Münch. med. Wschr. **1918**, II, 1205.

KARSTRÖM: zit. nach W. KOLLE u. H. HETSCH. — KATNER, W.: Der Ursprung der Syphilis. Dtsch. med. J. **1955**, 286. — KIDD, J. G.: Proliferative Lesions caused by Viruses and virus-like Agents, in: The Pathogenesis and Pathology of Viral Deseases, S. 161. N. Y. Columbia: Univ. Press 1950. — KLEINSCHMIDT, H.: Die übertragbare Kinderlähmung. Leipzig: S. Hirsch 1939. — KELLER, W.: Die Masern, in: W. GUNDEL: Die ansteckenden Krankheiten. Stuttgart: Thieme 1950. — Die epidemische Kinderlähme. Stuttgart: Thieme 1950. — Poliomyelitis. Mschr. Kinderheilk. **98**, 81 (1950). — KISSKALT, K.: Entstehen und Vergehen von Seuchen. Seuchenbekämpfung **3**, 179 (1926). — Allgemeine Epidemiologie, in: Handb. d. path. Mikroorganismen. Hrsg. KOLLE, KRAUS, UHLENHUTH. 3. Aufl. II. Jena 1930. — KOLLE, W., u. H. HETSCH: Experimentelle Bakteriologie und Infektionskrankheiten. 9. Aufl. Berlin-Wien: Urban u. Schwarzenberg 1942. — KUCZYNSKI, M. H., u. E. K. WOLFF: Die Pathomorphologie und Pathogenese der Grippe. Ergebnisse der allgemeinen Pathologie, Bd. XIX, **2**, 947 (1921).

LEROUX, AMPHOUX, BILLAUD, BOUILLOND, G. CADORET, Y. DUHAMEL, LOBRICHON, BALDRICH et AUDOUY: Epidemie de variole a Vannes de decembre **1954**. Presse méd. **1955**, 31, 63, 639. — LETTERER, E.: Die Allgemeingesetzlichkeit der chronischen Infektionskrankheit gesehen am Beispiel der Tuberkulose. Medizinische, Stuttgart **1953**, 1. — LEWINTHAL, W.: Epidemiologie und Bakteriologie der Influenzapandemie 1918. Erg. allg. Path. (LUBARSCH-OSTERTAG) **19**, II, 848 (1921). — LÖFFLER, H.: Influenza: Epidemiologische Untersuchungen in der Schweiz: Zeitraum 1952—1955. Schweiz. Z. allg. Path. **18**, 1056 (1955). — LOHMANN, V. O. B., u. R. MEINECKE: Zur Grippeepidemie 1950/51 in Hamburg. Med. Welt **1951**, I, 481.

MAGILL, T. P.: Reactions of the cells of the respiratory tract to Virus infections. In: The Pathogenesis and Pathology of Viral Diseases, S. **153**, ed. by J. G. KIDD. N. Y. Columbia: Univ. Press 1950. — MARCHAND, F., u. G. HERZOG: Über die pathologisch-anatomischen Befunde bei der diesjährigen Influenzaepidemie. Münch. med. Wschr. **1919**, I, 117. — MARTINI, E.: Vom Parasitismus in der Zoologie. Med. Klin. **1933**, 1248. — MASSINI, R., u. H. BAUR: Grippe in: Handb. d. Inn. Med. I, 1 (G. v. BERGMANN, W. GREY, H. SCHWIEGK). Berlin-Göttingen-Heidelberg: Springer 1952. — MÜLLER, R.: Medizinische Mikrobiologie, 3. Aufl. München-Berlin: J. F. Lehmann 1946.

NEUFELD, F.: Über die Veränderlichkeit der Krankheitserreger in ihrer Bedeutung für die Infektion und Immunität. Dtsch. med. Wschr. **1924**, 1.

OBERNDORFER, S.: Über die pathologische Anatomie der influenzaartigen Epidemie im Juli 1918. Münch. med. Wschr. **1918**, 811. — OPITZ, H., u. G. HERTZBERG: Die Behandlung der Lungenentzündung im Kindesalter mit Eubasin. Med. Welt **1941**, 8.

PANNON, P. L.: Beobachtungen über das Masernkontagium. Virchows Arch. **1**, 492 (1847). — PARKER, F., L. S. JOLLIFFE, M. W. BARNES and M. FINLAND: Pathologic findings in the lungs of five cases from which influenza virus was isolated. Amer. J. Path. **22**, 797 (1946). — PETTE, H.: Wandlung epidemiologischer und pathogenetischer Gedankengänge bei der Poliomyelitis. Klin. Wschr. **1949**, 322. — PFAUNDLER, M. v.: Über stille Feiung. Münch. med. Wschr. **1928**, 45. — PRAUSNITZ, G.: Epidemiologie in: Spez. Path. und Therapie inn. Krankh.

(KRAUS-BRUGSCH). Berlin-Wien: Urban u. Schwarzenberg 1927. — PRINZING, F.: Sterblichkeit und Infektionskrankheiten in Ulm 1861—1888. Württemberg. med. Korresp. **59**, 1 (1889).

RIMPAU, W.: Beitrag zur Frage der Verbreitung der Bazillen der Paratyphusgruppe. Arb. Gesd.amt, Berlin **30**, 330 (1909). — RODENWALDT, E.: zit nach GUNDEL. Arch. Schiffs- u. Tropenhyg. 1925. — ROGGENTAU, CHR.: Klinik der Poliomyelitis, in: Die Poliomyelitis. Bearbeitet nach den Erfahrungen bei den Berliner Epidemien 1947/49. Berlin: W. de Gruyter 1949. — RUDDER, B. DE: Die akuten Zivilisationsseuchen. Leipzig: Thieme 1934.

SCHENK, P.: Was geschieht mit uns seit der Jahrhundertwende? Med. Klin. **1950**, 854. — SCHLOSSBERGER, H.: Immunität, in: Handb. der normalen path. Physiol. (A. BETKE, G. v. BERGMANN, G. EMBDEN, A. ELLINGER), Bd. **13**, Bd. 18. Berlin: Springer 1929, 1932. — SCHLOSSBERGER, H., u. J. ECKART: Allgemeine Epidemiologie. Handb. Inn. Med. (G. v. BERGMANN, W. FREY, H. SCHWIEGK), **4**. Aufl. I, 1. Berlin-Göttingen-Heidelberg: Springer 1952. — SHEE, J. CH., and P. FEHRSEN: Reactivation of varicella virus by cortisone therapy. Brit. Med. J. **4827**, 82 (1953). — SHOPE, R. E.: Swine Influenca. J. of Exper. Med. **54**, 349 (1931); **60**, 49 (1934). — Recent Knowledge Concerning Influenza. Ann. Int. Med. **11**, 1 (1937). — SHOPE, R. E., and TH. FRANCIS: Swine Influenca. J. of Exper. Med. **64**, 79 (1936). — SONNENSCHEIN, C.: Die Frambösie, in: Die ansteckenden Krankheiten v. M. GUNDEL. Leipzig: Thieme 1942. 2. Aufl. Stuttgart: Thieme 1950. — SPANN, W., u. H. UNGEHEUER: Zur Frage der Wetterabhängigkeit der Poliomyelitis. Z. klin. Med. **154**, 1 (1956). — STAEHELIN, R.: Lehrb. d. inn. Med. (ASSMANN u. G. v. BERGMANN). Berlin: Springer 1939. — STAUFFENEGGER, M.: Poliomyelitisforschungen in USA 1942—1946. Z. Kinderheilk. **1941**, 454. — STOLTE, J. B., and G. J. SAS: Chloramphenicol and ACTH in smallpox. Lancet **1951**, II, 715. — STRÜMPELL, A.: Über scheinbare zeitliche Veränderungen in der Häufigkeit und Erscheinungsweise gewisser Erkrankungen. Med. Klin. **1921**, II. 1442. — STURM, A.: Ärztl. Wschr. **1951**, 879.

TIETZE, A.: Die Therapie der Poliomyelitis, in: Die Poliomyelitis. Berlin: W. de Gruyter 1949.

WALTER, A. M., u. L. HEILMEYER: Die Antibiotika-Fibel. Stuttgart: Thieme 1954. — WANNAGAT, L.: Zum Problem der Influenza vera. Z. inn. Med. **1949**, 564. — WINDÖRFER, A.: Vergleichende Untersuchungen der Poliomyelitis-Epidemie. Mschr. Kinderheilk. **98**, 97 (1950). — WORRINGER, P.: zit. nach E. GLANZMANN. Rev. franç. Pédiatr. **1926**, 2.

ZADEK, I.: Berliner Virusgrippe 1952. Dtsch. med. J. **1952**, 565. — ZEISS, H.: Geomedizin (geographische Medizin) oder medizinische Geographie? Münch. med. Wschr. **1931**, 198. — Geopolitik **9**, 1 (1932).

Die Lungenentzündung

ALLODI, A.: Beitrag zu Sulfonamid-Pyridintherapie. Giorn. Accad. Med. Torino **103**, 80 (1940). — ASCHENBRENNER, R.: Die akute genuine Pneumonie im Spiegel der modernen antibakteriellen Therapie. Med. Klin. **1954**, 2017. — ASSMANN, H.: Krankheiten der Atmungsorgane. Lehrb. d. Inn. Med. (Hrsg. A. ASSMANN). Berlin: Springer 1939. — AUFRECHT: Lungenentzündungen, in NOTHNAGEL: Spez. Path. u. Therapie, **14**, 2. Wien 1899.

BAUMGARTNER, W.: Bemerkungen zur antibiotischen Behandlung chirurgischer Erkrankungen. Bruns' Beitr. **190**, 6 (1955). — BAYER, O., u. R. KAISER: Über Wandlungen in der Verlaufsform der Pneumonie unter dem Einfluß der verschlechterten Lebens- und Ernährungsbedingungen der Nachkriegszeit. Med. Mschr. **4**, 283 (1950). — BENJAMIN, J. E., M. BLANKENHORN, J. M. RUEGSEGGER and F. A. SENIOR: Diagnosis and Treatment of Lobar Pneumonia. Ann. Int. Med. **11**, 437 (1937). — BERG, G.: Die Sterblichkeit an lobärer Pneumonie, Bronchopneumonie und Capillarbronchitis in Stockholm und Göteborg in den Jahren 1929 bis 1948. Sv. Läkartidn. **1950**, 2216. — BERRY, F. B.: Lobar pneumonia: Analysis of 400 autopsies. Med. Clin. North America **4**, 571 (1920). — BORKENSTEIN, E.: Über die Indikation zur Sulfonamidmedikation bei Pneumonie. Wien. klin. Wschr. **1949**, 806. — BÜRGER, M.: Die Behandlung der kruppösen Pneumonie. Münch. med. Wschr. **1954**, 291.

CECIL, R. L., H. S. BALDWIN and N. P. LARSEN: Clinical and bakteriologic study of 2000 typed cases of lobar pneumonia. Arch. Int. Med. **40**, 253 (1927). — CHATARD, J. A., F. F. LORD u. a.: An analytical study of acute lobar pneumonia in the Johns Hopkins Hosp. from 15. May 1889 to 15. May 1905. Bull. Johns Hopkins Hosp. **15**, 55 (1910). — Diseases of the bronchi, lungs and pleura. Philadelphia a. N. Y.: Lea a. Febiger 1925. — CHIARI, H.: Über chronische abszedierende Schaumzellenpneumonie. Langenbecks Arch. u. Dtsch. Z. Chir. **268**, 125 (1951). — COHN, A. E., and E. H. LEWIS: zit. nach HEFFRON.

DAMEROW, U.: Beitrag zum Wandel im klinischen Bild der Pneumonie. Münch. med. Wschr. **1954**, 1279. — DENK, W.: Über die chirurgische Therapie bestimmter Formen der chronischen Pneumonie. Langenbecks Arch. u. Dtsch. Z. Chir. **268**, 150 (1951). — DINA, M. A.: Osservazioni anatomo-istologiche sui processi evolutivi della pulmonite lobare in rapporto alla terapia sulfomidico. Arch. „E. Maragliano" Pat. **4**, 481 (1949). — DOCHEZ: Varieties of pneumococci and their relation to lobar pneumonia. J. Exper. Med. **21**, 114 (1915). — DOERR, W.: Pathomorphose durch chemische Therapie. Verh. dtsch. Ges. Path. **39**, 17 (1955). — DOMAGK, G.: Pathologische Anatomie und Chemotherapie der Infektionskrankheiten. Stuttgart: Thieme 1947. — DOROW, H.: Vergleichende Beobachtungen über die therapeutische Beeinflussung der Lungenentzündung mit Chininpräparaten und Sulfonamiden unter Berücksichtigung der röntgenologischen und elektrokardiographischen Befunde. Ärztl. Wschr. **1947**, **417**. — DOWLING, H. F., M. H. LEPPER and H. L. HIRSH: The treatment of pneumococcic pneumonia with large doses of repository penicillin compared with lower doses of penicillin: a study of 686 patients. Amer. J. Med. Sci. **220**, 17 (1950).

EGGERS, P.: Röntgenuntersuchungen über die Lösungen der Pneumonie unter Sulfonamidbehandlung. Med. Klin. **1943**, **297**. — EVANS, G. M., and W. F. GAISFORD: Lancet **1938**, 14.

FABYAN, M.: Pathological analysis of 195 cases of lobar pneumonia. Bull. Johns Hopkins Hosp. **15**, 81 (1910). — FÄHNDRICH, W. H.: Zur Methodik vergleichender therapeutischer Untersuchungen. Ein Beitrag zur vergleichenden Therapie der lobären Lungenentzündung. Z. inn. Med. **2**, 347 (1947). — FLIPPIN, H. F., REINHOLD and L. SCHWARTZ: J. Amer. Med. Assoc. **116** (1941); zit. nach R. HEGGLIN. — FRÄNKEL, A.: Spezielle Pathologie und Therapie der Lungenkrankheiten. Berlin-Wien: Springer 1904. — FRÄNKEL, A., u. REICHE: Beiträge zur Kenntnis der akuten fibrinösen Pneumonie. Z. klin. Med. **25**, 230 (1894). — FRANCIS, T. jr.: Virus pneumonia. Canad. J. Publ. Health **35**, 49 (1944). — FROBENIUS: Über den Verlauf der lobären Pneumonie der Erwachsenen. Dtsch. med. Wschr. **1940**, 118.

GAISFORD, W. F.: Results of the Treatment of 400 Cases of lobar Pneumonia with MCB 693. Proc. Roy. Soc. Med. **32**, 1070 (1939). — GERONNE, A.: Die Behandlung der Pneumonie mit dem NEUFELD-HÄNDELschen Pneumokokkenserum. Berl. klin. Wschr. **1912**, II, 1699. — GIESE, W.: Bronchiolitis, Bronchiektasien und Pneumonie. Dtsch. med. J. **5**, 279 (1954). — GÖPFERT, K.: Beobachtungen über Pneumoniebehandlung mit Sulfanilamido-Thiazol. Dtsch. med. Wschr. **1941**, 978. — GRIVA, L.: Die Behandlung der lobären Pneumonie in Italien. Dtsch. med. Wschr. **1937**, 189. — GRUNKE, W.: Die Anwendung der Sulfonamide in der inneren Medizin und ihren Grenzgebieten. Stuttgart: Wissenschaftl. Verlags-G.m.b.H. 1949. — GSELL, O.: zit. nach R. HEGGLIN. — GUNDEL, M.: Die ansteckenden Krankheiten. Leipzig: Thieme 1942.

HEFFRON, R.: Pneumonia. The Commonwealth Fund N. Y. 1939. — HEGGLIN, R.: Die Chemotherapie der Pneumonie. Leipzig: Thieme 1942. — Viruspneumonien. Dtsch. med. J. **5**, 289 (1954). — HEGLER, C.: Behandlung der akuten lobären Pneumonie mit Eubasinum (Bericht über 303 Fälle). Dtsch. med. Wschr. **1940**, 281. — HEYMER, A.: Über die bakterielle Pneumonie. Dtsch. med. J. **5**, 283 (1954). — HIRVONEN, M.: Fehlen der Leukocytose bei Pneumonie. Ann. med. int. Fenn. **38**, 9 (1949); ref. Dtsch. med. Wschr. **1949**, 1589. — HJORT, S.: Suppurative processes in the lung. Acta chir. scand. (Stockh.) **107**, **448** (1954). — HÖRING, F. O.: Wandel im klinischen Bilde der Pneumonie? Med. Klin. **1954**, 934. — HOLLER: Ein Beitrag zur Frage: Was leisten die Sulfonilamid-Derivate bei der Behandlung der Diplokokkenerkrankungen? Wien. med. Wschr. **92**, 407 (1942).

INGVAR, S.: zit. nach R. HEGGLIN. — ISRAEL, H. L., R. C. MITTERLING and H. F. FLIPPIN: Pneumonia at the Philadelphia General Hospital 1936—1946. New England J. Med. **238**, 205 (1948).

JACOBI, J., u. F. COENEN: Zur Chemotherapie der lobären Pneumonie. Münch. med. Wschr. **1940**, 27. — JÜRGENSEN: in v. ZIEMSSEN Handb. d. spez. Pathologie u. Therapie, 3. Aufl. 1887, Bd. V, 1.

KALK, H., u. FROBENIUS.: Einige Erfahrungen über die Klinik und Therapie der Lungenentzündungen. Dtsch. med. Wschr. **1939**, 321. — KELP, H.: Über den Gestaltwandel der Pneumonie. Diss. Berlin 1956. — KERN, H.: Über Pneumoniebehandlung mit Eubasinum.

Dtsch. Arch. klin. Med. **186**, 403 (1940). — KOCH, D.: Über weniger günstige Erfolge und Mängel bei der Behandlung von Pneumonien mit Sulfapyridin. Dtsch. med. Wschr. **1941**, 986. — KUHN, W.: Erfahrungen über Verlauf und Behandlung der Pneumonie in den Nachkriegsjahren. Ärztl. Wschr. **1950**, 800.

LARSSON, Y.: Über das Sektionsbild der Pneumonie bei Behandlung mit Sulfapyridin. Virchows Arch. **307**, 541 (1941). — LAUCHE, A.: Über die Beziehungen der verschiedenen Formen der Lungenentzündung und der Reaktionslage im Körper. Dtsch. med. Wschr. **1937**, 165. — LEITINGER, H., H. SCHNETZ u. CH. UMRATH: Zur Chemotherapie akuter Infektionskrankheiten mit Ciba 3704 (Cibazol). Münch. med. Wschr. **1940**, 723. — LÖFFLER, W.: Zur Sulfonamidtherapie der Pneumonien. Schweiz. med. Wschr. **1940**, 873. — LUBSEN: zit. nach G. DOMAGK.

MARKOFF, N.: Zur Differentialdiagnose der Lungeninfiltrate. Schweiz. med. Wschr. **1941**, 1420. — MARTINI, P.: Einst und jetzt: Wandlungen des Bildes der Pneumonie und ihrer Therapie. Münch. med. Wschr. **1952**, 866. — MEESSEN, H.: Morphologische Beiträge zum Problem des Lungenkrebses. Ärztl. Forsch. **8**, 481 (1954). — MENTEN, M. L., and G. A. MC. CLOSKEY: Histopathology and Etiology of pneumonia in children dying after antibacterial therapy. Amer. J. Path. **27**, 477 (1951). — MORCH: zit. nach G. DOMAGK. — MOTTURA, G.: Pathologisch-anatomische Bemerkungen zu Lungenentzündungen, die mit Sulfamidopyridin behandelt wurden. Giorn. Accad. med. Torino **103**, 86 (1940). — MUSSER, J. H., and G. W. NORRIS: Lobar Pneumonia in Modern Medicine. Philadelphia a. N. Y.: Lea Brothers a. Co. 1907.

NIELSEN, J. B., u. T. SOTTRUP: Ergebnisse dreier Arten der Pneumoniebehandlung bei 419 Fällen. Nord. med. **45**, 585 (1951). — NORRIS, G. W.: Diseases of the chest and the principles of physical diagnosis. Philadelphia and London 1931; zit. nach A. STÄRKLE: Schweiz. med. Wschr. **1948**, 949.

OHLBERG: zit. nach Y. LARSSON.

PEPPER, D. S., H. F. FLIPPIN, J. S. LOCKWOOD and L. SCHWARTZ: The treatment of pneumococcic pneumonia with sulfapyridine. J. Amer. Med. Assoc. **112**, 529 (1939). — Amer. J. Med. Sci. **198**, 427 (1939).

REIMANN, H. A.: The changing nature of pneumonia. Ann. Int. Med. **33**, 1246 (1950). — Pneumonia. Blackwell Scientific. Publ. Oxford **1954**, 236. — REINISCH, M.: Zur Entstehung der Pneumonienekrose. Virchows Arch. **290**, 75 (1933). — RENAUD, M.: Die Pneumonie im Lichte der heutigen Medizin. Dtsch. med. Wschr. **1937**, 167, 218. — RÖMKE and VOGT: Lancet **1939**, 778. — ROOS, H.: Die Therapie der Pneumonie. Wien. klin. Wschr. **1940**, 923. — ROSENTHAL, Th.: Über den Ausgang der fibrinösen Pneumonie in aputride anämische Nekrose. Diss. Leipzig 1907.

SAPINSKI, H.: Klinische Erfahrungen mit neueren Sulfonamiden bei der Behandlung der Pneumonie. Med. Klin. **1942**, 1087. — SMILLIE, W. G., and E. L. CALDWELL: A study of pneumonia in Southern Alabama. J. of Exper. Med. **50**, 233 (1929). — STAEHELIN, R.: Lungenabszeß und Lungengangrän, in: v. BERGMANN-STAEHELIN, Handb. inn. Med. Bd. 2. 1930. — STÄRKLE, A.: Der Verlauf der akuten Pneumonie unter der Chemotherapie. Schweiz. med. Wschr. **1948**, 949, 1004. — STEHR, L.: Zur Differentialdiagnostik der verschiedenen Pneumonieformen im Röntgenbild. Münch. med. Wschr. **1940**, 531, 536. — STRANGMANN, E.: Zur Frage der Pneumoniebehandlung mit Eubasin und dessen Nebenwirkungen. Dtsch. med. Wschr. **1941**, 983. — STROEBE, F., u. H. HACKEROTT: Ergebnisse vergleichender Behandlung der akuten Lungenentzündung mit Chinin, Sulfonamiden und Penicillin. Z. klin. Med. **147**, 414 (1950).

THOMPSON, R. T., J. M. RUEGSEGGER, M. A. BLANKENHORN and M. HAMBURGER: Pneumococcic Types, Mortality, Bacteriemia and Purulent Complications in Primary Pneumococcic Pneumonia at the Cincinnati General Hospital 1936—1949. J. Labor. a. Clin. Med. **34**, 1757 (1949). — TOEPFER, H.: Unter welchen Bedingungen neigen Pneumonien zum chronischen Verlauf? Dtsch. Arch. klin. Med. **198**, 104 (1951). — TÜNNERHOFF, FR.: Zur Therapie der Pneumonien, zugleich ein Beitrag zum Wandel im pneumonischen Bild. Med. Klin. **1953**, 1737.

VOGT, K. E.: Immunitätsvorgänge im Verlaufe der mit Sulfonamiden behandelten croupösen Pneumonie. Z. Hyg. **127**, 710 (1948). — VOSS, CL.: Das pathologisch-anatomische Bild der Pneumonie. (Hat sich das Bild der selbständigen unspezifischen bakteriellen Pneumonie im Laufe der letzten 15 Jahre gewandelt?) Ärztl. Praxis **6**, Nr. 39, 14 (1954).

WAGNER: zit. nach R. HEGGLIN. — WEBER, G., u. F. NOZZOLI: Statistische Studie über das pathologisch-anatomische Bild der Lappenpneumonien im florentinischen Gebiet in einem Zeitraum von über 60 Jahren (1885—1948). Arch. Vecchi **1950**, 1211. — WETZEL, U., u. G. JANTZEN: Zur Behandlung der Alterspneumonie. Ther. Gegenw. **1952**, 81. — WOILLEZ: zit. nach FR. TÜNNERHOFF.

ZELDENRUST, J., en J. D. VERLINDE: Over het voorkomen van necroses en de oorzaak van den dood bij Pneumonieen, weke met Sulfapyridine zijn behandeld. Nederl. Tijdschr. Geneesk. **1942**, 2520. — ZENKER, K.: Beitrag zur Lehre von der Abszedierung der fibrinösen Pleuropneumonie. Dtsch. Arch. klin. Med. **50**, 351 (1892).

Die Sepsis, die Osteomyelitis, die Meningitis

AIRD, J.: Osteomyelitis; in A. FLEMING: Penicillin und seine praktische Anwendung, S. 228. Kempen: Thomas-Verlag 1950. — ALEXANDER, W. ST.: Influence of chemotherapy on the pathology of purulent leptomeningitis. Arch. of Neur. **62**, 73 (1949). — ALEXANDER, J. D. jr., H. F. FLIPPIN and G. M. EISENBERG: Pneumococcic meningitis. Study of one hundred two cases. Arch. Int. Med. **91**, 440 (1953). — APPELBAUM, E., J. NELSON and M. B. ALBIN: The treatment of pneumococcic meningitis with penicillin. A study of 125 consecutive cases with 73% recovery. Amer. J. Med. Sci. **218**, 260 (1949). — AXHAUSEN, W.: Röntgenbefunde im Ablauf der penicillinbehandelten akuten hämatogenen Osteomyelitis. Zbl. Chir. **76**, 1284 (1951).

BINGOLD, K.: Die septischen Erkrankungen, in: Handb. Inn. Med. (G. v. BERGEMANN, W. FREY, H. SCHWIEGK), I, 1, 4. Aufl. Berlin-Göttingen-Heidelberg: Springer 1952. — BISGARD, J.: zit. nach K. BLANKE. — BLANKE, K.: in G. VANDENBERGHE: Evolution of a Brodies abscess treated with penicillin. Belg.Tijdschr. Geneesk. **4**, 790 (1948). — Erfahrungen mit der Penicillin-Behandlung der akuten hämatogenen Osteomyelitis an der Marburger Chirurgischen Klinik. Dtsch. med. Wschr. **1949**, 460. — Über Röntgenveränderungen bei penicillinbehandelter akuter hämatogener Osteomyelitis. Bruns' Beitr. **180**, 211 (1950). — Osteomyelitistherapie seit Einführung der Antibiotica. Erg. Chir. **37**, 61 (1952). — Therapeutische Probleme bei der akuten und chronischen Osteomyelitis. Medizinische, Stuttgart **1955**, 1434. — BRÄUTIGAM, H.: Über die kombinierte Behandlung der akuten Osteomyelitis mit Penicillin und Sulfonamiden. Dtsch. med. Wschr. **1949**, 12. — BUNN, P. A., and G. PEABODY: Treatment of pneumococcal meningitis with large doses of penicillin. A series of twenty consecutive cases. Arch. Int. Med. **89**, 736 (1952). — BUZELLO, G.: Soll man im acuten Stadium der Osteomyelitis die Markhöhle aufmeißeln? Zbl. Chir. **55**, 820 (1928).

CABLE: Pneumococcal Meningitis. Lancet **1939**, 73. — CAIRNS, H., E. S. DUTHIE, W. S. LEWIN and H. V. SMITH: Pneumococcal Meningitis, treated with Penicillin. Lancet **1944**, 655.

DANIEL, W. B.: Cause of death in meningococcic infection. Analysis of 300 fatal cases. Amer. J. Med. **8**, 468 (1950). — DOERR, W.: Pathomorphose durch Chemotherapie. Verh. dtsch. Ges. Path. **39**, 17 (1955) Zürich. — DOMAGK, G.: Chemotherapie der Streptokokkeninfektionen. Klin. Wschr. **1936**, 844. — DREXLER, W.: Beitrag zur kombinierten Sulfonamid-Penicillin-Behandlung der otogenen Meningitis. Ärztl. Wschr. **1947**, 918.

ENDERLEN, E.: Diskuss.Bem. zu A. LÜTLI: 14. Tagg. Schweiz. Ges. Chir. 1927. Schweiz. med. Wschr. **1928**, 138.

FANCONI, G.: Diskuss. Bem. Ges. Ärzte Zürich 21. 11. 1946 zu BRUNNER. Schweiz. med. Wschr. **1948**, 209. — FANCONI, G., u. A. WALLGREN: Lehrb. der Pädiatrie, S. 798, 3. Aufl. Basel: Benno Schwabe 1954. — FEIGEL, H.: Beitrag zum Krankheitsbild der atypischen Osteomyelitis mit multipler blander Herdbildung. Ärztl. Wschr. **1955**, 1006. — FREY, R.: Endausgang bei multipler Osteomyelitis mit Beteiligung nahezu aller großen Gelenke. Arch. klin. Chir. **261**, 322 (1948).

GARSCHE, R.: Über den Verlauf der sog. akuten, hämatogenen Osteomyelitis im Säuglingsalter unter Penicillin. Fortschr. Röntgenstr. **77**, 395 (1952). — GIESE, W.: Die eitrigen Hirnhautentzündungen und ihre ätiologische Differenzierung. Beitr. path. Anat. **109**, 229 (1947). — GLUTSKAYA, S. R.: Treatment with penicillin of acute infective haematogenous osteomyelitis in Children. Khirurgiya **11**, 40 (1948). — GRAFF, U.: Der Verlauf der akuten Osteomyelitis unter Penicillinbehandlung. Bruns' Beitr. **180**, 61 (1950). — GRAU, E.: Zur Penicillinbehandlung der akuten und chronischen Osteomyelitis. Berl. med. Z. **1950**, 445. — GRUNERT, H.,

u. C. Sieberg: Beitrag zum Verlauf der akuten hämatogenen Osteomyelitis im Säuglingsalter unter der Behandlung mit Penicillin. Zbl. Chir. **74**, 24 (1949). — Grunke, W.: Die Anwendung der Sulfonamide in der inneren Medizin und ihren Grenzgebieten. Stuttgart: Wissenschaftl. Verlags-Ges.m.b.H. 1949. — Gsell, O.: Meningokokkeninfektionen, in: Handb. Inn. Med. (G. v. Bergmann, W. Frey, H. Schwiegk), 4. Aufl., I, 1. Berlin-Göttingen-Heidelberg: Springer 1952. — Gundel, M.: Die ansteckenden Krankheiten, 4. Aufl. Stuttgart: Thieme 1950.

Hamberger, C. A.: Über Sulfapyridinbehandlung otogener Meningitiden. Acta otol. **29**, 236 (1941). — Hellner, H.: Reaktive oder neoplastische Veränderungen des Skeletts? Bruns' Beitr. **181**, 163 (1951). — Dtsch. med. J. **1954**, 181. — Die haematogene Osteomyelitis und ihre Behandlung. Stuttgart: Enke 1954. — Higgins, T. T., P. Browne and M. Bodian: A penicillin treated series of cases of osteomyelitis in childhood. Brit. Med. J. **1**, 757 (1947). — Hirsch, A.: Die Meningitis cerebrospinalis epidemica. Berlin 1866. — Hodes: zit. nach G. Domagk. — Höring, F. O.: Abhängigkeit chemotherapeutischer Erfolge von Art und Stadium des Infektionsprozesses. Dtsch. med. Wschr. **1950**, 193. — Hoyne, A. L., and R. H. Brown: 727 Meningococcic cases: An analysis. Ann. Int. Med. **28**, 248 (1948). — Hütteroth, R.: Sulfonamide in der Hals-Nasen-Ohrenheilkunde. Leipzig: Ambrosius Barth 1943.

Kellner, K., u. H. Ley: Wandlungen im Krankheitsbild des epiduralen Abscesses verschiedener Genese durch Antibiotika. Münch. med. Wschr. **1955**, 1205. — Kinsman, J. M., and C. A. d'Alonzo: The penetration of penicillin through normal and inflamed Meninges. New England J. Med. **234**, 459 (1946). — Koch, F.: Subdurale Ergüsse bei eitriger Meningitis. Kinderärztl. Praxis **20**, 434 (1952). — Kopf, H.: Häufung von Spontanfrakturen bei akuter Osteomyelitis. Wien. med. Wschr. **1949**, 286. — Krejei, Fr.: Pathologigsch-anatomische Untersuchungen von sulfonamidbehandelten otogenen Meningitiden. Mschr. Ohrenheilk. **84**, 95 (1950).

Läwen, A.: Ursache und Behandlung der Osteomyelitis. Arch. klin. Chir. **196**, 403 (1939). — Lange, C. de: Ann. Paediatr. **175**, 235 (1950). — Lederer, L.: Die Wandlung der Indikation zum operativen Eingreifen bei Verwicklungen von Hals-Nasen-Ohrenerkrankungen durch die Chemotherapie. Medizinische, Stuttgart **1954**, 1295. — Lehmann, J. C.: Gibt es periodische Schwankungen im Krankheitsbild der Osteomyelitis? Zbl. Chir. **65**, 2146 (1938). — Lentz, W.: Wird die Kallusbildung durch Penicillin beeinflußt? Zbl. Chir. **75**, 1514 (1950). — Link, R.: Gezielte Therapie der otogenen Meningitis durch Cisternendrainage. Berl. Med. **7**, 1 (1956). — Lodenkämper, H., u. O. Schiersmann: Über Pyocyaneus-Meningitis. Z. klin. Med. **146**, 147 (1950). — Lüscher, E., u. G. Gentinetta: Die Wirksamkeit des Penicillins in der Verhütung und Behandlung schwerer akuter Mittelohrentzündungen, der Mastoiditis und der intrakraniellen Komplikationen. Schweiz. med. Wschr. **1954**, 1331.

Mariott: Sulfapyridine and pneumococcal infections. Brit. Med. J. **1939**, **944**. — Mathews, S. S., and C. G. Hutter: The treatment of acute hematogenous osteomyelitis with penicillin and sulfonamides combines. California West Med. **67**, 84 (1947). — Meyerheim, G.: Heilung einer purulenten Streptokokkenmeningitis mit Penicillin-G-Diäthylaminoäthylester-Hydrojodid. Med. Klin. **1955**, 987. — Müller, R.: Lehrb. d. Hygiene, Teil II, 2. Aufl. München-Berlin: Lehmann 1944. — Müller, W.: zit. nach J. C. Lehmann. — Muraz, Chirle et Quéguinez: Essais comparés traitments de la méningite cérébrospinal dans des régions coloniales rurales (Niger français). Presse méd. **1938**, 113.

Naegeli, Th.: Wandlungen in der Erkenntnis der Pathogenese und Behandlung der akuten eitrigen Osteomyelitis. Dtsch. med. Wschr. **1953**, 462. — Neal, J., H. Jackson and E. Applebaum: Sulfapyridin and its radium salt in the treatment of meningitis due to the pneumococcic and haemophilus influenza. J. Amer. Med. Assoc. **115**, 2055 (1940). — Novotny, O.: Neue Behandlungserfolge bei einer Serie von zwölf bakteriellen otogenen Meningitiden. Mschr. Ohrenheilk. **77**, 53 (1953).

Oeynhausen, R. A. v.: Penicillinbehandlung der akuten und chronischen Osteomyelitis. Chirurg **1949**, 671.

Pengelly, C. D. R.: Pneumococcal meningitis. A short survey of 78 patients in the Bristel Clinical Area. Brit. Med. J. **4918**, 870 (1955). — Pennybacker: zit. nach L. Lederer. — Popper, J.: Bemerkungen zur nachteiligen Wirkung der Penicillinanwendung in der Otologie. Wien. klin. Wschr. **1949**, 427. — Preysing: zit. nach C. A. Hamberger. — Puckett, H. L.: The treatment of chronic osteomyelitis. J. Int. Surg. **9**, 581 (1946).

REICHERT: zit. nach G. DOMAGK. — REID and DYKE: Pneumococcal meningitis treated with M and B 693 recovery. Lancet **1938**, 619. — RICHTER, H.: Über recidivierende Meningitis infolge Säuglingsotitis. Dtsch. med. Wschr. **1953**, 405. — RIFFART, W.: Wurde in der Abortusbehandlung ein Fortschritt erzielt? Med. Klin. **1950**, 97. — ROSENBERG, D. H., P. A. ARLING, C. H. RAMMELKAMP and C. S. KEEFER: Penicillin in the treatment of Meningitis. J. Clin. Invest. **22**, 425 (1943). — RUDDER, B. DE: Die akuten Zivilisationsseuchen. Leipzig: Thieme **1934**.

SCHLEINZER, A.: Entstehung der akuten eitrigen Osteomyelitis im Kindesalter und ihr Verlauf unter der kombinierten Behandlung mit Penicillin und Sulfonamiden. Bruns' Beitr. **182**, 246 (1952). — SCHOLZ, R.: Über das weitere Schicksal wegen Pneumococcen-Meningitis behandelter Kinder, zugleich ein Beitrag zur Chemotherapie der Pneumokokkenmeningitis. Österr. Z. Kinderheilk. **9**, 173 (1953). — SCHÜTZE, E.: Das Corticalisosteoid. Med. Klin. **1950**, 701. — SELF, E. B.: Acute haematogenous osteomyelitis. Pediatrics **1**, 617 (1948). — SNOPEK, J.: Progress in the treatment of osteomyelitis. Rostledy v. Chirurgii Pragne **26**, 412 (1947). — SORNERS, R. B., and M. USHER: B 693 in cerebrospinal fever. Lancet **1939**, 921. — SWEENEY, J. S., and J. T. LESLIE: Pneumococcic meningitis succesfully treated with Penicillin and Sulfadiazine. Ann. Int. Med. **24**, 705 (1946). — SZÜCS, S., u. J. LADANYI: Über Penicillintherapie der akuten Osteomyelitis im Kindesalter. Wien. klin. Wschr. **1949**, 343

THELANDER, H. E., and GR. GOEBEL: Microcephalia as a complication of pneumococcic meningitis. Amer. J. Dis. Child. **77**, 642 (1949). — TONNDORF, W.: Die Erfolge der Sulfonamidtherapie bei der otogenen und rhinogenen Meningitis. Dtsch. med. Wschr. **1942**, 393. — Die Sulfonamidtherapie der otogenen und rhinogenen Meningitis. Z. Hals- usw. Heilk. **49**, 354 (1944). — TROLLE, E.: Late prognosis in meningococcal meningitis. Acta psychiatr. (Copenh.) **66**. Copenhagen 1951.

UNTERBERGER, S.: Über die Fortschritte in der Meningitisbehandlung mit den Sulfonamidpräparaten unter besonderer Berücksichtigung der otogenen Meningitis. Arch. Ohren- usw. Heilk. **149**, 81 (1941). — Chemotherapeutische Fortschritte in der Meningitisbehandlung. Wien. klin. Wschr. **1941**, 242. — Okklusiv-Hydro- u. Pyocephalus bei otogener Meningitis mit Sulfonamidbehandlung. Mschr. Ohrenheilk. **77**, 348 (1943). — Über vergleichende Betrachtungen der Sulfonamid- und Penicillinwirkung. Wien. med. Wschr. **1948**, 330, 487. — URBAN, N., u. A. STECHERN: Prognose und Therapie der Pneumokokken-Meningitis. Z. Kinderheilk. **70**, 411 (1952).

VUORI, E. E., and M. SULAMAA: On penicillin treatment of acute hematogenous osteomyelitis. Acta chir. scand (Stockh.) **96**, 547 (1948).

WACHSMUTH, H.: Die Vermeidung von Mißerfolgen bei der Penicillinbehandlung der akuten haematogenen Osteomyelitis. Ärztl. Wschr. **1949**, 232. — WAKELEY, C. P. C.: Acute osteomyelitis in children. Brit. Med. J. **3746**, 752 (1932). — WALTER, A. M., u. L. HEILMEYER: Antibiotica-Fibel. Stuttgart: Thieme 1954. — WARING, A. J., and M. H. D. SMITH: Combined Penicillin and Sulfonamide Therapy in the treatment of pneumococcic Meningitis. J. Ann. Med. Assoc. **126**, 418 (1944). — WEBER, F.: Erfahrungen mit Terramycin in der Behandlung von Osteomyelitis. Med. Klin. **1955**, 669.

ZANGE, J.: Vorteile und Gefahren der Chemo- und Antibioticatherapie allgemein und im Hals-Nasen-Ohren-Gebiet. HNO, Beih. z. Z. Hals- usw. Heilk. **5**, 33 (1955).

Der Scharlach, die Diphtherie, der Typhus und die Ruhr

ALBRECHT, U.: Perorale Penicillin-Behandlung des Scharlach. Dtsch. med. Wschr. **1955**, 76. — ALDER, A.: Präsidialaussprache vor der Schweizer Gesellschaft für Innere Medizin. Helvet. med. Acta **20**, 251 (1953). — ALEXANDER, M., u. D. SOYKA: Erfahrungen mit Supracillin in der Behandlung der Diphtherie und der Sanierung der Diphtheriebazillenträger. Ärztl. Wschr. **1955**, 718. — ALEXANDER, M., u. FR. TRAUTMANN: Nachuntersuchungen an Scharlachpatienten der Jahre 1949—1952 mit besonderer Berücksichtigung des lymphatischen Apparates. Ärztl. Wschr. **1055**, 642. — ANDERS, W.: Ergebnisse und Erfahrungen mit der Chloromycetintherapie beim Typhus abdomalis in Berlin. Berl. Gesd.bl. **3**, 141 (1952). — ANDRAE, H. D.: Erfahrungen bei der Chloramphenicolbehandlung des Abdominaltyphus. Z. inn. Med. **9**, 129 (1954).

BANKS, H. S.: Further experiences with Antitoxic Treatment of Scarlet fever. J. of Hyg. 33, 282 (1933). — BANSI, H. W.: Beantwortung der Leserfrage: Ist die maligne Diphtherie nur eine schwere Diphtherie oder unterscheidet sie sich von der üblichen Diphtherie hinsichtlich ihres Erregerstammes, des klinischen Bildes und der Spätfolgen? Dtsch. med. Wschr. **1946**, 268. — BAUMANN, A.: Über die Behandlung der WEILschen Erkrankung. Med. Klin. **1952**, 414. — BAUMGARTNER, A.: Veränderungen des weißen Blutbildes bei Diphtherie. Schweiz. med. Wschr. **1947**, 1186. — BECKERMANN, F.: Über die moderne Behandlung der typhösen Erkrankungen. Therapiewoche **2**, 635 (1952). — BECKERMANN, F., u. G. OTTO: Über eine Typhusepidemie mit 156 Erkrankungen, vorwiegend behandelt mit Chloromycetin. Dtsch. med. Wschr. **1951**, 466. — BEHR, W.: Die Diphtherie. Erg. inn. Med. **52**, 160 (1937). — BERTRAM, F.: Klinische Erfahrungen aus einer Typhus-Epidemie. Dtsch. med. Wschr. **1947**, 32. — BINGEL, K. F.: Über epidemiologische Verlaufsformen des Scharlachs. Schweiz. Z. Bakter. **18**, 1043 (1955). — BINGOLD, K.: Typhus abdominalis und Paratyphus. Hdb. Inn. Med. (v. Bergmann-Frey-Schwiegk) 4. Aufl. I, 1 S. 1399 Berlin-Göttingen-Heidelberg, Springer 1952. — BINGOLD, K., u. W. TRUMMERT: Über die Wandlung einiger infektiöser Krankheitsbilder unter der neuzeitlichen Therapie. Dtsch. med. Wschr. **1952**, 867. — BLANKE, K. F.: Beitrag zur Chloromycetin-(Chloramphenicol-)Behandlung des Typhus und Paratyphus. Münch. med. Wschr. **1953**, 197. — BLUTE, J. F.: Anwendung von Erythromycin bei Diphtherie. New England J. Med. **251**, 70 (1954). — BOECKER, E.: zit. nach K. BINGOLD. Veröff. Volksgesd.dienst **1941**, 55. — BÖHMIG, R.: Zur Pathogenese der Dysenterie. Münch. med. Wschr. **1943**, 391. — BOEHNKE, K. E.: Die Bazillenruhr. Handb. der ärztl. Erfahrungen im Weltkrieg 1914—1918, Bd. 7, Hygiene. — BOEMKE, FR.: Zur pathologischen Anatomie der Diphtherie. Med. Klin. **1946**, 260. — BOKAY, J. v.: Die Diphtherie seit Bretonneau. Erg. inn. Med. **42**, 463 (1932); **43**, 428 (1932). — BOLT, W., u. L. WULLEN: Erfahrungen mit Chloromycetin bei Typhus abdominalis und Paratyphus B. Ärztl. Forsch. **4**, 671 (1950). — BRASS: zit. nach H. HEINLEIN. Klin. Wschr. **1949**, 721. — BRETONNEAU, P.: Traite de la Diphtherie. Paris 1826. — BRUGSCH, TH.: Ther. Gegenw. **1943**, 41. — BRUYN, H. B., H. BRAINERD and B. W. LEPPLA: Penicillin in the treatment of diphtheria. Amer. J. Med. Sci. **219**, 408 (1950). — BÜRGER, M.: Klinik und Therapie der in Leipzig gehäuft auftretenden ruhrartigen Darmerkrankungen. Med. Ges. Leipzig 1942. — BURKHARDT, L.: Probleme der Diphtherie, vom Standpunkt des Pathologen gesehen. Ärztl. Wschr. **1947**, 690. — BUTZENGEIGER, K. H., u. J. GRAULICH: Zur Klinik und Prognose der diphtherischen Herz- und Kreislaufkomplikationen. Ärztl. Wschr. **1948**, 1.

CARTER: Diphtherie in Glasgow. J. of Hyg. **43**, 341 (1944). — CHASSAGNE, P.: L'évolution actuelle de la morbidité et de la mortalité diphthériques. Rev. praticien **1954**, 1965. — CHEEVERS, F. S.: The treatment of Shigellosis with antibiotics. Ann. N. Y. Acad. Sci. **55**, 1063 (1952). — CHIARI, H., GROTE u. WALKO: zit nach G. DOMAGK. — COOPER u. Mitarb.: Reviews of the observatious significance of di. types. Proc. Roy. Soc. Med. **29**, 1030 (1936). — CRAWFORD: Penicillin in the treatment of diphtheria and the di. carrier state. New England J. Med. **239**, 220 (1948).

DEGKWITZ, R.: Zum Scharlachproblem. Münch. med. Wschr. **1922**, 955. Akute Infektionskrankheiten im Kindesalter. Klin. Wschr. **1925**, 1197. — DEICHER, H., u. F. AGULNIK: Über gehäuftes Auftreten ungewöhnlich bösartiger Diphtherie. Dtsch. med. Wschr. **1927**, 825. — DELL'ACQUA, G., u. N. MONGELLI SCIANNAMEO: Zur Chloramphenicol-Behandlung des Typhus. Arch. Pat. e Clin. med. **31**, 396 (1955). — DENNIG, H.: Die Behandlung des Typhus und Paratyphus. Ther. Gegenw. **1953**, 281. — DENNIG, H., u. H. HANGLEITER: Sulfonamide, Penicillin, Streptomycin. Berlin-Tübingen-Saalgau: Karl F. Haug Verlag 1949. — DOERR, W.: Pathomorphose durch chemische Therapie. Verh. dtsch. Ges. Path. 39. Tagg. Zürich 1955. — DOMAGK, G.: Pathologische Anatomie und Chemotherapie der Infektionskrankheiten. Stuttgart: Thieme 1947. — DURAND, P., et A. RENOUX: Traitement de la fièvre typhoide par la cortisone associée aux antibiotiques (60 observations). Semaine hôp. **1953**, 2555.

EICKHOFF u. STÜRMER: Kurzer Erfahrungsbericht über die Behandlung der Flexner Ruhr. Dtsch. Mil. Arzt **1944**, 12. — ESSEN, K. W., F. HOFFMANN u. F. BOLDT: Beobachtungen über den Einfluß der Typhusschutzimpfung auf den Verlauf typhöser Erkrankungen. Dtsch. med. Wschr. **1949**, 672.

FANCONI, G.: Klinische und serologische Beiträge zum Scharlachproblem. Jb. Kinderheilk. 1926, Beiheft. — FANCONI, G., u. A. WALLGREN: Lehrb. d. Pädiatrie, 2. Aufl. Basel: Benno Schwabe & Co. 1952. — FISCHER, G.: Weitere Ergebnisse der Penicillinbehandlung des Scharlachs. Dtsch. Gesnndheitswesen **1951**, 1416. — FORSTER, E.: Klinische Mitteilung: Zwei weitere Indikationen für die Sulfapyridin-Therapie. Münch. med. Wschr. **1940**, 1255. — FOX u. GORDON: zit. nach W. PULVER. — FRIEDEMANN, U.: Die Diphtherie. Handb. inn. Med., 3. Aufl., I, 1. Berlin: Springer 1942. — FRIEDEMANN, U., u. H. DEICHER: Über die Ätiologie und spezielle Therapie des Scharlachs. Dtsch. med. Wschr. **1925**, 1893. — Die Übertragung des Scharlachs. Dtsch. med. Wschr. **1926**, 2147. — Weitere klinische und experimentelle Mitteilungen über den Scharlach. Dtsch. med. Wschr. **1927**, 1163. — Die bakteriologische Kontrolle des Scharlachrekonvaleszenten. Dtsch. med. Wschr. **1929**, 1496. — FRIEDEMANN. U., H. DEICHER u. ABRAHAM: Über die Veränderlichkeit der Scharlachstreptokokken, Z. Hyg. **108**, 181 (1927).

GANTENBERG, R.: Ruhr aus dem Polenfeldzug. Vorträge aus der praktischen Medizin, 6. Heft. Stuttgart: F. Enke 1940. — GARFINKEL, B. T., G. M. MARTIN, J. WATT, F. J. PAYNE, R. P. MASON and A. HARDY: Antibiotics in acute bacillary dysentery. Observations in 1408 cases with positive cultures. J. Amer. Med. Assoc. **151**, 1157 (1953). — GAUTIER, P., u. A. VOGT: zit. nach W. PULVER. Ärztl. Mh. berufl. Fortbild. **6**, 435 (1949/50). — GERFELDT, E.: Erfahrungen und Probleme bei der Epidemiologie, Bekämpfung und Prophylaxe des Scharlachs. Med. Welt **1951**, 272. — GERZANITS, P. v.: Nebenwirkungen bei Chloromycetinbehandlung. Dtsch. med. Wschr. **1952**, 45. — GEYER, E.: Zur kombinierten Chloromycetin - Cortison - Behandlung des schweren Typhus abdominalis. Z. ges. Inn. Med. **11**, 174 (1956) — GLANZMANN, E.: Scharlach. Handb. Inn. Med. (G. v. BERGMANN, W. FREY, H. SCHWIEGK), 4. Aufl., I, 1. Berlin-Göttingen-Heidelberg: Springer 1952. — GOEBEL, F., u. J. STRÄLER: Über die Diphtherie des Säuglings. Dtsch. med. Wschr. **1948**, 389. — GORLITZER, V.: Über Behandlung von Bazillen-Dysenterie mit Prontosil. Schweiz. med. Wschr. **1940**, 281. — GOTTSTEIN, A.: Epidemiologische Studien über Diphtherie und Scharlach. Berlin 1895. — Die Periodizität der Diphtherie und ihre Ursachen. Berlin 1903. — GROSS, W.: Untersuchungen über die Bazillenruhr. Münch. med. Wschr. **1919**, 644. — GROS, H., u. W. TILLING: Klinische Erfahrungen mit Cortison bei der Behandlung akuter Infektionskrankheiten. Dtsch. med. Wschr. **1955**, 223.

HAIGHT, TH. H.: Erythromycin therapy of respiratory infections. 1. Controlled studies on the comparative efficacy of erythromycine and penicillin in scarlet fever. J. Labor. a. Clin. Med. **43**, 15 (1954). — HANSEN, F., u. K. SCHÜTZ: Vergleichende klinische und serologische Untersuchungen über die Wirkung verschiedener Antibiotica. Mschr. Kinderheilk. **101**, 307 (1953). — HAYASHI, T., H. HAMAMURA and T. SAKATA: Observations on the cases of bacillary dysentery in Nagasaki City in the year 1951. Nagasaki igakkai zassi **28**, 22 (1954). — HEINLEIN, H.: Die Verlaufsform der Diphtherie. Klin. Wschr. **1949**, **721**. — HEINZMANN, K., u. L. GRÜN: Hinweis auf die Diphtherie des Säuglings und des Neugeborenen. Dtsch. med. Wschr. **1947**, 437. — HENGEL, R., W. FASSEN u. P. KLEIN: „HERXHEIMER-Reaktion" bei der Chloramphenilcolbehandlung des Typhus. Dtsch. med. Wschr. **1955**, 1766. — HENNEBERG, G.: Chemotherapie. Immunität und Prophylaxe, in: Antibiotica et Chemotherapia **1**, 91. Basel-N. Y.: S. Karger 1955. — HERRLICH, A.: Zur Penicillinbehandlung des Scharlachs. Med. Klin. **1949**, 1285. — HEWITT: zit nach K. O. VORLAENDER u. H. KERP. — HEYN, W.: Beitrag zur modernen Therapie der infektiösen Enteritiden und postenteritischen Beschwerden. Med. Klin. **1953**, 1666. — HÖCHLI: zit. nach E. GLANZMANN. — HÖRING, F. O.: Typhus abdominalis. Vorträge aus der praktischen Medizin, 16. Heft. Stuttgart: F. Enke 1943. — HOFF, F.: Beobachtungen bei der Ruhr in Sowjetrußland. Münch. med. Wschr. **1942**, 1049. — Diskuss.bem. Verh. dtsch. Ges. inn. Med. **1952**, 204. — HOLLER, G., u. M. THÜMMEL: Ein Beitrag zur Chemotherapie der Bazillenruhr. Z. klin. Med. **1942**, 590. — HOTTINGER, A.: Problemstellung der Baseler Scharlachepidemie 1948. Ann. Paediatr. (Basel) **172**, 232 (1949). — Die Diphtherie. Handb. Inn. Med. (G. v. BERGMANN, W. FREY, H. SCHWIEGK), 4. Aufl., I, 1. Berlin-Göttingen-Heidelberg: Springer 1952. — Ciba-Symposium **1953**, 1/3, 96. — HOTTINGER, A., u. A. SCHLOSSMANN: Scharlach. Handb. d. Kinderheilk. M. v. PFAUNDLER u. A. SCHLOSSMANN). Leipzig: F. C. W. Vogel 1931. — HUEBSCHMANN, P.: Über Myokarditis und andere pathologisch-anatomische Beobachtungen bei Dyphtherie.

Münch. med. Wschr. **1917**, 73. — Antwort auf Zuschrifts-Anfrage. Ärztl. Wschr. **1949**, 42. — HUSSELS, K., R. MATTHEIS u. W. ENGERT: Öff. Gesdh.dienst **15**, 90 (1935); zit. nach G. HENNEBERG.

JACOBI u. DÖRSCHEL: Beobachtungen in einem Ruhrlazarett im Sommer 1942. Münch. med. Wschr. **1943**, 440. — JANBON, M.: Rev. Praticien **1953**, 1367; zit. nach. G. HENNEBERG. — JEBENS, H.: Gesichtspunkte zur Penicillinbehandlung des Scharlachs. Z. Kinderheilk. **68**, 303 (1950). — JERSILD, T.: Penicillin Therapy in Scarlet Fever and Complicating Otitis. Lancet **1948**, 671. — JOHN, A. T., u. V. S. VINAYAGAM: Wirkung unterbrochener Chloramphenicolstöße auf die Rezidivquote bei Typhus. Lancet **1952**, 757. — JULIANELLE u. SIEGEL: zit. nach M. ALEXANDER u. D. SOYKA.

KARELITZ, S.: Penicillin treatment of di. carries. Amer. J. Dis. Childr. **72**, 477 (1948). — KARELITZ, S., H. KING and I. S. RUBINSTEIN: Aureomycin Treatment of Diphtheria and Diphtheria-Carriers. J. Pediatr. **39**, 544 (1951). — KARELITZ, S., WASSERMANN and MOLOSHOK: J. Pediatr. **30**, 18 (1947). —KIKUTH, W., u. L. GRÜN: Beitrag zur Epidemiologie der Erwachsenen-Diphtherie in Düsseldorf. Z. Immun.forsch. **109**, 319 (1952). — KISSKALT, K.: Das Wandern der Seuchen. Dtsch. med. Wschr. **1923**, 567. — Die Diphtheriepandemie. Z. Hyg. **103**, 483 (1924). — KLEINSCHMIDT, H.: Scharlach, in: M. GUNDEL: Die ansteckenden Krankheiten, 4. Aufl.: Stuttgart: Thieme 1950. — KLOSE, F., H. KNOTHE u. H. H. STAACK: Behandlungsversuche bei Typhusbakterien-Dauerausscheidern mit Penicillin. Ärztl. Wschr. **1956**, 489. — KLOTZBÜCHER, E.: Ergebnisse von Entkeimungsversuchen an Diphtheriebazillenträgern mit einer Sulfonamidkombination. Dtsch. Gesundheitswesen **3**, 688 (1948). — KNOTHE, H.: Zum Nachweis des Diphtherietoxins. Dtsch. med. Wschr. **1955**, 785. — KÖTTGEN, H. U.: Die Diphtherie bei jungen Säuglingen. Dtsch. med. Wschr. **1947**, 498. — KUNSTADTER, R. H., A. MILZER and B. M. KAGAN: Chloramphenicol and Terramycin in the Treatment of Salmonella and Shigella Infections. J. Pediatr. **39**, 687 (1951).

LAUCHE, A.: zit. nach K. SALFELDER. — LEGROS: Presse méd. **1943**, 332. — LEVANDER-LINDGREN, M.: Electrocardiographic studies in scarlet fever. An investigation with special reference to the effect of penicillin treatment. Acta paedr. (Stockh.) **42**, 585 (1953). — LICHTENSTEIN, A.: Die akuten Infektionskrankheiten, in: FANCONI-WALLGREN: Lehrb. d. Paediatr. Basel: Benno Schwabe 1950. — LORENZ, E., u. I. HAIDVOGEL: Beiträge zur Penicillinbehandlung des Scharlachs. Wien. klin. Wschr. **1951**, 460.

MAGLADERY, I. W., u. F. T. BILLINGS: Über die Unterschiede in der Stärke der Scharlachmyokarditis bei den einzelnen Epidemien. Beitr. path. Anat. **97**, 205 (1936). — MAI, H.: Einiges über kindliche Infektionskrankheiten. N. med. Welt **1950**, 1190. — MANES, J. H.: Die Symptomenbilder des Scharlachs und ihr Wandel in den letzten 25 Jahren. Erg. inn. Med. **51**, 40 (1936). — MAYER, J. E.: Moderne Scharlachbehandlung. Österr. Z. Kinderheilk. **9**, 317 (1954). — MCENTEE, J. C.: Diphtheria to-day. Med. Press **1947**, 461. — MCLEOD: The types mitis, intermedius and gravis of C. diphtheriae. Bacter. Rev. **1943**, 1. — MOHR, W.: Typhus. Ärztl. Praxis **5**, H. 8, 1 (1953). — MOHR, W.: Einige Bemerkungen zur gegenwärtigen Diphtherie-Epidemie. Dtsch. med. Wschr. **1946**, 95. — MOLLARET, P.: Über Nutzen und Gefahren des Chloramphenicols (Chloromycetin) bei der Behandlung des Typhus und Paratyphus. Wien. klin. Wschr. **1950**, 381. — MORTON and ANDERSON: Electron microscop. studies of biol. reactions. Proc. Soc. Exper. Biol. a. Med. **46**, 272 (1941). — MRAVUNAC, B., B. BEZJAK, and P. LJUBIBRATIC: Some clinical observations and findings in penicillin treatment given in the scarlet fever epidemic in Zagreb from 1949—1951. Acta med. scand. (Stockh.) **147**, 253 (1953). — MÜLLER and MILLER: Production of di.-toxin of leigh potency on a reproducible medium. J. of Immun. **40**, 21 (1941). — MÜLLER, R.: Medizinische Mikrobiologie. München-Berlin: J. F. Lehmann 1946. — MURANO, G.: Beobachtungen über die Grenzen der Diphtheriebehandlung mit Antibiotica. Pediatr. med. prat. Torino **62**, 32 (1954).

NAVARRO, A. F. E.: La fiebre tifoidea y el problema de las perforaciones intestinales. Arch. med. panamenos **3**, 81 (1954). — NEUKIRCH, F., V. ZAHLE u. J. BAUMGARTEN: Acta med. scand. (Stockh.) **113**, 11 (1943). — NICKUSCH: Über vergleichende Behandlung der Bazillenruhr. Dtsch. Mil. Arzt **1941**, 361. — NIGGEMEYER, H.: Zur Pathomorphose der Diphtherie. Z. Kinderheilk. **68**, 368, 531 (1950). — NÜBEL, E.: Über Scharlachzweiterkrankungen. Dtsch. med. Wschr. **1953**, 1189.

OCKLITZ, H. W.: Encephalomeningitis purulenta durch Typhusbazillen. Mschr. Kinderheilk. **97**, 1 (1949). — OHLY: zit. nach G. DOMAGK. — OMS: Typhus-Paratyphus-statistik. Typhus und Paratyphus in der Welt seit 1947. Weltgesundheitsorganisation, Rapport Epidemiologique et Demographique **3**, 297 (1950); ref. Dtsch. med. Wschr. **1951**, 625. — OTTO, H., u. I. BESDZIEK: Erfahrungen mit Chloronitrin, Chloramphenicol und Novomycetin, vor allem an Fällen von Unterleibstyphus und kindlicher Enteritis GÄRTNER. Z. inn. Med. **8**, 29, 33, 37 (1953).

PAPALE, A.: Gli aspetti attuali della scarlatina. Giorn. mal. infett. parassit. **5**, 340 (1953). — PRINZING, F.: Handb. der med Statistik Jena 1906. — PROCHAZKA, J., u. V. KREDBA: Ergebnisse einer neuen Behandlungsmethode des Scharlachs. Schweiz. med. Wschr. **1956**, 145. — PULVER, W.: Die Bedeutung des Penicillins in der Behandlung der Diphtherie. Klin. Wschr. **1948**, 351. — Der Scharlach und seine Behandlung. Bern: Verlag Hans Huber 1954.

RACH, LEWKOWITZ u. UNNA: zit. nach E. GLANZMANN. — RANDERATH, E.: zit. nach K. SALFELDER. — RECKNAGEL, K., u. K. SCHÖPF: Erfahrungen mit Chloromycetin bei der Behandlung des Typhus abdominalis. Dtsch. med. Wschr. **1951**, 1309. — REILLY, W. A.: An epidemic of diphtheria. Amer. J. Dis. Childr. **74**, 130 (1947). — REILLY, J., A. COMPAGNON, P. TOERNIER, R. BASTIN et H. DU BUIT: Les accidents du traitement des fièvres typhoides par la chloromycetine. Etude expérimentale et déductions thérapeutiques. Ann. Med. **51**, 597 (1950). — La prévention et la traitmente des accidents observés chez les typhiques après administration de chloromycétine. Ann. Med. **55**, 5 (1954). — RÖSSLE, R.: Über hämorrhagische Reaktionen beim Typhus nach Schutzimpfung. Dtsch. med. Wschr. **1946**, 48. — Zur Theorie des Typhus abdominalis. Berlin: Akademie-Verlag 1948. — ROSTOSKI, O.: Über Diphtherie, besonders über Diphtherie und Kreislauf. Dtsch. Gesundheitswesen **1**, 645 (1946). — RUDDER, B. DE: Die akuten Zivilisationsseuchen. Leipzig: Thieme 1934. — RÜHLING, O.: Rezidivneigung der typhösen Erkrankungen bei symptomatischer und antibiotischer Behandlung. Klin. Wschr. **1954**, 957.

SALFELDER, K.: Hat sich das Krankheitsbild der Diphtherie in den letzten Jahren geändert. Med. Klin. **1947**, 463. — SCHÄFER, K. H.: Beantwortung der Frage: „Scharlach, Penicillinbehandlung und Scharlachspätkomplikationen?" Dtsch. med. Wschr. **1954**, 930. — SCHÄFER, W., u. G. DIETZ: Zur Epidemiologie der Diphtherie in der Nachkriegszeit. Med. Mschr. **6**, 137 (1952). — SCHNEIDER, R.: Beitrag zur kombinierten Serum-Penicillin-Therapie der Diphtherie. Ärztl. Wschr. **1951**, 1112. — Beitrag zur Penicillin-Streptomycin-Therapie der Diphtherie. Ärztl. Wschr. **1953**, 223. — SCHOTTMÜLLER, H.: Zur Ätiologie und Klinik des Scharlachs. Königsberg 1928. Über Scharlach. Münch. med. Wschr. **1929**, 615, 670. — SCOVEL, F. G.: Chloramphenicol in der Behandlung des Typhus in China. J. Amer. Med. Assoc. **148**, 1188 (1952). — SEELEMANN, K., u. H. NEUMANN: Moderne Scharlachbehandlung und Antistreptolysinreaktion. Dtsch. med. Wschr. **1954**, 1825. — SEELIGER, H., u. K. O. VORLAENDER: Die WIDAL-Reaktion bei Typhus und Paratyphus unter besonderer Berücksichtigung chloromycetinbehandelter Fälle. Z. Immun.forsch. **110**, 128 (1953). — SEIFFERT: zit. nach K. SALFELDER. — SMITH, C. E. G., and A. T. H. MARSDEN: Lancet **1951**, 430. — STAEHELIN, R.: Spezielle Pathologie und Therapie der Infektionskrankheiten, in: Lehrb. d. Inn. Med. (H. ASSMANN, G. v. BERGMANN). 4. Aufl., I. Berlin: Springer 1939. — STAMMBACH, H., u. F. LARCHER: zit. nach G. HENNEBERG. Helvet. paediatr. Acta **3**, 412 (1948). — STAMMLER, A.: Ein Beitrag zur Klinik und Epidemiologie der Säuglingsdiphtherie. Ärztl. Wschr. **1949**, 42. — STICKL u. GÄRTNER: Die Wirkung der Sulfonamidbehandlung während einer Typhusepidemie. Münch. med. Wschr. **1944**, 441. — STÖRMER, A.: Postdysenterische Magen-Darmerkrankungen. Med. Klin. **1946**, 145. — STRÖDER, J., u. H. ERBIG: Kritisches zur Prüfung einer Penicillinbehandlung des Scharlachs im Kindesalter. Arch. Kinderheilk. **142**, 191 (1951). — STRÖM, J.: Penicillin treatment of scarlet fever. Acta paediatr. (Stockh.) **43**, 32 (1954).

TOBLER u. TOMARKIN: zit. nach E. GLANZMANN. — TUYNS, A., et J. LANDRAIN: Donnes statistiques sur la diphtherie en Belgique. Arch. belg. méd. soc. et Hyg. etc. **10**, 339(1952).

VITULLO, D.: L'andamento epidemiologico della difterite a Roma e nella nazione dal 1925 al 1951. Ann igiene **4**, 77 (1953). — VOGEL, G.: Über Diphtheriebazillensepsis. Zschr. Kinderheilk. **74**, 431 (1954). — VORLAENDER, K. O., u. H. KERP: Zur Frage der Diphtheriebehandlung mit Penicillin. Klin. Wschr. **1952**, 982. — VORLAENDER, K. O., G. OBERHOFFER

u. G. Wessels: Zur Chloroamphenicolbehandlung typhöser Erkrankungen. Statistische Beurteilung der Ergebnisse. Dtsch. med. Wschr. **1955**, **777**.

Wachsmuth, R.: Behandlung typhöser Erkrankungen mit Chloramphenicol (Leukomycin). Ärztl. Wschr. **1953**, 1113. — Walko: Über die Spätfolgen der Ruhr. Med. Klin. **1923**, 1319. — Walter, A. M., u. L. Heilmeyer: Antibiotica-Fibel. Stuttgart: Thieme 1954. — Wepler, W.: Zur Morphologie und Pathogenese der postdysenterischen Polyarthritis. Beitr. path. Anat. **106**, 289 (1942). — Wiesener, H.: Scharlachprobleme. Dtsch. med. Wschr. **1953**, 120. — Wiesse, K.: Die Penicillinbehandlung des kindlichen Scharlach. Dtsch. med. Wschr. **1952**, 819. — Windorfer, A.: Zur Klinik des Typhus bei Kindern und Jugendlichen. Dtsch. med. Wschr. **1954**, 333. — Wolfensberger, Ch.: Über einen Versuch der Beeinflussung des Scharlachverlaufes mit Cibazol. Mschr. Kinderheilk. **92**, 10 (1943). — Woodwaard, Th. E., u. a.: Vorläufiger Bericht über die günstige Wirkung des Chloromycetins in der Behandlung des Typhus. Ann. Int. Med. **29**, **131** (**1948**). — Wszeleki and Hendzel: Penicillintherapie in diphtheria. Acta med. scand. (Stockh.) **129**, 493 (1948).

Die Syphilis

Barnett, Ch. W., and A. A. Small: The effect of splenic treatment on the progress of cardiovascular syphilis. Amer. J. Syph. **34**, 301 (1950). — The effect of treatment on the prognosis of cardiovascular syphilis. Amer. J. Syph. **62**, 301 (1950). — Bauer, J.: Diskuss.bem. zu H. Königstein: Bedeutung der Disposition für Entstehung und Verlauf der Syphilis. Wien. klin. Wschr. **1918**, 515. — Beerman, H., and J. Edeika: The Penicillin Treatment of Cardiovascular Syphilis. Antibiotica et Chemotherapia, Vol. 2, 123. Basel-New York: S. Karger 1955. — Bodechtel, G.: Zum Problem der Neurolues. Neue med. Welt **1950**, 334. — Borsche, A.: Diagnostisch atypische Fälle von konnataler Lues. Dtsch. med. Welt **1951**, 1008. — Bruetsch, W. L.: Penicillin therapy of cardiovascular syphilis with large total dosage. Its rationale based on histologic studies. Amer. J. Syph. **35**, 252 (1951). — Bruusgaard, E.: Über das Schicksal der nicht spezifisch behandelten Luetiker. Arch. f. Dermat. **157**, 309 (1929). — Bumke, O.: Lehrb. d. Geisteskrankheiten, 4. Aufl. München: J. F. Bergmann 1936. — Buschke, A., u. Br. Peiser: Handb. d. Haut- u. Geschlechtskrankheiten von J. Jadassohn, XV, 2, 132. Berlin: Springer 1929. — Buschke, A., u. E. Sklarz: Erfahrungen über Syphilis des Nervensystems unter Berücksichtigung des Liquorbefundes. Arch. f. Dermat. **138**, 119 (1922).

Coenen, Ph.: Progressive Paralyse und Mesaortitis syphilitica. Klin. Wschr. **1926**, 22. — Cronin, C.: The Evolution of Syphilis after small Dosis of Penicillin: A critical Survey. Dermat. Wschr. **120**, 726 (1949). — Curtis, A. C., W. T. Kruse and D. H. Norton: Neurosyphilis III. Evalution after three years of treatment with penicillin alone and with combination of penicillin and malaria. Amer. J. Syph. **33**, 527 (1949).

Dammann, H. J., u. E. Schmidt: Zur Behandlung der Neurolues mit Penicillin. Dtsch. med. Wschr. **1953**, 1231. — Dattner, B.: Penicillinbehandlung der Neurosyphilis. Hautarzt **1**, 104 (1950). — Deitert, H.: Über die Aortenlues, ihre Wandlung in der Häufigkeit und Erscheinungsweise während der letzten 20 Jahre. Arch. Kreislaufforsch. **9**, 258 (1941). — Demme, H.: Die Behandlung der Lues des Nervensystems. Ther. Gegenw. **1954**, 126. — Dennig, H.: Penicillinbehandlung bei Syphilis innerer Organe. Dtsch. med. Wschr. **1952**, 237. — Desneux, D., u. B. Dujardin: Über Abweichungen im Verlaufe der Syphilis nach Anwendung von Arsenobenzol. Münch. med. Wschr. **1911**, 2111. — Döllken, H.: Alleinige Penicillinbehandlung der Lues. Z. Hautkrkh. **19**, 108 (1955). — Dohi, K.: Beiträge zur Geschichte der Syphilis, insbesondere über ihren Ursprung und ihre Pathologie in Ostasien. Tokyo: Nankodo 1923. — Drapkin, N. S.: Zur Frage des Einflusses von Penicillin auf die Änderungen der Inkubationszeiten bei Syphilis. Zbl. Hautkrkh. **75**, 175 (1950/51).

Falke, J.: Die Penicillinbehandlung der Frühsyphilis. Dtsch. med. Wschr. **1953**, 1295. — Finger, E.: Wandlungen im Krankheitsbild und in der Behandlung der Syphilis. Wien. klin. Wschr. **38**, 27 (1925). — Fischer, E.: Heutiger Stand der antibiotischen und chemotherapeutischen Behandlung der Geschlechtskrankheiten. Antibiotica et Chemotherapia, Vol. 2. Basel-New York: S. Karger 1955. — Fraenkel, E.: Über Luftröhrensyphilis. Münch. med. Wschr. **1925**, 335.

GÄRTNER: Diskuss.bem. Arch. f. Dermat. **138**, 222 (1922). — GAMMON, G. D., F. H. LEWEY, H. DILTON, G. SCHWARZ and J. H. STOKES: Pathologic observation of penicillin-treated neurosyphilis. Amer. J. Syph. **34**, 227 (1950). — GERSTEL, G.: Über die Heilungsvorgänge bei angeborener Knochensyphilis. Virchows Arch. **309**, 737 (1942). — GLÜCK jr.: Über die klinischen Eigentümlichkeiten der endemischen Syphilis in Bosnien. Arch. f. Dermat. **138**, 214 (1922). — GRIN, E. I.: Epidemiology and Control of Endemic Syphilis. Organisation Mondiale de la Santé Genève 1953. —Endemic syphilis in Bosnia. Clinical and epidemiological observations on a succesfull mass-treatment compaign. Bull. organ. mond. santé Genève **7**, 1 (1954). — GÜRICH: Über die syphilitischen Organveränderungen, die unter dem Sektionsmaterial der Jahre 1914—24 angetroffen wurden. Münch. med. Wschr. **1925**, 980.

HAUPTMANN: zit. nach H. STUTTE. — HEITE, H. J.: Kritisches zur Pathogenese und Therapie der Syphilis als chronischer Allgemeininfektion. Dtsch. med. Wschr. **1952**, 1407. — HELLER, J.: Vortrag im Verein für Innere Medizin und Kinderheilkunde am 1. 11. 1920 in Berlin. Dtsch. med. Wschr. **1921**, 57. — Ist das Quecksilber ein symptomatisches Heilmittel oder beeinflußt es den Verlauf der Syphilis? Klin. Wschr. **1922**, 519. — HERZOG, W., u. F. W. CONRAD: Zur Pathologie der Luftröhrensyphilis. Zugleich ein Beitrag zur Penicillinbehandlung gummöser Lues. Zbl. allg. Path. **93**, 115 (1955). — HÖRING, F. O.: Die Abhängigkeit chemotherapeutischer Erfolge von Art und Stadium des Infektionsprozesses. Dtsch. med. Wschr. **1950**, 193. — HOFFMANN, E.: Zur Geschichte der Behandlung der Syphilis. Neue med. Welt **1950**, 137. — HOOD, B., and C. F. MOHR: The Microscopic Pathologic Appearance of the Aorta in Treated and Untreated Syphilitic Aortitis. Amer. J. Syph. **21**, 177 (1937). — HOOTEN: zit. nach R. MÜLLER. — HOWE, E. G.: The Microscopic Pathologic Appearance of the Aorta in Treated and Untreated Gases of Syphilitic Aortitis. Amer. J. Syph. **27**, 50 (1943).

ILIN, I. I.: Zum Problem der Veränderung des Verlaufs der syphilitischen Infektion unter dem Einfluß kleiner Dosen Penicillin. Vestn. venerol. Dermat. Moskva **1952**, 54.

JAHNEL u. J. LANGE: Allgemeine Pathologie der Syphilis des Nervensystems, in: JADASSOHNS Handb. d. Haut- u. Geschlechtskrankheiten **17**, 1, 75, Berlin: Springer 1928. — JESSNER, M.: Bericht auf der Berliner medizinischen Gesellschaft am 8. Mai 1929 über die Deutsch-russische Syphilisexpedition 1928 der Notgemeinschaft der Deutschen Wissenschaft, Berlin. Münch. med. Wschr. **1929**, 899. — JUNGMANN, P., u. R. HALL: Die Entstehungsbedingungen der spätluetischen Gefäßerkrankungen. Klin. Wschr. **1926**, 702.

KATNER, W.: Der Ursprung der Syphilis. Dtsch. med. J. **6**, 286 (1955). — KEINING, E.: Zur Frage der gegenwärtigen Stellung des Penicillins im Rahmen der Luestherapie. Münch. med. Wschr. **1953**, 1341. — KNORRE, D.: Statistisches zur Syphilis an Hand von 26500 Sektionsfällen der Jahre 1913—1952. Z. inn. Med. **8**, 1008 (1953). — KRZYSZTALOWICZ, FR.: Beitrag zur Wirkung des Salvarsans auf luetische Infiltrate. Przegl. lek. Krakow. **1911**, 78. — KUNDRATITZ, K.: Stellungnahme zur Bedeutung der kongenital-luischen Knochenveränderungen und zur Behandlung der Lues congenita. Wien. klin. Wschr. **1949**, 385.

LANGER, E.: Die Häufigkeit der luetischen Organveränderungen, insbesondere der Aortitis luetica. Münch. med. Wschr. **1926**, 1782. — Hat die moderne Luesbehandlung Beziehungen zur Zunahme der Aortitis und nervösen Metalues? Med. Klin. **1927**, 835. — LANGER, E., u. E. SPERLING: Die Häufigkeit der Spätlues. Z. Hautkrkh. **11**, 47 (1951). — LAUGIER, P.: Action de pidre de sulfamide sur le chancre syphilitique et son adénopathie. Modification de la morphologie du tréponème et difficulté du diagnostic. Bull. Soc. franç. Dermat. **58**, 334 (1951). — LAZAROWITZ, L.: Das klinische Bild der Aortitis bei der spätluetischen Erkrankung des ZNS. Wien. Arch. inn. Med. **27**, 385 (1935). — Der Einfluß der Syphilisbehandlung auf die Entwicklung spätluetischer Erkrankungen. Gyogyaszat, Budapest **1929**, 567. — LESSER, FR.: Neuere Probleme der Syphilisbehandlung. Dtsch. med. Wschr. **1921**, 39, 67. — Lehrb. d. Haut- u. Geschlechtskrankheiten, 14. Aufl., von J. JADASSOHN, 2, 271. Berlin: Springer 1929. — LIER, W.: Die histologischen Veränderungen der Hautsyphilide durch Salvarsan. Dermat. Z. **1912**, 4. — LÖHE, H.: Klinische und pathologisch-anatomische Untersuchungen über Skelettveränderungen bei kongenitaler Syphilis und ihre Heilungsvorgänge. Virchows Arch. **220**, 95 (1915).

MATTAUSCHEK, E., u. A. PILCZ: Beitrag zur Lues-Paralysefrage. Z. Neur. **8**, 133 (1912). — MEGGENDORFER, F.: Über den Ablauf der Paralyse. Z. Neur. **63**, 9 (1921). — MEYER, M.,

u. E. G. NAUCK: in JADASSOHNS Handb. d. Haut- u. Geschlechtskrankheiten. **13**, 1, 43, Berlin: Springer 1927 u. 1932. — MIESCHER, G.: Chemotherapeutica und Antibiotica in der Behandlung von Haut- und Geschlechtskrankheiten. Klinische Anwendung bei Syphilis. Arch. f. Dermat. **191**, 267 (1950). — MINGCHEN CHENG: Ein Beitrag zur Statistik der Syphilisbehandlung. (Die tertiäre Syphilis der Berliner Prostituierten). Arch. f. Dermat. **149**, 256 (1925). — MOORE, J. E.: Cardiovascular syphilis. A summary of recent information with special reference to treatment with penicillin. Amer. J. Syph. **33**, 43 (1949). — MÜLLER, A.: Syphilis-Metasyphilis. Stuttgart: Hippokrates-Verlag 1955. — MÜLLER, R.: Medizinische Mikrobiologie. München-Berlin: J. F. Lehmann 1944. — Lues-Durchseuchung und Resistenz. Med. Klin. **1949**, 482.

NABARRO, D.: Congenital Syphilis. London: Edward Arnold Publ. 1954. — NONNE, M.: Syphilis und Nervensystem, 4. Aufl. Berlin: Springer 1923.

OKUNDO, Y.: Statistische Beobachtungen über die Aortenlues. Dermat. Wschr. **1939**, 1103.

PLATOU, R. V., u. a.: Frühzeitige Behandlung der kongenitalen Syphilis mit Penicillin. J. Amer. Med. Assoc. **133**, 10 (1947). — PLAUT, H. C.: Nachforschungen über okkulte Syphilis des Nervensystems bei Familienangehörigen von Paralytikern. Mschr. Psychiatr. **54**, 195 (1923). — PROKSCH, J. K.: Die Syphilis bei den alten Babyloniern und Assyriern. Mh. prakt. Dermat. **12**, 389 (1891).

RETBOLL, K.: Aortenlues. Ugeskr. Laeg. **1952**, **717**. — RIEDEL, G.: Luische Reinduration nach 400000 E Penicillin. Medizinische, Stuttgart **1952**, 216. — ROHRBACH: Die histologische Rückbildung der Hautsyphilide unter Salvarsan. Münch. med. Wschr. **1912**, 967. — ROTTER, WG., u. L. WAGNER: Über eine tödliche Purpura cerebri bei einem Fall penicillinbehandelter konnataler Syphilis. Münch. med. Wschr. **1952**, 346.

SCHÜKRY, J.: Über das Vorkommen von Paralyse in der Türkei. Münch. med. Wschr. **1925**, 2011. — SCHUERMANN, H.: Über die Sulfonamidbehandlung der Go in Deutschland 1946/47. Med. Klin. **1947**, 265. — Zur Therapie der Gonorrhoe. Münch. med. Wschr. **1951**, 1153. — SCOTT, V., R. W. MAXWELL and J. S. SKINNER: JARISCH-HERXHEIMER phenomenon in late syphilis. Probable fatal reactions to penicillin. J. Amer. Med. Assoc. **139**, 217 (1949). — SIEBERT: Zur Penicillinbehandlung der Lues. Med. Welt **1951**, **1454**. — SIMONS, R. D. G. PH.: Wie groß ist die Aussicht auf Heilung bei Syphilis und welches ist das kritische Stadium bei dieser Erkrankung? Nederl. Tijdschr. Geneesk. **98**, 3295 (1954). — SINCLAIRE, H. A., and B. WEBSTER: The effect to penicillin treatment on the microscopic appearance of syphilitic aortitis. Amer. J. Syph. **54**, 81 (1954). — SPERLING, E.: Über die Häufigkeit der Spätlues. Studie über den Wert der kombinierten Salvarsan-Wismut-Behandlung. Diss. Freie Univ. Berlin 1950. — SPITZER, N., and O. STEINBROCKER: The treatment of gonorrheal arthritis with penicillin. Amer. J. Med. Sci. **218**, 138 (1949). — STADLER, E.: Syphilis des Herzens und der Gefäße. Dresden und Leipzig: Th. Steinkopff 1932. — Die Klinik der syphilitischen Aortenerkrankung. Jena: Fischer 1912. — STOKES, J. E., u. a.: Effect of five years of penicillin alone on neurosyphilis. Including some comparious with prepenicillin methods. Amer. J. Syph. **33**, 537 (1949). — STREITMANN, B.: Der Einfluß subkurativer Penicillindosen auf den Ablauf der Frühsyphilis. Wien. klin. Wschr. **1949**, 919. — STÜHMER, A.: in Handb. der Haut- u. Geschlechtskrankheiten, Bd. IV (ARZT-ZIELER). — STUTTE, H.: Zur Geschichte der luetischen Geistesstörungen. Dtsch. med. Wschr. **1950**, 794.

THEMB, F.: Über Penicillinwirkung bei gleichzeitiger Gonorrhoe und Syphilis. Dermat. Wschr. **119**, 513 (1947).

URBANEK, K.: Ein auffälliger Organbefund bei einem penicillinbehandelten Kind mit Lues congenita. Zbl. Path. **86**, 353 (1950). — USILTON, L. J., Q. R. REMEIN, R. M. THORNER and J. F. DONOHUE: Syphilis mortality during the period of the fifth revision of the international lists of causes of death. Amer. J. Syph. **37**, 403 (1953).

VERESS, FR. v.: Veränderungen im Verlaufe der Syphilis nach intensiver Behandlung. Über Pseudoreininfektion und Frührezidive. Dermat. Wschr. **54**, 22 (1912).

WALTER, M., u. L. HEILMEYER: Antibiotica-Fibel. Stuttgart: Thieme 1954. — WEBSTER, B., and G. G. READER: The Effect of Antisyphilitic Treatment on the Microscopic Appearance of Syphilitic Aortitis. Amer. J. Syph. **32**, 19 (1948). — WEHNER: Über das Vorkommen spätluetischer Erscheinungen im Frühstadium der Syphilis nach Salvarsaninjektionen.

Münch. med. Wschr. **1911**, 32. — WIDE, H.: Kritik der Hormonbehandlung der Vulvovaginitis infantum. Z. Hautkrkh. 8, 293 (1950). — WILLIAMS: zit. nach R. MÜLLER. — WILMANNS, K.: Lues, Paralyse, Tabes. Klin. Wschr. **1925**, 1097, 1145.

ZIELER, K.: Lehrb. d. Haut- u. Geschlechtskrankheiten, 5. Aufl. Berlin u. Wien: Urban u. Schwarzenberg 1939.

Hier nicht aufgeführte Literatur siehe bei: A. MÜLLER, K. WILMANNS, O. BUMKE, E. SPERLING.

B. Die Herz- und Gefäßkrankheiten

ALBERTINI, A. v.: Untersuchungen über die fibrinoide Degeneration. Schweiz. med. Wschr. **1943**, 1312; Die Endocarditis als Problem der allgemeinen Entzündungs- und Infektionslehre. Schweiz. med. Wschr. **1947**, 670; Relations entre les Sténoses valvulaires calcifiées et les endocardites. Rev. méd. Liege **5**, 637 (1950); Zur Pathogenese des rheumatischen Geschehens. Schweiz. med. Wschr. **1953**, 772. — ALBERTINI, A. v., u. O. ALB: Über die atypische verruköse Endokarditis Libman-Sacks und ihre Beziehungen zum Lupus erythematodes acutus. Cardiologia (Basel) **1947**, 133. — ALBERTINI, A. v., u. A. STAEHELIN: Über die Beziehungen der verkalkten Knopflochstenosen zur Endokarditis. Cardiologia (Basel) **18**, 129 (1951). — ALSLEV, J.: Über die Zunahme der subakuten bakteriellen Endokarditis. Dtsch. med. Wschr. **1948**, 208. — ANGRIST, A., and J. MARQUISS: Die Änderung des morphologischen Bildes der Endokarditis seit Anwendung der Chemotherapie und der Antibiotika. Amer. J. Path. **30**, 39 (1954). — ASCHNER, B.: Behandlung des Gelenkrheumatismus und verwandter Zustände. 2. Aufl. Stuttgart: Hippokrates-Verlag, Marquardt u. Cie. 1949. — ASH, R.: Rheumatic infection in childhood: fifteen to twenty year follow-up. Amer. J. Dis. Childr. **76**, 46 (1948); The first ten years of rheumatic infection in childhood. Amer. Heart. J. **36**, 89 (1948). — ASSMANN, H., u. H. MOORMANN: Erfahrungen mit Penicillin. Dtsch. med. Wschr. **1948**, 461.

BAEHR, G., and I. E. GERBER: Penicillinbehandlung der subakuten bakteriellen Endokartitis. Adv. Int. Med. **2**, 308 (1947). — BAGGENSTOSS, A. H., M. S. RICHARDS and F. P. HOWARD: The effect of cortisone on the lesions of periarteriitis nodosa. Amer. J. Path. **27**, 537 (1951). — BALO, J.: Über eine Häufung von Periarteriitis nodosa Fällen nebst Beiträgen zur Polyneuritis infolge von Periarteriitis nodosa. Virchows Arch. **259**, 773 (1926). — BARNES, A. R.: Effects of cortisone and ACTH on 14 patients with acute rheumatic fever. Proc. Staff. Meet. Mayo Clin. **25**, 478 (1950). — BARTELHEIMER, H., u. W. ENGERT: Die Behandlung der Endocarditis lenta mit Antibiotica. Antibiotica et Chemotherapia. Fortschr. **1**, 46 (1954) Basel-New York: S. Karger. — BAYLES, T. B.: Rheumatoid arthritis and rheumatic heart disease in autopsied cases. Amer. J. Med. Sci. **1943**, 42. — BECHER, E.: Über Kriegsendokarditis. Münch. med. Wschr. **1921**, 267. — BENEDICT, H.: Über Periarteriitis nodosa. Z. klin. Med. **64**, 405 (1907). — BERG, G., A. BULITTA u. F. SCHEIFFARTH: Die Endokarditis lenta unter besonderer Berücksichtigung ihrer Komplikationen und Residuen. Ärztl. Wschr. **1956**, 201. — BETTMAN, R. B., u. W. TANNENBAUM: Die Ligatur des offenen Ductus arteriosus bei bakterieller Endokarditis. Bericht über einen geheilten Fall. Dtsch. med. Wschr. **1946**, 77 (Ref.). — BICHEL, J., and F. KISSMEYER-NIELSEN: Feltys syndrome treated with ACTH. Acta haematol. (Basel) **6**, 65 (1951). — BICKEL, G.: Endocardite lente et traitement sulfamide. Schweiz. med. Wschr. **1943**, 580. — BILLINGS: Arch. Int. Med. **4**, 409 (1909); zit. nach CAPPS. — BINGOLD, W.: Über die Komplikation der Endokarditis lenta durch diffuse Glomerulonephritis. Med. Welt **1951**, 980. — BINGOLD, W., u. W. TRUMMERT: Zur heutigen Therapie und Prognose der Endokarditis lenta. Medizinische, Stuttgart, **1952**, 1081. — BLOOMFIELD, A. L., C. D. ARMSTRONG and W. M. M. KIRBY: J. Clin. Invest. **24**, 251 (1945). — BLOOMFIELD, A. L., and R. M. HALPERN: Penicillin in subacute bacterial endocarditis. J. Amer. Med. Assoc. **129**, 1135 (1945). — BLUMGART, H. L.: The clinical syndrom of subacute bacterial endocarditis involving the right chamber of the heart. Med. Clin. North American **1933**, 881. — BODEN, E., u. F. LOOGEN: Rückschau und Stand der Endokarditis-lenta-Behandlung. Dtsch. med. Wschr. **1952**, 1044. — BÖHLKE, E.: Das Felty-Syndrom im Bilde der Sepsis lenta. Ärztl. Wschr. **1950**, 1001. — BÖHMIG, R.: Pathologie der Endokarditis. Verh. dtsch. Ges. Kreislaufforsch. **20**, 159 (1954). — BÖHMIG, R., u. P. KLEIN: Pathologie und Bakteriologie der Endokarditis. Berlin-Göttingen-

Heidelberg: Springer 1953. — Böhmig, R., u. P. Klein: Die Ätiologie und Pathogenese des akuten Rheumatismus nach dem heutigen Stand des Wissens. Medizinische, Stuttgart **1953**, 1413. — Bolck, F., u. J. Arndt: Über die morphologischen Grundlagen der tonsillogenen Herdinfektion. Virchows Arch. **325**, 552 (1954). — Brednow, W.: Klinische Betrachtungen zur Endokarditis. Dtsch. Gesundheitswesen **1949**, 970. — Breu u. Fleischhacker: Wien. klin. Wschr. **1938**, 1081, zit. nach Cremer. — Broichmann, H. J.: Rheuma und Rheumabekämpfung, ein soziales Problem. Kritische Beurteilung auf Grund der im Jahre 1927 bei der Landesversicherungsanstalt Westfalen behandelten Rheumakranken. Jena: Gustav Fischer 1929. — Bruno, F. E., and H. T. Engelhardt: A clinico-pathologic study of rheumatic fever and rheumatic heart diseases in the white and Negro races. N. Orleans Med. J. **95**, 234 (1942). — Büchler, H.: Über Cortisonindikationen. Schweiz. med. Wschr. **1955**, 25. — Buser, M.: Vergleichende Untersuchung über das Still- und Felty-Syndrom. Dtsch. med. Wschr. **1950**, 819.

Capps, J.: The arsenical treatment of chronic infection endocarditis. Amer. J. Med. Sci. **165**, 40 (1923). — Carey, R. A., A. McGehee Harvey and J. E. Howard: The effect of adrenocorticotropic hormone ACTH and cortisone on the course of disseminated lupus erythematodes and periarteriitis nodosa. Bull. Johns Hopkins Hosp. **87**, 425 (1950). — Carling and Braxton-Hicks: A case of periarteriitis nodosa. Lancet **1923**, 204. — Cates, J. E., and R. V. Christie: Subacute Bacterial Endocarditis. A review of 442 patients treated in 14 Centres appointes by the penicillin-Trials-Committee of the Medical Research Council. Quart. J. Med. N. S. **78**, 93 (1951). — Chiles, N. H., H. L. Smith, N. A. Christensen and J. E. Geraci: Cardiacs clinics CXLI. Spontaneous healing of subacute bacterial endocarditis with closure of patent ductus arteriosus. Proc. Staff Meet. Mayo Clin. **28**, 520 (1953). — Christie, R. V.: Penicillin in subacute bacterial endocarditis. Lancet **1946**, 407 — Brit. Med. J. **4539**, 1 (1948); Penicillin in subacute bacterial endocarditis. Brit. Med. J. **4634**, 950 (1949). — Claiborne, T. S., and B. P. Wolff: Rheumatic heart diseases. Postmortem studies. South Med. J. **34**, 684 (1941). — Clark, W. S., H. O. Tonning, J. P. Kulka and W. Bauer: Observations on the use of cortisone and ACTH in rheumatoid arthritis. New England J. Med. **249**, 635 (1953). — Clawson, B. J.: An analysis of two hundred and twenty cases of Endocarditis. Arch. Int. Med. **33**, 157 (1924); Rheumatic Heart Diseases. Amer. Heart J. **20**, 454 (1940); Rheumatic and bacterial endocarditis. 1740 cases. Minnesota Med. **31**, 10 (1948). Experimental endocarditis in normal animals and in animals treated with cortisone. Arch. of Path. **56**, 268 (1953). — Clawson, B. J., and E. T. Bell: A comparison of acute rheumatic and subacute bacterial endocarditis. Arch. Int. Med. **37**, 66 (1926). — Clawson, B. J., J. F. Noble and L. H. Lufkin: Nodular inflammatory and degenerative lesions of muscles from four hundred and fifty autopsies, Arch. of Path. **43**, 579 (1947). — Conrad, V., H. J. Desneux et P. A. Bostenie: Un cas de periarterite noueuse traite à la cortisone. Acta clin. belg. **6**, 244 (1951). — Console, A. D.: Relation of Cardiac Lesion to Clinical Course of Rheumatic Fever. Arch. Int. Med. **69**, 551 (1942). — Conta, G. v.: Untersuchungen über Polyarthritis acuta rheumatica und Herdinfektion. Klin. Wschr. **1930**, 2140. — Coste, F.: Referat auf dem 8. Internationalen Rheumakongreß v. 24.—28. 8. 53. Ref. Ärztl. Praxis **5**, 43 (1953). — Correll, H., J. M. Lubitz and M. C. F. Lindert: Bacterial endocarditis, clinic-pathologic studies of untreated, treated and cured patients. Ann. Int. Med. **35**, 45 (1951). — Cremer, J.: Vergleichende Untersuchungen zum Feltyschen Syndrom. Dtsch. Arch. klin. Med. **187**, 269 (1941). — Curschmann, H.: Über Endocarditis chronica (lenta). Münch. med. Wschr. **1922**, 419.

Dawson, M. H., and T. H. Hunter: The treatment of subacute bacterial endocarditis with penicillin. J. Amer. Med. Assoc. **127**, 129 (1945). — Decherd, G. M., and G. R. Herrmann: Rheumatic heart diseases in Texas. Texas J. Med. **39**, 229 (1943). — Denny, F. W., L. W. Wannamaker, W. R. Brink, C. H. Rammelkamp and E. A. Custer: J. Amer. Med. Assoc. **143**, 151 (1950); zit. nach Hirsch u. Flett. — Dent, J. H., J. E. Strange, W. Sako and D. J. York: Periarteriitis nodosa. Report of a case of apparent recovery in a nine-year-old boy during cortisone therapy. Amer. J. Dis. Childr. **85**, 556 (1953); Der Deutsche Forschungsdienst 10/1954. — Diaz, C. J., and E. Arjona: A new germ not described before in subacute abacterial endocarditis. Bull. Inst. Med. Res. **1949**, 71. — Nouvelles études sur l'endocardite maligne abactérienne et sur son étiologie. Cardiologia (Basel) **16**, 110 (1950). — Dick, J.: Streptococci in puerperal sepsis. Edinburgh Med. J. **53**, 134 (1946). — Diedenhofen, H.: Extreme Verlaufsformen frühkindlicher rheumatischer Karditiden unter Cortisonbehandlung. Medizinische **1954**, 912. — DISSEN, A., u. A. TERBRÜGGEN: Über eine kutane Form der Polyarteriitis nodosa und deren Beeinflussung durch Antistin und Pyribenzamin. Münch. med. Wschr. **1952**, 1, 68. — DJORDJEVIC, B. S., DJORDJEVIC-JOKSIC, M., Z. LEVENTALET et T. STRASER: Recidives de cardite rheumatismale après guérison de la maladie D'OSLER, Efficacité de la cortisone et de l'ACTH. Presse méd. **1952**, 1726. — DÖNHARDT, A., u. H. J. MIES: Beitrag zur frühzeitigen Diagnose der Periarteriitis nodosa. Klin. Wschr. **1952**, 492. — DOERR, W.: Pathomorphose durch chemische Therapie. Verh. Dtsch. Ges. Path. 1955, 17, Zürich. — Über Pathomorphose. Ärztl. Wschr. **1956**, 121 — DONAT, R.: Über die hyperergische Panangiitis thrombotica obliterans bei chronischer Sepsis und ihre Beziehungen zur Thrombangiitis obliterans bzw. Periarteriitis nodosa. Zbl. Path. **90**, 359 (1953). — DONNER, M.: Über das Feltysyndrom. Dtsch. med. Wschr. **1950**, 1253. — DONZELOT, E., H. KAUFMANN u. J. E. ESCALLE: La forme à hemoculture negative de l'endocardite infectieuse subaigué. Presse méd. **1947**, 337. — DONZELOT, E., H. KAUFMANN et Y. CASTEL: Interêt de la cortisone dans le traitment des endocardites infectieuses a hemoculture negative. Semaine Hôp. **1952**, 1371. — DONZELOT, E., J. M. le BOCEZ et J. E. ESCALLE: Prognostic immédiat et lointain de l'endocardite infectieuse subaiguë. Semaine Hôp. **1953**, 1544. — DRURY, M. I., M. D. HICKEY and J. P. MALONE: A case of polyarteriitis nodosa treated with cortisone. Brit. Med. J. **4746**, 1487 (1951).

EDSTRÖM, G., u. P. O. GEDDA: Untersuchungen über die Lokalisationen und Formen visceraler Schäden beim akuten Rheumatismus. Acta med. scand. (Stockh.) **147**, 367 (1954).

FAHR, TH.: Beitrag zur Frage der rheumatischen Granulomatose. Klin. Wschr. **1929**, 1995. — FAHRLÄNDER, H.: Über Periarteriitis nodosa. Schweiz. med. Wschr. **1953**, 575. — FASSBENDER, H. G., u. J. RUCKES: Endokarditische Restzustände und Klappenfehler. Virchows Arch. **324**, 700 (1954). — FAVOUR, C. B., CH. A. JANEWAY, J. B. GIBSON and S. LEVINE: Progress in the Treatment of subacute bacterial endocarditis. New. England J. Med. **234**, 71 (1946). — FELLINGER, K.: Endokarditis der Nachkriegsjahre. Verh. dtsch. Ges. Kreislaufforsch. **20**, 225 (1954). — FELLINGER, K., u. J. SCHMID: Klinik und Therapie des chronischen Gelenkrheumatismus. Wien: Verlag med. Wiss. W. Maudrich 1954. — FIENBERG, R., and FR. L. COLPOYS, jr.: The involution of rheumatoid nodules treated with cortisone and of non-treated rheumatoid nodules. Amer. J. Path. **27**, 925 (1951). — FIESE, M. J.: Der Herzfehler nach Penicillintherapie subakuter bakterieller Endokarditis. Arch. Int. Med. **79**, 436 (1947). — FINGERMAN, D. L., and F. C. ANDRUS: Visceral lesions associated with rheumatoid arthritis. Ann. Rheumat. Dis. **1943**, 168. — FLOREY, M. E.: The clinical Application of Antibiotics. Oxford Univ. Press. **1952**, 213. — FLOREY, M. E., and H. W. FLOREY: Lancet **1**, 387 (1943). — FRAENTZEL, O.: Vorlesungen über die Krankheiten des Herzens. Bd. II. Berlin, 1891. — FRANKE, H., u. H. WÖRDEHOFF: Zur Diagnose und Therapie der sog. Libman-Sacksschen Erkrankung. Z. klin. Med. **148**, 496 (1951). — FRIEDBERG, C. K.: Subacute Bacterial Endocarditis: Revision of Diagnostic Criteria and Therapy. J. Amer. Med. Assoc. **144**, 527 (1950); Diseases of the heart. Philadelphia 1950. — FRIEDBERG, C. K., L. GROSS and K. WALLACH: Nonbacterial thrombotic endocarditis associated with prolonged fever, arthritis, inflammation of serous membranes and widerspread vascular lesions. Arch. Int. Med. **18**, 662 (1936). — FRITZE, E., u. E. NASSE: Ergebnisse der Behandlung der Endokarditis lenta mit Penicillin und Streptomycin. Dtsch. med. Wschr. **1952**, 745. — FROBOESE, C.: Beitrag zur Stütze der rheumatischen Ätiologie der Periarteriitis nodosa und zum subtotalen Pankreasinfarkt. Virchows Arch. **317**, 430 (1950).

GABELE, A.: Scheinbar ausgeheilte Endokarditis lenta mit sekundärem Herztod. Z. Kreislaufforsch. **39**, 18 (1950). — GALBREATH, W. R., and E. HULL: Sulfonamide Therapy of Bacterial Endocarditis. Results in 42 Cases. Ann. Int. Med. **18**, 201 (1943). — GALI, G.: Adatok a septicus endocarditis aetiologia jahoz es lefolysahoz. Budapesti orv. ujs. **10**, 421 (1912). — GEIGER, A. J., H. A. WENNER, H. D. AXILROD u. S. H. DURLACHER: Mykotische Endokarditis und Meningitis. Fallbericht durch Monilia albicans. Yale J. Biol. **18**, 259 (1946). — GEIGER, A. J., u. S. H. DURLACHER: Das Schicksal endokarditischer Auflagerungen nach Penicillin-Behandlung bei bakterieller Endokarditis. Amer. J. Path. **23**, 1023 (1947). — GELFMAN, R.: The incidence of acute and subacute bacterial endocarditis in rheumatic heart diseases. Ann. Int. Med. **19**, 253 (1943). — GERACI, J. E., and W. J. MARTIN: Antibiotische Therapie der bakteriellen Endokarditis. Cirkulation (New York) 8, 494 (1953). — GERMER,

W. D.: Endokarditis lenta. Pathogenese und Beziehung zwischen Verlaufsform, Erregerart und Ausheilungsmöglichkeiten. Erg. inn. Med. N. F. 2, 296 (1951). — GESSLER: Über Endokarditis lenta. Med. Klin. **1921**, 1476. — GIANSIRACUSA, J. E., J. P. KULKA and W. BAUER: The natural course of rheumatoid arthritis and the changes induced by ACTH. Amer. J. Med. **10**, 419 (1951). — GIBSON, ST.: The diagnosis of rheumatic fever in children. J. Tennessee Med. Ass. **34**, 249 (1941). — GILLESPIE, M., and A. POTELIAKHOFF: The association of eosinophilic polyarthritis, Libman-Sacks endocarditis and asthma with diffuse collagen disease. J. Clin. Path. **4**, 402 (1951). — GIRSBERG, L. S., u. S. M. LOSEVA: Der Nachkriegsrheumatismus. Terap. arch. Moskva **22**, 17 (1950). — GLAHN, W. C. v., and A. M. PAPPENHEIMER: Relationship between rheumatic and subacute bacterial endocarditis. Arch. Int. Med. **55**, 173 (1935). — GLASER, R. J., R. O. SMITH, C. G. HARFORD and W. B. WOOD: The Treatment of bacterial endocarditis with Penicillin. J. Labor. a. Clin. Med. **31**, 291 (1946). GOLDEN, A., and J. W. HURST: Alterations of the lesions of acute rheumatic myocarditis during cortison therapy. Circulation (New York) **7**, 218 (1953). — GOLDMAN, R. u. a.: Proc. first clin. ACTH. Conf. Blakistone 1949; zit. nach FAHRLÄNDER.— GRÄFF, S.: Rheumatismus und rheumatoide Erkrankungen. Berlin, Wien: Urban und Schwarzenberg 1936. — GRANT, R. T., J. E. WOOD and T. D. JONES: Heart valve irregularities in relation to subacute bacterial endocarditis. Heart **14**, 247 (1928). — GRIFFITH, C. G.: Rheumatic Fever. Its Recognition and Treatment. J. Amer. Med. Assoc. **133**, 947 (1947). — GROSS, L., and B. M. FRIED: The role played by rheumatic fever in the implantation of bacterial endocarditis. Amer. J. Path. **13**, 769 (1937). — GROSS, L., and C. K. FRIEDBERG: Nonbacterial thrombotic endocarditis. Arch. Int. Med. **58**, 620 (1936). — GROSSE-BROCKHOFF, F.: Die Häufigkeit von Herzerkrankungen im Verlaufe des rheumatischen Fiebers und die medikamentöse Behandlung der Carditis rheumatica und verwandter Krankheiten. Dtsch. med. Wschr. **1954**, 15. — GRUBER, G. B.: Über die Pathologie der Periarteriitis nodosa (KUSSMAUL-MAIER). Zbl. Herz-Gefäßkrkh. **9**, 45, 69, 81 (1917). — Zur pathologischen Anatomie der Periarteriitis nodosa. Virchows Arch. **245**, 123 (1923); Zur Frage der Periarteriitis nodosa mit besonderer Berücksichtigung der Gallenblasen- und Nierenbeteiligung. Virchows Arch. **258**, 441 (1925); Kasuistik und Kritik der Periarteriitis nodosa. Zbl. Herz-Gefäßkrkh. **18**, 145ff. (1926).

HAMBURGER, M., and L. STEIN: Endocarditis lenta. J. Amer. Med. Assoc. **149**, 542 (1952). — HAMMAN, L.: Healed bacterial endocarditis. Ann. Int. Med. **11**, 175 (1937). — HARVAKAVY, J.: Cardiovasculary allergy due to penicillin, sulfadiazine and bacterial sensitivation. Results of treatment with cortisone and ACTH. J. Allergy **23**, 104 (1952). — HASSENKAMP, E.: Über Endokarditis lenta. Dtsch. med. Wschr. **1922**, 1638. — HAYNAL, E., u. L. MOSONYI: Kombinierte Penicillin- und Streptomycinbehandlung der Endokarditis lenta. Schweiz. med. Wschr. **1952**, 741. — HEGGLIN, R.: Die Endokarditis als klinisches Problem. Verh. dtsch. Ges. Kreislaufforsch. **20**, 191 (1954). — HEGLER, C.: zit. nach STÖRMER. — HEILMEYER, L.: Die Endokarditis-lenta-Epidemie in Deutschland nach dem 2. Weltkrieg. Regensburger Jb. ärztl. Fortb. **2**, 397 (1952). — HEMSTEDT: Recovery from infective endocarditis. Lancet **184**, 10 (1913). — HENCH, PH. S.: The reversibility of certain rheumatic and nonrheumatic conditions by the use of cortisone or the pituitary adrenocorticotropic hormone. Ann. Int. Med. **36**, 1 (1952). — HENCH, PH. S., E. C. KENALL, CH. H. SLOCUMB and H. F. POLLEY: Effects of cortisone acetate and pituitary ACTH on rheumatoid arthritis, rheumatic fever and certain other conditions. A study in clinical physiology. Arch. Int. Med. **85**, 545 (1950). — HENCH, PH. S., C. H. SLOCUMB, A. R. BARNES, H. L. SMITH, H. F. POLLEY and E. C. KENDALL: Effects of adrenal cortical hormone 17-Hydroxy- 11-Dehydrocorticosterone (Compound E) on acute phase of rheumatic fever: Preliminary report. Proc. Staff. Meet. Mayo Clin. **24**, 277 (1949). — HENCH, PH. S., CH. H. SLOCUMB, H. F. POLLEY and E. C. KENDALL: Effect of cortisone and pituitary adrenocorticotropic hormone ACTH on rheumatic diseases. J. Amer. Med. Assoc. **144**, 1327 (1950). — HENNEBERG, G.: Chemotherapie, Immunität und Prophylaxe, in: Antibiotica et Chemotherapie **2**, 91 (1955) Basel, New York: S. Karger. — HENNEMANN, H. H.: Die Problematik des Begriffs der „Heilung" bei der Endokarditis lenta. Z. inn. Med. **10**, 53 (1955). — HENNEMANN, H. H., u. H. G. HEINRICH: Die immunbiologische Situation bei der Endokarditis lenta der Nachkriegszeit. Z. inn. Med. **7**, 337 (1952). — HESS, FR. O.: Über Endokarditis lenta. Münch. med. Wschr. **1925**, 205. — HEUCHEL, G.: Über die Rückbildungsfähigkeit renaler Veränderungen und Symptome bei der Endokarditis lenta. Ärztl. Wschr. **1952**, 866; Das klinische Bild der Nierenerkrankung bei der Endokarditis lenta. Dtsch. Gesundheitswesen **1952**, 334. — HEUER, J.: Vergleichende Untersuchungen über Häufigkeit, Art, Ausgänge und Komplikationen der Endokarditis, in der Vor- und Nachkriegszeit nach Sektionsergebnissen. Neue med. Welt **1950**, 1654. — HILDEBRAND, E., and W. S. PRIEST: Cardiac lesions in subacute bacterial endocarditis treated with penicillin. Amer. J. Clin. Path. **17**, 345 (1947). — HIRSCH, J. G., and D. M. FLETT: Acute Rheumatic Fever in the Young Adult White Male. Amer. J. Med. Sci. **221**, 599 (1951). — HOCHREIN, M.: Herzkrankheiten. Dresden: Theodor Steinkopff 1941; Frühdiagnose des rheumatischen Herzschadens. Z. Rheumaforsch. **1941**, 1. — HONIGMAN, A. H., and M. D. KARNS: Geheilte Endokarditis lenta. Bericht von 2 Fällen mit Tod durch Herzfehler. Ann. Int. Med. **26**, 704 (1947). — HORNBOSTEL, H.: Periarteriitis nodosa. 33. Tagg. Nordwestdtsch. Ges. Inn. Med. 1949; Ärztl. Forsch. **3**, 271 (1949). — HÜBNER, G., u. H. KOCH: Über die Periarteriitis nodosa. Med. Klin. **1952**, 1385. — HUNT, T. E., and A. J. BLANCHARD: Rheumatoid nodules, a study in their pathogenesis and the effect of cortisone and ACTH. Ann. Rheumat. Dis. **10**, 337 (1951). — HUNTER, TH. H.: Speculations on the mechanism of cure of bacterial endocarditis. J. Amer. Med. Assoc. **144**, 524 (1950). — HORDER: Quart. J. Med. **11**, 289 zit. nach LIBMAN. — HUTCHESON, J. M., M. R. HEJTMANCIK and G. R. HERMANN: Changes in the incidence and types of heart disease: A quarter-century follow-up in an Southern clinic and hospital. Amer. Heart J. **46**, 565 (1953).

JÄGER, E.: Zur pathologischen Anatomie der Thrombangiitis obliterans bei juveniler Extremitätengangrän. Virchows Arch. **284**, 584, 626 (1932); Zur histologischen Ausheilung der Periarteriitis nodosa und deren Beziehung zur juvenilen Atherosklerose. Virchows Arch. **288**, 833 (1933). — JAWETZ, E., and E. R. MERRILL: The effect of cortisone upon the therapeutic effiacy of antibiotics. Science (Lancaster, Pa.) **118**, 549 (1953). — JIMÉNEZ-DIAZ, C., E. ARJONA et J. ALÉS: Observations sur l'étiologie de l'endocadite subaigue. Cardiologia (Basel) **21**, 687 (1952). — JOCHMANN: Berl. klin. Wschr. **1912**, **436**. — JOHNSSON, S.: Nord. med. **45**, 91 (1951). — JONES, M.: Subacute bacterial endocarditis of nonstreptococcic etiology. A review of the literature of the thirteen-year period 1936—1948 inclusive. Amer. Heart J. **40**, 106 (1950). — JÜRGENS, J.: Die praktische klinische Bedeutung der Blutgerinnung. Z. inn. Med. **1952**, 193. — JUNGMANN, P.: Zur Klinik der Streptokokkenendokarditis. Münch. med. Wschr. **1921**, 121.

KALK, H., u. E. WILDHIRT: Beitrag zum Krankheitsbild der Periarteriitis nodosa. Dtsch. med. Wschr. **1954**, 803. — KANTHER, R.: Zur Endokarditis. Z. inn. Med. **4**, 193 (1949). — KARTAGENER, M.: Morbus Buerger und Lupus erythematodes — eine chronische Form des Libman-Sacks-Syndroms? Cardiologia (Basel) **18**, 225 (1951). — KATZ, L. N., and S. R. ELEK: Combined Heparin and Chemotherapy in subacute Bacterial Endocarditis. Amer. J. Med. Assoc. **124**, 149 (1944). — KEEFER, C. S.: Subacute bacterial endocarditis. Active cases without bacteremia. Ann. Int. Med. **11**, **714** (**1937**); The pathogenesis of bacterial endocarditis. Amer. Heart J. **19**, 352 (1940). — KELSON, S. R., and P. D. WHITE: Notes on 250 cases of subacute bacterial (streptococcal) endocarditis studied and treated between 1927 and 1939. Ann. Int. Med. **22**, 40 (1945). — KIRSCH, E., u. O. FENNER: Zur bakteriologischen Heilung der Endocarditis lenta. Z. Kreislaufforsch. **39**, 736 (1950). — KISS, A., u. H. PARTILLA: Die Transposition der Venenmündungen. Virchows Arch. **324**, 707 (1954). — KISS, A., u. L. SLAPAK: Zur Klinik und Therapie der Endokarditis lenta. Wien. Z, inn. Med. **34**, 403 (1953). — KISSLING, K.: Eine anscheinend geheilte Endokarditis lenta (Strepococcus viridans). Med. Klin. **1935**, 1427. — KLEIN, S. P.: Periarteriitis nodosa. Study of chronicity and recovery with report of two cases. Arch. Int. Med. **84**, 983 (1949). — KLEIN, P.: Bakteriologie und Immunologie der Endokarditis. Verh. dtsch. Ges. Kreislaufforsch. **20**, 176 (1954). — KLEMPERER, P.: The Concept of Collagen Diseases. Amer. J. Path. **26**, 505 (1950). — KLINGE, F.: Das Gewebsbild des fieberhaften Rheumatismus. Virchows Arch. **279**, 1, 16 (1931); **286**, 333 (1932). — KNOWLES, H. C., P. M. ZEEK and M. A. BLANKENHORN: Studies on necrotizing angiitis, Periarteriitis nodosa and hypersensitivity angiitis. Arch. Int. Med. **92**, 789 (1953). — KÖNIGER: Histologische Untersuchungen über Endokarditis. Leipzig: Hirzel 1903. — KOPP, G.: Ein klinisch diagnostizierter Fall von Periarteriitis nodosa. Dtsch. med. Wschr. **1923**, 1239. — KÜHL, I.: Zur Pathologie des Felty-Syndroms und seine Beziehung zur heumatischen Affektionen. Frankf. Z. Path. **65**, 271 (1954); Zur Pathohistologie des Felty-Syndroms. Zbl. Path. **91**, 481 (1954). — KÜNSTLER, S.: Spezifischer und unspezifischer Rheumatismus im Kindesalter. Arch. Kinderheilk. **135**, 193 (1948). — KÜRTEN, H.:

Zur Diagnose der Endokarditis lenta. Z. exper. Med. **61**, 494 (1928). — KUNSTADTER, R. H., McLEAN and J. GREENGARD: Mykotische Endokarditis durch Candida albicans. J. Amer. Med. Assoc. **149**, 829 (1952). — KUSSMAUL, A., u. R. MAIER: Über eine bisher nicht beschriebene eigentümliche Arterienerkrankung (Periarteriitis nodosa), die mit Morbus Brighti und rapid fortschreitender allgemeiner Muskellähmung einhergeht. Dtsch. Arch. klin. Med. **1**, 484 (1866). — KUTTNER, A. G., J. S. BALDWIN, C. McEWEN, J. J. BUNIM, M. ZIFF and D. K. FORD: Effect of ACTH and cortisone on rheumatic carditis. Observations of eighteen cases. J. Amer. Med. Assoc. **148**, 628 (1952).

LÄMPE: Über Endokarditis lenta. Dtsch. Arch. klin. Med. **141**, 165 (1923). — LAMBERT, P. P., u. Mitarb.: Acta clin. belg. **6**, 222 (1951); zit. nach FAHRLÄNDER. — LANGE, J.: Über die Klinik der Endokarditis lenta und ihre Beeinflußbarkeit durch Penicillin und durch Sulfonamide. Dtsch. Arch. klin. Med. **197**, 115 (1950). — LATHAN and HUNT: Proc. Roy. Soc. Med. Clin. **1911**, 14; zit. nach CAPPS. — LEACH, C. E. u. a.: Chemotherapie and Heparin in subacute bacterial Endocarditis. J. Amer. Med. Assoc. **117**, 1345 (1941). — LEARY, T.: Early lesions of rheumatic endocarditis. Arch. of Path. **13**, 1 (1932). — LEIBER, B.: Altersbiologie des akuten Rheumatismus. Dresden und Leipzig: Theodor Steinkopff 1952. — LEMKE, R.: Ein weiterer Beitrag zur Frage der Periarteriitis nodosa. Virchows Arch. **245**, 322 (1923). — LENHARTZ, H.: Über die septische Endokarditis. Münch. med. Wschr. **1901**, 1123, 1178. — NOTHNAGELS Handb. Path. Therapie. III, 2 Wien 1904. — LEVIN, M. H., W. S. ADAMS, W. S. BECK, R. GOLDMAN and H. S. BASSETT: Prolonged treatment of a case of periarteriitis nodosa with ACTH. Endocrinology (Springfield, Ill.) **11**, 375 (1951). — LIBMAN, E.: A study of the endocardial lesions of subacute bacterial endocarditis with particular reference to healing or healed lesions; with clinical notes. Amer. J. Med. Sci. **144**, 313 (1912); The clinical features of cases of subacute bacterial endocarditis that have spontaneously become bacteria-free. Amer. J. Med. Sci. **146**, 625 (1913). — Brit. Med. J. **2**, 301 (1920); A consideration of the prognosis in subacute bacterial endocarditis. Amer. Heart J. **1**, 25 (1925). — A further Report on recovery and recurrence in subacute bacterial endocarditis. Transact. Ass. Amer. Physicians. **48**, 44 (1933); A study of the endocardial lesions of subacute bacterial endocarditis. With particular reference to healing or healed lesions. Amer. J. Med. **13**, 544 (1952). — LIBMAN, E., and C. K. FRIEDBERG: Subacute bacterial endocarditis. New York: Oxford Univ. Press 1941. — LIBMAN, E., and B. SACKS: A hitherto undescribed form of valvular and mural endocarditis. Arch. Int. Med. **33**, 701 (1924). — LICHTMAN, S. S.: Treatment of subacute bacterial endocarditis: current results. Ann. Int. Med. **19**, 787 (1943). — LICHTMAN, S. S., and W. BIERMAN: The treatment of subacute bacterial endocarditis. J. Amer. Med. Assoc. **116**, 286 (1941). — LÖFFLER, W.: Endocarditis parietalis fibroplastica mit Bluteosinophilie. Schweiz. med. Wschr. **1936**, 817; A propos des endocardites dites lentes. Semaine Hôp. **1952**, 3693; Endokarditisprobleme. Wien. med. Wschr. **1953**, 797. — LOEWE, L.: Bull. N. Y. Acad. Med. **21**, 59 (1945); zit. nach BAEHR u. GERBER. — LOEWE, L., P. ROSENBLATT, H. J. GREENE and M. RUSSELL: J. Amer. Med. Assoc. **124**, 144 (1944); zit. nach BÖHMIG u. KLEIN. — LOHMANN, A. J. M.: Nedcrl. Tijdschr. Geneesk. **96**, 671 (1952); zit. nach FAHRLÄNDER. — LOHSE, R.: Zur klinischen Diagnose der Periarteriitis nodosa. Dtsch. med. Wschr. **1952**, 47. — LOOGEN, F.: Über die Periarteriitis nodosa. Z. klin. Med. **150**, 182 (1952). — LOREY, A.: Über Endokarditis lenta und die akute, durch den Streptokokkus viridans hervorgerufene Endokarditis. Münch. med. Wschr. **1912**, 971. — LUCKHARDT, A. E.: Ein Beitrag zum Rheumaproblem. Schweiz. med. Wschr. **1947**, 868.

MAIXNER, E.: Endokarditis maligna ulcerosa. Z. klin. Med. **75**, 143 (1912). — MARK, R. E., u. H. CH. MOELLER: Erregernachweis und Therapiefragen bei Endokarditis lenta. Ärztl. Wschr. **1956**, 273. — MARTIN, A. T.: 20jährige Beobachtungen von 1438 Kindern mit rheumatischen Herzerkrankungen. J. Amer. Med. Assoc. **117**, 112 (1941). — MASSELL, B. F., and J. E. WARREN: Effect of pituitary adrenocorticotropic hormone (ACTH) on rheumatic fever and rheumatic carditis. J. Amer. Med. Assoc. **144**, 1335 (1950). — MASSELL, B. F., J. E. WARREN, G. S. STURGIS, B. HALL and E. CRAIGE: The clinical response of rheumatic fever and acute carditis to ACTH. New England J. Med. **242**, 641, 692 (1950). — MATTHEI, CH., M. AUDIER et M. TRISTANI: Notes sur 22 cas d'endocardite maligne traités par pénicillin avec 9 guérisons, 2 vérifications nécropsiques aprés guérison prolongée du syndrome infectieux. Bull. Acad. Med. **131**, 428 (1947). — McGEOWN, M. G.: Bacterial endocarditis: An experimental study of healing. J. of Path. **67**, 179 (1954). — MEADS, M., H. W. HARRIS and M. FINLAND:

The treatment of subacute bacterial endocarditis with penicillin. New England J. Med. **232**, 463 (1945). — MERZWEILER, A., A. M. WALTER u. L. HEILMEYER: Bericht zur Endokarditis lenta nach 1945 in Deutschland. Dtsch. med. Wschr. **1953**, 560, 665. — MILLER, G., J. E. HANSEN and B. E. POLLOCK: Staphylococcus endocarditis. A report of three cured cases. Amer. Heart J. **47**, 453 (1954). — MONCKE, CL.: Über eine besondere Verlaufsform der Endokarditis lenta. Dtsch. med. Wschr. **1949**, 1425. — MORAWITZ, P.: Klinische Beobachtungen bei Endokarditis lenta. Münch. med. Wschr. **1921**, 1478. — MUNDY, W. L., W. G. WALKER jr., H. A. BICKERMAN and G. J. BECK: Periarteriitis nodosa. Report of a case treated with ACTH and cortisone. Amer. J. Med. **11**, 630 (1951).

NATHANSON, M. H., and R. A. LIEBHOLD: Studies relative to the chemotherapy of bacterial endocarditis. Ann. Int. Med. **33**, 1224 (1950). — NITSCH, K.: Zur Prophylaxe mit chemotherapeutischen und antibiotischen Mitteln. Dtsch. med. Wschr. **1954**, 1212. — NORCROSS, B. M., L. M. LOCKIE, A. G. CONSTANTINE, J. H. TALBOTT and R. H. STEIN: The effect of cortisone and ACTH on the histopathologic lesions of rheumatoid arthritis. Ann. Int. Med. **36**, 751 (1952).

OILLE, J. A., D. GRAHAM and H. K. DETWEILER: A further report on a serie of recovered cases of subacute bacterial endocarditis. Trans. Ass. Amer. Physicians. **1924**, 227.

PAUL, FR.: Zur Histogenese der Periarteriitis nodosa und ihre Stellung im System der Gefäßerkrankungen. Krkh.forschung **5**, 192 (1927). — PERRY, C. B.: Die Literatur über den Rheumatismus in den Jahren 1939—1945. Ann. Rheumat. Dis. **6**, 162 (1947). — PERRY, E. L., R. G. FLEMING and J. E. EDWARDS: Myocardveränderungen bei subacuter bacterieller Endocarditis. Ann. Int. Med. **36**, 126 (1952); ref. Dtsch. med. Wschr. **1952**, 759. — PICKERING, G. W.: Significance of the discovery of the effects of cortisone on rheumatoid arthritis. Lancet **1950**, 81. — PLIESS, G.: Über Morphologie und Pathogenese des Felty-Syndroms als Beitrag zum Problem des Rheumatismus. Frankf. Z. Path. **62**, 284 (1951). — PLOTZ, CH. M., E. L. HOWES, J. W. BLUNT, K. MEYER and CH. RAGAN: Action of cortisone on mesenchymal tissues. Ref. Zbl. Hautkrkh. **77**, 189 (1951/52). — POLLARD, H. M.: Case of healed subacute bacterial endocarditis with acquired hemolytic anemia and unsuspected finding at autopsy as cause of death. Gastroenterology **10**, 138 (1948). — PRIBRAM, A.: Der akute Gelenkrheumatismus. In: H. NOTHNAGEL. Spezielle Pathologie und Therapie. V, 2. S. 62. Wien: A. Hölder 1901. — PRIEST, W. S., J. M. SMITH, CH. J. MCGEE, I. GILBERT and K. KENNEY: Penicillin therapy of subacute endocarditis. A study of the end results in thirty-four cases, with particular reference to dosage, methods of administration, criteria for judging adequacy of treatment and reasons for failures. Arch. Int. Med. **79**, 333 (1947).

RANDERATH, E.: Über eine in Düsseldorf an Hand des Sektionsmaterials beobachtete Zunahme der Zahl leichter, ausgeheilter Entzündungen der Mitralsegel. Münch. med. Wschr. **1931**, 1689; Die Bedeutung der allergischen Pathogenese bei der Arteriitis. Verh. dtsch. Ges. Inn. Med. **60**, 359 (1954). — RAPOPORT, B., and L. B. ELLIS: The effect of subacute bacterial endocarditis on the course of the underlying heart disease. New England J. Med. **1948**, 239. — REINHOLD, H.: Endokarditis lenta. Ref. im Ärztl. Verein Hannover. 2. 4. 1923. Dtsch. med. Wschr. **1923**, 736. — RICH, A. R.: The Harvey Lectures Series **42**, 107 (1946/47); zit. nach HÜBNER u. KOCH. — RICH, A. R., M. BERTHRONG and J. L. BENNETT: Bull. Johns Hopkins Hosp. **87**, 549 (1950). — RÖSSLE, R.: Zum Formenkreis der rheumatischen Gewebsveränderungen mit besonderer Berücksichtigung der rheumatischen Gefäßentzündungen. Virchows Arch. **288**, 780 (1933). — RONA, G., M. FRANK and L. KALABAY: Nierenveränderungen bei Endokarditis lenta. Acta morph. (Budapest) **3**, 383 (1953). — ROSENBERG, E. F., A. H. BAGGENSTOSS and P. S. HENCH: The causes of death in thirty cases of rheumatoid fever. Ann. Int. Med. **1944**, 903. — ROSENBLATT, PH., and L. LOEWE: Healed subacute bacterial endocarditis. Arch. Int. Med. **76**, 1 (1945).

SALUS, G.: Streptococcus viridans bei Endocarditis lenta (benigna). Med. Klin. **1920**, 1107. — SAPHIR, O.: Myocardial granulomas in subacute endocarditis. Arch. of Path. **42**, 574 (1946). — Endocarditis in Pathology of the Heart. Illinois 1953. — SAPHIR, O., and E. P. LEROY: True aneurysms of the mitral valve in subacute bacterial endocarditis. Amer. J. Path. **24**, 83 (1948). — SASLAW, M. S., B. D. ROSS and F. A. HERNANDEZ: Rheumatic heart disease in native-born Floridians and non-Floridians. Analysis of the birthplace of 1909 outpatient records. Amer. Heart J. **47**, 580 (1954). — SCHMENGLER, F. E., u. P. PETRIDES: Zur Frage komplexer rheumatischer Organschädigungen und Regulationsstörungen, besprochen am Felty-Syndrom. Arch. inn. Med. **1**, 151 (1949). — SCHOEN, R.: Die Beziehungen zwischen Endocarditis rheumatica und lenta. Z. Rheumaforsch. **10**, 1 (1951); Wege zur Prophylaxe des entzündlichen Rheumatismus. Dtsch. med. Wschr. **1955**, 839. — SCHOTTMÜLLER, H.: Die Staphylokokken- und Streptokokkenerkrankungen in der inn. Medizin. Verh. dtsch. Ges. Inn. Med. **37**, 150 (1925). — SCHWIEGK, H.: Therapie der Endocarditis lenta. Verh. dtsch. Ges. inn. Med. **55**, 409 (1949). — SEABURY, J. H.: Subacute bacterial endocarditis. Experiences during the past decade. Arch. Int. Med. **79**, 1 (1947). — SEIFTER u. a.: Proc. Soc. Exper. Biol. a. Med. **75**, 337 (1950); zit. nach STRÖMER. — SIEGENTHALER, W.: Der viscerale Lupus erythematodes (Libman-Sacks-Syndrom). Schweiz. med. Wschr. **1955**, 163. — SIEGENTHALER, W., u. U. Isler: Klinische und pathologisch-anatomische Beobachtungen bei einem Fall von Periarteriitis nodosa Schweiz. med. Wschr. **1956**, 355 — SIGUIER, FR., J. J. WELTI, BLAUGUERNON et CHIMENES: Maladie d'Osler post-cortisonique. Bull. Soc. med. **68**, 983 (1952). — SILBERT, S.: Die Ätiologie der Thromboangiitis obliterans. Ref. Dtsch. med. Wschr. **1946**, 75. — SLOCUMB, CH. H., H. F. POLLEY, PH. S. HENCH and E. C. KENDALL: Effects of cortisone and ACTH on patients with rheumatoid arthritis. Proc. Staff. Meet. Mayo Clin. **25**, 476 (1950). — SPAIN, D. M., and W. D. KING: The effect of penicillin on the renal lesions of subacute bacterial endocarditis. Ann. Int. Med. **36**, 1086 (1952). — SPAIN, D. M., and D. ROTH: Effect of cortisone and ACTH on the histopathology of rheumatic carditis. Amer. J. Med. **11**, 128 (1951). — SPANG, K., u. A. GABELE: Die Nachkriegsendokarditis und ihre Begutachtung. Dtsch. med. Wschr. **1949**, 1453; Über die Nachkriegsendokarditis, eine Sonderform der Endokarditis lenta. Arch. Kreislaufforsch. **16**, 52 (1950). — SPANG, K., u. U. MEIER: Erfahrungen und Ergebnisse bei der Behandlung der Endokarditis lenta. Dtsch. Arch. klin. Med. **198**, 728 (1951). — STAEMMLER, M.: Lehrb. spez. path. Anat. I. Berlin: Walter de Gruyter 1954. — STAHL, R.: Über die schleichende Herzentzündung (Endocarditis lenta). Erg. inn. Med. **25**, 414 (1924). — STARLING: Brit. Med. J. **2**, 304 (1920); zit. nach CAPPS. — STILLMAN, J. S.: Proc. first clin. ACTH Conf. Blakistone 1949; zit. nach FAHRLÄNDER. — STÖRMER, A.: Rheumatische und bakterielle Endokarditis. Stuttgart: Enke 1954. — STRAUSS, I., u. A. VECSEI: Die Wirkung der Antibiotica auf den pathologischen Zustand des Herzens bei subakuter septischer Endocarditis. Orv. Hetil. **1954**, 122; ref. Kongr.zbl. inn. Med. **155**, 346 (1954/55). — STUDER: zit. nach W. DOERR. — STÜCKLE, H.: Vergleichende Untersuchungen an chemotherapeutisch behandelten und unbehandelten Fällen von Endokarditis ulcerosa lenta. Z. Kreislaufforsch. **38**, 214 (1949). — SWIFT, H. F.: The heart in infection. Amer. Heart J. **3**, 629 (1928); The relationship of streptococcal infections to rheumatic fever. Amer. J. Med. Sci. **1947**, 168; The etiology of rheumatic fever. Ann. Int. Med. **31**, 715 (1949). — SWIFT, H. F., and R. A. KINSELLA: Bacteriologic studies in acute rheumatic fever. Arch. Int. Med. **1917**, 389.

TANG, W.: Untersuchungen zur Wirkung der Penicillinbehandlung der Endocarditis lenta auf die Erreger in den Herzklappen. Z. inn. Med. **5**, 230 (1950). — TATEVOSOV, S. R.: Über einige Streitfragen der Lehre von den Endocarditiden. Terap. arch. Moskva **25**, 70 (1953). — TERBRÜGGEN, A.: Zur pathologischen Anatomie der arteriellen Gefäßerkrankungen. Regensb. Jb. ärztl. Fortb. **2**, 90 (1951). — THAYER, W. S.: Studies on bacterial (infective) endocarditis. Bull. Johns Hopkins Hosp. **22**, 1 (1926). — THOENIS, H., u. R. KRÜGER: Zur Penicillinbehandlung der subakuten bakteriellen Endokarditis. Ärztl. Wschr. **1952**, 839. — TRIAS DE BES, L., y F. B. BARCONS: Sobre el factor reumático y sus relaciones con la endocarditis lenta no bacteriemica. Rev. espan. reumat. Ref. Kongr. Zbl. inn. Med. **144**, 226 (1953).

VOEGT, H.: Anatomische Befunde bei klinisch geheilter Endokarditis lenta. Z. klin. Med. **148**, 170 (1951).

WAGNER, B. M.: Die Penicillintherapie in der subacuten bakteriellen Endokarditis. Amer. J. Med. Sci. **215**, 84 (1948). — WALTER, A., G. REIMOLD u. L. HEILMEYER: Das Endokarditis-lenta-Problem. Dtsch. med. Wschr. **1948**, 467, 518, 565. — WARREN, M., and W. W. HERRICK: Analysis of 124 cases of bacteremia. Amer. J. Med. Sci. **1916**, 556. — WARTMAN, W. B., and H. K. HELLERSTEIN: The incidence of heart disease in 2000 consecutive autopsies. Ann. Int. Med. **28**, 41 (1948). — WEATLY, G. M.: Pediatrics **3**, 680 (1949); zit. nach SCHOEN. — WEINTRAUD: zit. nach STÖRMER. — WEISS, S., and C. P. RHOADS: Healing and healed vegetative (subacute bacterial) endocarditis. New England J. Med. **199**, 70 (1928). — WEITZ, W.: Die Ätiologie des akuten Gelenkrheumatismus. Dtsch. med. Wschr. **1955**, 617. — WHITE, P. D., H. MATHEW and W. EVANS: Ann. Int. Med. **22**, 61 (1945); zit. nach P. D. WHITE:

Heart Disease. 3. Aufl. New York: Macmillan Comp. 1947. — WIDMAN, H., u. W. GERMER: Die Penicillintherapie der Endokarditis lenta. Ärztl. Forsch. **3**, 507 (1949). — WILSON, M. G., and R. LUBSCHEZ: Longevity in rheumatic fever. Based on the experience of 1042 children observed over a period of thirty years. J. Amer. Med. Assoc. **138**, 794 (1948). — WOLFF, G.: Death toll from rheumatic fever in childhood. J. Amer. Med. Assoc. **145**, 719 (1951). — WOLLHEIM, E., u. H. KLEINFELDER: Zur Streptomycinbehandlung der Endokarditis lenta. Dtsch. med. Wschr. **1950**, 1121.

YOUNG, D., and S. B. SCHWEDEL: The heart in rheumatic arthritis. Amer. Heart J. **1944**, 1.

ZANCHI, M., et L. STIVAL: Etude statistique de l'étiologie des endocardites valvulaires Acta cardiol. (Bruxelles) **7**, 524 (1952). — ZEEK, P. M.: Periarteriitis nodosa: A critical review. Amer. J. Clin. Path. **22**, 777 (1952). — ZEISSLER, J., u. F. RIEDEL: Zwei Fälle von Meningokokkensepsis ohne Meningitis und ihre Diagnose. Dtsch. med. Wschr. **1917**, 158. — ZIMMERMANN, L. E.: Candida- und Aspergillusendokarditis. Mit Bemerkungen über die Rolle der Antibiotika bei der Ausbreitung dieser fungösen Krankheit. Arch. Path. **50**, 591 (1950). — ZORN, B.: Die Pathogenese des rheumatischen Syndroms im Lichte der Nebennierenrindenhormone. Jena: Gustav Fischer 1951.

C. Die bösartigen Geschwülste und geschwulstartigen Erkrankungen des Blut- und Lymphgewebes

Der Krebs

ALBERTINI, A. v.: Geschwulst und Trauma. Schweiz. med. Wschr. **1955**, 873.

BARBERIO, R., N. BERRY, J. BATEMAN, J. K. CROMER and C. T. KLOPP: Combined administration of aureomycin and nitrogen mustard. II. Effects of the intraarterial administration on human cancer. Cancer (N. Y.) **6**, 280 (1953). — BARTLETT, F.: Arch. Int. Med. **1914**, 624. — BAUER, K. H.: Das Krebsproblem. Berlin: Springer 1949; Hormone und Krebs. Dtsch. med. Wschr. **1953**, 1525; Der Bronchialkrebs — ein Produkt inhalierter Karzinogene. Dtsch. med. Wschr. **1954**, 615. — BECKER, J.: Cholinum chloratum als selbständiges Chemotherapeuticum bei malignen Tumoren. Z. Krebsforsch. **56**, 171 (1948). — BERBLINGER, W.: Die Zunahme des primären Lungenkrebes in den Jahren 1920—1924. Klin. Wschr. **1925**, 913. — BERRES, H. H.: Die Behandlung einer BOWENschen Erkrankung mit dem Colchicin-Cytostaticum 12'669 A unter histologischer Kontrolle. Arch. f. Dermat. **197**, 479 (1954). — BERSCH, E.: Über primäre epitheliale Lebergeschwülste mit besonderer Berücksichtigung der Lebercarcinome und ihrer Metastasenbildung im Knochensystem. Virchows Arch. **251**, 297 (1924). — BIENENGRÄBER, A.: Über Geschwulstmetastasierung. Arch. Geschwulstforsch. **2**, 66, 105 (1950). — BIRTH, L. G.: Fortschritte und Ausblicke einer rationellen Krebs-Chemotherapie in den USA. Dtsch. med. Wschr. **1955**, 818. — BLATCHFORD, F. W.: Gastroenterology **21**, 238 (1952). zit. nach K. KÖHN: Der Primäre Leberkrebs. Berlin: Springer 1955. — BLÜMLEIN, H.: Zur kausalen Pathogenese des Larynxcarcinoms unter Berücksichtigung des Tabakrauchens. Arch. Hyg. **139**, 349 (1955). — BOCK, H. E., u. R. GROSS: Colchicinwirkungen und Granulocytopoese. Klin. Wschr. **1953**, 816. — BÖHNI, H.: Heilungsvorgänge in osteoplastischen Knochenmetastasen eines mit Östrogenen behandelten Prostata-Carzinoms. Z. Urol. **49**, 30 (1956). — BOEHNKE, M.: Zur Morphologie der Stickstofflostwirkung auf menschliches Gewebe. Ing. Diss. Kiel 1953. — BORST, M.: Die Lehre von den Geschwülsten. Wiesbaden: J. F. Bergmann 1902. — BRECKWOLDT, R.: Z. Krebsforsch. **23**, 128 (1926); zit. nach K. KÖHN: Der Primäre Leberkrebs. Berlin: Springer 1955. — BRÜCK, D.: Plenosoltherapie des Karzinoms in der Praxis. Hippokrates **1954**, 80. — BÜCHNER, F.: Allgemeine Pathologie. Berlin: Urban und Schwarzenberg 1950. — BUGHER, J. C.: Amer. J. Canc. **21**, 809 (1934). — BUTENANDT, A.: Zur physiologischen Bedeutung des Follikelhormons und der östrogenen Wirkstoffe für die Genese des Brustdrüsenkrebses und die Therapie des Prostatakarzinomes. Dtsch. med. Wschr. **1950**, 5.

CAROW, R.: Erfahrungen mit „ST 52-Asta" bei der Behandlung des Prostatakarzinoms. Z. Urol. **47**, 81 (1954). — CASPER, L.: Über Rückbildung bösartiger Tumoren. Dtsch. med. Wschr. **1927**, 53. — CEELEN, W.: Über einen Fall von Thrombendarteriitis pulmonalis carcinomatosa. Med. Klin. **1920**, 95. — Cordes, E.: Über Spontanheilungsprozesse beim Sarkom. Beitr. klin. Chir. **131**, 301 (1924). — Craver, L. F.: The nitrogen mustards clinical use. Radiology **50**, 486 (1948).

Desaive, P.: Rev. Méd. liège **3**, 541 (1947). — Dietrich, A.: Krebs im Wandel wissenschaftlicher Begriffsbildung. Dtsch. med. Wschr. **1955**, 807. — Dobberstein, J.: Vergleichende Pathologie der Geschwülste. Z. Krebsforsch. **59**, 600 (1953). Der Krebs der Tiere im Vergleich zum Krebs des Menschen, Strahlenther. **96**, 259 (1955). — Domagk, G.: Die Bedeutung körpereigener Abwehrkräfte für die Ansiedlung von Geschwulstzellen. Z. Krebsforsch. **56**, 247 (1949); Stand und Ziel der Chemotherapie. Verh. dtsch. Ges. Inn. Med. **60**, 216 (1954). — Domagk, G., u. Ch. Hackmann: Die zusätzliche Behandlung bösartiger Geschwülste durch Steigerung der tumorspezifischen Abwehraktivität. Z. Krebsforsch. **59**, 2 (1953). — Dontenwill, W.: Die Bedeutung des Follikelhormons für die Entstehung des Mammacarcinoms und die Beziehung der hormonell ausgelösten Mastopathie zum Krebs der Brustdrüse. Z. Krebsforsch. **60**, 476 (1955). — Dormanns, E.: Beitrag zur Frage der Zunahme der Krebskrankheit mit besonderer Berücksichtigung des Lungenkrebses. Schweiz. Z. Path. **18**, 907 (1955). — Druckrey, H.: Experimentelle Grundlagen der Chemotherapie des Krebses. Dtsch. med. Wschr. **1952**, 1495, 1534; Möglichkeiten und Grenzen der Chemotherapie des Krebses. Dtsch. med. Wschr. **1954**, 1667. Die Grundlagen der Krebsentstehung, in Grundlagen und Praxis chem. Tumorbehandlg., 2. Freiburger Symposion 1953. Berlin-Göttingen-Heidelberg: Springer 1954; Chemotherapie des Krebses. Klin. Wschr. **1955**, 784. — Druckrey, H., u. S. Raabe: Organspezifische Chemotherapie des Krebs. (Prostatacarcinom). Klin. Wschr. **1952**, 882. — Düben, M.: Über den Gestaltwandel des Bronchialcarcinoms in den letzten 25 Jahren. Diss. Berlin 1955. — Dunn and Smith: Brit. J. Dermat. **46**, 519 (1934). — Dustin, A. P.: Bull. Acad. roy. Méd. Belg. **14**, 487 (1934); zit. nach B. Schär u. Mitarb.

Einfalt, W.: Vergleichende Krebs-Sektionsstatistik in Bayern. Z. Krebsforsch. **58**, 711 (1952). — Emminger, E., u. W. Einfalt: Über die Zunahme des Bronchialkarzinoms im bayrischen Sektionsmaterial. Z. Krebsforsch. **56**, 556 (1950). — Erkes, F.: Rückbildung maligner Tumoren im Anschluß an palliative Eingriffe. Zbl. Chir. **52**, 2877 (1925).

Fischer, W.: Krebsfragen. Jena: Fischer 1949; Der Lungenkrebs. Zbl. Path. **85**, 193 (1949); Zur Kenntnis des primären Leberkrebses. Zbl. Path. **89**, 203 (1952); Über Abwehrvorgänge im Körper bei Geschwülsten. Zbl. Path. **91**, 301 (1954). — Fischer-Wasels, J.: „Narben-Carcinom" nach Granatsplitterverletzung mit 30jähriger Latenzzeit. Z. Krebsforsch. **57**, 379 (1951). — Flesch, M.: Zur Spontanheilung der Karzinome. Münch. med. Wschr. **1927**, 1589. — Forgeson, J. O., and B. M. Black: Wahrscheinlich spontanes Verschwinden eines inoperablen Carcinoms des Colon descendens. Proc. Staff. Meet. Mayo Clin. **29**, 407 (1954). Ref. Dtsch. med. Wschr. **1955**, 162. — Frauchigeer, R.: Zur Frage der Spontanheilung von Carcinomen. Z. Krebsforsch. **29**, 516 (1929). — Fresen, O.: Die Pathomorphologie des retothelialen Systems. Verh. dtsch. Ges. Path. **37**, 26 (1953). — Freudenberg, K.: Die Höhe der Krebssterblichkeit. Z. Krebsforsch. **35**, 178 (1932); Eine neue Berechnung der bereinigten Krebssterblichkeit. Ärztl. Wschr. **1954**, 1240; Neue Untersuchungen über die Höhe der Krebssterblichkeit. Ärztl. Mitt. **1955**, 38; Die Deutung des Altersaufbaues einer Bevölkerung. Ärztl. Mitt. **1955**, 68; Betrachtungen zur Morbiditätsstatistik der Tuberkulose. Ärztl. Mitt. **1955**, 1055. — Frey, R., J. Fischer-Wasels, H. J. Streicher, M. Tuchmann u. O. Wilcke: Klinische und histologische Beobachtungen bei der Chemotherapie maligner Tumoren. Dtsch. Z. Chir. **268**, 282 (1950). — Froboese, C.: Kurzdemonstrationen einiger ungewöhnlicher Tumoren. Zbl. Path. **92**, 126 (1954).

Gadermann, E.: Zur Frage der toxischen Schädigungen bei der Stickstofflost-Behandlung. Klin. Wschr. **1950**, 394. — Gaensler, A. E., D. G. McKay, P. F. Ware and J. P. Lynch: Cytologic changes in bronchogenic carcinoma following treatment with Nitrogen Mustard, Arch. of Path. **46**, 505 (1948). — Gänsslen, M.: Chemotherapie bösartiger Geschwülste. Therapiewoche **3**, 61 (1952/53). — Geissendörfer, R.: Östrogene und Prostatakarzinom. Med. Mschr. **1**, 514 (1947). — Gellhorn, A.: A critical evaluation of the current status of clinical cancer chemotherapie. Cancer Res. **13**, 205 (1953). — Godfrey, F.: Spontaneous cure of cancer. Brit. Med. J. **1910**; Ref. Zbl. Chir. **38**, 607 (1911). — Gögler, E.: Morphologische Veränderungen an Tumoren nach chemisch-physikalischer Therapie. Diss. Heidelberg 1952. — Goldzieher, M.: Über multiple Karzinome, ein Beitrag zur Frage der Histogenese der Leberkarzinome. Virchows Arch. **267**, 326 (1928). — GORDON, D.: Lancet **1895**; zit. nach G. W. SURYA. Rationelle Krebs- und Lupuskuren. Lorch (Wrttbg.): Karl Rohm 1927. — GRAUL, E. H.: Über den derzeitigen Stand der Chemotherapie bösartiger Tumoren. Materia med. Nordmark **7**, 138, 181, 218 (1955). — GROSSE, H.: Kritische Gedanken zur Krebsstatistik auf Grund der Sektionen des Stadtkrankenhauses Dresden-Friedrichstadt 1852—1951. Z. Krebsforsch. **59**, 316 (1953). — GRUBER, G. B.: Knochenbildung in einem Magenkarzinom. Beitr. path. Anat. **55**, 368 (1913); Kasuistische Beiträge zur Kenntnis der Geschwülste. Verknöcherung im Gerüstgewebe epithelialer Blastome. Zbl. Path. **90**, 417 (1953). — GRÜNBERGER, V.: Klinik der mehrfachen primären Neoplasmen in der Gynaekologie. Wien. klin. Wschr. **1950**, 173. — GRUNDMANN, E.: Karyologische und karyometrische Untersuchungen an Lymphknotenpunktaten bei Stickstoff-Losttherapie. Z. exper. Med. **118**, 489 (1952). — GSELL, O.: Klinische Studien zur Ätiologie des Bronchialkarzinoms. Dtsch. med. Wschr. **1956**, 496. — GULEKE, V.: Gehäuftes Auftreten mehrfacher Krebsgeschwülste. Dtsch. Gesundheitswesen **1**, 200 (1946).

HACKMANN, CH.: Experimentelle Studien über Heilungsvorgänge bei bösartigen Geschwülsten. Z. Krebsforsch. **57**, 164 (1950). Zur Frage der medikamentösen Krebsbehandlung. Med. Klin. **1954**, 1539; Stoffwechselprodukte aus Mikroorganismen (Antibiotika) als antineoplastische Wirkstoffe. Dtsch. med. Wschr. **1955**, 812. — HADDA: zit. nach K. H. BAUER. — HAGESAWA, T.: Zur Kenntnis der Stromaverknöcherung in Karzinomen des Digestionstraktes. Wien. klin. Wschr. **1923**, 653. — HANDLEY, S.: The national cure of cancer. Brit. Med. J. **1909**, 582. — HANSEMANN, D. v.: Das gleichzeitige Vorkommen verschiedener Geschwülste bei derselben Person. Z. Krebsforsch. **1**, 183 (1904). — Diskuss. bem. zu HESS. Dtsch. med. Wschr. **1913**, 1040. — HASCHE-KLÜNDER, R., u. A. GACA: Neue Wege zur Behandlung des Prostatacarcinom. Med. Klin. **1955**, 2033. — HAUBOLD, H.: Die Aussichten der Krebssterblichkeit. Dtsch. Ärztebl. **1935**, 1263. — HEILMEYER, L.: Zur Chemotherapie neoplastischer Erkrankungen. Naturwissenschaften **37**, 58 (1950); Chemische Krebsbehandlung, in: Grundlagen und Praxis chemischer Tumorbehandlung, 2. Freiburger Symposion. Berlin, Göttingen, Heidelberg: Springer 1954. — HEISLER, A.: Dennoch Landarzt. München: Max Heinter Verlag 1944. — HERRMANN, J. B., E. KIRSTEN and J. S. KRAKAUER: Hypercalcemie syndrom associated with androgenic and estrogenic therapy. J. Clin. Endocrin. **9**, 1 (1949). — HILGERT, H.: Über das Zusammentreffen von malignen Neubildungen untereinander und mit Krankheiten nicht sekundärer Art, nebst einigen weiteren statistischen Beiträgen zur Krebsfrage. Z. Krebsforsch. **49**, 390 (1940). — HOEPKE, H.: Milz und Geschwulstabwehr. Dtsch. med. J. **3**, 469 (1952); Die Rolle des reticuloendothelialen Systems bei der Abwehr von Spontantumoren. Verh. dtsch. Ges. Path. **37**, 202 (1953); Über biologische Krebstherapie. Dtsch. med. J. **6**, 15 (1955). — HOWARD, R. R., and W. A. GROSJEAN: Bilateral mammary carcinoma in the male coincident with prolonged stilbestrol therapy. Surgery (St. Louis) **25**, 300 (1949). — HUBER, H.: Die intra- und extragenitale Tumormultiplizität bei Genitalcarcinomen. Z. Krebsforsch. **58**, 103 (1951). — HUGGINS, CH.: zit. nach K. H. BAUER. — HUNZIKER, A.: Die Häufigkeit der bösartigen Magengeschwülste im Sektionsgut der Jahre 1902—1952 des Pathologischen Institutes der Universität Zürich. Schweiz. med. Wschr. **1955**, 1021. — HURT, H., and A. C. J. BRODERS: J. Labor a. Clin. Med. **18**, 765 (1933). — HUTH, E. F.: Die Bedeutung der sog. Spontanheilungen und Remissionen für die Therapie und Pathogenese der Leukosen und malignen Tumoren. Z. Krebsforsch. **58**, 524 (1952).

ISSELS, J.: Grundlagen und Richtlinien für eine interne Krebstherapie. Stuttgart: Hippokrates-Verlag, Marquardt & Cie. 1953.

JACOB, R., u. A. SCHLOZ: Zur Therapie maligner Tumoren nach GERSON. Med. Klin. **1955**, 1866. — JEUTHER, A., H. KOEPER u. H. PIONTEK: Die bösartigen Geschwülste, Lungenkrebse und tödlichen Lungenembolien unter den Prager Leichenöffnungen 1894—1943. Virchows Arch. **314**, 242 (1947). — JUNGHANNS, H.: Eine Krebsstatistik über 35 Jahre (4192 Carcinome bei 36 408 Leichenöffnungen). Z. Krebsforsch. **29**, 623 (1929).

KAHLAU, G.: Der Lungenkrebs. Erg. Path. **37**, 258 (1954). — KATZ, K.: Über die Metastasen der bösartigen Geschwülste. Z. Krebsforsch. **57**, 288 (1951); Über Metastasenprobleme. Medizinische Stuttgart, **1954**, 669. — KAUFMANN, C., H. A. MÜLLER, A. BUTENANDT u. H. FRIEDRICH-FREKSA: Experimentelle Beiträge zur Bedeutung des Follikelhormons für die Karzinomentstehung. Z. Krebsforsch. **56**, 482 (1948/50). — KEUTZER, A.: Statistische Gesichtspunkte zur Frage der Sterblichkeit an Lungenkrebs. Ärztl. Mitt. **40**, 417 (1955). — KLEBS, E.: Allgemeine pathologische Morphologie. Jena: G. Fischer 1889. — KNIPPER, W.: Prostata-Karzinom. Mod. Chir. **1955**, 1. — KNORR, G.: Häufigkeit und Aufgliederung des Lungenkarzinoms im Sektionsgut einer großen Prosektur. Zbl. Path. **85**, 77 (1949). — KOCH, FR. E.: Experimentelle Grundlagen der Plenosoltherapie. Madaus Jber. Radebeul **5**, 84 (1952). — KÖHN, K.: Blastomatöses Lymphogranulom oder Retothelsarkom? Zbl. Path. **87**, 220 (1951); Der primäre Leberkrebs. Berlin, Göttingen, Heidelberg: Springer 1955. — KÖRBLER, J.: Spontanheilungen bei bösartigen Geschwülsten. Mschr. Krebsbekämpf. **1944**, 61. — KONJETZNY, G. E.: Spontanheilung beim Karzinom, insbesondere beim Magenkarzinom. Münch. med. Wschr. **1918**, 292. Der Magenkrebs. Stuttgart: Enke 1938. — KRAFT: Praktische Erfahrungen über die Behandlung der Krebskrankheit mit Mistelextrakten. Münch. med. Wschr. **1940**, 1395. — KRETZ, J.: Diskuss. bem. zu L. HEILMEYER. 2 Freiburger Symposion 1953, S. 222. Grundlagen und Praxis chemischer Tumorbehandlung. Berlin-Göttingen-Heidelberg: Springer 1954.

LANGER, E., u. G. GUSMANO: Zur Morphologie epithelialer Lungengeschwülste nach Untersuchungen am Operationsmaterial. Z. Krebsforsch. **60**, 259 (1955). — LEROI, A.: Eine interne Behandlung maligner Tumoren. Ars med. **45**, 545 (1955). — LETTRÉ, H.: Zellstoffwechsel, Wachstum und Zellteilung. Dtsch. med. J. **3**, 414 (1952); Grundlagen der chemischen Tumorbehandlung. Med. Klin. **1954**, 1535; Cytostatische Substanzen und ihre Wirkung, in: Grundlagen und Praxis chemischer Tumorbehandlung. 2 Freiburger Symposion 1953, S. 153. Berlin-Göttingen-Heidelberg: Springer 1954. — LICKINT, F.: Kongreßbericht 69. Tagg. Dtsch. Ges. Chir. 1952, München. Arch. Geschwulstforsch. **5**, 92 (1953); Besteht ein Widerspruch zwischen Lungenkrebshäufigkeit und Zigarettenverbrauch in den verschiedenen Ländern? Münch. med. Wschr. **1955**, **948**. — LIEBEGOTT, G.: Mammakarzinom beim Mann nach Follikelhormonbehandlung. Klin. Wschr. **1948**, 599; — Follikelhormon und Mammakarzinom. Beitr. path. Anat. **112**, 235 (1952). — LUBARSCH, O.: Hyperplasie und Geschwülste. Erg. Path. **1**, 2, 289 (1894); Geschwülste. Erg. Path. **2**, 566 (1895). — LÜDERS, J. C.: Die Narbenkrebse der Lungen als Beitrag zur Pathogenese der peripheren Lungencarcinome. Virchows Arch. **325**, 499 (1954).

MEESSEN, H.: Morphologische Beiträge zum Problem des Lungenkrebses. Ärztl. Forsch. **8**, 481 (1954). — MEYTHALER, F., u. F. HÄNDEL: Zur kombinierten Chemotherapie maligner Tumoren. Dtsch. med. Wschr. **1951**, 150; Die Karzinombehandlung mit Plenosol. Dtsch. med. Wschr. **1952**, 320. — MICSEH, G.: zit. nach G. B. GRUBER. — MILLER, E., and J. MILLER: Die Biochemie der Krebsentstehung in der Leber. In Übersetzung von H. NOTHDURFT. Berlin und Herne, Lenger und Domröse 1952. — MITTELSTRASS, H.: Die Therapie des fortgeschrittenen Genitalkarzinoms. Dtsch. med. Wschr. **1953**, 1728. — MÜHLBOCK, O.: Carcinogene Wirkung von Sigarettenrook biy Muizen. Ned. Tijdschr. Geneesk. **99**, 2276 (1955). — MÜLLER, H.: Diskuss. bem. zu L. HEILMEYER. 2. Freiburger Symposion ,1953, S. 225. Berlin-Göttingen-Heidelberg: Springer 1954. — MÜLLER, R. FR.: Über multiple nicht systematisierte Primärcarcinome und ihre Häufigkeit. Z. Krebsforsch. **31**, 339 (1930).

NABARRO, J. D. N.: Die Stickstofflosttherapie mit besonderer Berücksichtigung der Hodgkinschen Erkrankung. Brit. Med. J. **1949**, 266. — NESBIT u. BAUM: zit. nach L. HEILMEYER. — NICOD, J. L.: zit. nach RÜTTNER. — NEUMANN, A.: Die Krebsbehandlung in der täglichen Praxis. 2. Aufl. Wien, Leipzig, Bern: Verlag für Medizin Weidmann und Co. 1935.

PETERSEN, W.: Beiträge zur Lehre vom Carcinom. Beitr. klin. Chir. **32**, 543 (1902); Über Heilungsvorgänge im Carcinom. Beitr. klin. Chir. **34**, 682 (1902). — PETERSEN, W., u. F. COLMERS: Anatomische und klinische Untersuchungen über die Magen- und Darmcarcinome. Beitr. klin. Chir. **43**, 1 (1904). — PIRWITZ, J.: Interne Krebstherapie. 3. Bayrischer Internistenkongreß Nürnberg 13. 5. 1955. Grundlagen chemischer Krebsbehandlung in „Grundlagen und Praxis chemischer Tumorbehandlung", 2. Freiburger Symposion. Berlin-Göttingen-Heidelberg: Springer 1954. — PLENGE, K.: Über Knochenbildung in Karzinomen. Zbl. Path. **93**, 160 (1955). — PRINZING, F.: Eine Krebsstatistik der Metropolitan-Life-Insurance Company. Dtsch. med. Wschr. **1926**, 671.

RAPHAEL, M., and C. N. REILLY: Dis. Chest **25**, 2 (1954). — RIBBERT, H.: Heilungsvorgänge im Karzinom nebst einer Anregung zu seiner Behandlung. Dtsch. med. Wschr. **1916**, 278. — RIEBEN, W.: Das Ulcuskarzinom des Magens. Schweiz. med. Wschr. **1955**, 111. —

RIEGEL, R.: Ergebnisse und Aussichten einer cytostatischen Therapie bei Haemoblastosen und maligenen Neoplasmen. Dtsch. med. J. **1955**, 249. — RINDFLEISCH, G. E. v.: Lehrbuch der pathologischen Gewebelehre. 6. Aufl. 1886, zit. nach BORST. — RÖSELER, W.: Beitrag zur Therapie des inoperablen Tumors. Zbl. Gynäk. **71**, 1197 (1949). — RÖSELER, W. B.: Über die Nachbehandlung operierter und bestrahlter Kollumkarzinomkranker mit dem Mistelextrakt Plenosol. Zbl. Gynäk. **74**, 905 (1952). — RÖSSLE, R.: Stufen der Malignität. Dtsch. med. Wschr. **1950**, 7. — ROTHMANN, A., u. K. KLEIN: Vergleichende Untersuchungen an Hautmetastasen eines malignen Melanoms nach Injektionen von Plenosol und Urethan. Med. Klin. **1952**, 1218. — RUPP, L., u. A. SIEGERT: Über die Wirkung des Plenosols bei Collum- und Mamma-Carcinom-Rezidiven. Ther. Gegenw. **1952**, 251.

SAMUELS: zit. nach K. H. BAUER. — SAUERBRUCH, F.: Die Behandlung der bösartigen Geschwülste. Dtsch. med. Wschr. **1922**, 149. — SCHÄFER, W.: Zur konservativen Behandlung des Prostatakarzinoms mit organspezifischer Chemotherapie. Dtsch. med. Wschr. **1954**, 221. — SCHÄR, B., P. LOUSTALOT und W. F. GROSS: Demecolcin (Substanz F), ein neues, aus Colchicum autumnale isoliertes Alkaloid mit starker antimitotischer Wirkung. Klin. Wschr. **1954**, 49. — SCHINZ, H. R.: Kankerogene, Kankerizide mutagene und morphologene Strahlen und Stoffe im Mitoseversuch. Dtsch. med. Wschr. **1949**, 1353, 1394. — SCHINZ, H. R., u. TH. REICH: Die Altersdisposition der Karzinome in der Schweiz 1952. Dtsch. med. Wschr. **1954**, 1369. — SCHLEGEL, E.: Über ein durch Arsen geheiltes Melanom. Innere Heilkunst. 4. Aufl. 1921. Die Krebskrankheit Stuttgart-Berlin-Zürich: Hippokrates-Verlag 1927. — SCHMIDT, M. B.: Die Verbreitungswege der Carcinome und die Beziehung generalisierter Sarkome zu den leukämischen Neubildungen. Jena: Gustav Fischer 1903. — SCHMIDT, H., u. H. WATRIN: Über die Behandlung eines metastasierenden Hypernephroms mit Sanamycin. Med. Klin. **1954**, 1369. — SCHMIDT-ELMENDORFF, H., W. SCHILD u. K. H. SCHREYER: Über die Anwendung von Trimethylolmelanin bei menschlichen Tumoren. Med. Klin. **1955**, 2189. — SCHULTEN, H., u. W. PRIBILLA: Tumorbehandlung mit cytostatischen Substanzen. Med. Klin. **1955**, 1631. — SCHWEINGRUBER, B.: Prostatacarcinom mit Metastasen in beiden Brustdrüsen nach Hormonbehandlung. Schweiz. med. Wschr. **1956**, 314. — SELYE, H.: zit. nach K. H. BAUER. — SENGER: Zur Frage der spontanen Heilbarkeit des Krebses beim Menschen mit Demonstrationen. Verh. dtsch. Ges. Chir. **1894**, 171. — SHAY, H., and D. C. H. SUN: Clinical studies of Triethylendiophosphoramide in the treatment of inoperable cancer. Cancer (N.Y.) **8**, 498 (1955). — SIEGENTHALER, W.: Der heutige Stand der Chemoterapie maligner Tumoren. Schweiz, med. Wschr. **1956**, 871, 899. — SIEGMUND, H.: Wesen und Ursache bösartiger Geschwulsterkrankungen unter den Gesichtspunkten der allgemeinen Pathologie und pathologischen Anatomie. in: Ganzheitsbehandlung der Geschwulsterkrankungen. Hrsg. W. ZABEL, Stuttgart: Hippokrates-Verlag, Marquardt und Cie. 1953. — STEHBERGER, W.: Über die bisherigen Erfahrungen mit der i.v. Plenosoltherapie bei Carcinomkranken. Therapiewoche **1950/51**, 581. — STERNBERG, C.: Die Lymphogranulomatose. Klin. Wschr. **1925**, 529; Erg. Path. **30**, 1 (1936). — STRAUSS, O.: Über Krebs und Krebsbehandlung. Med. Klin. **1927**, 1548, 1586, 1623. — SULLIVAN, R. D., R. JONES jr., T. G. SCHNABEL jr. and J. McSHOREY: The treatment of human cancer with intraarterial nitrogenmustard utilizing a simplified catheter technique. Cancer (N. Y.) **6**, 121 (1953). — SURYA, G. W.: Rationelle Krebs- und Lupuskuren. Lorch (Wrttbg.): Verlag Karl Rohm 1927.

THEILHABER, A.: Zur Lehre der Spontanheilung der Karzinome. Dtsch. med. Wschr. **1912**, 1240.

WAGNER, L., u. J. v. KARGER: Die Häufigkeit bösartiger Tumoren nach dem Sektionsmaterial des Landes Schleswig-Holstein in den Jahren 1950 und 1951. Z. Krebsforsch. **59**, 340 (1953).—WALSER, A.: Die endokrine Therapie des metastasierenden Mammakarzinoms Schweiz. med. Wschr. **1956**, 497.—WALTHER, H.E.: Krebsmetastasen. Basel: Benno Schwabe u. Co. 1948.— WARNECKE, C. E.: Gezielte cytostatische Therapie des Prostata-Karzinoms. Bruns' Beitr. **190**, 341 (1955). — WARREN, SH., and O. GATES: Amer. J. Cancer. **16**, 1358 (1932). — WASMUTH, M.: Erfahrungen über die Behandlung von Krebskranken mit Mistelextrakt. Diss. Freiburg 1944. — WEBER, K., u. G. NOLL: Über die Zunahme des Bronchialcarcinoms im Sektionsmaterial des Frankfurter Pathologischen Institutes von 1932—1951. Z. Krebsforsch. **58**, 364 (1952). — WERNER, W.: Diabetes mellitus und Carcinom. Z. Krebsforsch. **60**, 399 (1955). — WERNER, W., u. D. KNORRE: Lues und Krebs. Z. Krebsforsch. **60**, 408 (1955). — WILMANNS, H.: Gezielte organspezifische Chemotherapie beim Prostata-Karzinom. Medizinische, Stuttgart 1954, 17. — WINDISCH, F., u. W. HEUMANN: Regression maligner Tumoren durch Injizierung und perorale Verabreichung von zytostatischen Antimetaboliten. Naturwissenschaften **1955**, 394. — WINTZ, H.: Streiflichter über den Krebs. Zit. nach CHR. HACKMANN. — WOLF, H. J., u. N. GERLICH: Die klinische Anwendung von Äthylenimino-Chinonen bei Tumorkranken. Dtsch. med. Wschr. **1956**, 806. — WOLFF, J.: Die Lehre von der Krebskrankheit. II. Teil. Jena: G. Fischer 1911.

ZARAFONETIS, C. J. D., H. SHAY and D. C. H. SUN: Triethylenthiosphophoramide in the treatment of chronic leukemia. Cancer (N. Y.) **8**, 512 (1955). — ZEITLHOFER, J.: Zur Frage der Häufigkeit und Form der primären Leberkrebse. Krebsarzt (Wien) **6**, 154 (1951). — ZIEGLER, H.: Das multiple Carcinom als klinisches Problem. Mitt. Grenzgeb. Chir. **46**, 265 (1942). — ZYLMANN, E.: Ein statistischer Beitrag zur Krebshäufigkeit unter besonderer Berücksichtigung der Möglichkeit einer erblichen Krebsdisposition. Z. Krebsforsch. **58**, 239 (1952).

Die Hämoblastosen und die Lymphogranulomatose

ALDER, A., u. F. ZBINDEN: Zur Therapie des Lymphogranuloms (Morbus Hodgkin). Schweiz. med. Wschr. **1953**, 924. — ARNDT, A.: Über Lymphogranulomatose-Statistik. Diss. Jena 1941.

BEDINGER, P. L. u. a.: J. Labor. a. Clin. **1947**, 1394. — BEGEMANN, H.: Die Behandlung der Leukämien. Dtsch. med. Wschr. **1955**, 850. — BENECKE, E.: Über leukämische Myeloreticulose mit Übergang in Retothelsarkom. Virchows Arch. **306**, 491 (1940). — BILLERBECK, K.: Pathologisch-anatomische und pathophysiologische Betrachtungen zu einer Sinalost behandelten Lymphogranulomatose. Zbl. Path. **88**, 24 (1952). — BOCK, H. E., u. R. GROSS: Ergebnisse zweijähriger Urethanbehandlung bei Leukosen. Dtsch. med. Wschr. **1949**, 953. — Colchizinwirkungen und Granulocytopoese. Klin. Wschr. **1953**, 816. — BÖRNSTEIN, R., u. FR. STEIN: Anatomische Heilung einer Lymphogranulomatose nach Aktinomycin-Therapie. Ärztl. Wschr. **1954**, 896. — BOLLAG, W.: Myleran, ein neues Zytostatikum bei Leukämien. Schweiz. med. Wschr. **1953**, 872. — BOLLAG, W., u. A. F. ESSELIER: Erfahrungen mit Aktinomycin C. Schweiz. med. Wschr. **1954**, 1174. — BREDNOW, W.: Zur Urethanbehandlung der Leukämien. Z. inn. Med. **1949**, 65. — BROCKMANN, H.: Chemie und Biologie der Actinomycine. Angew. Chemie **66**, 1 (1954). — BRUGSCH, TH.: Lymphogranulomatose. Z. inn. Med. **1950**, 521. — BURCHENAL, J. H.: Diskuss. bem. zu L. HEILMEYER, 2. Freiburger Symposion 1953, S. 218, „Grundlagen und Praxis chemischer Tumorbehandlung“. Berlin-Göttingen-Heidelberg: Springer 1954; Prüfungen der verschiedenen Leukämietherapeutika. Ciba-Symposion „Leucaemia Research“ London 16. 11. 1953. Ref. Dtsch. med. Wschr. **1954**, 450. — BUSCH, L.: Stand der klinischen Erfahrungen mit Sanamycin. Therap. Ber. (Bayer) **8**, 227 (1955).

COLSKY, J., E. M. GREENSPAN and Th. N. WARREN: Hepatic fibrosis in children with acute leukemia after therapy with Foloc Acid-Antagonists. Arch. of Path. **59**, 198 (1955). — CORNELL, V. H., and A. S. BLAUW: Histopathologic observationes in cases of Hodgkins disease treated with nitrogen mustard. Amer. J. Path. **25**, 233 (1949). — CORONINI, C. v.: Über das Paltauf-Sternbergsche Lymphogranulom. Beitr. path. Anat. **80**, 405 (1928). — CULLINAN, E. R.: Haematological Observations on Rabbits and Guinea Pigs; with Special Reference to the Effect of Injections of Barber Yeast. Rose Research on Lymphoadenoma. John Wright, Bristol 1932. — CURSCHMANN, H.: Zur Morbidität der Leukämien, insbesondere auch im höheren Alter. Dtsch. med. Wschr. **1935**, 285.

DIETRICH, A.: Über postleukämische Lymphogranulomatose. Fol. haemat. (Lpz.) **13**, 43 (1912). — DOERR, W.: Pathomorphose durch chemische Therapie. Verh. dtsch. Ges. Path. **39**, 17 (1956). — DOERR, W., u. FR. STEIN: Therapeutisch bedingte Pathomorphose. Münch. med. Wschr. **1954**, 660. — DUDITS, A.: Über Lymphogranulomatose des Magen-Darmtraktes. Beitr. path. Anat. **92**, 59 (1934).

ERF, L. A., and R. D. BAUER: The clinical effect of nitrogen mustard on Hodgkins disease. Amer. J. Clin. Path. **19**, 372 (1949).

FISCHER, W.: Schwer erkennbare Formen der Lymphogranulomatose, Tumor oder Lymphogranulomatose? Arch. Geschwulstforsch. **1**, 318 (1949); Kombination von Lymphogranulomatose, Tuberkulose und malignem Tumor in Lunge und Lymphknoten. Zbl. Path. **86**, 257

(1950). — Fresen, O.: Die retothelialen Hämoblastosen. Virchows Arch. **323**, 312 (1953); Pathologische Anatomie und Abgrenzung der Haemoblastosen und Retikulosen. Strahlenther. **91**, 1 (1953); Die Pathomorphologie des retothelialen Systems. Verh. dtsch. Ges. Path. **37**, 26 (1953); Über extramedulläre Ausbreitung und Erscheinungsformen der Myelosen. Ärztl. Forsch. **9**, 451 (1955). — Froboese, C.: Bemerkungen an der Hand eines Falles von Lymphogranulom des Magens. Beitr. path. Anat. **77**, 363 (1927).

Garrod, L. P.: zit. nach R. Rüttner. — Gellohrn, A., and V. P. Collins: A Quantitative Evaluation of the Contribution of Nitrogen Mustard to the Therapeutic Management of Hodgkins Disease. Ann. Int. Med. **35**, 1250 (1951). — Gögler, E.: Morphologische Veränderungen an Tumoren nach chemisch-physikalischer Therapie. Diss. Heidelberg 1952. — Goodman, L., M. Wintrobe, u. a.: J. Amer. Med. Assoc. **132**, 126 (1942): zit. nach L. Heilmeyer und H. Begemann. — Gordon, M. H.: Studies of Aetiology of Lymphadenoma. Rose Research on Lymphadenoma, John Wright, Bristol 1932; Brit. med. J. **1**, 641 (1933). — Graff, U.: Über Organverkalkungen bei einem Fall von protrahiert verlaufender lymphatischer Leukämie. Frankf. Z. Path. **52**, 197 (1938).

Haas, E.: Beitrag zum Morbus Hodgkin und seiner Stadieneinteilung. Klin. Wschr. **1953**, 694. — Hackmann, Chr.: Versuche zur Chemotherapie bösartiger Geschwülste. Z. Krebsforsch. **56**, 91 (1948/50); Experimentelle Untersuchungen über die Wirkung von Actinomycin C (HBF 386) bei bösartigen Geschwülsten. Z. Krebsforsch. **58**, 607 (1952). — HBF 386 (Actinomycin C), ein cytostatisch wirksamer Naturstoff. Strahlentherapie **90**, 296 (1953). — Untersuchungen über den Einfluß des Sanamycin (Actinomycin C) auf tierische Organe: Milz, Thymus, Lymphknoten, Nebennieren und Keimdrüsen. Z. Krebsforsch. **60**, 250 (1954). — Hässig, A.: Über Lebercirrhose bei Leukämie. Schweiz. Z. Path. Bakt. **10**, 667 (1947). — Hansen, P. D.: Nord. Med. (Stockh.) **1948**, 930. — Heilmeyer, L.: Neuere Beobachtungen an Myelomkranken mit besonderer Berücksichtigung der Behandlung mit Stilbamidin und Pentamidin. Schweiz. med. Wschr. **1949**, 837; Chemische Krebsbehandlung, in: Grundlagen und Praxis chemischer Tumorbehandlung. 2. Freiburger Symposion 1953. Berlin-Göttingen-Heidelberg: Springer 1954. — Heilmeyer, L., u. H. W. Altmann: zit. nach Heilmeyer. — Heilmeyer, L., u. H. Begemann: Blut und Blutkrankheiten, in: Handb. Inn. Med. (G. v. Bergmann, W. Frey, H. Schwiegk) 4. Aufl. II. Berlin-Göttingen-Heidelberg: Springer 1952. — Heilmeyer, L., R. Merk u. J. Pirwitz: Klinik und Pharmakologie des Urethans. Stuttgart: Wissenschaftl. Ges. 1948. — Henning, H.: Studien über die Wandlungen des hämatologischen Erscheinungsbildes bei acuten Leukosen. Diss. Berlin 1955. — Hippchen, A. M.: Untersuchungen zur Prognose und Statistik der Lymphogranulomatose. Diss. Frankfurt 1953. — Horsters, J. A.: Zur Differentialdiagnose der Erkrankungen des lymphatischen Gewebes. Medizinische, Stuttgart **1953**, 873. — Horsters, J. A., u. S. Sandkühler: Klinische Erfahrungen mit Pentamidin und Stilbamidin: Z. klin. Med. **146**, 550 (1950). — Hoster, H. A.: Cancer Res. **7**, 48 (1947). — Huth, E. F.: Die Bedeutung der sog. Spontanheilungen und Remissionen für die Therapie und Pathogenese der Leukosen und malignen Tumoren. Z. Krebsforsch. **58**, 524 (1952).

Jackson, H., and F. Parker: Hodgkins disease. New England J. Med. **230**, 1 (1944); **231**, 35 (1944); **232**, 547 (1945); **233**, 369 (1945); Hodgkins disease and allied disorders. Oxford University Press. N. Y. 1947. — Jakobi, J., u. C. zur Verth: Kritisches zur N-Lost-Therapie. Med. Klin. **1950**, 761. — Justin-Besancon, L., S. Lamotte-Bavillon et Cl. Polonovski: Indications cliniques du traitement par les analogues de l'ypérit. Bull. Soc. méd. Hôp. Paris **1948**, 576.

Kartagener, M.: Urethan bei Leukämien. Schweiz. med. Wschr. **1946**, 821. — Kipping, H.: Beitrag zur Klinik und Therapie der Lymphogranulomatose. Berliner Gesd.bl. **1954**, 23. — Klein, Fr.: Über einen Fall von akut verlaufender Lymphogranulomatose. Zbl. Path. **93**, 19 (1955). — Klein u. v. Noorden: zit. nach Heilmeyer u. Begemann. — Klima, R.: Zur klinischen Problematik und Therapie der Lymphogranulomatose. Wien. Klin. Wschr. **1954**, 895. — Knorr, G.: Über Milzfibrose bei Urethanbehandlung der leukämischen Lymphadenose. Ärztl. Wschr. **1949**, 491. — Köhn, K.: Blastomatöses Lymphogranulom oder Retothelsarkom? Zbl. Path. **87**, 220 (1951). — Kracke: Disease of the Blood. New. York 1947; zit. nach Heilmeyer u. Begemann. — Krajevskij, N. A.: Beiträge zur pathologischen Anatomie der Leukosen in Verbindung mit den modernen Methoden ihrer Behandlung. Klin. med. Moskva **1955**, 48.

LANDOLT, R. F.: Über die Wirkung des Colchizins auf das normale und leukämische Blutbild und Knochenmark. Dtsch. Arch. klin. Med. **191**, 378 (1943). — LEARDT: zit. nach HEILMEYER. — LEMAIRE, A., u. M. LEMAIRE; Presse méd. **1947**, 806: zit. nach HEILMEYER u. BEGEMANN. — LENNERT, K.: Die Morphologie der Urethanwirkung bei Leukämien, malignen Tumoren des lymphatischen Systems und der Lymphogranulomatose. Frankf. Z. Path. **61**, 339 (1950); Histologische Studien zur Lymphogranulomatose. Frankf. Z. Path. **64**, 209 (1953). — LENNERT, K., u. A. M. HIPPCHEN: Zur Prognose der Lymphogranulomatose. Frankf. Z. Path. **65**, 378 (1954). — LETTERER, E.: Pathologisch-anatomische Beobachtungen an urethanbehandelten Erkrankungen. Klin. Wschr. **1948**, 385. — LINKE, A., u. H. G. LASCH: Über die Behandlung von Hämoblastosen mit Triaethylenmelamin (TEM). Dtsch. med. Wschr. **1953**, 911. — LÖFFLER, W., u. W. BOLLAG: Leukämie-Probleme. Oncologia **8**, 70 (1955). — LOEW, M., u. K. LENNERT: Ist die klinische Unterscheidung eines Lymphogranuloms und eines Paragranuloms möglich? Dtsch. med. Wschr. **1955**, 404. — LUNDBÄCK, H., u. S. LÖFGREN: Acta med. scand. (Stockh.) **138**, 460 (1950).

MASSHOFF, W., u. W. HEINZEL: Das pathologisch-anatomische Bild der urethanbehandelten chronischen Myelose. Dtsch. med. Wschr. **1950**, 1722. — MEYER, A. H., and W. C. OVERMILLER: The use of nitrogen mustard in Hodgkin's Disease and Lymphosarcoma. Ann. Int. Med. **30**, 381 (1949). — MÖSCHLIN, S.: Wirkungsmechanismus des Urethan bei Leukämien Experientia **3**, 195 (1947). — Praxis **43**, 66 (1954). — MOESCHLIN, S., H. MEYER u. A. LICHTMAN: Ein neues Colchicum-Nebenalkaloid (Demecolcin Ciba) als Cytostaticum myeloischer Leukämien. Schweiz. med. Wschr. **1953**, 990. — MOSSE, M.: Über metalymphämische Lebercirrhose. Berl. Klin. Wschr. **1908**, 1219.

NITSCH, W., u. K. THEIN; Beitrag zur Behandlung der Lymphogranulomatose mit Sanamycin. Ther. Gegenw. **1955**, 364.

OEHME, J.: Die Behandlung kindlicher Leukosen mit Purinethol. Ärztl. Wschr. **1955**, 14. — OTTO, H.: Erste Erfahrungen mit Sanamycin an Lymphogranulomatose und Leukämien. Z. inn. Med. **10**, 913 (1955).

PATERSON, E.: Die Chemotherapie der malignen Tumoren. Practitioner (London) **147**, 279 (1955). — PATERSON, E., J. A. THOMAS, A. HADDOW and J. M. WATKINSON: Lancet **1946**, 677. — PIRWITZ, J.: Grundlagen chemischer Krebsbehandlung, in: Grundlagen und Praxis chem. Tumorbehandlg. 2. Freiburger Symposion, S. 196. Berlin-Göttingen-Heidelberg: Springer 1954. — PRINZ, F.: Über Abbauvorgänge in der Leber bei Leukämien. Virchows Arch. **320**, 86 (1951).

RATKOCZY, N.: Die Pathologie und Therapie der Lymphogranulomatose. Leipzig: Thieme 1940. — RICHTER, H.: Weiterer Beitrag zur Aetiologie der Lymphogranulomatose. Dtsch. med. J. **1953**, 145. — RIEGEL, R.: Ergebnisse und Aussichten einer cytostatischen Therapie bei Haemoblastosen und malignen Neoplasmen. Dtsch. med. J. **1955**, 249. — ROBERT ROESLER DE VILLIERS-Stiftung: Ausbreitung der Leukämie. Schweiz. med. Wschr. **1955**, 314. — RÖSSLE, R.: Entzündungen der Leber. Handb. path. Anat. (HENKE-LUBARSCH) V, **1**, 243 Berlin: Springer 1930. — RÜTTNER, J. R.: Zur pathologischen Anatomie der Lymphogranulomatose, mit besonderer Berücksichtigung ihrer nosologischen Stellung. Schweiz. Z. Path. Bakt. **16**, 1 (1953).

SCHMIDT, H., H. LOOSEN u. W. HEINEN: Sanamycin (Actinomycin C) in der Behandlung bösartiger Geschwülste und der Lymphogranulomatose. Dtsch. med. Wschr. **1955**, 140. — SCHOEN, R.: Urethan im Lichte der Hämatologie. Klin. Wschr. **1947**, 488. — SCHULTE, G.: Weitere Erfahrungen mit Sanamycin bei der Behandlung der Lymphogranulomatose. Strahlenther. **94**, 491 (1954). — SCHULTE, G., u. H. LINGS: Erfahrungen mit neuen cytostatischen Mitteln bei Leukosen und Lymphogranulomatosen und die Abgrenzung ihrer Wirkungen gegen Röntgentherapie. Strahlenther. **90**, 301 (1953). — SCHULTEN, H.: Erkennung und Behandlung der Leukämien. Stuttgart: F. Enke 1942. — Systematik, Klinik und interne Therapie der Blutkrankheiten. Strahlenther. **91**, 35 (1953). — SMITH, C. H., and W. R. BELL: Aminopterin in Treatment of Leukemia in Children. Amer. J. Dis. Childr. **79**, 1031 (1950). — STAGELSCHMIDT, TH.: Die Klinik der Leukämien. Fol. haemat. (Lpz.) **51**, 50 (1934). — STAHR, H.: Lymphogranulomatose, Tuberkulose und Geschwulstreiz. Dtsch. med. Wschr. **1925**, 1555. — STEPHANI, H.: Ungewöhnliche Form der Lymphogranulomatose. Virchows Arch. **300**, 495 (1937). — STERNBERG, C.: Die Lymphogranulomatose. Klin. Wschr. **1925**, 529. — Lymphogranulomatose. Erg. Path. **30**, 1 (1936). — STODTMEISTER, R., u. S. SANDKÜHLER: Osteosklerose und Knochenmarkfibrose. Stuttgart: Thieme 1953. — STONE, K.: Studies with the Complement Fixation for the Purpose of Identifying Yeasts, Rose Research on Lymphoadenoma. John Wright Bristol: 1932.

TERPLAN, K., u. M. MITTELBACH: Beiträge zur Lymphogranulomatose und zu anderen eigenartigen generalisierten Granulomen der Lymphknoten. Virchows Arch. **271**, 759 (1929). — TORIOLLI, M.: Clin. Nuova (Milani) **1947**, 61; zit. nach HEILMEYER u. BEGEMANN.

VERSÉ, M. v.: Über ausgedehnte Verkalkungen der Lungen, der Lungenvenen und des linken Vorhofes bei chronischer myeloischer Leukämie. Verh. dtsch. Ges. Path. **14**, 281 (1910). — Die Lymphogranulomatose der Lunge und des Brustfelles. Handb. path. Anat. (HENKE-LUBARSCH) III, 3, 280, Berlin: Springer 1931. — VIDEBAEK, A.: Heredity in human leucemia and its relation to cancer. London 1947. — VOSS, CL.: Die Wirkung von Röntgenstrahlen und Triaethylenmelamin (TEM) bei einem Fall von Lymphogranulomatose. Dtsch. med. J. **6**, 103 (1955).

WARZECHA, G. H., u. M. GOES: Ein Beitrag zur Lymphogranulomatose der Haut. Z. Hautkrkh. **15**, 182 (1953). — WEBER, H.: Lymphogranulomatose. Beitr. path. Anat. **84**, 1 (1930). — WENDT, G. G.: Über vernarbende Lymphogranulomatose der Leber. Dtsch. med. Wschr. **1948**, 377. — WEPLER, W.: Über lymphogranulomatöse Meningoencephalitis. Virchows Arch. **323**, 49 (1953). — WERNER, K., CH. LANDSCHÜTZ u. G. A. KAUSCHE: Die Beziehungen zwischen Lymphogranulomatose und Retothelsarkom. Z. Krebsforsch. **57**, 672 (1951). — WIEDING, J.: Neuere Möglichkeiten der klinischen Erfassung der Lymphogranulomatose. Z. inn. Med. **1948**, 324.

D. Anhang

ASTWOOD, E. B.: Endocrinology (Springfield, Ill.) **32**, 210 (1943).

BANSI, H. W.: Therapie der Hyperthyreosen. Helvet. med. Acta **21**, 329 (1954). — BASSALLECK, H.: Die praktisch wichtigen Früh- und Spätschäden durch Methylurazil und ihre Verhütung. Med. Klin. **1950**, 924. — BÜNGELER, W., u. W. DONTENWILL: Über den Begriff der Präcancerose. Med. Klin. **1954**, 1589.

CHIARI, H.: Todeskrankheiten 1846—1946, ein Vergleich. Wien. klin. Wschr. **59**, 301 (1947); Frequenz und Art gegenwärtiger Todeskrankheiten. Wien. klin. Wschr. **59**, 741 (1947). — CRAMER, W.: Die Thrombo-Embolieerkrankung unter besonderer Berücksichtigung der Berliner Verhältnisse. Berliner Gesd.bl. **1955**, 493.

GERTEIS, W.: Über den Bau und Wachstumsplan der menschlichen Schilddrüse nach Thiourazilbehandlung. Beitr. path. Anat. **112**, 421 (1952). — GOLDBERG, R. C., and J. L. CHAIKOFF: Induration of Thyroid Cancer in Rat by Radioactive Jodine. A. M. A. Arch. of Path. **53**, 22 (1952).

HABEN, J., u. A. SCHÜRMEYER: Die Behandlung der Hyperthyreosen mit Methylthiourazil. Med. Klin. **1947**, 847. — HALSE, TH.: Heparin, Heparinoide und Dicumarol. Stuttgart: Hirzel 1950. — HERRMANN, E.: Die Bedeutung fortgesetzter Thiourazilmedikation für die Proliferation des Schilddrüsengewebes. Schweiz. med. Wschr. **1951**, 1097.

KOLLER, TH., u. W. R. MERZ: Thrombose und Embolie. 1. Int. Tagg. Basel 1954, Basel: Benno Schwabe 1955. — KRACHT, J.: Geschwulstartige Anpassungshyperplasie der Schilddrüse im Tierexperiment. Zbl. Path. **93**, 217 (1955).

LÖFFLER, W.: Über induzierte und sog. spontane Wandlungen im infektiösen Krankheitsgeschehen. Verh. dtsch. Ges. Path. **39**, 89 (1955). — Zbl. Path. **94**, 294 (1955). — LUNDSGAARD-HANSEN, P.: Zur Frage der Bedeutung der Thiourazilderivate für die Entstehung maligner Tumoren, insbesondere von Schilddrüsentumoren. Oncologia **9**, 33 (1956).

MARTINI, P.: Die Therapie des Morbus BASEDOW. Dtsch. med. Wschr. **1950**, 1109. — MINDER, W. H.: Der GRAHAMsche Schilddrüsentumor und seine Beziehungen zur thyreostatischen Therapie. Schweiz. med. Wschr. **1952**, 393.

PAYNE, R. L., A. R. CRANE, and J. G. PRICE: Thiouracil and carcinoma of the thyreoid. Surgery (St. Louis) **22**, 496 (1947).

REHN, E., u. TH. HALSE: 5 Jahre postoperative Dicumarolprophylaxe. Dtsch. med. Wschr. **1949**, 1552. — ROTTER, W., u. W. DONTENWILL: Zur Frage der malignen Entartung der mit Methylurazil behandelten Schilddrüse. Zbl. Path. **89**, 72 (1952).

SANDRITTER, W.: in: Thrombose und Embolie, 1. Int. Tagg. Basel, 1954, S. 560. Basel: Benno Schwabe 1955.

TROTTER, W. R., and K. P. HIMSWORTH: The mode of action and clinical uses of the thiouracil group of drugs. Erg. inn. Med. N. F. **1**, 49 (1940).

WÄTJEN, J.: Zur Histologie der mit Methylthiourazil behandelten Schilddrüse. Verh. dtsch. Ges. Path. **34**, 307 (1950). — WEBER, H. W.: Gibt es typische Schilddrüsenveränderungen nach Behandlung mit Methylthiourazil? Verh. dtsch. Ges. Path. **32**, 293 (1948). — WEGELIN, C.: Über den Einfluß des Methylthiourazils auf das histologische Bild der Schilddrüse bei Hyperthyreosen. Helvet. med. Acta **15**, 3 (1948).

Sachverzeichnis